U0262689

黄光英女科之补肾益气活血法精要

黄光英　主编

科学出版社

北京

内 容 简 介

黄光英为华中科技大学同济医学院附属同济医院主任医师，全国名中医、湖北中医大师，国家临床重点专科中医妇科学学术带头人。本书是黄光英教授及团队 40 余年关于补肾益气活血治疗法则的凝练与拓展。补肾益气活血治疗法则的理论源于《内经》，并经后世医家不断继承与发展，目前该疗法在妇产科领域中的运用日臻完善。本书衷中参西，从补肾益气活血法则的源流，到现代医学生殖内分泌相关知识；从中医整体观念、辨证施治，到现代医学最新研究及生化、声像微观指标；从临床疗效到作用机制；全面、系统地阐述补肾益气活血的理、法、方、药及其在妇产科常见疾病的临床应用。中医、中西医结合临床医务工作者可以从"补肾益气活血百法备焉，调经种子安胎一以贯之"的理念中，深刻领会中医整体观念、辨证施治的特色，并指导临床实践，也可以从对该法的不断探索性研究中，得到启示，深化中医研究。

本书适于中医临床医生、科研工作者、中医院校学生阅读使用，也可供中医爱好者参考。

图书在版编目（CIP）数据

黄光英女科之补肾益气活血法精要 / 黄光英主编. —北京：科学出版社，2023.2

ISBN 978-7-03-072618-6

Ⅰ.①黄…　Ⅱ.①黄…　Ⅲ.①中医妇科学-补肾 ②中医妇科学-益气活血　Ⅳ.①R271.1

中国版本图书馆 CIP 数据核字（2022）第 104147 号

责任编辑：刘　亚 / 责任校对：胡小洁
责任印制：徐晓晨 / 封面设计：蓝正设计

科学出版社 出版
北京东黄城根北街 16 号
邮政编码：100717
http://www.sciencep.com

北京中科印刷有限公司印刷
科学出版社发行　各地新华书店经销

*

2023 年 2 月第 一 版　开本：787×1092　1/16
2023 年 2 月第一次印刷　印张：18
字数：409 000

定价：98.00 元
（如有印装质量问题，我社负责调换）

编 委 会

序　一

春暖花开的季节，万物生机盎然，英雄的城市武汉在经历疫情的洗礼后显得更加挺拔。这时我收到来自华中科技大学同济医学院张明敏教授的推荐，读了黄光英教授的初稿《黄光英女科之补肾益气活血法精要》，深切感悟到一位西学中的临床医师、一位在领导岗位作为顶梁柱的"铁娘子"、一位从事科研的领军人才将自己对妇产科疾病的钻研及中医药的挚爱，深深地注入在这本书的字里行间。

从医近50年来，黄光英教授始终忠诚于党的教育和医疗卫生事业。她遵循"健康所系、性命相托"的医学誓言，以"救死扶伤、实行革命的人道主义"为己任，一切从患者出发，一切为患者着想，全心全意地为患者服务。同时，她埋头于"中西医结合"领域，刻苦钻研中西医结合疗法，发掘中医和西医各有的优势，寻找两种医学技术的最佳结合，为患者解除病痛。多年的临床实践使她成长为一名临床经验丰富、有自己临床技术特色的专家。

该书所论述的治疗法则，补肾是基础，活血是目的，益气是枢纽，将补肾、益气、活血法则用于妇产科临床具有深刻的学术内涵。针对胎儿宫内生长受限（胎萎不长）复杂难治的临床特点，基于"穷必及肾、久病必虚、久病必瘀"的中医理论，在20世纪90年代，黄光英教授率先创造性地将补肾、益气、活血法则运用于胎儿宫内生长受限，突破了妊娠期间不能运用活血药的顾虑与禁忌，取得了良好效果，并深入开展机制研究，发现补肾、益气、活血法则贯穿于激素调节、免疫耐受和血管形成全过程，据此将该法拓展运用于辅助生殖技术领域，并总结提炼提出：一方之中，三种治疗法则相辅相成，用于治疗不孕症及其相关性疾病，尤其是着床障碍过程，临床疗效卓著。

基于妇科生理与病理特点，黄光英教授及其团队建立了以补肾、益气、活血法则为中心的辨病辨证体系，形成了"分病—分期—分型—分级"治疗的模式，诊治过程中：在辨病辨证上，中医西医相结合，守正创新；在微观宏观上，局部与整体相结合；在总体治则与个体化治疗上，普遍性与特殊性相结合；在疾病的不同阶段中，阶段性与连续性相结合，如治疗不孕症时，调经种子安胎中既有分期论治，又有环环相扣；治疗全程注重身心并治、调畅情志与调节机体阴阳平衡相结合；构建了一套具有中西医结合特色的妇科疾病诊治模式。

总之，黄光英教授带领团队已建成临床、教研和培训协调发展的特色学科，其所属学科是"卫生部国家临床重点专科"、"全国综合性医院中医药工作示范单位"、"全国妇幼保健中医中西医结合培训基地"。该学科秉承守正创新，坚持中西结合，研制出一批专科用药，如少腹逐瘀片、健胎液、柴橘散结片、洁泽洗液等，在临床治疗妇产科疾病中得到广泛的推广与应用，彰显了临床、科研、教学的辉煌成果。

在"十四五"开局之年，我们一定不要辜负国家对中西医学寄予的厚望，迈开腿努力奔跑起来，将更多中医不解之处研究出来，将更加丰富的中西医内容结合起来。最后让我以《周易》之语共勉："天行健，君子以自强不息，地势坤，君子以厚德载物。"相信大家读了黄光英教授这本书会获益匪浅，也将得到启发，从而更深层次地打造中医、中西医结合的硕果。

国医大师

2021 辛丑于金陵

序 二

　　妇人的经带胎产有其特殊生理，其始于肾精，养于阴血，故女子以肾为本、以血为用；而血之生成来源于脾的运化，血之运行依赖于气的推动，气的运行顺畅缘之于肝的疏调。故妇人经带胎产病理及随之产生的杂病，究其根本，应责之于肾、肝、脾三脏，肾虚、肝郁、脾虚是其常见病证。黄光英教授 40 余年来在妇产科临床和理论研究中认识到：无论病起何脏，久之则"穷必及肾、久病必虚、久病必瘀"，因此补肾、益气、活血是妇科疾病的治疗大法。

　　黄光英教授及其团队将补肾、益气、活血治疗大法灵活运用于各类妇产科疾病，尤其率先创造性地将补肾、益气、活血治则运用于胎儿宫内生长受限（胎萎不长），取得了良好的、能反复验证的临床效果。随着辅助生殖技术的不断发展，胚胎着床率低是制约辅助生殖技术成功的瓶颈。黄光英教授认为：胚胎着床的过程中有三个非常重要的环节，分别为性激素的始动作用、免疫调节的母胎界面耐受作用以及胎盘形成过程中的血管形成，其中任何一个环节的受损，将造成子宫内膜容受性受损、胚胎着床障碍、妊娠失败。针对这三个环节对应的中医内涵与外延拓展，他们提出激素调节的失常与肾虚相关，免疫调节异常与气虚相关，而血管形成障碍则与血瘀相关，因此，将补肾、益气、活血法则运用于胚胎反复着床障碍，取得了良好的临床疗效，并积累了较为丰富的临床治疗经验。黄光英教授及其团队在妇产科疾病的诊治过程中，将整体观念、辨证施治贯穿于临床始终，将普遍性与特殊性、阶段性与连续性、局部性与整体性相结合，并灵活地将补肾、益气、活血治疗大法两两联合，或三法联用，运用于子宫内膜异位症、多囊卵巢综合征等妇产科疾病的治疗，取得满意的临床疗效。

　　该著作紧密围绕补肾、益气、活血治疗大法，内容囊括现代医学生殖内分泌的基础理论及补肾益气活血法的源流概述和临床应用，实用性强，具有较高的学术价值和应用价值，是中医、中西医结合妇产科领域从业人员值得一读的好书。

俞瑾

2021 年 3 月 28 日

前　言

补肾、益气、活血治疗法则其理论源自《黄帝内经》，在《金匮要略》中得到充分继承运用，并经后世叶天士、张璐、张景岳、王清任、张锡纯等进一步发展，使得该治疗法则在妇产科领域不断丰富。随着疾病谱的变化和对疾病认识的不断深入，补肾、益气、活血法则作为中医理论的精髓，仍然可为各类现代妇产科疾病的治疗新思路和新方法的建立提供理论支撑。

"穷必及肾、久病必虚、久病必瘀"常常用于描述复杂性疾病的病机特点，基于这些认识，针对胎儿宫内生长受限复杂的发病机制和难治性的临床特点，在20世纪90年代，本人率先创造性地将补肾、益气、活血治疗法则运用于胎儿宫内生长受限——即中医的"胎萎不长"，突破了妊娠期间不能运用活血药的顾虑与禁忌，并取得良好的临床效果，继而对其疗效机制展开深入研究，揭示了其科学的现代作用机制。随着辅助生殖技术的不断发展，胚胎着床率低是制约辅助生殖技术成功的瓶颈，本人带领团队以改善子宫内膜容受性为研究方向，并拓展性地将补肾、益气、活血治疗法则运用于该领域，在取得良好临床疗效的前提下展开了一系列的研究。本人认为，胚胎着床过程具有三个非常重要的环节：性激素的始动作用、免疫调节的母胎界面耐受作用以及胎盘形成过程中的血管形成，其中任何一个环节的受损，终将造成妊娠的失败；本人及团队针对这三个环节中对应的中医内涵与外延进行拓展：激素调节的失常与肾虚相关，免疫调节异常与气虚相关，而血管形成障碍则与血瘀相关；因此，治疗上将补肾、益气、活血法则运用于不孕症及其相关性疾病，尤其是胚胎反复着床障碍，取得了良好的临床疗效，并积累了较为丰富的治疗经验。

补肾、益气、活血其实是临床治疗法则的总体概括，三种治疗法则可分别运用于治疗常见妇产科疾病，通常也两两联合，也可以三种方法联合运用。所谓"一法之中八法备焉；八法之中百法备焉"；临床上也基于"四脏相移，必归脾肾……五脏之伤，穷必及肾"、"久病必瘀"、"阳邪之至，害必归阴"等脏腑功能相关、气血相连、阴阳互根互用的整体观念，肾虚、气虚、血瘀既是疾病发生发展的病因，也是外感六淫、内伤七情以及饮食劳倦的病理结果。本人在诊治过程中，将整体观念、辨证施治的中医特点贯穿于临床始终，将普遍性与特殊性、阶段性与连续性、局部性与整体性相结合，取得了优良的临床疗效。

本人在德国留学期间从事微循环的研究，对于微循环障碍在血瘀证所致妇科疾病中的地位有深刻的认识。其实，血瘀证不仅仅是血液有形成分所致的血液凝聚异常，也存在血管舒张功能的异常和微血管形成的障碍，因此，在治疗血瘀证或微循环障碍方面，除了关注血液有形成分和凝血功能障碍外，还应该注意调整血液循环的功能，以及促进微血管的形成，也就是中医"气"的功能。中医学认为，"气为血之帅，血为气之母，气重于血"，因此，调气具有非常重要的意义。调气主要治法为补气、行气。根据导致气行不畅的原因，有气虚、气滞、气逆、寒凝、热结与痰阻之分；而针对其病因，又有补气、行气、理气等之别；总而言之，调理气血的方法非常丰富。

《女科经纶》曰："女之肾脏系于胎，是母之真气，子所赖也。"中医学认为肾主生殖，肾以载胎，胚胎着床期间，当从肾着手，补肾有助于胚胎着床及孕卵的正常发育；相比之下，活血化瘀法则常常用于催经止孕。尽管没有充分的证据说明活血化瘀具有抗早孕、抗胚胎着床的作用，但因其对堕胎不全或死胎引产有相当疗效，因此，临床上一直认为着床期或者妊娠期间应该避免使用活血化瘀药物。其实不然，在不孕症及其相关性疾病、妊娠并发症中，于《黄帝内经》及《金匮要略》中就有运用活血化瘀法则治疗的记载，代表性的方剂有当归芍药散、当归散、温经汤、桂枝茯苓丸、温经汤，乃至少腹逐瘀汤，其适应证或为年久不孕，或流产滑胎，或为孕期腹痛，《黄帝内经》中亦有"有故无殒，亦无殒也"的治疗理念，因此，本着"有是证用是方"的原则，不仅能够取得良好的临床效果，还不会产生副作用。越来越多的现代研究证据表明，微循环障碍不仅可能导致胚胎着床障碍、胚胎丢失，而且与先兆流产、稽留流产、早产、胎儿宫内生长受限、先兆子痫具有高度的相关性，抗凝、改善微循环等治疗方法具有不同程度的改善作用。

鉴于本团队运用补肾、益气、活血法则治疗妇产科疾病的贡献，我们所写的"补肾益气活血法改善子宫内膜微环境和促进胎儿生长发育的应用与基础研究"一文被中国中西医结合学会授予2006年度中国中西医结合科学技术奖一等奖，此后本人及其团队一直在临床及动物实验中，对补肾、益气、活血法则进行深入研究，不断拓展该治疗法则的运用范围。

补肾、益气、活血治疗法则早期在改善胎儿宫内生长受限方面具有良好的治疗作用，随着对血液循环对女性生殖健康影响的认识不断深入，补肾、益气、活血治疗法则被进一步运用于妇产科领域。越来越多的研究发现或补肾活血，或益气活血，或活血化瘀与其他治疗法则兼相运用，均具有良好效果，因此，补肾、益气、活血治疗法则是祖国医学对妇产科领域的一个重要贡献。

黄光英

2021 年 3 月

目　　录

第一章

补肾益气活血的源与流

　　肾为先天之本，肾藏精，与人体生长发育、生殖功能密切相关；脾为后天之本，主运化，为气血生化之源，并滋养先天；女子以血为用，血海充溢与女性生理功能密切相关。自《黄帝内经》而下，历代医家对此有不断的阐释，尤以《金匮要略》《傅青主女科》《景岳全书》及《医林改错》为著，当代医家罗元恺、夏桂成、刘敏如、陈可冀、颜德馨、吴以岭等，对补肾、益气、活血法则均有较为显著的贡献。

一、《内经》《难经》为补肾益气活血治疗法则的确立奠定了坚实基础

　　《素问·上古天真论》记载："岐伯曰：女子七岁肾气盛，齿更发长。二七而天癸至，任脉通，太冲脉盛，月事以时下，故有子。三七肾气平均，故真牙生而长极。四七筋骨坚，发长极，身体盛壮。五七阳明脉衰，面始焦，发始堕。六七三阳脉衰于上，面皆焦，发始白。七七任脉虚，太冲脉衰少，天癸竭，地道不通，故形坏而无子也。"

　　从"二七"到"七七"，从"月事以时下"到"地道不通"，从"有子"到"无子"，其中关键的词：天癸（天癸至到天癸竭）、任脉（任脉通到任脉虚）、太冲脉（太冲脉盛到太冲脉衰少），也就是肾、血、气从盛到衰的进行性过程，为我们认识女性生殖内分泌，以及女性内分泌疾病的治疗方面提供了很好的理论基础。

　　《素问·脉要精微论》曰："夫脉者，血之府也。"《灵枢·决气》曰："中焦受气取汁，变化而赤，是谓血。"《素问·血气形志》曰："阳明常多气多血。"阳明乃气血生化之源，后天之本，故为多气多血之脏；而女子以血为本，阳明与女性生殖的密切关系主要体现于以下三个方面：①阳明为后天之本，"以后天养先天"，资助天癸；②阳明为气血之本，阳明功能正常才能助孕胞胎；③阳明所生之气血循经络脏腑，充养冲任，若"阳明脉衰"可能造成脏腑功能的不足，直接影响生殖及其相关功能；《素问·阴阳别论》有"二阳之病发心脾，有不得隐曲，女子不月"之说，《类经》指出"二阳，阳明也。胃与大肠二经，然大肠、小肠皆属于胃，故此节所言，则独重在胃耳"。唐笠三在《二阳之病发心脾论》中除了阐述二阳指阳明胃与大肠外，还进一步阐述了情绪对心脾功能的影响，指出"二阳者，足阳明胃，手阳明大肠也，其病发于心脾，盖因思为脾志，而实本于心，其始也，有不得隐曲之事，于是思则气结，郁而为火，以致心营暗耗，既不能下交于肾，脾土郁结，又转而

克肾，是以男子少精，女子不月，无非肾燥，而血液干枯也"。由此看来，这里的"阳明"可以从脾胃功能、血脉功能理解，只有充分理解了这一点，才能理解脾胃、血脉在人体生长、发育及衰败中的生理、病理意义；不仅可致"无子"，还可导致"形坏"，也是"天癸竭"的全身表现。

《难经》创立了"肾-命门-原气说"，可以说是对《黄帝内经》"肾-精-气说"的丰富与发展。《难经》扩展了《黄帝内经》中有关肾的理论，在"八难"、"三十六难"、"三十八难"、"六十六难"中都有对肾、命门以及原气的论述。

《难经》中提到的原气，可理解为人体的先天之气，是人体的本原之气，应与《黄帝内经》中所论述的"真气"相同。《灵枢·刺节真邪》曰："真气者，所受于天，与谷气并而充身者也。"因肾精含先天之精，受后天之精充养，又受五脏六腑富余之精，因此真气、原气应由肾精所化，属肾气的范畴。《难经·八难》曰："所谓生气之原者，谓十二经之根本也，谓肾间动气也。此五脏六腑之本，十二经脉之根，呼吸之门，三焦之原。"从此也能够看出先天肾气与后天阳明之气的相互关系。

《黄帝内经》提出"恶血"、"衃血"、"留血"、"血菀"、"血脉凝泣"、"血凝泣"及"脉不通"等病名或病机，并言及其对人体脏腑气血的影响。

《神农本草经》收载具有"主瘀血"、"除血痹，破坚积"、"除恶血、瘀血"、"破癥坚积聚、血瘕"等活血化瘀作用的药物达 70 多种，奠定了活血化瘀学说的中药学基础。

二、《金匮要略》的活血化瘀治疗方法

医圣张仲景在其《金匮要略》中独辟妇人三篇论述妇产科疾病，而且以其独到的视角论述了妇人常见的疾病，其中贡献最为显著的是活血法则的运用，其方剂有温经汤、当归芍药散、当归散、桂枝茯苓丸、当归羊肉汤等，温经汤功效为温经活血化瘀，其实是益气、温经以活血化瘀，用于治疗更年期综合征及"久不受胎"等。"血不止，癥不去，当下癥，桂枝茯苓丸主之"，其功效为温经活血；"有妊娠下血者，假令妊娠腹中痛，为胞阻，胶艾汤主之"，以养血安胎；"妇人怀娠，腹中㽲痛，当归芍药散主之（调气活血）；妇人妊娠，宜常服当归散"，以养血活血。从上述论述可以看出，活血法则包括养血活血、益气活血、温经活血，在妇产科领域中占有重要地位。

养血活血名方四物汤虽出自《太平惠民和剂局方》，但实为《金匮要略》中的芎归胶艾汤去阿胶、艾叶、甘草而成，是最常用的调经、种子方。

三、后世医家不断完善、充实、发展了肾、气、血在女性生理病理中的地位

补肾、益气、活血治疗法则从隋唐时期巢元方、杨上善的不断完善，到金元时期刘完素、李东垣的发展，再到明清时代赵献可、张介宾、王清任的创新，其在妇产科领域渐渐趋向完备。这里重点阐述张景岳、王清任两位医家的相关论述。关于肾、气、血、脉在妇

人的生理、病理及治疗方面的阐述,尤以张景岳《景岳全书》的阐述较为全面,《景岳全书·妇人规·经脉类·经脉之本(三)》载:"《上古天真论》曰:女子二七,天癸至,任脉通,太冲脉盛,月事以时下,故有子。盖天癸者,言后天之阴气,阴气足而月事通,是即所为月经也。正以女体属阴,其气应月,月以三旬而一盈,经以三旬而一至,月月如期,经常不变,故谓之月经,又谓之月信。夫经者,常也,一有不调,则失其常度而诸病见矣。然经本阴血,何脏无之,惟脏腑之血皆归冲脉,而冲为五脏六腑之血海,故经言太冲脉盛,则月事以时下,此可见冲脉为月经之本也。然血气之化,由于水谷,水谷盛则血气亦盛,水谷衰则血气亦衰,而水谷之海,又在阳明。考之《痿论》曰:阳明者,五脏六腑之海,主润宗筋,宗筋主束骨而利机关也。冲脉者,经脉之海也,主渗灌溪谷,与阳明合于宗筋。阴阳总宗筋之会,会于气街,而阳明为之长。是以男精女血,皆由前阴而降,此可见冲脉之血,又总由阳明水谷之所化,而阳明胃气又为冲脉之本也。故月经之本,所重在冲脉。所重在胃气,所重在心脾生化之源耳。其他如七情六淫,饮食起居之失宜者,无非皆心脾胃气之贼。何者当顾,何者当去,学人于此,当知所从矣。"

《景岳全书·妇人规·经脉类·经脉诸脏病因(四)》载:"女人以血为主,血旺则经调,而子嗣,身体之盛衰,无不肇端于此,故治妇人之病,当以经血为先。而血之所主,在古方书皆言心主血,肝藏血,脾统血,故凡伤心,伤脾,伤肝者,均能为经脉之病。又曰:肾为阴中之阴,肾主闭藏;肝为阴中之阳,肝主疏泄。二藏俱有相火,其系上属于心,故心火一动,则相火翕然从之,多致血不静而妄行,此固一说。然相火动而妄行者有之,由火之盛也,若中气脱陷及门户不固而妄行者亦有之,此由脾肾之虚,不得尽言为火也。再如气道逆而不行者有之,由肝之滞也,若精血败而不行者亦有之,此由真阴之枯竭,其证极多,不得误以为滞也。是固心脾肝肾四脏之病,而独于肺脏多不言及,不知血之行与不行,无不由气。如《经脉别论》曰:饮入于胃,游溢精气,上输于脾;脾气散精,上归于肺;通调水道,下输膀胱,水精四布,五经并行,合于四时五行阴阳,揆度以为常也。此言由胃达脾,由脾达肺,而后传布诸经。故血脱者当益气,气滞者当调气,气主于肺,其义可知。是皆诸经之当辨者如此。然其微甚本末,则犹有当辨者。盖其病之肇端,则或由思虑,或由郁怒,或以积劳,或以六淫,饮食,多起于心肺肝脾四脏,及其甚也,则四脏相移,必归脾肾。盖阳分日亏,则饮食日减,而脾气胃气竭矣;阴分日亏,则精血日涸,而冲任肾气竭矣。故予曰:阳邪之至,害必归阴;五脏之伤,穷必及肾。此源流之必然,即治疗之要着。故凡治经脉之病,或其未甚,则宜解初病,而先其所因;若其已剧,则必计所归,而专当顾本。甚至脾肾大伤,泉源日涸,由色淡而短少,由短少而断绝,此其枯竭已甚也。昧者无知,犹云积血,而通之破之,祸不旋踵矣。"

上述两段文字剖析了阳明在气血形成、血脉充盈及女性月经生理中的重要意义,同时也使我们更深刻地领会"二阳之病发心脾,有不得隐曲,女子不月",也为运用补肾、益气、活血法则治疗女性生殖内分泌相关性疾病时重视益气、调气提供了依据。尤其是其名句:"善补阳者,必于阴中求阳,则阳得阴助,而生化无穷;善补阴者,必于阳中求阴,则阴得阳升,而泉源不竭。"无论是在治疗理念上,还是在方剂配伍中,均具有确切的指导意义,若将阴阳的概念置换为寒热虚实表里,无一不妥帖。

清代著名医家王清任《医林改错》中对活血治疗法则的运用是卓著的,不仅阐述了瘀血的常见症状、证候，而且对其病因、病位有独到的见解，关键是在治疗上创建了对因、对位的治疗方剂，如通窍活血汤、身痛逐瘀汤、膈下逐瘀汤、血府逐瘀汤、少腹逐瘀汤以及补阳还五汤。在"少腹逐瘀汤"的论述中曰："此方治少腹积块疼痛，或有积块不疼痛，或疼痛无积块，或少腹胀痛……皆能治之……更出奇者，此方种子如神，每经初见之日吃起，一连吃五付，不过四月必存胎……此方更有险而不险之妙……此方去疾、种子、安胎，尽善尽美，真良善方也。"在"补阳还五汤"的论述中指出"元气既虚，必不能达于血管，血管无气，必停留而瘀"，明确指出了"气虚血瘀证"，以气虚为本，以血瘀为标，本虚标实的病机特征，由此可见，王清任对活血化瘀治疗法则的临床运用的贡献是卓越的。

四、补肾、益气、活血治疗法则越来越受现代医家关注

随着现代技术的不断进步、观察手段的不断完备，人们发现肾、气、血、脉在人体脏腑功能中的地位越来越重要，因此，对补肾、活血、健脾益气等治疗法则的研究越来越深入，所获得的临床疗效也越来越显著。

沈自尹院士率先对肾的生理病理进行了系统研究，阐述了中医的肾与神经体液内分泌有密切的关系，指出：肾与生长发育、内分泌、免疫有密切的内在联系，而且运用中医补肾的方法能够显著改善相关功能。

罗元恺教授重视肾、脾、气、血在女性生殖内分泌中的重要地位，提出女性的生殖调节轴为肾气-天癸-冲任-胞宫轴，指出：肾主先天，脾主后天，先后天协调，气血旺盛，则人体健壮，精神充足，抵抗力强，自可无病，即或偶膺疾病，病亦轻浅而易愈，妇女尤其如此。其对先兆流产和习惯性流产（中医分别称为"胎漏"、"胎动不安"和"滑胎"）有深入的研究，且其治疗方案有良好的疗效，他认为肾主先天，流产的主要原因为肾气虚衰，冲任不固，防治之法应以补肾健脾、益气养血而固冲任为原则。他自创滋肾育胎丸、补肾固冲丸等中成药，临床疗效显著。

夏桂成国医大师在注重肾主生殖的基础上，尤其重视整体观念、天人相应，并将月经周期中阴阳消长转化之运动变化规律与易学八卦相结合，提出心-肾-子宫生理生殖轴之观点，并形成一系列疗效确切的诊治策略，创制了补肾促排卵汤、补肾育宫汤、补肾解郁汤、滋阴养胎方等体现补肾、活血、益气调气治疗法则的代表方剂。

刘敏如国医大师在月经调节、生理带下、补肾调节乳汁分泌等中医机制方面创立新论，率先提出并发展了诸如盆腔疼痛证、经断前后诸证、女阴白色病损、痛经及崩漏等中医妇科病种。基于产后"多虚多瘀"的中医理论，研发出补虚化瘀的复方产品"产泰"，解除了妇女产后复旧的后顾之忧；在国内率先应用"气阴双补法"治疗功能失调性子宫出血（功血），并研发出上市产品"益宫宁血口服液"，提高了治疗妇科血证的临床疗效；以补肾填精及温肾填精立法研制了"资癸女贞丸"、"滋阴荣颜丸"及"养精壮本丹"等新药。

国医大师陈可冀院士不仅是我国第一代中西医结合医学家和我国中西医结合事业的主要开拓者、奠基人，同时也是血瘀证及活血化瘀研究现代学派的创始人、奠基者。陈可冀国医大师基于活血化瘀法则在治疗冠心病中的显著疗效，率先提出血瘀证是心血管疾病常见的证型，并提出心肌梗死支架治疗后运用活血化瘀疗法可以预防再梗死，共研制包括冠

心 1、2 号在内的 30 多种中成药；陈可冀院士在活血化瘀研究中所做的奠基性工作，对于临床将气、血、脉进行系统理解有极大的指导意义，对于补肾益气活血法则在妇产科领域的研究及运用提供了很好的借鉴。

吴以岭院士创导络病学说，并创制了多个临床治疗效果确切的中成药，如通心络、参松养心胶囊等，为活血化瘀通络在现代医学领域的推广、普及起了非常积极的作用。

国医大师颜德馨也对气血理论尤为重视，提出：气为百病之长，血为百病之胎。

诸多医家也对补肾、益气、活血法则做了大量的基础、临床研究，尤其是中医妇科专家，运用现代医学理念对肾、气、血在妇产科疾病生理病理过程中的作用进行了全新的阐释，为补肾、益气、活血法则在妇产科中的运用奠定了坚实的基础。

（黄光英　张明敏）

第二章

现代医学生殖内分泌的相关知识

第一节　生殖内分泌基础

生命诞生到终老是一个渐进且复杂的生理过程，从生殖细胞的发生、受精、胚胎发育、胎儿形成到青春期直至衰老，生殖内分泌系统严密而有序地精准调控着这一过程。而生殖内分泌系统的调节核心就是下丘脑-垂体-性腺轴。

一、下　丘　脑

下丘脑位于大脑基底部，构成第三脑室的下壁，界限不甚分明，向下延伸与垂体柄相连。从前向后分为三部，分别为视上部、结节部和乳头部；从内向外分为室周区、内侧区和外侧区。下丘脑含有众多的神经元，神经元聚集为核团，因此下丘脑也可按核团划分。下丘脑分泌的激素按性质可分为释放激素和释放抑制激素。释放激素可促使垂体激素的合成与分泌，如生长激素释放激素、促甲状腺激素释放激素、促肾上腺皮质激素释放激素、促性腺激素释放激素、催乳素释放因子、促黑色素释放因子均属于释放激素；释放抑制激素则是相反的作用，即抑制垂体激素的合成与分泌，生长抑素、催乳素释放抑制激素、促黑素抑释素均属于释放抑制激素。与生殖密切相关的是促性腺激素释放激素。

促性腺激素释放激素（gonadotropin-releasing hormone，GnRH）主要由下丘脑弓状核部位的 GnRH 神经元合成和分泌，其分泌方式是脉冲式分泌，平均 60～120 分钟分泌一次，其分泌的频率和幅度受众多因子的调控。GnRH 脉冲式释放后，直接通过垂体-门脉系统输送到腺垂体，调节垂体促性腺激素的合成和分泌，进而影响接下来的一系列生命活动。

二、垂　　体

垂体是人体最重要的内分泌腺，分为腺垂体和神经垂体两部分，腺垂体具有制造贮存和分泌多种多肽激素的功能，而神经垂体是下丘脑内某些神经元的轴突部分，因此它与下丘脑在结构和功能上是统一体。

腺垂体分泌多种激素，已知至少有 7 种，分别为促肾上腺皮质激素（adrenocorticotropic

hormone，ACTH）、促甲状腺激素（thyroid-stimulating hormone，TSH）、促黑细胞激素（melanocyte stimulating hormone，MSH）、催乳素（prolactin，PRL）、生长激素（growth hormone，GH）、黄体生成素（luteinizing hormone，LH）和促卵泡激素（follicle-stimulating hormone，FSH）。其中与生殖内分泌联系密切的是 LH 和 FSH。

LH 和 FSH 是垂体前叶嗜碱性细胞分泌的糖蛋白，均由 α 和 β 两个肽链组成，两者的 α 链相同，因此是 β 链决定了它们功能的特异性。下丘脑脉冲式分泌的 GnRH 与垂体上的受体结合后，调控 LH 和 FSH 的分泌，同时 LH 和 FSH 也受到性激素的反馈调节。FSH 对女性的生理作用主要是促进卵泡的生长发育，对男性则主要是促进精子的形成。LH 对女性的生理作用主要是促使卵泡成熟、排卵及黄体形成，对男性则主要是促进睾丸分泌睾酮。

三、卵　巢

卵巢对称分布于输卵管的后下方，是女性重要的性腺，具有生殖和内分泌双重作用，既能产生卵子及排卵，又能分泌性激素（雌激素、孕激素、雄激素）。此外，卵巢还能分泌多肽激素（抑制素、激活素、卵泡抑制素）、细胞因子和生长因子。

1. 雌激素

主要由卵泡膜细胞和黄体细胞分泌，呈周期性变化，一个周期中有两个峰值。卵泡发育阶段，主要是卵泡膜细胞分泌雌激素，在排卵前达到高峰，排卵后，雌激素水平逐渐下降，但随着黄体的形成，黄体细胞分泌雌激素，此时，雌激素水平又开始上升，在黄体完全成熟时达到高峰。黄体萎缩后，雌激素水平急剧下降至最低水平后又开始新一轮周期。

生理功能：①促进子宫发育，并增加子宫平滑肌对缩宫素的敏感性；促进子宫内膜的增生及修复；使宫颈口松弛，宫颈黏液分泌增加，变稀，呈丝状；促进输卵管发育并增强输卵管肌收缩；维持阴道酸性环境；促进外生殖器和第二性征的发育。②促进卵泡发育。③促进水钠潴留；促进骨基质代谢；促进肝脏合成高密度脂蛋白，抑制低密度脂蛋白的合成。④对下丘脑和垂体进行反馈调节。

2. 孕激素

排卵前卵泡开始分泌少量孕激素，黄体形成后，大量分泌孕激素，黄体萎缩后，孕激素水平逐渐下降。

生理功能：①抑制子宫收缩和对缩宫素的敏感性，因此有利于胚胎或胎儿在子宫内的生长发育；使子宫内膜转化为分泌状态；闭合宫颈口，抑制宫颈分泌黏液；抑制输卵管收缩；促进阴道上皮细胞脱落；促进乳腺乳泡的发育。②促进水钠排泄。③参与中枢体温调节。④参与下丘脑和垂体的反馈调节。

3. 雄激素

肾上腺和卵巢均能分泌雄激素，其能促进阴蒂、阴唇、阴阜的生长发育，促进阴毛、腋毛的生长，但过多会拮抗雌激素的作用。

4. 抑制素

抑制素选择性地抑制 FSH 的产生。

5. 激活素

激活素主要通过自分泌刺激 FSH 的产生。

6. 卵泡抑制素

卵泡抑制素主要通过旁分泌和自分泌抑制 FSH 的产生。

第二节　卵巢、子宫内膜及其他生殖器的周期性变化

一、卵巢的周期性变化

从青春期开始到绝经期前，卵巢在形态和功能上发生周期性变化称为卵巢周期（ovarian cycle）。

（一）卵泡的发育及成熟

人类从胚胎时期，卵巢就有了卵泡的自主发育和闭锁的轨道，此过程不依赖于促性腺激素，其机制尚不清楚。新生儿时期卵巢卵泡大约有 200 万个，多数卵泡在儿童期退化，到青春期时剩下大约 30 万个。进入青春期后，卵泡发育依赖于促性腺激素的作用。生育期每月发育一批卵泡，但经过募集、选择后，一般只有一个卵泡可完全成熟，并排出卵子，其余未成熟的卵泡通过细胞凋亡机制自行退化，该过程称为卵泡闭锁（follicular atresia）。妇女一生中一般只有 400～500 个卵泡发育完全成熟并排卵。根据卵泡的形态、大小、生长速度和组织学特征，可将其生长过程分为以下几个阶段。

原始卵泡（primordial follicle）：女性的基本生殖单位，卵细胞储备的唯一形式。由停留于减数分裂双线期的初级卵母细胞被单层梭形前颗粒细胞围绕而成。

窦前卵泡（preantral follicle）：分为初级卵泡（primary follicle）和次级卵泡（secondary follicle）。初级卵泡由卵母细胞和围绕卵母细胞的单层柱状颗粒细胞组成。颗粒细胞合成并分泌糖胺聚糖，在卵细胞周围形成一透明环形区，称为透明带（zona pellucida）。次级卵泡是初级卵泡发育而来，初级卵泡的颗粒细胞由一层增殖至 6～8 层，卵母细胞增大，外围有透明带，卵泡基底膜附近的梭形细胞形成两层卵泡膜，即卵泡内膜和卵泡外膜，导致卵泡增大，从而形成次级卵泡。此阶段，卵泡颗粒细胞出现三种受体，即 FSH 受体、雌激素受体、雄激素受体；卵泡内膜细胞出现 LH 受体。

窦状卵泡（antral follicle）：在雌激素和 FSH 的作用下，卵泡内有卵泡液生成，并形成卵泡腔，导致卵泡直径增大至 500μm，称为窦状卵泡。多数卵泡经过募集和选择逐渐退化闭锁，只有一个发展成优势卵泡，此时优势卵泡分泌雌激素增多，并在 FSH 的刺激下，颗粒细胞内出现 LH 受体和 PRL 受体，具备了对 LH、PRL 的反应性。

排卵前卵泡（preovulatory follicle）：卵泡发育的最后阶段，卵泡液急剧增加，卵泡腔增大，卵泡体积显著增大，并向卵巢表面突出，其结构从外向内依次为：①卵泡外膜，为致密的卵巢间质组织，与卵巢间质无明显界限。②卵泡内膜，呈多边形，含丰富血管，从卵巢皮质层间质细胞转化而来。③颗粒细胞，呈立方形，细胞间无血管，营养来自卵泡内膜。④卵泡腔，腔内充满大量清澈的卵泡液和雌激素。⑤卵丘，呈丘状突出于卵泡腔，卵细胞深藏其中。⑥放射冠，直接围绕卵细胞的一层颗粒细胞，呈放射状排列。⑦透明带，放射冠和卵细胞之间的透明环形区。

（二）排卵

在 LH 峰的作用下，卵细胞和其周围的卵丘颗粒细胞一起被排出的过程称为排卵（ovulation）。排卵前，成熟卵泡分泌的雌激素通过正反馈机制作用于下丘脑，下丘脑的 GnRH 释放大量增加，刺激垂体释放促性腺激素，出现 LH/FSH 峰。LH 峰重启卵母细胞减数分裂，排出第一极体，初级卵母细胞发育为次级卵母细胞。排卵前卵泡在 LH 峰的作用下可产生少量孕酮，孕酮协同 LH/FSH 峰激活卵泡液内蛋白溶酶活性，溶解卵泡壁隆起尖端部分，形成排卵孔。同时，卵泡液中前列腺素增加，可促进卵泡壁释放蛋白溶酶，有助于排卵。排卵多发生在下次月经来潮前 14 日。

（三）黄体形成及退化

排卵后，卵泡液流出，卵泡壁塌陷，形成皱襞，颗粒细胞和卵泡内膜细胞向内侵入，周围由结缔组织的卵泡外膜包围，共同形成黄体（corpus luteum）。在 LH 峰的作用下，颗粒细胞和卵泡内膜细胞转化为黄体细胞。黄体细胞直径从 12～14μm 增大到 35～50μm。颗粒细胞在血管内皮生长因子的作用下血管化。排卵后 7～8 日，黄体体积和功能达高峰，直径 1～2cm，外观呈黄色。

若卵子未受精，黄体在排卵后 9～10 日后退化，其机制可能与分泌的雌激素溶解黄体作用有关，由卵巢局部前列腺素和内皮素-1 介导。黄体退化后，结缔组织逐渐取代原来的黄体组织，外观呈白色，称白体。黄体衰退后，月经来潮，开始新的月经周期。

若卵子受精并着床，黄体在人绒毛膜促性腺激素（HCG）作用下增大，转变为妊娠黄体，至妊娠 3 个月末退化。此后胎盘形成并分泌甾体激素维持妊娠。

（四）卵巢性激素分泌的周期性变化

1. 雌激素

随着卵泡发育，卵泡分泌雌激素逐渐增加，于排卵前达高峰，通过正反馈作用，刺激垂体 LH 激增达峰值，卵巢排卵；排卵后，卵泡液雌激素释放，因而循环中雌激素水平下降，但随着黄体的形成，黄体也能分泌雌激素，此时，雌激素又开始逐渐上升，在排卵后 7～8 日，黄体完全成熟，雌激素又达另一高峰。此后，黄体萎缩，雌激素水平急剧下降，于月经期达最低水平。

2. 孕激素

排卵前卵泡在 LH 峰的作用下可分泌少量的孕激素，排卵后黄体形成，黄体细胞分泌孕激素，至黄体成熟时达高峰；黄体萎缩后，孕激素水平下降，到月经来潮时达卵泡期水平。

3. 雄激素

排卵前雄激素水平升高，促进非优势卵泡闭锁，此外，与性欲有关。

二、子宫内膜的周期性变化

卵巢周期使女性生殖器发生一系列的周期性变化，其中，子宫内膜的周期性变化最为显著。

（一）子宫内膜的组织学变化

子宫内膜从形态学上可分为功能层和基底层。功能层受卵巢激素的周期性调节，具有增殖、分泌和脱落性变化。基底层不受卵巢激素的调节，促进月经后子宫内膜功能层的重新修复。根据组织学变化将月经周期分为以下阶段。

1. 增殖期

增殖期即子宫内膜表面上皮、腺体、间质、血管的增殖性变化，该期子宫内膜厚度从 0.5mm 增至 3～5mm，与卵巢周期中的卵泡期相对应。月经的第 5～7 日为增殖早期，此时，子宫内膜 1～2mm，腺体稀疏并短直细，腺上皮细胞呈立方形或柱状，间质细胞呈星形。月经的第 8～10 日为增殖中期，内膜增厚，腺体增多、变长，稍有弯曲，腺上皮细胞呈柱状，间质水肿最为明显。月经的第 11～14 日为增殖晚期，内膜进一步增厚，表面高低不平，呈波浪状；腺体继续生长，变得更长并弯曲；腺上皮细胞呈高柱状，核分裂象增多；间质细胞交互呈网状；组织水肿明显，小动脉增生，管腔增大，呈弯曲状。

2. 分泌期

分泌期与卵巢周期中的黄体期对应，此期在黄体分泌的雌激素和孕激素的作用下，子宫内膜继续增厚，并且有分泌反应。月经的第 15～19 日为分泌早期，此期的典型特征是腺上皮细胞出现含糖原的核下空泡。月经的第 20～23 日为分泌中期，此期腺体内的分泌上皮细胞顶端膜破裂，细胞内的糖原溢入腺体，称为顶浆分泌；间质更加疏松、水肿，螺旋小动脉进一步增生并卷曲；内膜进一步增厚呈锯齿状。月经的第 24～28 日为分泌晚期，内膜更厚达 10mm，呈海绵状；内膜腺体开口向宫腔，分泌糖原等物质，间质更疏松、水肿；表面上皮细胞下的间质分化为肥大的蜕膜细胞；螺旋小动脉迅速增厚超出内膜厚度，更加弯曲，管腔更加扩张。

3. 月经期

月经期即月经周期的第 1～4 日。此期孕激素和雌激素撤退，内膜前列腺素合成并活化导致子宫内膜功能层从基底层脱落，出现月经血，导致月经来潮。

（二）子宫内膜的生物学变化

子宫内膜含有丰富的甾体激素受体，其表达也随着卵巢周期的变化而变化。如雌激素受体在排卵时含量最高，排卵后下降；同样，孕激素受体在排卵时最高，排卵后，腺上皮孕激素受体逐渐减少，间质细胞孕激素受体含量相对增加。研究发现子宫内膜还存在着HCG 受体、LH 受体、生长激素受体、生长激素结合蛋白的表达，但功能尚不清楚。

雌激素的作用下，子宫内膜间质细胞产生酸性糖胺聚糖（acid mucopolysaccharide，AMPS），AMPS 在间质中浓缩聚合，是内膜间质的基础物质，支持子宫内膜的成长。排卵后，黄体分泌的孕激素抑制 AMPS 的合成，促使其降解，导致子宫内膜黏稠的基质减少，血管壁通透性增加，有利于营养及代谢产物的交换，为受精卵着床和发育做准备。

子宫内膜溶酶体含有各种水解酶，这些酶平常不具有活性，但在未受精的卵子排出后，黄体萎缩，雌孕激素减少，溶酶体膜通透性增加，多种水解酶释放入组织，产生破坏作用，造成内膜的剥脱和出血。

月经来潮前，子宫内膜缺血坏死，释放前列腺素 $F_{2\alpha}$ 和内皮素-1 等血管收缩因子，使子宫血管和肌层节律性收缩，导致内膜功能层迅速缺血坏死、崩解脱落。

三、宫颈黏液的周期性变化

在卵巢性激素的影响下，宫颈腺细胞分泌黏液，其物理、化学性质及分泌量均呈周期性变化。随着卵泡的发育，雌激素逐渐增多，刺激分泌细胞的分泌功能，黏液逐渐分泌增加，于排卵前达最高，且黏液稀薄、透明，可拉丝至 10cm 以上。排卵期黏液稀薄而量多，最适宜精子通过。

做黏液涂片检查，干燥后可发现羊齿植物叶状结晶，在月经的第 6～7 日开始出现，于排卵期最为明显。排卵后，在孕激素的作用下，黏液分泌量逐渐减少，质地变稠，拉丝度差，易断裂。涂片检查时发现结晶模糊，月经第 22 日完全消失不见。临床上根据宫颈黏液检查了解卵巢功能。

四、输卵管的周期性变化

输卵管的周期性变化包括形态的变化和功能的变化两个方面。在雌激素的作用下，输卵管黏膜上皮纤毛细胞生长，体积增大；非纤毛细胞分泌增加，为卵子提供运输和种植前的营养物质。雌激素还能促进输卵管发育及输卵管肌层的节律性收缩振幅。孕激素则能抑制输卵管的节律振幅、抑制输卵管黏膜上皮纤毛细胞生长，减少分泌细胞分泌黏液。两者协同保证受精卵在输卵管内的正常运行。

五、阴道黏膜的周期性变化

排卵前，在雌激素的作用下，阴道上皮底层细胞增生，逐渐转变为中层细胞与表层细胞，使阴道上皮增厚；表皮细胞出现角化，排卵时最为明显。细胞内含有丰富的糖原，糖原在阴道杆菌的作用下分解成乳酸，因此阴道处于酸性环境，防止致病菌的繁殖。排卵后，在孕激素的作用下，表层细胞脱落。临床上可借助阴道脱落细胞的变化了解体内雌激素水平和有无排卵。

第三节　月经周期的生理

一、现代医学对月经周期的认识

月经（menstruation）指子宫内膜周期性脱落并出血，伴随着卵巢功能周期性改变。月经第一次来潮称为月经初潮（menarche），通常在 13～14 岁，可早至 11 岁或可晚至 15 岁。月经来潮标志着青春期的开始，规律月经的出现标志着生殖功能的成熟。

月经周期一般为 21～35 日，平均为 28 日，出血的第 1 日为月经的开始，相邻两次月经第 1 日的间隔时间为一个月经周期；每次月经的持续时间称为经期，一般持续 2～8 日；每次月经的总失血量称为经量，一般为 20～60ml，超过 80ml 为月经过多。月经血呈暗红色，含有血液、子宫内膜碎片、宫颈黏液、脱落的阴道上皮细胞、前列腺素和纤溶酶，纤溶酶使月经血不凝固。

月经周期主要受生殖轴的神经内分泌调控，即下丘脑分泌的 GnRH 作用于垂体，促使垂体分泌促性腺激素，而卵巢在促性腺激素的调控下分泌性激素。性激素、促性腺激素和 GnRH 分别通过长反馈、短反馈和超短反馈作用对下丘脑分泌促性腺激素进行反馈调节，同时性激素对垂体也有反馈作用。

（一）卵泡期

上次月经结束日至排卵日称为卵泡期，为 10～12 日。上次月经的黄体萎缩后，体内的雌激素、孕激素、抑制素处于最低水平，对下丘脑和垂体的抑制解除，下丘脑 GnRH 神经元开始分泌 GnRH，刺激垂体分泌 FSH，促进卵巢卵泡生长发育，此时子宫内膜开始进入增生期；随着卵泡的生长发育，雌激素分泌逐渐增加，通过负反馈作用抑制 GnRH 和 FSH 的分泌。卵泡接近成熟时，雌激素通过正反馈作用刺激 GnRH 分泌，进而刺激 LH 和 FSH 分泌，LH 和 FSH 在约 48 小时达到高峰，两者共同促进卵泡成熟并排卵。研究证实，雌激素可能与下丘脑弓状核的 Kisspeptin/神经激肽 B/强啡肽（kisspeptin/neurokinin B/dynorphin，KNDy）神经元上的雌激素受体结合后发挥负反馈作用，通过下丘脑前腹侧脑室周围核（AVPV）的 Kisspeptin 神经元发挥正反馈作用。

（二）黄体期

黄体期指卵巢排卵后直到月经来潮前一天的时间。排卵后雌激素、FSH 和 LH 均急剧下降，卵泡失去激素支持，卵泡壁塌陷，卵泡液流出，卵泡颗粒细胞、卵泡内膜细胞向内流入，与周围的结缔组织共同形成黄体。黄体分泌孕激素和雌激素，此时，子宫内膜开始进入分泌期。排卵后 7～8 日，孕激素和雌激素达高峰，对下丘脑和垂体发挥负反馈作用，下丘脑 GnRH、垂体 FSH 和 LH 分泌减少，黄体萎缩，雌激素、孕激素分泌减少，此时，子宫内膜失去性激素支持发生剥脱，月经来潮。雌激素、孕激素和抑制素的减少，对下丘脑和垂体的负反馈作用解除，下丘脑 GnRH 和垂体 FSH、LH 分泌开始增加，卵泡开始发育，新一轮月经周期开始，如此周而复始。

二、中医对月经周期的认识

（一）中医对月经的认识

中医对月经周期的认识，目前比较被认可的一种学说是"肾-天癸-冲任-胞宫轴"。该学说根据《素问·上古天真论》对月经产生与调节的论述，深入研究肾气、天癸、冲任与胞宫之间的关系而提出的。该学说认为：肾中精气充足，则能产生天癸，在天癸的作用下，任脉通畅，太冲脉中气血充盛，则胞宫能藏泻有度，月事能按时而至，故能怀孕生子。

（二）中医对月经周期节律的认识

中医学认为，在月经周期中，阴阳气血具有周期性的消长变化，形成胞宫定期藏泻的节律。在月经周期的四个阶段，即月经期、经后期、经间期和经前期，阴阳气血形成规律性的消长变化。

1. 月经期

月经期为重阳必阴，由阳至阴的转化期。在阳气的推动下，血海由满而溢，胞宫泻而不藏，血室正开，经血下泻，除旧生新。此期的"泻"是为了下一个周期的"藏"做准备，故气血均以下行为顺。

2. 经后期

经期阴血下泻，经后胞宫、胞脉相对空虚，阴血亦相对不足。此期血室已闭，胞宫藏而不泻，肾气司封藏，蓄养阴精，使精血渐长，为"阴长阳消"阶段。

3. 经间期

经间期为重阴必阳，由阴转阳的转化期。经后期的蓄养，使阴精逐渐充沛，冲任气血旺盛，重阴必阳，在肾中阳气的鼓动下，阴精化生阳气，出现"重阳"证候。此为乐育之时，又称为"真机期"。

4. 经前期

经间期实现了阴阳转化，则阳气生长，逐渐达到"重阳"的状态。此期阴精与阳气皆充盛，冲任、胞宫、胞脉皆气血满盈，为种子育胎做好了准备。如经间期阴阳交媾、胎元已结，则肾司封藏之职，胞宫育胎，继续藏而不泻。如未结胞胎，孕育未成，则在阳气的鼓动下，血室重开，胞宫泻而不藏，经血下泻，进入下一个周期。

如此循环往复、周而复始，阴阳气血周期性地消长变化，胞宫进行有节律的定期藏泻。

第四节　妊娠期的生理

妊娠是非常复杂且变化极为协调的生理过程，包括胎儿及其附属物的形成以及母体各系统的适应性变化。

一、胚胎形成与胎儿发育

（一）受精卵形成

受精指精子和次级卵母细胞结合形成受精卵的过程。受精多发生在排卵后 12 小时以内，通常发生在输卵管壶腹部，整个受精过程约需 24 小时。受精卵的形成标志着新生命的诞生。

（二）受精卵着床

受精卵着床必须具备 4 个条件：①透明带消失；②胚泡内滋养细胞必须分化出合体滋养细胞；③胚泡和子宫内膜必须同步发育且功能协调，子宫有一个极短的敏感期，允许受精卵着床；④孕妇体内有足够的孕酮。

受精卵着床经过定位、黏附与穿透 3 个过程：①定位，着床部位通常在子宫后壁上部，晚期胚泡以其内细胞团端接触子宫内膜。②黏附，黏附前，晚期胚泡外层细胞表面的糖蛋白结构发生变化，细胞表面的微绒毛倒伏，与子宫内膜细胞的微绒毛交错对插，形成牢固的黏附。晚期胚泡黏附子宫内膜后，滋养细胞开始分化成合体滋养细胞（外层）和细胞滋养细胞（内层）。③穿透，合体滋养细胞分泌蛋白溶解酶溶解子宫内膜细胞、间质和血管，并通过吞食和接触抑制清除邻近的子宫内膜细胞。此时合体滋养细胞开始分泌绒毛膜促性腺激素，维持黄体寿命和功能。

（三）胎儿发育

妊娠开始 8 周的胚体称为胚胎（embryo）。自受精 9 周开始，直至分娩前称为胎儿。一般以 4 周为一孕龄单位，阐述胚胎及胎儿发育的特征。

4 周末：可辨认出胚盘与体蒂。

8 周末：胚胎已初具人形，心脏已形成，B 型超声可见心脏搏动。

12 周末：胎儿身长约 9cm，顶臀长 6.1cm，体重约 14g，外生殖器已发育，四肢可活动。

16 周末：胎儿身长约 16cm，顶臀长为 12.8cm，体重约 110g。胎儿开始出现呼吸运动。部分孕妇自觉有胎动。

20 周末：胎儿身长约 25cm，顶臀长为 16cm，体重约 320g。开始有吞咽、排尿功能。经孕妇腹壁可听到胎心音。

24 周末：胎儿身长约 30cm，顶臀长为 21cm，体重约 630g。各脏器已发育，皮下脂肪开始沉积。

28 周末：胎儿身长约 35cm，顶臀长为 25cm，体重约 1000g。有呼吸运动，出生后能啼哭，出生后易患呼吸窘迫综合征，四肢活动好。

32 周末：胎儿身长约 40cm，顶臀长为 28cm，体重约 1700g。出生后加强护理可能存活。

36 周末：胎儿身长约 45cm，顶臀长为 32cm，体重约 2500g。基本可存活。

40 周末：胎儿身长约 50cm，顶臀长为 36cm，双顶径＞9.0cm，体重约 3400g。发育成熟，女胎外生殖器发育良好，男胎睾丸已下降至阴囊内。

二、妊娠期母体变化

妊娠是正常生理过程，为了满足胎儿生长发育的需要，在胎盘所分泌的蛋白类激素和甾体类激素的作用下，母体各器官发生一系列变化。胎盘排出后，胎盘所分泌的激素在体内急骤减少并消失，由妊娠所引起的各种变化，亦于产后 6 周内逐渐恢复至孕前水平。

（一）生殖系统的变化

1. 子宫的变化

（1）子宫大小、容积和形态的改变

子宫由非孕期的 50g 重量及 10ml 的容积，发展到孕末期的 1000g 重量及 5L 的容积。到孕 12 周时子宫已增大至充满盆腔，在耻骨联合上方可以触及子宫底。以后子宫逐渐增大，并接近腹前壁，将肠管排挤至腹两侧及后方，甚至升及肝脏。子宫峡部由非孕期 1cm 在孕期逐渐伸展拉长，到临产时可伸展至 7～10cm，成为产道的一部分，称为子宫下段。

（2）宫缩

从妊娠前 3 个月开始子宫就会有不规则的收缩，孕中期从腹壁可以触及，此被称为布雷希氏收缩。到孕晚期这种收缩频率增加，甚至引起孕妇的不适感或假临产。

（3）子宫胎盘血流

胎儿的发育需要营养，也需要排除废物，这些都有赖于胎盘绒毛间隙。据报道子宫血流至孕末期可达到 450～650ml/min。

2. 其他生殖器官的变化

在孕期卵巢停止排卵。输卵管轻度肥大。为了适应分娩，阴道和外阴充血，黏膜增厚，结缔组织疏松，平滑肌纤维肥厚。这些变化导致阴道长度变长。半数左右的孕妇会在腹壁、乳房及大腿处出现所谓的"妊娠纹"。妊娠初期孕妇感到乳房发胀和刺痛，到孕中期乳房体积明显增大，皮肤表面可见扩张的静脉，乳头颜色加深、变大、可勃起，在体内激素的刺激下，乳房为产后哺乳做准备。

（二）血液系统的变化

血容量自孕 6～8 周开始增加，至孕 32～34 周时达到高峰，增加 30%～45%，平均增加 1500ml。血浆增加多于红细胞增加，出现血液稀释。白细胞数量在正常孕期为 5000～12 000/ml；而在分娩和产褥初期可上升至 25 000/ml 或更高，平均在 14 000～16 000/ml。C 反应蛋白较非孕期有所升高，在产程中明显升高。妊娠期血液处于高凝状态。

（三）心血管系统的变化

静息状态下脉搏较非孕期增加 10～15 次/分。正常孕期血容量、孕母体重及基础代谢率增加时动脉压和血管阻力是降低的。静息状态半卧位时心排血量从妊娠 10 周开始即出现明显增加，而且随着妊娠的发展不断增加，至孕 32～34 周达到高峰，较非孕期增加 30%。妊娠早期及中期血压偏低，在妊娠晚期血压轻度升高，但一般收缩压无变化。

（刘艳娟　黄冬梅）

参 考 文 献

赵力. 2009. 夏桂成"调理月经周期法"体悟[J].安徽中医学院学报，28（4）：40-42.

Misao R，Nakanishi Y，Fujimoto J，et al. 1995. Expression of sex hormone-binding globulin mRNA in uterine leiomyoma，myometrium and endometrium of human subjects[J]. Gynecol Endocrinol，9（4）：317-323.

Mylonas I，Jeschke U，Shabani N，et al. 2004. Immunohistochemical analysis of estrogen receptor alpha，estrogen receptor beta and progesterone receptor in normal human endometrium[J]. Acta Histochem，106（3）：245-252.

Rønnekleiv OK，Kelly MJ. 2013. Kisspeptin excitation of GnRH neurons[J]. Adv Exp Med Biol，784：113-131.

Sbracia M，Scarpellini F，Poverini R，et al. 2004. Immunohistochemical localization of the growth hormone in human endometrium and decidua[J]. Am J Reprod Immunol，51（2）：112-116.

Shoham Z，Schachter M. 1996. Estrogen biosynthesis—regulation，action，remote effects，and value of monitoring in ovarian stimulation cycles[J]. Fertil Steril，65（4）：687-701.

Stamatiades GA，Kaiser UB. 2018. Gonadotropin regulation by pulsatile GnRH：Signaling and gene expression[J]. Mol Cell Endocrinol，463：131-141.

第三章

现代医学关于血管形成理论在妇产科的研究

中医学认为女子以气血为用，可能有多重含义：其一，育龄期女性以"月事以时下"为其常，规律的月经是女性健康的标志；其二，经带胎产有赖血脉的滋润，其又是维持经带胎产的物质基础。其实，从现代医学角度理解，中医的"女子以血为用"，应该包括有形之血液成分、血管构造及无形之血液循环、微循环功能等。

从现代医学角度来看，血供是一切生命活动的保障，即所有的器官、组织、细胞都直接或间接地从血液成分中获取营养物质，从而顺利地进行能量代谢。因此，血管形成是机体各组成部分正常发挥功能的重要前提和基础，血管功能正常是维持细胞、组织、器官生理功能的重要保障。在成年期，人体大多数血管处于静止状态，而血管的新生除了存在于伤口修复、炎症及肿瘤形成等过程外，最重要的便是在女性子宫、卵巢和胎盘之中。

性成熟女性的一个重要特征就是卵泡的发育、子宫内膜的规律性脱落、胎盘血管的形成以及胎儿的娩出，在这一系列的过程中，有一条主线，就是血管的形成、崩解和重建；因此，血管及其功能在女性生理中显得尤为重要，也是女性特有的标志。月经和妊娠过程中伴随着严密调控的血管重塑机制，良好的血管生成与女性生理功能的建立和维持息息相关。

一、卵巢与血管形成

下丘脑-垂体-卵巢轴是调控女性生殖内分泌功能的关键环路。卵巢作为下丘脑、垂体调控的下游靶点，其主要功能为产生卵子、排卵和分泌女性激素，从而调控女性的生殖功能和内分泌功能。在复杂的神经内分泌调控下，卵泡募集、选择、优势化、排卵，最终形成黄体，若已妊娠，则形成妊娠黄体，维护妊娠进行；若未妊娠，则黄体退化，月经来潮。在女性青春期至绝经期，这一过程在卵巢中周而复始地进行，与此伴随的是周期性的血管形成和退化。

1. 卵泡发育与血管

卵巢血管系统分为外在血管系统和内在血管系统，卵巢外在血管系统主要包括卵巢动脉（90%）及子宫动脉的卵巢分支（10%），卵巢门小动脉以螺旋状穿过卵巢髓质，并以锐角样逐步分支并深入卵巢皮质，形成的毛细血管网即卵巢内在血管系统。

卵泡的生长需要毛细血管网的发育和持续的血管形成来为快速扩大的卵泡提供营养。

原始卵泡是女性的基本生殖单位，也是卵细胞储备的唯一形式。原始卵泡的梭形前颗粒细胞分化为单层立方形细胞后，成为初级卵泡。然而，原始卵泡和初级卵泡并没有独立的血管网，其生长主要依赖间质血管血供。随着卵泡的发育，微血管开始出现在卵泡膜层。对不同阶段的卵泡进行观察发现，卵泡的发育过程伴随着卵泡周围血管数量的明显增多，尤其在生长中的次级卵泡和更大的卵泡中，膜细胞层的血管更加丰富。颗粒细胞通过基底膜与卵泡膜层分隔，毛细血管网局限在卵泡膜层发育，从而使卵母细胞和颗粒细胞层维持完全无血管的状态直至排卵。

优势卵泡的选择过程亦与血管生成有关。研究显示，优势卵泡较其他卵泡拥有更密集的毛细血管网。使用脉冲多普勒技术测量妇女的卵巢血流量提示，具有优势卵泡的卵巢血流量显著增加，并且随着卵泡体积的增大，卵巢血管峰值流速增加。因此，血管舒张和血流量增加是排卵期卵泡的特征性事件。

卵泡的生长或闭锁受到多种血管生成相关因子的调控。其中，血管内皮生长因子（VEGF）是唯一对血管生成具有特异性的调控因子，可引起血管内皮细胞增殖、迁移，调节小血管通透性变化，从而调控新生血管的形成。正常育龄期女性的生殖系统中均有 VEGF 表达，且与卵巢的周期性变化密切相关。卵巢中的 VEGF 主要由膜细胞、颗粒细胞及黄体细胞分泌，VEGF 参与了卵泡的生长发育、闭锁与黄体生成，卵泡的生长与周围血管数量及 VEGF 的变化是一致的。在卵泡发育过程中，使用 VEGF 及其受体的拮抗剂，或敲除 VEGF 启动子，可阻断 VEGF 的作用通路，导致卵泡发育成熟障碍和排卵缺陷。血管生成素（Ang）家族是调节血管生成的另一类细胞因子，目前已知的有 Ang-1、Ang-2、Ang-3、Ang-4。Ang-1 被认为与胚胎阶段的血管生成相关；Ang-2 与出生后血管重建有关，在缺血缺氧早期能够促进微血管生成。在卵巢移植过程中，使用 VEGF/Ang-2/bFGF 均能够促进卵巢移植后的血管生成，使各个时期的卵泡数量增加、卵泡质量更好，卵巢移植后的存活率更高。

2. 黄体血管形成及功能维持

黄体功能的维持和消退是哺乳类动物繁殖过程中最重要，且受到严密调控的事件。排卵后卵泡液流出，卵泡腔内压下降，卵泡壁塌陷，形成许多皱襞，卵泡壁的卵泡颗粒细胞和卵泡内膜细胞向内侵入，周围由结缔组织的卵泡外膜包围，从而形成黄体。黄体的主要作用是产生孕酮，妊娠期间，滋养细胞通过分泌 HCG 促进妊娠黄体的形成，从而维持早期妊娠；若未孕，则黄体退化，激素水平撤退，随后月经来潮。然而，不论是妊娠黄体还是月经黄体，都要经历形成、维持和溶解的过程，此过程与血管新生、稳定和退化密切相关。

排卵后，卵泡的黄体化依赖于血管新生，即毛细血管的生长和发育。在大鼠，毛细血管萌芽发生在排卵后 12 小时内。正常人卵巢中，在黄体早期黄素化颗粒细胞层内也观察到了发育中的毛细血管。至黄体中期，内皮细胞和外膜细胞的面积最大，血管密度明显增加，血管显著成熟。此时黄体中的血管具有典型的高流量、低阻力特点，且其血管密度和血流速率远远高于其他器官（是肾脏组织的 8 倍）。黄体晚期，内皮细胞与外膜细胞的面积减少，部分黄体毛细血管床退化，仅较大的微血管维持下来，以协助黄体物质的吸收。

黄体在整个发育过程中受多种血管新生因子的调节，包括 VEGF、碱性成纤维细胞生长因子（bFGF）、Ang-1、Ang-2 等。这些因子不仅在黄体发育中对血管的生长起作用，而且有助于维持成熟黄体血管的功能。例如，VEGF 不但可以影响黄体细胞的增殖，还可以影响细胞的死亡，使用 VEGFA 信号抑制剂将会抑制黄体内皮细胞的增殖，并显著降低孕酮分泌；bFGF 不影响内皮细胞的增殖，但可以阻止内皮细胞的凋亡；Ang-1 主要是在维持血管的稳定性和促进血管的成熟方面起作用，而 Ang-2 是 Ang-1 天然的拮抗剂，Ang-2/Ang-1 从黄体早期至黄体晚期逐渐增加。

此外，黄体血管新生是受促性腺激素调控的。如 LH 能上调离体培养的人、牛颗粒细胞 VEGF mRNA 的表达；HCG 可使培养的人黄素化颗粒细胞增加 VEGF mRNA 的表达及 VEGF 蛋白的分泌。

3. 血管形成与卵巢功能异常疾病

卵巢间质血流是维持卵泡库营养、周期性募集卵泡簇、选择优势卵泡所必需的。目前普遍认为，卵巢功能异常与卵巢间质血流灌注情况改变有关。

基础状态下，卵巢间质动脉血流可作为检测卵巢储备功能的指标之一。卵巢储备功能下降（DOR）的女性，其卵巢新生血管数量和血流量存在明显不足，卵巢间质血管形成指数（vascularization index，VI）、血流指数（flow index，FI）、血管形成血流指数（vascularization flow index，VFI）均较正常女性显著降低。

而在多囊卵巢综合征（PCOS）患者中，除了单侧或双侧卵巢体积明显增大、多囊卵巢样改变之外，B 超下可见卵巢间质血流信号异常丰富。这与卵巢间质中，尤其是颗粒细胞周围 VEGF 高表达相关。目前，关于卵巢中 VEGF 表达增加的机制尚不清楚，可能与胰岛素信号通路异常有关。

二、子宫内膜与血管形成

子宫内膜是人体性激素的靶器官，在每个月经周期，子宫内膜随着性激素水平和局部缺氧环境的周期性变化发生着动态改变。卵泡期，子宫内膜表面上皮、腺体、间质均呈增殖性变化，与此同时，子宫内膜通过血管生成和血管重构形成新的血管系统，支持细胞生长和分化。排卵后，在雌激素、孕激素的协同作用下，内膜持续增厚，螺旋小动脉不断增生、弯曲，呈现分泌期改变。若未受孕，则黄体退化，激素的撤退使螺旋小动脉扩张，继而发生痉挛、收缩，远端血管壁及组织缺血坏死、剥脱，脱落的内膜碎片随血液一起从阴道流出，即月经来潮。子宫内膜的增殖、分泌、转化、脱落周而复始，血管的增殖、成熟、崩解贯穿其中。因此，子宫内膜形态、功能的改变实际上与血管系统周期性变化密切相关。

子宫内膜的功能状态是由血管的功能决定的。丰富的血管能够将营养物质、激素等转运至子宫内膜局部，调控子宫内膜的生长和转化。而子宫内膜血管的损伤将对其产生不利影响，如手术、感染等因素导致的子宫内膜基底层受损、内膜增殖障碍，往往与子宫内膜血供的破坏密切相关。良好的子宫内膜血流灌注可有效促进内膜组织修复，如干细胞移植等技术能够改善受损子宫内膜的血管内皮细胞增殖和血管网形成，从而促进子宫内膜功能和形态的修复。

子宫内膜血管系统的发展被认为是由多种血管生成因子协调作用的结果。如 VEGF 促进了血管的修复和形成；Ang-1 促进了血管的成熟和稳定；Ang-2 则促进了血管的分支和渗透性；缺氧诱导因子（HIF）1α 和核因子（NF）-κB 转录因子诱导了 IL-8 的表达，有效地介导了血管形成，并且促进了中性粒细胞的聚集；结缔组织生长因子（CTGF），一种多功能的生长因子和血管形成介质，在组织修复和组织构建连接中具有很高水平的表达；可溶性血管内皮生长因子受体 1（sFlt-1）则通过与 VEGF 结合，抑制 VEGF 作用通路，负向调控血管新生。总而言之，促血管生成因子与抗血管生成因子在性激素和局部缺氧环境的调控下严格控制着子宫内膜中周期性的血管形成，维护子宫内膜的正常生理环境。

三、妊娠与血管生成

1. 子宫内膜容受性与血管生成

子宫内膜容纳、接受胚胎着床的能力称为子宫内膜容受性。子宫内膜容受性的建立是胚胎成功植入的决定因素，任何原因引起的子宫内膜容受性不能建立或建立延迟，将会导致胚胎着床失败。在女性育龄期，子宫内膜在月经周期的 20～24 天具备接受胚胎植入的能力，称为"子宫内膜容受窗期"。而在大多数哺乳类动物，子宫内膜容受性的建立发生在胚泡接触宫腔之后。这一时期，子宫内膜在体内激素和局部微环境的精密调控下，发生着特殊的形态、生理和分子生物学变化，以促进胚胎植入。

子宫内膜容受性建立的过程中，子宫内膜的组织结构发生着翻天覆地的变化。为了应对胚泡的植入，蜕膜中血管的生成和重塑开始活跃，子宫内膜中原有的血管通透性也显著提高，螺旋小动脉开始增生、弯曲度增加并且生长迅速，同时，血管腔扩张、血管壁变薄、血管内皮增厚，血管的延长及分支也增多。在小鼠妊娠第 6 日，系膜对侧围绕胚胎的子宫基质中出现大量的渔网状细小血管，即活跃的血管出芽新生过程。随后，在妊娠第 7 日，芽生的新血管不断扩张和延伸，子宫中部地区的血管密度也显著增长。在妊娠第 8、9 日，蜕膜中的血管丛从系膜侧延伸至系膜对侧，对称地分布在子宫的中部区域，并随着时间的推移不断扩大、延伸。在胎盘形成前，蜕膜中形成的新血管网络及母体螺旋动脉重塑，是母体循环与胚胎之间的第一个交换装置，为胚胎生长发育提供必要营养的同时也在母胎界面的正常免疫识别和信号转导中发挥着重要作用。

鉴于血管生成在子宫内膜容受性建立过程中的重要地位，血管生成受到了人们越来越多的关注。临床研究显示，子宫内膜及内膜下血流状态与胚胎着床预后密切相关，可用于预测妊娠结局。

2. 胎盘与血管形成

胎盘的建立是妊娠过程重要的转折点，标志着母体和胎儿充分建立起了紧密联系。胎盘由数目众多的血管、血窦组成，丰富的血供保障了母体和胎儿循环系统之间的充分交流，也是妊娠顺利进行的关键。因此，血管的功能决定了胎盘的功能。

胎盘血管的建立取决于滋养细胞与子宫螺旋动脉之间的相互作用。随着受精卵在宫腔中定位、黏附，胚泡滋养细胞进行着有序的分化、迁移和侵袭。接触子宫内膜的滋养层细胞迅速增殖、分化，一部分滋养层细胞最终突破绒毛结构，形成了侵袭性绒毛外滋养细胞。

其中，间质滋养细胞浸润至子宫内膜深层乃至子宫肌层的上 1/3，降解细胞外基质；血管内滋养细胞则侵入子宫螺旋动脉，逐渐取代血管内皮细胞，形成胎盘脉管。生理妊娠情况下，滋养细胞不断重塑子宫螺旋动脉，从而使高阻低容的螺旋动脉逐渐被改建成低阻抗、高通量的子宫-胎盘动脉血管。滋养细胞侵袭不足、螺旋动脉重塑失常往往是胚胎着床失败及胎儿宫内生长受限、子痫前期、早产等妊娠并发症的共同病理机制。

3. 妊娠相关血管调控机制

妊娠过程的调控极为复杂，其中，血管生成及其所依靠的血管生成促进因子和抑制因子之间的平衡至关重要。研究显示，*VEGFR-2* 基因突变后，小鼠的内皮细胞发育缺陷，胚胎在妊娠第 9.5 日死亡，而 *VEGFR-1* 基因突变后，可导致内皮细胞向血管组织区域的聚集作用减弱，并造成内皮细胞间的反应异常，导致胚胎死亡。在小鼠植入后期，VEGFA 表达较强，主要位于蜕膜细胞中，VEGFR-1 主要表达在初级蜕膜区，而 VEGFR-2 在妊娠第 6 日表达在初级蜕膜区，第 7 日则更明显表达于次级蜕膜区，且 VEGFR-2 的表达特点与增殖性细胞一致，提示有血管增殖活性提高。VEGFR-2 阻断后，蜕膜血管密度显著下降，在人工诱导蜕膜化的小鼠子宫中，VEGFR-2 的阻断更是显著抑制了子宫的血管生成；以上现象说明在蜕膜血管生成过程中 VEGFA/VEGFR-2 是最重要的促血管生成执行通路。多数研究报道在人类妊娠前三个月的底蜕膜中，VEGFA 及其受体还表达在多种细胞类型中，包括内皮细胞、上皮细胞、巨噬细胞和滋养细胞，说明 VEGFA 在胚胎生长、滋养层侵袭及子宫蜕膜血管生成中都发挥着重要作用。

胎盘生长因子（placental growth factor，PLGF）是 VEGF 家族的一员，PLGF 主要通过与 VEGFR-1 的结合而发挥其在调节血管生成中的作用。PLGF 与受体结合后，通过诱发酪氨酸激酶磷酸化，对滋养细胞具有促有丝分裂作用，并具有依赖关系；能诱导内皮细胞增殖、迁移，增加血管通透性，对胎儿发育具有很强的血管形成特性，PLGF 敲除的小鼠血管内皮凋亡增加提示 PLGF 抗内皮细胞凋亡；PLGF 还能特异性地增加 VEGFA 的促血管生成能力，PLGF 与 VEGFA 竞争性地结合 VEGFR-1，引起内皮细胞上的 VEGFR-1 封闭，抑制 VEGFA 与其高亲和力的受体结合，使 VEGFA 反而接近亲和力较低但是生物活性高的受体 VEGFR-2，从而增加内皮细胞的活性。人类 PLGF 大量表达于胎盘中，从妊娠前三个月到怀孕中期表达持续增加，直到分娩时突然降低。PLGF 还表达在绒毛外滋养细胞、血管内皮细胞和蜕膜基质细胞，并在妊娠早期作为滋养层和血管新生发挥功能的中介。PLGF 能调控成熟稳定的血管网络发挥功能，在维持植入后血液供应大幅增加和日益增长的胎儿之间的平衡中起到重要作用。

Ang 家族和 VEGF 家族都是特异性作用于血管内皮细胞的调节因子，它们在血管生成中有相互补充的作用。Ang 家族包括 4 种血管生成因子：Ang-1、Ang-2、Ang-3 和 Ang-4，它们均属于酪氨酸激酶受体 Tie-2 的配体。其中 Ang-1、Ang-2 是目前研究较多的两种蛋白质因子。Ang-1 不同于 VEGFA，在体外不能直接促进内皮细胞生长，不是血管发生的主要参与者，但在新生血管管腔形成过程中起作用，使血管结构稳定。当 Ang-1 与内皮细胞表面的 Tie-2 受体结合后，活化的内皮细胞可吸引血管平滑肌细胞、周细胞等的包围，并支持内皮细胞形成完整的血管壁，从而促进血管生成，同时通过细胞间、细胞与基质间的相互作用维持血管结构的稳定。因此，Ang-1 主要与维持内皮细胞和周围的支持细胞之间的相互作用有关，在维持血管结构的稳定中起重要作用。研究表明，Ang-1 基因敲除的小鼠，内皮细胞不平整且周围支持细胞缺如，胶原纤维分散。多数研究认为 Ang-2 是不具有信号转导功能的 Tie-2 配体，可以竞争性地阻断 Ang-1 的效应。Ang-2 与 Tie-2 结合，并不引起受体的磷酸化，破坏血管内皮细胞与周围细胞的相互作用，使内皮细胞处于激活状态。当有 VEGF 存在时，Ang-2 可打破血管的稳定性，激活的内皮细胞进一步增殖、侵袭、迁移形成新生血管；无 VEGF 存在时，激活的内皮细胞则发生凋亡，血管发生退行性变，血管新生受到抑制。同时，Ang-2 还是重要的血管损伤因子，能引起内皮细胞肿胀、变性，进而出现细胞坏死和凋亡。Ang-1 和 Tie-2 基因敲除及 Ang-2 过度表达的小鼠胚胎血管缺陷相似，均表现为缺少管周支持细胞的加工包装，管径大小无明显差别。在人类孕早期蜕膜中，Ang-1、Ang-2 和 Tie-2 被检测表达在几种不同类型的细胞中，Tie-2 主要表达在子宫内膜基质细胞、血管内血管滋养细胞、合体滋养细胞、细胞滋养细胞，而 Ang-1、Ang-2 则主要存在于合体滋养细胞、细胞滋养细胞中。这些发现提示 Ang 主要在滋养层的血管生成中发挥作用。在着床位点附近的蜕膜，Ang-2/Ang-1 是显著增加的，可能与该处的低氧环境有关，使新生血管趋于成熟稳定。

蛋白水解酶对于基质细胞蜕膜化，血管生成以及滋养层细胞、子宫自然杀伤细胞（uNKs）和内皮细胞在围植入期的迁移都有至关重要的作用。关键的蛋白水解酶隶属于基质金属蛋白酶（MMP）家族血纤维蛋白酶原-血纤维蛋白溶酶（PLG-PLA）系统。MMP 是一个目前仍在壮大的家族，现报道已有 26 种锌酶，在基质重塑和细胞与基质相互作用中担任重要角色。他们的亲膜属性，使得自身易对细胞周围进行蛋白水解。MMP 的作用主要受生长因子、细胞因子、血纤维酶、类固醇激素和一些活化的 MMP 来调控。MMP 特定的抑制剂是金属蛋白酶抑制剂（TIMP）。MT1-MMP 是 MMP 家族中水解能力最强的因子，能够降解细胞外基质并促进细胞迁移、血管生成。MT2-MMP 和 MT3-MMP 对细胞迁移和侵袭的作用在目前的报道中研究较少，但这两种 MMP 同 MT1-MMP 一样都能诱导血管生成。纤溶酶原激活物（PA）系统是基于蛋白酶的血纤维蛋白溶酶，它能够劈裂多数细胞外基质的组件。循环的蛋白纤溶酶原在外界刺激下转化为具有活性的组织型 PA（tPA）或尿激酶型 PA（uPA），tPA 主要作用于凝块的分解而 uPA 主要在细胞迁移、组织重构和血管生成中降解细胞外基质。uPA 通过绑定尿激酶型 PA 受体（uPAR）这一细胞表面受体来调节 uPA 的活性，使血纤维蛋白直接在细胞表面激活。uPA 的活性还受两种丝氨酸蛋白酶调节，分别是纤溶酶原激活物抑制剂 1 和纤溶酶原激活物抑制剂 2。

妊娠早期，促血管生成因子和抑血管生成因子之间的平衡对于胎盘血管构建至关重要。两者的失衡将导致滋养细胞侵袭、血管生成功能受损，影响胎盘的血管构建，继而引起血管内皮功能障碍，对母体和胎儿产生不利影响。子宫内膜基质细胞、绒毛滋养细胞、绒毛外滋养细胞、外周血单核细胞等分泌大量血管生成促进因子和血管生成抑制因子，如 sFlt-1，能够与循环中的 VEGF 不可逆性结合，从而阻断 VEGF 信号通路的生理作用，并且抑制细胞滋养层的侵袭。妊娠过程中，sFlt-1、VEGF 表达失衡与高血压、蛋白尿等子痫前期的病理改变密切相关。

近年来，越来越多的学者注意到 PLGF、sVEGF-1、sEng 调节促血管生成及抗血管生成平衡在产科疾病的发生中具有重要作用。在对先兆子痫、胎儿生长受限（FGR）、胎盘早剥、镜像综合征、双胎输血综合征的研究中均发现，PLGF、sVEGFR-1、可溶性 CD105 淋巴细胞抗原（sEng）的异常表达，可能是这些疾病的发生机制。sEng 的表达过度可导致先兆子痫的发生。有研究发现，胎儿的大小对于先兆子痫母体循环中的 sEng 的升高没有影响。关于先兆子痫的研究显示，子痫前期 sEng 的浓度明显高于同期正常妊娠的妇女，并在临床发病前 2~3 个月即开始显著升高。且 sEng 的浓度与疾病的严重程度相关，即早发型高于晚发型。先兆子痫患者体内 sVEGFR-1 水平较高，sVEGFR-1 水平的升高伴随 PLGF 水平的下降。目前已有多种用于预测先兆子痫的血清标志物，且这些标志物都在临床症状出现前的早期出现异常，甚至在妊娠早期已经升高。据报道，在先兆子痫患者的血浆中，sVEGFR-1 的敏感度和特异度均可达 90%，sEng 的敏感度和特异度为 90% 和 95%。在妊娠初期检测 sEng 和 sVEGFR-1 水平，对预测后期先兆子痫的发生和发展有很大的帮助，还有助于区别先兆子痫与慢性高血压、肾病等类似的疾病。先兆子痫患者在妊娠 17~20 周时血液 sEng 水平开始上升；长期患有子痫者在妊娠 25~28 周时 sEng 水平上升，而之前的学者研究也证实 sEng 水平在妊娠早期已经出现异常升高，这对于及早发现和治疗先兆子痫的意义重大。对于 FGR 的患者，sEng 也可能成为其预测性标志物。有研究发现，通过比较血压正常的 FGR 组、有先兆子痫症状组和正常对照组 sEng 的水平得出：有先兆子痫症状组患者的 sEng 水平明显增高，血压正常的 FGR 组也有明显升高，但其升高水平远低于有先兆子痫症状组。由此可见：sEng 水平的高低还可以区别有不同临床表现的子痫患者。

　　血栓前状态与早期流产密切相关，抗凝治疗能够显著改善血栓前状态患者的妊娠丢失。即便在非孕期，反复流产妇女亦被证实处于血栓前状态，而处于这种状态的妇女在未来未经治疗的妊娠中流产的风险会增加。正常孕妇早期妊娠的外周血抗凝血活酶 III（antithrombin III）、蛋白 S（protein S）、蛋白 C（protein C）浓度均显著高于复发性流产的妊娠女性，说明复发性流产的女性具有更高的血栓形成风险。

　　导致血栓前状态的因素众多，其中，自身免疫功能紊乱、凝血因子功能异常最为常见。抗磷脂综合征是一种以抗磷脂抗体和至少一种临床表现为特征的自身免疫性疾病，近几十年的研究发现，复发性流产与特定的抗磷脂抗体有关，如抗心磷脂抗体（anticardiolipin antibody）、狼疮抗凝物（lupus anticoagulant）、抗 β_2-糖蛋白 1 抗体（β_2-glycoprotein 1）和抗磷脂酰丝氨酸抗体（antiphosphatidylserine）等。当抗磷脂抗体与抗原结合后，会破坏内皮细胞功能，导致内皮细胞功能紊乱、血栓形成，最终引起胎儿丢失。此外，Steegers-Theunissenh R.P. 和 Wouters M.G. 首次发现：约 33% 的妊娠丢失与高同型半胱氨酸（homocystein，HCY）血症密切相关。HCY 对血管内皮的高毒性可导致其功能障碍、微血栓形成、胎盘灌注受损和氧化应激，导致先兆子痫、胎盘早剥、FGR、低出生体重等妊娠并发症或不良妊娠结局。越来越多的研究提示，某些生殖内分泌疾病亦与凝血功能异常有关。众所周知，PCOS 患者常常伴随着更高的自然流产发生率。有趣的是，与高纤溶酶原抑制因子活性相关的低纤溶状态已被报道为 PCOS 患者流产的一个重要的独立危险因素，这可能与患者体内的高胰岛素血症或胰岛素抵抗有关。可见，直接或间接因素伴随的微循环障碍均可影响妊娠。值得注意的是，微循环障碍可能不会表现出明显的血栓形成症状，然而这种极其隐蔽的血管功能异常，可能会潜移默化地影响妊娠，导致不良妊娠结局。

　　综上所述，妊娠过程中的子宫血管生成是极为复杂的，它涉及各种调节血管生成的因子间的协同或拮抗作用，而这些血管生长因子又在妊娠大环境下被子宫特有的低氧条件和特异的卵巢类固醇激素所调节，所以一旦这一条轴线上的任何一点发生异常，都将导致其下游基因的紊乱，造成不良妊娠结局。

　　总而言之，血管形成贯穿女性的生理与众多病理过程。从卵泡生长、发育、排卵、黄体形成，到子宫内膜功能和妊娠时胎盘形成，都与血管重塑、血管生成、血管功能密切相关，血管重塑、血管生成则贯穿女性经、孕、胎的始终。血管生成、血液高凝状态以及免疫功能异常造成的微循环障碍与妊娠并发症的关系也越来越受到重视。

（张明敏　宋玙璠）

参 考 文 献

应敏丽，徐旭群，王佳曦. 2016. 中药调周法对卵巢储备功能下降患者性激素和卵巢动脉血流的影响[J]. 上海中医药杂志，50（5）：58-60.

Ahmed A，Rezai H，Broadway-Stringer S. 2017. Evidence-based revised view of the pathophysiology of preeclampsia[J]. Adv Exp Med Biol，956：355-374.

Akwii RG，Sajib MS，Zahra FT，et al. 2019. Role of angiopoietin-2 in vascular physiology and pathophysiology[J]. Cells，8（5）：471.

Andraweera PH，Dekker GA，Roberts CT. 2012. The vascular endothelial growth factor family in adverse pregnancy outcomes[J]. Hum Reprod Update，18（4）：436-457.

Ben-Aharon I，Meizner I，Granot T，et al. 2012. Chemotherapy-induced ovarian failure as a prototype for acute vascular toxicity[J]. Oncologist，17（11）：1386-1393.

Binder NK，Evans J，Salamonsen LA，et al. 2016. Placental growth factor is secreted by the human endometrium and has potential important functions during embryo development and implantation[J]. PLoS One，11（10）：e163096.

Brown HM，Russell DL. 2014. Blood and lymphatic vasculature in the ovary：development，function and disease[J]. Hum Reprod Update，20（1）：29-39.

Carmina E，Orio F，Palomba S，et al. 2005. Ovarian size and blood flow in women with polycystic ovary syndrome and their correlations with endocrine parameters[J]. Fertil Steril，84（2）：413-419.

Cha SK，Shin DH，Kim BY，et al. 2014. Effect of human endothelial progenitor cell（EPC）-or mouse vascular endothelial growth factor-derived vessel formation on the survival of vitrified/warmed mouse ovarian grafts[J]. Reprod Sci，21（7）：859-868.

Chau K，Hennessy A，Makris A. 2017. Placental growth factor and pre-eclampsia[J]. J Hum Hypertens，31（12）：782-786.

Ding J，Tan X，Song K，et al. 2018. Bushen huoxue recipe alleviates implantation loss in mice by enhancing estrogen-progesterone signals and promoting decidual angiogenesis through FGF2 during early pregnancy[J]. Front Pharmacol，9：437.

Duncan WC. 2000. The human corpus luteum：remodelling during luteolysis and maternal recognition of pregnancy[J]. Rev Reprod，5（1）：12-17.

Fagiani E，Christofori G. 2013. Angiopoietins in angiogenesis[J]. Cancer Lett，328（1）：18-26.

Fraser HM，Duncan WC. 2005. Vascular morphogenesis in the primate ovary[J]. Angiogenesis，8（2）：101-116.

Fraser HM，Duncan WC. 2009. SRB Reproduction，Fertility and Development Award Lecture 2008. Regulation and manipulation of angiogenesis in the ovary and endometrium[J]. Reprod Fertil Dev，21（3）：377-392.

Glueck CJ，Wang P，Fontaine RN，et al. 1999. Plasminogen activator inhibitor activity：an independent risk factor for the high miscarriage rate during pregnancy in women with polycystic ovary syndrome[J]. Metabolism，48（12）：1589-1595.

Guimera M，Morales-Ruiz M，Jimenez W，et al. 2009. LH/HCG stimulation of VEGF and adrenomedullin production by follicular fluid macrophages and luteinized granulosa cells[J]. Reprod Biomed Online，18（6）：743-749.

Kim M，Park HJ，Seol JW，et al. 2013. VEGF-A regulated by progesterone governs uterine angiogenesis and vascular remodelling during pregnancy[J]. EMBO Mol Med，5（9）：1415-1430.

Koo HS，Park CW，Cha SH，et al. 2018. Serial evaluation of endometrial blood flow for prediction of pregnancy outcomes in patients who underwent controlled ovarian hyperstimulation and in vitro fertilization and embryo transfer[J]. J Ultrasound Med，37（4）：851-857.

Li SH，Hwu YM，Lu CH，et al. 2016. VEGF and FGF2 improve revascularization，survival，and oocyte quality of cryopreserved，subcutaneously-transplanted mouse ovarian tissues[J]. Int J Mol Sci，17（8）：1237.

Maynard SE，Min JY，Merchan J，et al. 2003. Excess placental soluble fms-like tyrosine kinase 1（sFlt1）may contribute to endothelial dysfunction，hypertension，and proteinuria in preeclampsia[J]. J Clin Invest，111（5）：649-658.

Nanjo S，Minami S，Mizoguchi M，et al. 2017. Levels of serum-circulating angiogenic factors within 1 week prior to delivery are closely related to conditions of pregnant women with pre-eclampsia，gestational hypertension，and/or fetal growth restriction[J]. J Obstet Gynaecol Res，43（12）：1805-1814.

Okada H，Tsuzuki T，Shindoh H，et al. 2014. Regulation of decidualization and angiogenesis in the human endometrium：mini review[J]. J Obstet Gynaecol Res，40（5）：1180-1187.

Plaisier M，Koolwijk P，Willems F，et al. 2008. Pericellular-acting proteases in human first trimester decidua[J]. Mol Hum Reprod，14（1）：41-51.

Rahat B，Sharma R，Bagga R，et al. 2016. Imbalance between matrix metalloproteinases and their tissue inhibitors in preeclampsia and gestational trophoblastic diseases[J]. Reproduction，152（1）：11-22.

Rai R. 2003. Is miscarriage a coagulopathy?[J]. Curr Opin Obstet Gynecol，15（3）：265-268.

Salahuddin S，Lee Y，Vadnais M，et al. 2007. Diagnostic utility of soluble fms-like tyrosine kinase 1 and soluble endoglin in hypertensive diseases of pregnancy[J]. Am J Obstet Gynecol，197（1）：21-28.

Salam RA，Das JK，Ali A，et al. 2015. Diagnosis and management of preeclampsia in community settings in low and middle-income countries[J]. J Family Med Prim Care，4（4）：501-506.

Schams D，Kosmann M，Berisha B，et al. 2001. Stimulatory and synergistic effects of luteinising hormone and insulin like growth factor 1 on the secretion of vascular endothelial growth factor and progesterone of cultured bovine granulosa cells[J]. Exp Clin Endocrinol Diabetes，109（3）：155-162.

Seval Y，Akkoyunlu G，Demir R，et al. 2004. Distribution patterns of matrix metalloproteinase（MMP）-2 and-9 and their inhibitors（TIMP-1 and TIMP-2）in the human decidua during early pregnancy[J]. Acta Histochem，106（5）：353-362.

Steegers-Theunissen RP，Boers GH，Blom HJ，et al. 1992. Hyperhomocysteinaemia and recurrent spontaneous abortion or abruptio placentae[J]. Lancet，339（8801）：1122-1123.

Stouffer RL，Martinez-Chequer JC，Molskness TA，et al. 2001. Regulation and action of angiogenic factors in the primate ovary[J]. Arch Med Res，32（6）：567-575.

Szabova L，Son MY，Shi J，et al. 2010. Membrane-type MMPs are indispensable for placental labyrinth formation and development[J]. Blood，116（25）：5752-5761.

Tsukada K，Matsushima T，Yamanaka N. 1996. Neovascularization of the corpus luteum of rats during the estrus cycle[J]. Pathol Int，46（6）：408-416.

Var A，Yildirim Y，Onur E，et al. 2003. Endothelial dysfunction in preeclampsia. Increased homocysteine and decreased nitric oxide levels[J]. Gynecol Obstet Invest，56（4）：221-224.

Velicky P，Knofler M，Pollheimer J. 2016. Function and control of human invasive trophoblast subtypes：Intrinsic vs. maternal control[J]. Cell Adh Migr，10（1-2）：154-162.

Venkatesha S，Toporsian M，Lam C，et al. 2006. Soluble endoglin contributes to the pathogenesis of preeclampsia[J]. Nat Med，12（6）：642-649.

Wang H，Li Q，Shao L，et al. 2001. Expression of matrix metalloproteinase-2，-9，-14，and tissue inhibitors of metalloproteinase-1，-2，-3 in the endometrium and placenta of rhesus monkey（Macaca mulatta）during early pregnancy[J]. Biol Reprod，65（1）：31-40.

Wang Y，Lin X，Wu Q，et al. 2015. Thrombophilia markers in patients with recurrent early miscarriage[J]. Clin Lab，61（11）：1787-1794.

Wouters MG，Boers GH，Blom HJ，et al. 1993. Hyperhomocysteinemia：a risk factor in women with unexplained recurrent early pregnancy loss[J]. Fertil Steril，60（5）：820-825.

Xu F，Stouffer RL. 2005. Local delivery of angiopoietin-2 into the preovulatory follicle terminates the menstrual cycle in rhesus monkeys[J]. Biol Reprod，72（6）：1352-1358.

Youm HW，Lee J，Kim EJ，et al. 2016. Effects of angiopoietin-2 on transplanted mouse ovarian tissue[J]. PLoS One，11（11）：e166782.

Zhang Y，Lin X，Dai Y，et al. 2016. Endometrial stem cells repair injured endometrium and induce angiogenesis via AKT and ERK pathways[J]. Reproduction，152（5）：389-402.

第四章

补肾益气活血的理法方药

人体是一个有机的整体，各种生理功能的发挥有赖于五脏六腑、四肢百骸共同完成，但是对于女性，尤其是育龄期女性，以肾、肝、脾的功能最为重要，其实也包括心肺的功能，只是通常将心与肝、脾与肺相并，因此，在女性生理功能上、病理联系上，通常从肾、肝、脾进行辨证施治，相应的治则表现为补肾、活血、益气；黄光英教授认为，这种论述方法具有提纲挈领的作用，鉴于人体是一个有机的整体，临床应用上，应遵循"补肾益气活血百法备焉，调经种子安胎一以贯之"的原则，既有治疗大法的指导性，也有针对不同时机、不同患者的灵活性，充分体现中医整体观念、辨证施治的特色。

第一节　女性的生理与病理

一、女性生理中的肾与气血

（一）肾的生理作用

《素问·六节藏象论》言："肾者，主蛰，封藏之本，精之处也；其华在发，其充在骨，为阴中之少阴，通于冬气。"《素问·金匮真言论》曰："夫精者，身之本。"这里的"精"可以认为是先天之本思想的起源。

肾在藏象学说中占有重要地位，为五脏六腑之根。肾为封藏之本，受五脏六腑之精而藏之，精能生髓，髓居于骨中，骨髓赖以肾精的充养。《灵枢·经脉》曰："人始生，先成精，精成而脑髓生，骨为干，脉为营……血气乃行。"说明血液生成离不开肾精。《素问·阴阳应象大论》曰："精化为气。"《辨证录·淋证门》曰："精化为血。"这说明肾精为气血生化之物质基础。《诸病源候论·论虚劳羸瘦候》曰："虚劳之人，精髓萎竭，血气虚弱。"揭示了肾精亏虚与气血生化不足之间的内在联系。除了肾精以外，肾气、肾阴、肾阳也与血之生成有关。

肾的生理功能是藏精，主生长发育，主生殖，主水，主纳气，主气化。肾为先天之本的观点来源于《黄帝内经》中"精"的思想，《灵枢·经脉》言："人始生，先成精。"从现代医学角度来看肾藏先天之精，先天之精来自父母的遗传物质，含有个体全部的遗传信息，即指由父母的生殖细胞结合而成的受精卵。肾主生殖指肾精具有促进生殖器官的发育成熟，产生生殖细胞的功能。肾藏先天之精和肾主生殖密切相关。父母的肾主生殖功能形成生殖细胞，生殖细胞结合形成受精卵，受精卵发育成个体，这个受精卵就是子代的先天之精。因此肾藏先天之精和肾主生殖功能是肾为先天之本的内涵。

人体是一个有机的整体，肾藏精，肾主骨生髓，肾主生殖是全身各脏腑功能相互协调的结果，不仅在生理上互相影响，在疾病的发生、发展及转归上也是相互关联的。

1. 心与肾的关系

心肾同名少阴，是水火关系，心位于上焦，五行属火，肾属下焦，五行属水。正常生理情况下，肾水上滋心阴使心火不旺，反过来心阳下温肾水使肾水不寒，而成水火既济关系。如因种种原因使心火独旺，不能下温肾水而成肾水独寒，打破水火既济这一和谐内环境，就会产生由心及肾的一系列临床表现。

2. 肝与肾的关系

肝与肾是乙癸同源的关系，肝藏血、肾藏精，两者可相互滋生，故曰精血同源。肾受五脏六腑之精而藏之，封藏于肾，也需依赖于肝血的滋养而维持充足，肾精肝血，精可化为血，血可归于精，同时肝血也依赖于水谷精微的化生和充养。故而五脏久病，必损及肾，换句话说，五脏之伤，穷必及肾；其实这一理论在《黄帝内经》中就有记载，称为"久病及肾"。

3. 脾与肾的关系

脾与肾是先后天的关系，一方面，脾所主的后天之精有赖于肾气及肾阴、肾阳对脾气及脾阴、脾阳的推动和滋助，才能不断地化生以输布全身，营养脏腑及其形体官窍；另一方面，肾主藏精的先天之精，也必须依赖脾胃后天所化之精的不断培育和充养，才能日渐充盈，以充分发挥其生理效应。若脾胃之病迁延不愈，必造成脾胃虚损，后天水谷精微化生障碍，先天之精无法得以充养，肾脏即受损。

4. 肺与肾的关系

肺与肾是金水相生的关系，肺主气而司呼吸，肾藏精而主纳气，人体的呼吸运动由肺所主，亦需肾的纳气功能协助。在人体的呼吸运动中，肺气肃降有利于肾的纳气，肾的精气充足纳摄有权也有利于肺气之肃降，故肺病日久，肺气久虚，肃降失职则会影响肾之纳气。

5. 肾与冲任脉的关系

（1）肾与冲任学说溯源

冲任学说最早可追溯到《素问·上古天真论》，"女子七岁，肾气盛，齿更发长。二七而天癸至，任脉通，太冲脉盛，月事以时下，故有子。三七肾气平均，故真牙生而长极。四七筋骨坚，发长极，身体盛壮。五七阳明脉衰，面始焦，发始堕。六七三阳脉衰于上，面皆焦，发始白。七七任脉虚，太冲脉衰少，天癸竭，地道不通，故形坏而无子也"。此处首次提出了肾-天癸-冲任-胞宫的女性生殖轴，肾气充盈、脉通、脉盛为女子生殖功能的基础，为后世认识和研究女子生殖生理的总纲。

（2）冲任循行与妇科生殖系统的联系

冲任均"起于胞中"，《灵枢·逆顺肥瘦》记载："夫冲脉者，五脏六腑之海也"。《素问·骨空论》言："任脉者，起于中极之下，以上毛际，循腹里。"陈自明《妇人良方·调经门》说："冲为血海，任主胞胎，肾气全盛，二脉流通，经月渐盈，应时而下。"冲脉与十二经相通，为十二经气血汇聚之所，故有"十二经之海"、"血海"之称。冲任均起于胞中，均循行过会阴处，与女性生殖系统相关联，冲任的生理功能是维持女性正常生殖内分泌活动的必要条件。

（二）气血的生理作用

1. 气血的内涵

在中医学当中，关于气的含义是十分广泛的。一方面，气包含无所不至和无所不去这一显著特点，气充养全身（包含脏腑经络），如气不能畅行，则液、津、血以及精不能再生；另一方面，气还包括自然界之火、燥、湿、暑、寒、风等六气，以及神志变化之惊、恐、思、忧、悲、怒、喜等七情之气。

元气、宗气以及中气作为精微物质，流动于全身。此外，气的概念还包括五脏功能之气，"所谓五脏者，藏精气而不泻也"，说明了气和五脏有着非常密切的联系，气能够对五脏起到滋养作用，同时五脏也能够收藏精气并为气所用，常说的"五气"主要指五脏的功能。

气的运动形式为升降出入，《素问·六微旨大论》指出"出入废则神机化灭，升降息则气立孤危。故非出入，则无以生长壮老已；非升降，则无以生长化收藏。是以升降出入，无器不有。故器者，生化之宇，器散则分之，生化息矣。……四者之有，而贵守常，反常则灾害至矣"。因此，维持气的正常运动形式，不仅在生理功能中具有重要意义，而且直接与疾病的发生、发展有重要联系。

相对而言，中医学对于血的基本概念的认识是较为统一的。《素问·经脉别论》曰："饮入于胃，游溢精气，上输于脾，脾气散精，上归于肺，通调水道，下输膀胱。水精四布，五经并行。"《灵枢·决气》记载："中焦受气取汁，变化而赤，谓之血。"由此看出，血指的是水谷精微之气（主要来源是中焦脾胃），经过消化吸收上输于心，在心的气化作用下慢慢转变成红色的血液，再到达脉道中，由人体五脏六腑相互协调共同完成血液的形成和敷布功能，并发挥营养和滋润作用，为脏腑、经络、形体、官窍的生理活动提供营养物质，"血"不仅是五脏六腑相互协调的结果，也是人体正常生命活动的根本保证。

2. 气血的内在关系

元代滑寿《难经本义》曰："气中有血，血中有气，气与血不可须臾相离，乃阴阳互根，自然之理也。"气与血的关系通常概括为"气为血之帅"、"血为气之母"。气为血之帅指气对血的生成和运行具有统帅作用，包括气能生血、气能行血、气能摄血。血为气之母指血对气的作用，包括血能化气、血能载气。血属阴，气属阳，一阴一阳，相互维系。气血平和，则能保证人体生命活动的正常运行。

《素问·调经论》之"人之所有者，血与气耳"、《素问·至真要大论》之"气血正平，长有天命"、《素问·八正神明论》之"血气者，人之神，不可不谨养"、《素问·调经论》之"五脏之道，皆出于经隧，以行血气。血气不和，百病乃变化而生，是故守经隧焉"等描述，指出气血是生命获得的保证，气血失和是各种疾病形成、变化的基础。

（三）肾与气血的关系

1. 肾主纳气

肾主纳气指肾具有摄纳肺所吸入的自然界清气，保持吸气的深度，防止呼吸表浅的作用。人体的呼吸功能，由肺所主，但吸入之清气，通过肺之肃降下达于肾，经肾气的摄纳潜藏，使其维持一定的深度。故有"肺为气之主，肾为气之根"之说。若肾气充沛，摄纳有权，则呼吸均匀和调；若肾气衰减，摄纳无力，清气不能下纳至肾，则出现呼吸表浅，或呼多吸少，动则气喘等病理表现，称为"肾不纳气"。

2. 肾主血

"肾主血"一词最初见于《读素问钞》。《读素问钞·论治》曰："愚谓惊伤心，心主脉，恐伤肾，肾主血，心肾有伤，血脉凝涩，故经络不通，病生不仁。"这句话说明肾与血液之生化、血液之运行及血液黏稠度等有关系。《育婴秘诀·胎疾》曰："齿发不生者，肾气不足也，发者血之余，肾主血，齿者骨之余，肾主骨。"此处"肾主血"实指肾精化生血液的作用。《素问·六节藏象论》曰："肾者主蛰，封藏之本，精之处也。"《类经》曰："精足则血足。"即肾藏精生髓，是化生血液的本源，《普济方》中亦曰："精者，血之本也。"

《寿世保元》曰："气血化精，统之于肾。"气和血都可化生为精，《普济方》曰："肺主气，亦朝肾，顺则收血化为精，运入命门。"说明血液依靠气化功能可变化精，故《医学入门》曰："纳气收血化精，而为封藏之本。"

（四）肾、气血在女性生理中的意义

肾为先天之本，气血是维持生命活动的基本物质。

《素问·上古天真论》曰："岐伯曰：女子七岁，肾气盛，齿更发长。二七而天癸至，任脉通，太冲脉盛，月事以时下，故有子。三七肾气平均，故真牙生而长极。四七筋骨坚，发长极，身体盛壮。五七阳明脉衰，面始焦，发始堕。六七三阳脉衰于上，面皆焦，发始白。七七任脉虚，太冲脉衰少，天癸竭，地道不通，故形坏而无子也。"总结出肾气的充盈衰减，血脉之"通"、"盛"、"衰"、"虚"贯穿女性的一生，并与女性生殖功能密切相关。这里的阳明脉、冲（任）脉、肾气（天癸），从脏腑功能上可以概之为脾、肝、肾，也是黄光英教授补肾、益气、活血法则的基石。

《素问·调经论》曰："人之所有者，血与气耳。"张秉成《成方便读》言："夫人之所以赖以生者，血与气耳，而医家之所以补偏救弊者，亦惟血与气耳。"这里强调了血与气是人赖以生存的物质基础。《灵枢·五音五味》提到："妇人之生，有余于气，不足于血，以其数脱血也。"进一步表明妇人的体质特点是气有余而血不足，从而体现气血平和对于妇人生理健康的重要性。

中医传统理论认为女子以血为本，以气为用，以肝为先天，肝藏血。《四诊抉微》又提出："盖肝者，东方木也，生物之始，又夫人主血，而肝为血海，此脉不衰，则生生之机，犹可望也。"这表明血为人之本始，之于女子尤为重要。古人认为"女子无子，多因经候不调"（《万氏女科》），故"求子之道，莫先调经"（《丹溪心法》），而月经的主要成分是血，血液于脉中正常运行，周流不息，方能发挥正常作用。因此，女子调经必先养血，养血之余，亦不忘通脉，益气活血，脉通血足，经调则子成。

然而，血液的化生是一个复杂的过程，以精髓、水谷精微、营气、津液为其物质基础，因此，血的生成与五脏的功能活动密切相关，其中肾的作用尤为重要。王肯堂《证治准绳》曰："心肾者，气血之母也。"杨凤庭《弄丸心法》云："血之源头在乎肾。"

概括而言，血液生成离不开肾，肾精、肾阳、肾阴都在机体血液生成过程中起着极为重要的作用，其中肾精为血液化生的最基本物质。肝藏血，肾藏精，精和血之间存在相互资生和相互转化的关系。肾藏精，肾精输于肝，在肝的作用下化生成血，是化生血液的原始物质。肾中精气充足，则血之生化有根，血液充盛而不亏；肾精不足，肝失所养，则会导致肝血亏虚。因此血液化生的本源和动力在于肾，通过补肾精、行气血，实现气血的化生及循环流动，从而维持女子生理性的气血平和，保持生理功能的稳定。

（张明敏）

二、女性疾病的病因病机

妇科疾病的病因包括外感六淫、内伤七情、饮食劳倦、生活因素和环境因素等。痰饮、瘀血等病理产物，亦可影响冲任而导致妇科疾病。此外，禀赋不足也是导致某些妇科疾病的重要体质因素。

妇科最为特有的临床病机特征为肾气的虚衰、气机的郁滞、血脉的虚衰与凝滞，即肾虚、肝郁、脾虚、血脉不畅贯穿于女性青春期、育龄期、更年期甚至是老年期，因此应该高度关注肾、血脉、冲任功能的损伤。

女性内分泌疾病多以内伤为主，与肝、脾、肾关系密切，其病理特点为郁、虚、瘀，由于肝气不疏，肝郁气滞，郁而生虚，包括脾虚、肾虚、气滞血瘀；同时，中医学认为，穷必及肾，久病必瘀，因此，郁、虚、瘀是女性内分泌疾病的核心病机，这些特点可能给机体功能造成进一步的损伤，如湿邪内生证、痰湿内停证、痰瘀互结证。

（一）病因

1. 淫邪因素

风、寒、暑、湿、燥、火是自然界的气候变化，正常情况下为"六气"。若非其时有其气，则成为致病因素，称为"六淫邪气"。因其从外而侵，又称外邪。由于体内阴阳之偏盛、偏衰，脏腑、气血调节之失常，亦可产生风、寒、湿、燥、热等内生之邪。

各种淫邪因素皆可导致妇科疾病的发生。但由于女性的经、孕、胎、产均以血为用，而寒、热、湿邪尤易与血相搏而致病，故妇科疾病中，以寒、热、湿邪较为常见。

（1）寒邪

1）外寒：指寒邪由外及里，伤于肌表、经络、血脉，或由阴户而入，直中胞中，影响冲任。寒为阴邪，易伤阳气；其性收引、凝滞，易使气血运行不畅。如素体虚弱，腠理疏松，天气寒冷，当风受凉，以致感受寒邪，或适值经期、产后，血室正开，衣着不足，或冒雨涉水，以致寒邪由阴户上客，与血相搏结，使胞脉阻滞，而发生月经后期、月经过少、闭经、痛经、经行身痛、产后身痛、产后发热等。

2）内寒：因脏腑阳气虚衰，寒从内生，或过服寒凉泻火之品，抑遏阳气，使阴寒内盛，血脉凝涩，致冲任虚寒。内寒的产生与脾肾阳虚关系较大。由于命门火衰，脾阳失于温煦；运化失职，开阖失司，则阳不化阴，水湿、痰饮内停，常导致月经后期、闭经、崩漏、痛经、带下病、经行泄泻、经行肿胀、妊娠肿胀、不孕等。

（2）热邪

1）外热：为外感火热之邪。热为阳邪。其性炎上，易动血、伤阴、生风。热邪为患，易耗气伤津，导致壮热、汗出、口渴；热扰神明则神昏谵语；热极生风则抽搐昏迷；热迫血行则血不循常道而出现各种出血症。在经期、孕期或产后，正气偏虚，热邪易乘虚而入，直中胞宫，损伤冲任，发生月经先期、月经过多、崩漏、经行发热、子淋、产后发热等；若热邪结聚冲任、胞中，使气血壅滞，热盛则肿、热盛肉腐，则导致盆腔炎或阴疮、孕痈等。

2）内热：多因脏腑之阴血津液不足，阴不维阳；或素体阳盛，或过食辛热温补之品，或七情过激，五志化火，以致火热炽盛，热伤冲任，迫血妄行，亦可导致月经先期、月经过多、经行吐衄、经行头痛、经行情志异常、胎漏、子痫、产后发热、阴疮等。

从热邪致病的证候而言，热邪还有虚热、实热、热毒之分。临床上常把阴虚所致的内热称为虚热，可见月经淋漓不净、产后低热等；把情志化火、饮食不当以及外感之热等称为实热，可见月经过多、带下色黄、盆腔炎等；热毒乃邪热炽盛，蕴积成毒，如感染邪毒之产后发热、癥瘕，复感热毒之带下病等。

（3）湿邪

1）外湿：多由气候潮湿、涉水淋雨或久居湿地而致。湿为阴邪，其性重浊黏滞，易困阻气机，损伤阳气，病情缠绵。湿性趋下，易袭阴位。湿与寒并，则成寒湿；湿郁日久，转化为热，则为湿热；湿聚成痰，则成痰湿；湿热蕴积日久，或感受湿毒之邪，浸淫机体，以致溃腐成脓，则为湿毒。湿邪客于阴户，直中胞中，则导致妇科疾病。湿留日久，可随体质的阴阳盛衰而发生寒化或热化，下注冲任，引起带下病、阴痒或盆腔炎等。

2）内湿：《素问·至真要大论》指出："诸湿肿满，皆属于脾。"内湿多责之于脾，素体脾虚，或饮食不节、劳倦过度，脾阳不足，不能运化水湿，或肾阳虚衰，不能温煦脾土，亦不能化气行水，遂致湿从内生，久而酿成痰饮，痰湿停滞，流注冲任，伤及带脉。

湿为有形之邪，湿邪为患，因其留滞的部位、时间不同，可导致经行浮肿、经行泄泻、闭经、带下病、子肿、子满、产后身痛、不孕症等。

内湿与外湿又可相互影响，如湿邪外袭，每易伤脾；脾阳不足，湿气不化。而脾虚之人，易被湿邪入侵。

2. 情志因素

喜、怒、忧、思、悲、恐、惊统称"七情"，是人对外界刺激的情绪反应，也是脏腑功能活动的表现形式之一。若受到突然、强烈或持久的精神刺激，可导致七情太过，脏腑、气血功能失常，影响冲任，发生妇科疾病。《素问·痿论》说："悲哀太甚，则胞络绝，胞络绝，则阳气内动，发为心下崩。"指出七情内伤可导致闭经和血崩。张仲景在《金匮要略·妇人杂病脉证并治》指出："妇人之病，因虚、积冷、结气。"把"结气"列为妇科疾病的重要病因。《傅青主女科》有"郁结血崩"、"多怒堕胎"、"大怒小产"、"气逆难产"、"郁结乳汁不通"、"嫉妒不孕"等记载。

情志致病主要影响脏腑之气机，使气机升降失常，气血紊乱。《灵枢·寿夭刚柔》认为"忧恐忿怒伤气，气伤脏，乃病脏"。《素问·举痛论》说："百病生于气也。"情志因素之中，以怒、思、恐对冲任之影响较为明显。

（1）怒

肝藏血，主疏泄。抑郁忿怒，则肝气郁结，疏泄失常。《万氏女科》说："如性急多怒者，责其伤肝以动冲任之脉。"肝郁气滞可致月经不调、闭经、崩漏、痛经、经行吐衄、胎动不安、堕胎、缺乳、癥瘕等。肝气横逆，则伤脾气，使胃失和降，导致妊娠恶阻。

（2）思

脾主运化，统血，为气血生化之源。忧思不解，则气结。《妇科玉尺》说："思虑伤脾，不能摄血，致令妄行。"脾虚血失统摄，则可引起月经过多、月经先期、崩漏、胎漏、胎动不安、产后恶露不绝等。脾失运化，气血生化乏源，可致月经过少、闭经、缺乳等。脾虚不能运化水湿，则水湿内停，或流注冲任，可导致经行泄泻、经行肿胀、子肿、子满、带下病等。

（3）恐

肾主封藏，藏精气；主水，司开阖。惊恐过度，则气下、气乱，肾封藏失职，冲任不固，可导致崩漏、闭经、经行泄泻、经行肿胀、带下病、胎动不安、滑胎、子肿、不孕等。

七情内伤可导致妇科疾病，而妇科疾病也可引起情志变化。如闭经、崩漏、滑胎、不孕症等患者常有情绪低落、抑郁、悲伤等反应，使病情倍加难以治疗。故《景岳全书·妇人规》说："妇人之病不易治也……此其情之使然也。"

随着社会的发展，医学模式已由"生物医学"模式向"生物-心理-社会"医学模式转变，社会心理因素引起的心身疾病日益增多。中医学强调"形神合一"，对于诊断、辨证与治疗均有重要的指导意义。

3. 生活因素

生活失于常度，或生活环境突然改变，在一定条件下可使脏腑、气血、冲任的功能失调而导致妇科疾病。常见的有房劳多产、饮食不节、劳逸失常、跌仆损伤等。

（1）房劳多产

1）房事不节：适时、适度的房事是健康成年人的正常需要。而房事过早、过频，则耗损肾精，损伤冲任。《景岳全书·妇人规》曰："妇人因情欲房室，以致经脉不调者，其病皆在肾经。"在经期、产后血室正开之时房事，邪毒易乘虚而入，邪气蕴留阴户、阴道、子门，或直入胞宫，流注于冲任，导致妇科疾病。《陈素庵妇科补解》指出"经正行而男女交合，败血不出，精射胞门，精与血搏，入于任脉，留于胞中，轻则血沥不止，阴络伤则血内溢，重则瘀血积聚，少腹硬起作痛"。孕期不节房事，易伤动胎气，发生胎漏、胎动不安，甚或堕胎、小产。

2）孕产频多：《经效产宝》指出"若产育过多，复自乳子，血气已伤"。生育过多或堕胎、小产过频，均可影响脏腑气血，导致月经不调、阴挺等。

（2）饮食不节

1）饥饱不均：均衡饮食是生命的基本需要。若饮食不足，或偏食、厌食，气血生化之源匮乏、后天不能充养先天，肾精不足，天癸不充，冲任失养，则导致月经过少、闭经、胎萎不长等。若饮食过度，暴饮暴食，膏粱厚味伤及胃气，脾失运化，中焦积滞乃生。《素问·痹论》说："饮食自倍，肠胃乃伤。"脾虚痰饮内蕴，引起月经后期、闭经、不孕等。

2）饮食偏嗜：若过食寒凉生冷，可致血脉凝滞，血行受阻，气血运行不畅，发生痛经、月经过少、闭经。《妇科玉尺》也指出"若经来时，饮食受寒，或吃酸物，以致凝积，血因不流"。若过食辛辣燥热之品，则郁热内生，迫血妄行，引起月经先期、月经过多、崩漏、经行吐衄、胎漏、产后恶露不绝等。妊娠期饮食过度偏嗜，或烟酒过量，或药食不慎，可影响胎元，甚或引起堕胎、小产。

（3）劳逸失常

适度的活动有助于气血的运行；合理的休息则可以舒缓疲劳；均为人体之所需。但过劳或过逸，则可成为致病的因素。女性在月经期、妊娠期和产褥期更应注意劳逸结合。《素问·举痛论》说："劳则气耗。"经期过度劳累或剧烈运动，如体育比赛、长途负重行走等，气虚冲任不固，可致月经过多、经期延长、崩漏；妊娠期劳倦过度或负重攀高，气虚系胞无力，可致胎漏、胎动不安、堕胎、小产；产后过早负重劳动可导致恶露不绝、阴挺等。另外，过于安逸也可导致气血运行不畅，《素问·宣明五气》谓："久卧伤气，久坐伤肉。"《格致余论·难产论》认为"久坐，胞胎因母气不能自运"，可致难产。

（4）跌仆损伤

跌仆及手术创伤可直接损伤冲任，引起妇科疾病。若妊娠期起居不慎，跌仆闪挫，登高持重，或挫伤腰腹，可致堕胎、小产；若撞伤头部，可引起经行头痛、闭经或崩漏；若跌仆损伤阴户，可致阴肿；手术、金刃所伤，亦可引起妇科疾病。

4. 环境因素

随着社会的发展，城市化和工业化对自然环境造成影响，化学排放物对空气、水源和土壤的污染，带来了危及人类健康的环境问题。环境污染已成为现代致病因素。

环境中的某些化学物质，如农药、染料、洗涤剂、塑料制品、食品添加剂及包装材料等，具有类似体内激素或抗体内激素的作用。这类物质可以通过食物或生物链进入动物和人体内，干扰内分泌系统功能，对生殖产生影响，被称为"环境内分泌干扰物"，可引起月经不调、堕胎、小产和不孕等。重金属污染可能对胎儿与儿童的神经系统发育产生不良影响。

噪声、放射线及辐射等物理因素对生殖的影响亦不容忽视。严重或长期的噪声污染可使孕妇焦虑、惊恐，易引起各种并发症，影响胎儿发育。接触大剂量放射线可导致胎儿畸形、流产。

环境因素还可能引起一些"胎源性疾病"。《素问·奇病论》指出"病名为胎病，此得之在母腹中时，其母有所大惊，气上而不下，精气并居，故令子发为癫疾也"。出生缺陷的原因复杂，包括遗传、环境因素等。

环境因素有伺机而发病的特点，并与体质因素、生活因素、情志因素等相互影响，必须注意综合预防。

5. 病理产物

脏腑功能失调可能产生瘀血、痰饮等病理产物，稽留于体内，可以直接或间接影响冲任、阻滞胞宫、胞脉、胞络而导致妇科疾病的发生，并形成恶性循环。

（1）瘀血

《黄帝内经》即有"恶血"、"血实"、"留血"等论述，并提出了"疏其血气，令其调达"、"血实宜决之"等治则。张仲景在《金匮要略·惊悸吐衄下血胸满瘀血病脉证治》首先提出了"瘀血"之词，并详述了瘀血产生的原因、主要症状和治法，在妇人三篇中对于常见妇科疾病的瘀血征象有较为仔细的描述，并记载了桂枝茯苓丸、胶艾芎归汤、温经汤等经典名方。王清任在瘀血临床实践中，积累了丰富的经验，而且对于瘀血的病因、症状、体征及治疗颇有建树；所创制的逐瘀汤系列方，对于病因、引经药以及临床实践方面都有很好的指导意义。

瘀血可因外感邪气、内伤七情、生活所伤、跌仆损伤而形成，具有"浓、黏、凝、聚"的特点。邪气与血相搏结，寒凝、热灼、湿阻均可致瘀；七情所伤，气机郁滞，血脉不畅，亦可成瘀；脏腑之气虚弱，血脉滞碍，也可致瘀；跌仆创伤，血溢脉外，遂成瘀血。

瘀血阻滞冲任，血不归经，则引起月经过多、经期延长、崩漏、产后恶露不绝等；若冲任不畅，气血壅滞，则导致痛经、闭经、癥瘕等；若阻滞胞脉、胞络，冲任不能相资，两精不能相合，或胎无所居，则可致不孕、异位妊娠；还有一些特殊性疾病如情志障碍、黄褐斑、更年期综合征也与气血瘀滞相关。

临床中，生理上，女子以血为用，以肝为先天；病理上，女子常见于肝郁气滞，经带胎产中常见瘀血阻滞，若长期治疗延滞或治疗不当，久病必瘀，怪病多瘀；在临床中瘀血阻滞的证型较为普遍，而且病因复杂，临床表现也极其多样；因此，在分析病情时，应该仔细询问病史，特别是经带胎产史、手术史，甚至是情绪因素，以便做出准确的病因判断及病理机制分析。

（2）痰饮

张仲景《伤寒杂病论》首先提出"痰饮"之名。痰饮是由于肺、脾、肾的气化功能失常，津液输布失常，以致水湿停聚而成；其性黏腻，可阻遏气机。痰饮又可随脏腑、经络流动，变化多端。若痰饮下注，影响任带，使任脉不固，带脉失约，则发生带下病；痰饮壅阻冲任，使胞宫藏泻失常，则致月经后期、闭经、不孕等；痰饮积聚日久，或与瘀血互结，则成癥瘕。

6. 体质因素

体质，中医古著称为"禀赋"。清代《通俗伤寒论》始有"体质"之词。体质禀受于父母，并受到后天环境、生活条件等因素的影响而逐渐形成。在疾病的发生、发展、转归以及辨证论治过程中，体质因素均不可忽视。体质的差异往往影响对某种致病因素的易感性，亦可影响发病后的证候表现及疾病的传变。清代吴德汉《医理辑要》云："要知易风为病者，表气素虚；易寒为病者，阳气素弱；易热为病者，阴气素衰；易伤食者，脾胃必亏；易劳伤者，中气必损。"指出体质与发病类型有密切关系。

妇科疾病与体质关系密切。如先天禀赋不足，可发生月经不调、闭经、崩漏、胎动不安、滑胎、不孕症等；素性抑郁者，易受七情内伤，发生肝郁、脾虚，引起月经先后不定期、痛经、月经前后诸证、不孕、绝经前后诸证等。由于阴阳偏盛偏衰而导致的体质偏寒或偏热，亦可影响到发病后的寒化或热化。

然而，体质并不等同于中医证候。某些体质类型容易发生痛经或月经前后诸证，但在非行经期可一如常人，只是在月经期或月经前后阴阳气血变化较剧烈之时，又受到情志因素、生活因素等的影响，体质因素就会成为发病条件之一而引发疾病。

（二）妇科疾病的主要病机

病机，即疾病发生、发展与变化的机制。妇科疾病的发生，是致病因素在一定的条件下，导致脏腑、气血功能失常，直接或间接损伤冲任的结果。

1. 脏腑功能失调

脏腑功能失调，以肾、肝、脾的病机与妇科疾病的关系尤为密切。

（1）肾的病机

若先天禀赋不足，或房劳多产，或久病大病，均可致肾虚而影响冲任。主要有肾精亏虚、肾气虚、肾阴虚、肾阳虚和肾阴阳俱虚等病机。

1）肾精亏虚：肾精不足，天癸不能按期而至，冲任不盛，血海不充，胞宫失于濡养，可发生月经过少、闭经、痛经、不孕等。肾藏精，肝藏血，精亏则血少，可导致肝肾不足而发生妇科疾病。

2）肾气虚：肾气，概指肾的功能活动。肾气的盛衰亦直接影响天癸的至与竭，从而影响月经与妊娠。肾气虚，则封藏失职，冲任不固，胞宫藏泻失常，可致月经先期、月经过多、崩漏、闭经、产后恶露不绝等；冲任不固，胎失所系，可致胎漏、胎动不安、滑胎；冲任不固，系胞无力，则致阴挺；冲任不能相资，不能摄精成孕，可致不孕症。

3）肾阴虚：肾阴亏损，冲任亏虚，胞宫、胞脉失养，可致月经后期、月经过少、闭经、胎萎不长、绝经前后诸证等；若阴虚带脉失约，则可致带下病、阴痒等；若阴虚生内热，热伏冲任，迫血妄行，则可致月经先期、经间期出血、崩漏、经行吐衄、胎漏、胎动不安等；若素体肾阴不足，孕后阴血下聚冲任以养胎元，则阴虚亦甚，阳气偏亢，可发为子晕、子痫。肾阴虚者不能上制心火，亦可致心肾不交。

4）肾阳虚：肾阳不足，则冲任虚寒，胞宫失于温养，可发生月经后期、闭经、妊娠腹痛、胎萎不长、不孕等；阳气虚微，封藏失职，以致冲任不固，则发为崩漏、带下病等；肾阳虚，气化失司，湿聚成痰，痰浊阻滞冲任、胞宫，可致闭经、不孕；若肾阳不足，不能温煦脾阳，可致脾肾阳虚，发生经行浮肿、经行泄泻、子肿等；肾阳虚，血脉失于温运，则发生肾虚血瘀，导致更为错综复杂的妇科病证。

5）肾阴阳俱虚：阴损可以及阳，阳损可以及阴，病程日久可导致肾阴阳两虚。当年届七七，肾气渐衰，阴损及阳，阳病及阴，均可出现肾阴阳两虚，导致冲任气血不调，而发生崩漏、绝经前后诸证等。

（2）肝的病机

肝藏血、主疏泄。肝体阴而用阳。妇人以血为本，经、孕、产、乳均以血为用。肝的病机主要有肝气郁结、肝火上炎、肝阴不足、肝阳上亢等。

1）肝气郁结：肝气失于疏泄，冲任气机不畅，可发生月经先后无定期、痛经、闭经、经行乳房胀痛、经行情志异常、缺乳、不孕等；若肝气横逆犯脾，致肝郁脾虚，可发生月经过多或过少等；肝气上逆，经期、孕期冲脉之气较盛，挟胃气上逆，可发生经行呕吐、妊娠恶阻。

2）肝火上炎：肝郁化热、冲任伏热，扰动血海，可致月经先期、月经过多、崩漏、胎漏、产后恶露不绝；若肝火随冲气上逆，可发生经行头痛、经行吐衄、子晕、经行情志异常、乳汁自出等；若肝郁脾虚，湿热内生，肝经湿热下注，使任脉不固，带脉失约，可发生带下病、阴痒。湿热蕴结胞中，或湿热瘀结，阻滞冲任，冲任不畅，可发生不孕、盆腔炎、癥瘕等。

3）肝阴不足：肝血耗损，久则肝阴不足、冲任失养，可致月经过少、闭经、不孕症等；肝血不足，经期、孕期阴血下注冲任血海，阴血益虚，血虚化燥生风，则发生经行风疹块、妊娠身痒等。

4）肝阳上亢：肝阴不足，阴不维阳，则肝阳上亢，可发生经行头痛、经行眩晕、经行吐衄、子晕、乳汁自出等；肝阴不足，肝风内动，则发为子痫。

（3）脾的病机

脾主运化，为气血生化之源、后天之本。脾主升清，有统摄之功。若素体虚弱，或饮食不节，或劳倦、思虑过度，则可导致脾虚而产生妇科疾病。脾的病机主要是脾气虚弱、脾阳不振。

1）脾气虚弱：脾虚化源不足，冲任失养，血海不能按时满盈，可出现月经后期、月经过少、闭经、产后缺乳等；脾虚血少，胎失所养，则胎萎不长；脾虚统摄无权，冲任不固，可出现月经过多、经期延长、崩漏、胎漏、产后恶露不绝、乳汁自出等；脾虚中气下陷，则可见带下病、阴挺等。

2）脾阳不振：脾阳虚，不能升清降浊和运化水湿，导致水湿下注冲任，可致经行泄泻、经行肿胀、带下病、子肿、子满等；若湿聚成痰，痰饮壅滞冲任，可致月经过少、闭经、不孕、癥瘕等；若脾阳不足，损及肾阳，亦可致脾肾阳虚而发生妇科疾病。

（4）心的病机

心藏神，主血脉。胞脉者属心而络于胞中。心的病机与妇科疾病有一定关系。

1）心气虚：积想在心，忧思不解，心气不得下通，导致胞脉不通，冲任失常，可发生月经后期、月经过少、闭经、不孕等。

2）心阴虚：心阴不足，心火偏亢，心火与肾水不能相济。心肾不交，可发生经行口糜、绝经前后诸证或产后郁证等。若心阴虚，虚热外迫，津随热泻，可发生产后盗汗。

（5）肺的病机

肺主气、主肃降，朝百脉，通调水道。若肺阴不足，阴虚火旺，经行阴血下注冲任，肺阴益虚，虚火灼伤肺络，则出现经行吐衄；若肺气虚，失于肃降，导致冲任气血升降失调，可发生子肿、子嗽、妊娠小便不通、产后小便不通等。

2. 气血失常

经、孕、产、乳均以血为用，易耗伤阴血，导致气血相对不平衡的状态。《灵枢·五音五味》云："妇女之生，有余于气，不足于血，以其数脱血也。"气血失调是导致妇科疾病的重要病机。

导致气血失常的原因很多。淫邪因素往往影响血分，而情志因素则主要影响气分，跌仆损伤则常常导致气血紊乱而形成瘀血；这些都是常见的病机。

（1）气分病机

1）气虚：素体羸弱，或久病重病、忧思劳倦等，均可导致气虚。气虚冲任不固，则致月经先期、月经过多、崩漏、带下病、胎漏、产后恶露不绝、乳汁自出、阴挺等。气虚卫外不固，易致产后发热、产后自汗等。若气虚血行不畅，则血脉涩滞，而产生血瘀诸疾。

2）气滞：情志抑郁，则肝气不疏，气机郁滞，冲任不畅，则致月经先后无定期、痛经、闭经、不孕等；气机不畅，津液、水湿不化，则痰湿内生，可发生经行肿胀、子肿等；若气郁化火，火热上扰神明，可发生经行情志异常、产后郁证等；火热下迫冲任、血海，则可致月经先期、月经过多、崩漏、胎漏等。气滞血行不畅，瘀血壅滞胞宫，可发生癥瘕、不孕等。

3）气逆：情志所伤，肝气疏泄过度，则肝气横逆，上扰肺胃。肺失肃降，则肺气上逆，可出现子嗽；胃失和降，胃气上逆，可致妊娠恶阻；怒则气上，肝气上逆，可致经行吐衄、经行头痛等。

4）气陷：在气虚的基础上发展为中气下陷，冲任失于固摄，可发生阴挺。

（2）血分病机

1）血虚：素体羸弱，久病失血，或饮食偏嗜，化源不足，或虫积为患，精血暗耗，则冲任失养，血海不盈，胞宫失于濡养，可发生月经后期、月经过少、闭经、痛经、妊娠腹痛、胎动不安、胎萎不长、产后血晕、产后发热、产后身痛、缺乳、不孕、阴痒等。

2）血瘀：经期、产后余血未尽，离经之血留滞冲任、胞宫；或外感邪气，邪气与血相搏结，瘀阻胞中；或情志所伤，气机郁结，气滞血瘀；或气虚运血无力而成瘀，或手术留瘀。瘀血阻滞冲任，留滞于胞宫或蓄积于胞中，使气血运行不畅，甚或阻塞不通，则可致痛经、闭经、异位妊娠、胎死不下、产后腹痛、产后发热、不孕。若瘀阻胞脉，新血不得归经，则月经过多、经期延长、崩漏、胎动不安、产后恶露不绝等；若瘀积日久，可结成癥瘕。

3）血热：素体阳盛或阴虚，或过食辛辣，或误服温补之品，或肝郁化火，则热伏冲任，迫血妄行，可致月经先期、月经过多、崩漏、经行吐衄、胎漏、胎动不安、产后发热、产后恶露不绝。火性炎上，热扰清阳，可致经行头痛、经行情志异常等。

4）血寒：经期、产后感受寒邪，或素体阳虚，寒从内生，寒邪客于冲任、胞宫，血为寒凝，冲任不畅，则发生月经后期、月经过少、闭经、痛经、妊娠腹痛、产后腹痛、产后身痛、不孕症等。

气血相互资生、相互依存。往往气病及血，血病及气，或气血同病，虚实错杂。临床常见气血俱虚、气滞血瘀、气虚血瘀等病机导致妇科病证。故《素问·调经论》指出"血气不和，百病乃变化而生"。

在临床所见女性内分泌疾病中，气机的郁滞显得尤为重要，肝郁气滞可能造成横逆犯脾、肾气郁闭以及血液的瘀滞，因此，郁、虚、瘀往往相伴而出。

3. 冲任损伤

冲任损伤是妇科疾病最重要的病机。《医学源流论》中指出"冲任二脉皆起于胞中，为经络之海，此皆血之所从生。而胎之所由系，明于冲任之故，则本源洞悉，而后所生之病，千条万绪，以可知其所以起"。凡脏腑功能失常，气血失调，均可间接损伤冲任，导致冲任、胞宫、胞脉、胞络损伤，肾-天癸-冲任-胞宫轴失调；而先天禀赋不足、痰饮、瘀血、金刃手术等，亦可直接影响冲任、胞宫，从而发生妇科疾病。

冲任损伤的主要病机有冲任虚衰、冲任不固、冲任失调、冲任阻滞、热蕴冲任、寒凝冲任和冲气上逆等。

胞宫、胞脉、胞络的病机主要有胞宫藏泻失司和胞宫闭阻。

肾-天癸-冲任-胞宫轴失调，以肾为主导、天癸为动力的生殖轴，是以冲任为调节的枢纽，胞宫为行经与孕育的生殖脏器，其中任何一个环节的障碍，或虚或实，或虚实夹杂，皆可导致妇科疾病。

总而言之，妇科疾病的病机是复杂的。脏腑、气血、经络之间具有密切的关系。气血来源于脏腑，经络是气血运行的通道，脏腑又需要气血的濡养。因此，脏腑功能失常、气血失调、冲任及胞宫的损伤可相互影响，出现气血同病、多脏受累、诸经受损的病机。临证须根据女性的经、孕、产、乳等不同阶段的生理变化与病机特点，把握主要的病因病机，全面辨析，才能做出正确的判断。

（黄光英　张明敏）

三、女性疾病的临床表现与基本证型

妇产科的临床常见症状以经、带、胎、产及整体健康的异常为特征，主要包括月经紊乱、阴道出血、下腹痛、下腹部包块、带下异常、外阴瘙痒、不孕、滑胎等；相同表现的临床症状可由不同的妇科疾病所引起；而且，临床中妇科疾病往往合并内科、外科疾病，故需与常见内科疾病、外科疾病相鉴别。此外，妇科疾病的发生与年龄关系密切，需重视年龄对疾病的诊断价值。

（一）女性疾病常见的临床表现

1. 月经紊乱

月经紊乱包括月经周期、经期、经量的变化以及行经前后的伴随症状。如月经周期提前、月经周期延后、经来先后不定期、闭经、经期延长、月经量少或多、痛经、月经前后诸症、经断前后诸症等。

2. 阴道出血

阴道出血是女性生殖系统疾病最常见的一种症状。出血方式包括异常子宫出血（可表现为无任何周期可辨的长期持续阴道出血）、停经后阴道出血、绝经多年后阴道出血、接触性出血、经前或经后点滴出血、经间期出血、阴道出血伴排液、外伤后阴道出血等。

（1）按出血相关性疾病分类

1）与月经相关的异常子宫出血：如周期不规则的阴道流血（多为无排卵性功能失调性子宫出血）、经量增多、月经淋漓不净、排卵期阴道出血等。

2）与妊娠相关的不规则阴道出血：如异位妊娠、先兆流产、先兆早产等。

3）与肿瘤相关的阴道出血：如无任何周期可辨的长期持续性阴道流血（多为生殖道恶性肿瘤所致），接触性出血（警惕宫颈癌、宫颈息肉）；绝经多年后阴道出血（警惕子宫内膜癌）；间歇性阴道排出血性液体（警惕输卵管癌）等。

4）与药物相关性阴道出血：如经前或经后点滴出血（多见于使用雌激素、孕激素或放置宫内节育器的副作用）。

5）与全身性疾病相关性阴道出血：如合并血液系统疾病的阴道出血。

6）外伤后阴道出血。

（2）按出血年龄分类

1）青春期少女阴道出血多为无排卵性异常子宫出血。

2）育龄期妇女阴道出血应首先排除与妊娠有关的疾病。

3）围绝经期阴道出血虽然多为无排卵性功能失调性子宫出血，但仍应首先排除生殖系统恶性肿瘤可能。

3. 下腹痛

因胞宫位于下焦，下腹痛是妇科常见症状，但需注意与内科疾病、外科疾病的下腹痛相鉴别。

（1）按照妇科下腹痛出现的特点分类

1）经前或经期小腹疼痛：或为痛经，或伴有子宫内膜异位症，或为慢性盆腔炎的表现。

2）月经周期中间一侧下腹隐痛：多为排卵性疼痛。

3）周期性下腹痛但无月经来潮：多为经血排出受阻所致，见于先天性生殖道畸形或术后宫腔、宫颈管粘连等。

4）与月经周期无关的慢性下腹痛：多见于子宫内膜异位症、盆腔炎性疾病后遗症、盆腔静脉淤血综合征及妇科肿瘤等。

（2）根据发病的急缓程度分类

1）起病缓慢而逐渐加剧者，多为内生殖器炎症或恶性肿瘤所引起。

2）急骤发病者，应考虑卵巢囊肿蒂扭转或破裂或子宫浆膜下肌瘤蒂扭转。

3）反复隐痛后突然出现撕裂样剧痛者，应考虑输卵管妊娠破裂或流产的可能。

（3）根据腹痛的伴随症状特点分类

1）腹痛伴随有停经史，多为病理性妊娠或妊娠合并疾病。

2）腹痛伴有恶心、呕吐，可能为卵巢囊肿蒂扭转。

3）腹痛伴有发热、寒战，常见于盆腔炎性疾病、产褥感染。

4）腹痛伴有肛门坠胀，多为直肠子宫陷凹有积液。

5）腹痛伴有休克症状，多为脏器破裂、腹腔内大量积血。

4. 下腹部包块

下腹部包块包括子宫增大、附件肿块、肠道或肠系膜肿块、泌尿系肿块、腹腔肿块、腹壁或腹膜后肿块等。女性相关的下腹部包块多与内生殖器、子宫、卵巢、输卵管的异常有关。

根据包块质地不同分类如下。

1）囊性包块：多为良性病变，如卵巢囊肿、输卵管卵巢囊肿、输卵管积水等，或为充盈膀胱。

2）实性包块：除妊娠子宫为生理情况，子宫肌瘤、卵巢纤维瘤、盆腔炎性包块等为良性病变外，其他实性包块均应首先排除恶性肿瘤的可能。

一旦发现妇女下腹部包块，首先要判定包块的部位，鉴别包块的性质是肿瘤还是非肿瘤，是良性肿瘤还是恶性肿瘤。通过详细询问病史，尤其是月经史、婚产史，以及全面的体格检查、必要的辅助检查，可对下腹部包块患者做出明确诊断。

5. 带下异常

带下异常是女性特有的常见妇科症状。正常白带随着月经周期的变化，也相应呈现周期性变化，多为白色或无色或蛋清样，黏而不稠、无腥臭味，有时略显白色，称为生理性白带。

生殖道炎症如阴道炎和急性宫颈炎或发生癌变时，白带量显著增多且有性状改变，称为病理性白带，表现为带下量、质地的变化。常见有凝乳块状或豆渣样白带、灰白色匀质鱼腥味白带、透明黏性白带、灰黄色或黄白色泡沫状稀薄白带、脓性白带、血性白带、水样白带等。

6. 不孕、流产及滑胎

不孕、流产及滑胎是女性常见的临床表现及患者的主要诉求，也是临床一种或多种疾病的综合表现，不孕症、流产及滑胎的诊断其实相对容易，但是病因却十分复杂，包括上述所有疾病，因此，充分掌握生殖相关疾病是不孕症、流产及滑胎病因诊断的前提。

不孕症按照是否有孕育史，可分为原发性不孕、继发性不孕。按照病因分类可以分为排卵障碍性不孕、输卵管障碍性不孕、子宫异常、免疫性不孕、男性不育、原因不明性不孕等。

流产可分为先兆流产、难免流产、完全流产、不全流产、稽留流产以及复发性流产（滑胎）。

7. 女性常见皮肤表现

1）外阴瘙痒：指位于阴蒂、小阴唇、大阴唇、会阴甚至肛周等皮肤区域的瘙痒不适，长期搔抓可出现抓痕、血痂，或继发毛囊炎。外阴瘙痒常为阵发性，也可为持续性，通常夜间加重。瘙痒程度因不同疾病和不同个体而有明显差异。外阴阴道假丝酵母菌病、滴虫阴道炎、细菌性阴道病等以外阴瘙痒、白带增多为主要症状。外阴色素减退性疾病以外阴奇痒为主要症状，伴有外阴皮肤色素脱失。

2）面部黄褐斑：为面部色素或黑变病的一种症状，是发生在颜面的色素沉着斑。

3）面部痤疮：以面部粉刺、丘疹、脓疱、结节等多形性皮损为主。

上述外阴瘙痒、面部痤疮、黄褐斑可由妇科疾病所致，或因全身其他疾病，或因皮肤疾病引起，往往需结合患者年龄全面考虑。

8. 神经心理异常

神经心理异常主要表现为伴随行经前后及经期的心理不适或情绪障碍，如经前紧张综合征、经行头痛、经行不寐等。

（二）女性疾病常见的中医证型

人体是一个有机的整体，女性生理功能的正常是脏腑功能协调、气血舒畅的体现，一旦被外感六淫、内伤七情、饮食劳倦所伤，必然引起女性生理功能的异常，出现多种疾病及临床表现，基于女性生殖内分泌的特点，女性异常的临床表现以肝、脾、肾、气血、冲任异常为主，虽然临床表现复杂、病情不一，基于中医辨证施治、同病异治、异病同治的诊治特点，在临床运用过程中，可以根据相应临床表现对中药方剂适当加减出入，现将常见临床证型、临床表现及治则方药罗列如下：

1. 肾气虚型

临床表现　腰膝酸软无力，小便频数清长，或余沥不尽，或夜尿多，遗尿，面色淡白，神疲乏力。舌淡白，脉细弱或沉弱。可兼见带下清稀量多，月经淋漓不尽或胎动不安，滑胎。

治疗法则　补益肾气。

常用方剂　肾气丸、寿胎丸。

2. 肾精亏虚型

临床表现　腰膝酸软，头晕耳鸣，五心烦热，性欲减退，小便频数等症。舌暗，苔少，脉沉细。可兼见月经量少色暗淡，甚至点滴即净。

治疗法则　补益肾精。

常用方剂　归肾丸、养精种玉汤。

3. 肾阴亏虚型

临床表现　腰膝酸软、头晕耳鸣、失眠多梦、潮热盗汗、五心烦热、咽干颧红。舌红少津、脉细数等。可兼见月经量少、闭经或崩漏。

治疗法则　补益肾阴。

常用方剂　左归饮、当归地黄饮。

4. 肾阳虚型

临床表现　腰膝酸痛、畏寒肢冷，浮肿，腰以下为甚，下肢为甚；面色白，头目眩晕；

面色黧黑无泽、小便频数，清长，夜尿多。舌淡胖苔白，脉沉弱而迟。

治疗法则　补益肾阳。

常用方剂　右归饮、金匮肾气丸。

5. 脾气虚型

临床表现　腹胀食少，食后胀甚，大便溏薄，肢体倦怠，神疲乏力，气短懒言，形体消瘦，或肥胖、浮肿，面色萎黄。舌淡苔白，脉缓弱。

治疗法则　补脾益气。

常用方剂　四君子汤、补中益气汤、参苓白术散。

6. 血虚证

临床表现　面色淡白或萎黄，唇舌爪甲色淡，头晕眼花，心悸多梦，手足发麻。舌淡，苔薄，脉细弱。可兼见月经量少、色淡、后期或经闭。

治疗法则　养血补血。

常用方剂　四物汤、归脾汤、八珍汤。

7. 肝肾阴虚型

临床表现　头晕目眩、视物昏花或雀盲，齿摇发脱，耳鸣、五心烦热，失眠多梦；面色暗黑，毛发不荣，爪甲枯脆，胁肋隐痛、形体消瘦、口燥咽干。舌红、少苔、脉沉弦数。可兼见经少、经闭或不孕。

治疗法则　补益肝肾。

常用方剂　养精种玉汤、六味地黄丸、归芍地黄丸。

8. 脾肾阳虚型

临床表现　形寒肢冷，面色㿠白，腰膝酸软，腹中冷痛，久泻久痢，下利清谷，小便不利，肢体浮肿，甚则腹胀如鼓；或见小便频数，余沥不尽，或夜尿频多。舌淡胖或边有齿痕，舌苔白滑，脉沉细无力。可兼见月经量多少不定，月经先后不定期，或闭经。

治疗法则　温肾健脾。

常用方剂　二仙汤、右归丸、附子理中汤。

9. 肾虚血瘀型

临床表现　月经量少，色紫暗有血块，同时可兼痛经、腰膝酸软、头晕耳鸣、唇甲紫暗、肌肤干涩，舌紫暗苔白有瘀点。

治疗法则　补肾活血。

常用方剂　补肾活血汤、补肾益气活血方。

10. 肝郁气滞型

临床表现　情志抑郁或易怒、善太息，胸胁或少腹胀满窜痛，或见咽部异物感，同时可兼乳房胀痛，月经不调，痛经，舌苔薄白，脉弦。

治疗法则　疏肝理气。

常用方剂 四逆散、柴胡疏肝散、逍遥散、定经汤。

11. 血热型

（1）实热

临床表现 月经先期而行，量多色红，甚则崩漏；或兼有口干不欲饮、心烦、咯血、吐血、尿血、衄血等症，身热入夜尤甚；舌红绛，脉洪大。

治疗法则 清热凉血。

常用方剂 清经散、清营汤。

（2）虚热

临床表现 月经提前，量少，色鲜红，质地黏稠，潮热盗汗，咽干口渴，舌红，少苔，脉细数无力。

治疗法则 滋阴凉血。

常用方剂 保阴煎、两地汤。

12. 血瘀型

临床表现 月经紫暗有血块，或伴痛经，唇甲紫暗、肌肤干涩、舌紫暗苔白有瘀点。

治疗法则 活血化瘀。

常用方剂 桃红四物汤。

其他类型 气滞血瘀：理气化瘀；血府逐瘀汤、膈下逐瘀汤。肾虚血瘀：补肾活血；补肾活血汤。气虚血瘀：健脾益气活血；补中益气汤、补阳还五汤、理冲汤。寒凝血瘀：温经散寒，活血调经；温经汤、少腹逐瘀汤。湿热瘀结：清热利湿，活血散瘀；大黄牡丹皮汤、银蒲四逆散。

13. 痰湿证

临床表现 月经后期、量少，甚则停闭，带下量多，或婚久不孕，形体丰满肥胖，头晕胸闷，喉间多痰，四肢倦怠，疲乏无力。舌体胖大，色淡，苔厚腻，脉沉滑。

治疗法则 燥湿化痰。

常用方剂 苍附导痰汤、启宫丸、完带汤。

14. 湿热型

临床表现 带下量多，色黄或赤白混杂，身热、口渴、心烦、溲黄。舌红，苔黄腻，脉弦滑数。

治疗法则 清热利湿。

常用方剂 大黄牡丹皮汤、四妙丸、龙胆泻肝汤。

15. 痰瘀互结型

临床表现 胸脘痞闷，腰腹疼痛，舌体胖大，紫暗，有瘀斑瘀点，苔白厚腻，脉弦滑或沉涩。

治疗法则 化痰除湿，活血消癥。

常用方剂　桂枝茯苓丸合苍附导痰汤。

（黄晓桃　陈　琢　张明敏）

第二节　补肾益气活血之法

自《黄帝内经》而下，由于肾在人体生理中的重要地位，尤其是肾主生长发育、主生殖的功能，其在妇产科领域的地位显得尤为突出，《黄帝内经》记载："肾者，主蛰，封藏之本。"因此，虚衰是肾脏病的主要表现，所谓"肾病多虚"，故固藏是治肾之大法。

气血流畅是脏腑发挥正常功能的前提，脏腑功能异常也直接影响气血的流通，《素问·调经论》曰："气血不和，百病乃变化而生。"治疗的目的是，《素问·至真要大论》记载："疏其气血，令其调达。"治疗的手段和方法是，《素问·阴阳应象大论》记载："审其阴阳，以别柔刚，阳病治阴，阴病治阳，定其血气，各守其乡。血实宜决之，气虚宜掣引之。"而且治疗应该辨证施治，《素问·三部九候论》记载："必先度其形之肥瘦，以调其气之虚实。实则泻之，虚则补之。必先去其血脉，而后调之。无问其病，以平为期。"《素问·至真要大论》也强调辨证论治，"必伏其所主，而先其所因，其始则同，其终则异。可使破积，可使溃坚，可使气和，可使必已……坚者削之，客者除之，劳者温之，结者散之，留者攻之，燥者濡之，急者缓之，散者收之，损者益之，逸者行之，惊者平之"。

基于妇科临床上郁、虚、瘀的病因病机特点，补肾、益气、活血法则是妇产科领域的常见治疗法则，黄光英教授常言："补肾益气活血一方三法，百法备焉，法不定方，方必有法；调经种子安胎环环相扣，一以贯之，又各有所侧重。"其实，就是讲：补肾益气活血治疗法则，源自她所创制的补肾益气活血方，但是，临床中，应该灵活运用，辨证论治，随证加减；妇科最为常见的治疗目的是生育孩子，但是"女子不孕，皆为经水不调，种子之法，即在调经之中"，由此可见，调经、种子、安胎其实是一件事情，是环环相扣的，目的是生下一个健康的孩子，这就是"一以贯之"。临床上，还应该注意，阶段性与连续性的关系，补肾、益气、活血法则在调经、种子、安胎各环节的比重有差别，经后期以补肾、益气、活血为主，经间期以益气、活血为主，经前期以补肾、益气为主兼以活血。

随着临床上运用日趋娴熟，补肾、益气、活血法则的运用范围逐渐扩大，本着"有是证便用是法"的原则，从开始的胎儿生长受限、胚胎着床障碍、不孕症，目前还包括早发现卵巢功能低下、围绝经期综合征、子宫内膜异位症、产后病以及带下病等多种疾病。在临床运用之中，一定要秉持中医"辨证论治"总体原则，因人、因时、因病处方用药。

由于人体是一个整体，脏腑之间、气血之间相辅相成，临床证型具有差别，因此，需从补肾、益气、活血之常用方法以及变化方法予以论述。

一、补　肾　法

补肾，顾名思义是补益肾之不足，以达到调理阴阳平衡、调理气血津液生化和调理脏腑及脉络功能的作用。基于肾主生殖，肾精、肾气、肾阴、肾阳相互关联，以及"四脏相移，必归脾肾……五脏之伤，穷必及肾"的基本理论，不仅要重视肾在疾病发生发展中的地位，更重要的是，应该关注脏腑之间、气血阴阳之间的相互关联与影响；既在辨证过程中分辨出脏腑气血盛衰，也在治疗及在补肾法则上，分清补肾阴、补肾阳，还是补肾气、补肾精；在注重补肾的同时也需兼顾脏腑功能上的互相影响，既要突出重点补肾，也要照应肝肾、脾肾、心肾的关系，以及认识到肝肾同源，肾为先天之本，脾为后天之本，心主火，肾主水，水火既济的治疗原则。

（一）常用补肾法

滋肾阴：适用于肾阴不足的患者，临床症见月经周期紊乱、色红、量少，同时可兼有阴中干涩、五心烦热、腰膝酸软、口燥咽干、潮热盗汗、失眠健忘等症。常用治疗方剂有六味地黄丸、保元丸等。

补肾阳：适用于肾阳不足的患者，临床症见月经周期延后、色淡、量少有血块，同时可兼有经期小腹冷痛、腰膝酸软、畏寒肢冷等症。常用的治疗方剂有右归丸、肾气丸等。

补肾调经：适用于肾精亏虚、月经不调的患者，临床症见月经后期，经量减少同时可兼有筋骨疼痛、少气懒言、噎膈呕逆等症。常用治疗方剂有大营煎、两地汤等。

补肾促排：适用于肾虚型排卵障碍的患者，临床症见月经量少或闭经，色暗有血块。同时可兼有腰酸、痛经、胸脘满闷、形体肥胖等。常用的治疗方剂有当归芍药散加减。

补肾助孕：适用于肾虚且气血俱衰而不孕的患者，临床症见月经量少色淡、身体瘦弱，同时可兼有腰酸腹痛、带下浑浊、月经淋漓不净等症。常用的治疗方剂有毓麟珠等。

补肾安胎：适用于肾虚而胎动不安的患者，临床症见妊娠出血、胎动不安、胎儿发育迟缓，同时可兼有腰膝酸软、神疲乏力、小便频数等症。常用的治疗方剂有寿胎丸、补肾安胎饮等。

补肾壮骨：适用于女性绝经后出现肾虚伴骨质疏松的患者，临床症见腰背酸痛、双下肢无力抽筋，同时可兼有神疲乏力、形体消瘦、五心烦热等症。常用的治疗方剂有补肾壮骨方等。

补肾安神：用于肾阴亏虚、心肾不交的患者，临床症见月经量少色红、失眠多梦，同时可兼有腰膝酸软、心悸怔忡、潮热盗汗等症。常用的治疗方剂有安神熟地黄散、安神丸加减等。

补肾健脑：适用于脾肾两虚的患者，临床症见月经量少，失眠健忘，同时可兼有头晕耳鸣、下肢无力、纳呆便溏等症。常用的治疗方剂有补肾健脑汤等。

（二）补肾之变

中医学认为，"四脏相移，必归脾肾……五脏之伤，穷必及肾"，肾虚证不仅是在多种疾病的后期的常见证候，而且肾虚也会引起多个脏腑功能的衰退，并出现相应的症状，可通过改善其他脏腑功能以起到补肾的作用，以期达到恢复脏腑功能、阴阳气血平衡的目的。

1. 调脏腑补肾

利用脏腑之间功能相互影响，生克制化的关系，达到补肾的目的。

健脾补肾：适用于肾虚兼有脾虚湿盛的患者，临床症见月经后期，色淡，同时可兼有胎动不安、腰酸腿软、纳少便溏等症，常用治疗方剂有补肾健脾方、滋肾育胎丸等。

益胃补肾：适用于胃肾阴虚的患者，临床症见月经先期或后期，量少色红，同时可兼有经前双乳胀痛、腹胀便秘、食欲不振等症，常用治疗方剂有补肾益胃通腑汤等。

调肝补肾：适用于肾虚肝郁的患者，临床症见月经量少，色暗红有血块，同时可兼有双乳胀痛、烦躁易怒、腰膝酸软、精神倦怠等症，常用治疗方剂有滋水清肝饮、补肾生肝饮等。

柔肝补肾：适用于肝肾不足，精血亏虚的患者，临床症见行经期间或经后小腹绵绵作痛，量少色暗，同时可兼有腰膝酸软、烦躁易怒、燥热盗汗等症，常用治疗方剂有石斛夜光丸、左归丸加一贯煎等。

宁心补肾：适用于肾津亏虚、心肾不交的患者，临床症见月经后期，量少色红，同时可兼有腰膝酸软、心烦惊悸、失眠多梦等症，常用治疗方剂有六味地黄丸合朱砂安神丸等。

益肺补肾：适用于肺肾亏虚的患者，临床症见月经量多色淡，同时伴有咳嗽喘息、恶风自汗、神疲乏力等症，常用治疗方剂为金水六君煎等。

化瘀补肾：适用于肾虚血瘀的患者，临床症见月经量少，色紫暗有血块，同时可兼有腰膝酸软、头晕耳鸣、舌紫暗有瘀点等症。常用的治疗方剂有补肾活血汤等。

化痰补肾：适用于肾虚湿盛的患者，临床症见月经后期或经量减少、形体肥胖，同时可兼有体虚多痰、腰酸失眠、带下量多等症。常用治疗方剂有苍附导痰汤、五子衍宗丸等。

2. 调理气血津液补肾

益气补肾：适用于肾气不足的患者，临床症见月经淋漓不净，色淡或色暗，同时可兼有不孕、腰骶酸困、神疲乏力、少气懒言、头晕耳鸣等症。常用的治疗方剂有金匮肾气丸、玉屏风散等。

生血补肾：适用于肾虚兼有血虚的患者，临床症见月经量少，色淡甚至闭经，同时可兼有不孕、腰膝酸软无力、面色口唇淡白、心悸多梦、孕期胎动不安等症。常用的治疗方剂有补肾生血汤、寿胎丸等。

活血补肾：适用于肾虚兼有血瘀的患者，临床症见月经后期，色暗或有血块，同时可兼有腰酸痛经、唇甲紫暗、肌肤干涩、舌暗苔白有瘀点等症。常用的治疗方剂有补肾活血汤等。

生精补肾：适用于肾精不足的患者，临床症见月经量少色淡，同时可兼有腰膝酸软、四肢无力、神疲力乏，常用治疗方剂有补肾益精汤、五子衍宗丸等。

纳气补肾：适用于肾虚纳气不足的患者，临床症见咳嗽日久、动则喘甚，同时可兼有月经淋漓、形体消瘦、汗出肢冷、面青唇紫等症，常用治疗方剂有补中益气汤、麦味地黄汤等。

3. 调脉络补肾

通脉补肾：适用于肾虚兼有血脉运行不畅的患者，临床症见月经后期，色暗有血块，同时兼有痛经、腰膝酸痛、面色晦暗等症，可并发习惯性流产。常用治疗方剂有补肾通络汤、资生通脉汤等。

固冲补肾：适用于肾虚兼有冲任不固的患者，临床症见月经量多，甚者崩漏，同时可兼有胎动不安、腰膝酸软无力、月经间期功能失调性子宫出血等症。常用治疗方剂有固冲汤、滋肾育胎丸等。

二、益 气 法

益气为补益之法，其既可弥补气虚之不足，恢复脏腑功能，又可化生精血、生津化液，维持机体的新陈代谢；益气既是目的，也是手段，各种治疗方法兼相运用，达到和调脏腑、化生气血的目的。中医理论主张精血同源、气血相关，因此治疗上，当相互照应。

（一）常用益气法

1. 益气

通过补益的方法，恢复脏腑功能，改善临床症状。

健脾益气：适用于脾胃气虚的患者，临床症见月经先期，色淡量多，同时可兼有腹胀、纳呆、神倦乏力、面晦少华等症。常用的治疗方剂有参苓白术散、四君子汤等。

补中益气：适用于脾肾气虚的患者，临床症见月经量多色淡，同时可兼有腰酸腹胀、少气懒言、神疲肢倦、便溏等症。常用的治疗方剂有补中益气汤、归脾汤等。

扶阳益气：适用于脾肾阳虚兼有气虚证的患者，临床症见月经先期量多，同时可兼有小腹冷痛、畏寒肢冷、倦怠乏力等症。常用的治疗方剂有扶阳助胃汤等。

2. 化生

通过补益精血、阴阳，达到补益脏腑功能，改善临床症状的目的。

益气养血：适用于血气亏虚的患者，临床症见月经先期，量少色淡，同时可兼有内热心烦、呼吸短促、闷乱不安等症。常用的治疗方剂有人参当归散、生慧汤等。

益气生津：适用于津气俱损的患者，临床症见月经先期，同时可兼有神疲乏力、肌肤甲错、面色无华等症。常用的治疗方剂有生脉散、白虎加人参汤等。

益气养阴：适用于气阴两虚的患者，临床症见月经色红量少，同时可兼有口燥咽干、声音嘶哑、睡眠盗汗欠佳等症。常用的治疗方剂有沙参麦冬汤或二至丸等。

益气温阳：适用于阳气不足的患者，临床症见月经先期，量少有血块，同时可兼有心下虚痞、手足不温、四肢乏力等症。常用的治疗方剂有理中丸、参附汤等。

（二）益气之变

气虚是脏腑功能衰减的最常见的表现形式，气虚使脏腑功能不能正常发挥作用，导致气血化生不足、水液代谢失衡，甚至痰湿内生、瘀血内阻，在疾病发展过程中形成恶性循环，因此，基于"祛邪即是扶正"的理念，益气法也有如下变法。

化痰益气：适用于肝郁脾弱的患者，临床症见月经量少色淡有血块，同时可兼有胸腹胀满、咳嗽痰多、纳呆便溏等症。常用的治疗方剂有升降汤等。

消痞益气：适用于心下虚痞的患者，临床症见月经先期、量多，同时可兼有少气懒言、胸腹痞闷等症。常用的治疗方剂有枳实消痞丸等加减。

利水益气：适用于气虚水泛的患者，临床症见月经先期，色淡量多，同时可兼有倦怠乏力、四肢浮肿、气喘痰多等症。常用的治疗方剂有利水益气汤等加减。

安神益气：适用于心气不足的患者，临床症见月经先期，同时可兼有睡眠多梦易醒、痰迷痴呆、神情恍惚等症。常用的治疗方剂有益气安神汤等。

扶正益气：适用于素体虚弱的患者，临床症见月经先期色淡，同时可兼午后自汗、神疲乏力、唇颊无色等症。常用的治疗方剂有滋荣养气扶正汤等。

健脾和胃益气：适用于脾胃气虚的患者，临床症见月经先期，量少，同时可兼纳呆嗳气、下腹坠胀、完谷不化等症。常用的治疗方剂有益气转胃方等。

中焦脾胃主运化，升清降浊，在疾病的预后与转归中当更加重视，因此，黄光英教授强调：益气法则中，应该包括中焦脾胃的运转在内，所谓"运中焦"。

三、活 血 法

气血的正常运行是机体维持生理功能的基础，因此，通过补益或去疾的治疗方法，维持血液正常运行不仅是必要的，而且是达到活血的重要方法，以期保证机体阴阳、气血的平衡。脏腑功能的失常，必然引起气血的逆乱，或虚或实，或寒或热，均导致血瘀证的发生，瘀血既是病理产物，又是致病因素，有时候互为因果，导致恶性循环，所谓"病久必瘀"，因此，临床上活血化瘀的治疗法则是非常普遍的，尤其是在慢性疾病中显得尤为突出，治疗法则当辨证施治，审因论治，按照部位不同处方用药。

（一）常用活血法

1. 补益活血

益气活血：适用于气虚血瘀的患者，临床症见月经淋漓不净，量少色暗有血块，同时可兼有痛经、小便频数等症。常用的治疗方剂有补阳还五汤、四君子汤等加减。

健脾活血：适用于脾虚血瘀的患者，临床症见月经先期，量少色暗有血块，同时可兼有腹胀腹痛、纳呆、嗳气等症。常用的治疗方剂有归脾汤等加减。

养血活血：适用于血虚血瘀的患者，临床症见月经先期，量少色淡有血块，同时可兼有少腹痛、唇甲无色、面色无华等症。常用的治疗方剂有丹参饮、生化汤加减等。

滋阴活血：适用于阴虚血瘀的患者，临床症见月经量少色红有血块，同时可兼有少腹痛、唇甲无色、面色无华等症。常用的治疗方剂有滋阴活血汤、四物汤等加减。

温阳活血：适用于阳虚血瘀的患者，临床症见月经漏下不止，色暗有血块，同时可兼有经行小腹冷痛、唇燥口干、发热下利等症。常用的治疗方剂有温经汤、温经益元汤等。

2. 去疾活血

理气活血：适用于气滞血瘀的患者，临床症见月经后期，量少色暗有血块，同时可兼有心腹疼痛、痞满腹胀、恶露不行等症。常用的治疗方剂有失笑散、丹参饮等。

温经活血：适用于寒凝瘀血的患者，临床症见唇颊淡暗或紫暗、四肢不温，同时可兼有怕冷、下腹冷痛等症。常用的治疗方剂有良方温经汤等。

清热活血：适用于热邪内结的患者，临床症见面色深红，同时可兼有月经不调，发热、口干，心烦，大便干结等症。常用的治疗方剂有三黄四物汤等。

解郁活血：适用于气闭血瘀的患者，临床症见月经后期，色暗有血块，同时可兼有抑郁，烦躁性急、头晕耳鸣、胸胁作胀等症。常用的治疗方剂有解郁活血汤、复元活血汤等。

解毒活血：适用于血瘀化热的患者，临床症见月经先后不定期，量少色暗红有血块，同时可兼有口渴腹痛、形容惨淡、意识模糊等症。常用的治疗方剂有解毒活血汤、血府逐瘀汤等。

（二）活血之变

血瘀不仅表现为血液的瘀滞，更重要的是，作为致病因素会进一步影响脏腑功能及气血津液代谢的失常，并形成恶性循环，加重病情，因此，在活血法则中，可予以下变法以改善血液瘀滞及循环障碍，使机体功能状态恢复正常。

化瘀活血：适用于单纯性血瘀的患者，临床症见月经量少色暗有血块，同时可兼肌肤甲错、唇颊紫暗、胸闷呃逆、头痛胸痛等症。常用的治疗方剂有膈下逐瘀汤、桃仁承气汤等。

利水活血：适用于血瘀水湿不利的患者，临床症见月经量少色暗，同时可兼有痛经、渴不欲饮、四肢浮肿等症，常用方剂为当归芍药散、大黄甘遂汤等加减。

通腑活血：适用于血瘀腑气不畅的患者，临床症见月经量少色暗，同时可兼有下腹疼痛、便秘、口干舌燥等症，常用方剂为大黄牡丹汤等加减。

息风活血：适用于气滞血瘀、肝阳上亢的患者，临床症见月经量少色暗，同时可兼有头晕目眩、胁肋胀痛、烦躁易怒等症，常用方剂为镇肝熄风汤、血府逐瘀汤等加减。

止痛活血：适用于跌打损伤所致瘀血肿痛的患者，常用的治疗方剂为活血止痛汤、活血和气饮等加减。

化痰活血：适用于血瘀痰多的患者，临床症见月经后期、色淡痰多，同时可兼有咳嗽气喘、胸腹疼痛、痰中带血等症，常用方剂为活血化痰汤等加减。

（黄光英　张明敏）

第三节　补肾益气活血之方

补肾益气活血方剂，指基于临床妇产科常见疾病中肾虚、气虚、血瘀的病理特点所确定的，补肾益气活血治疗法则所选定的常用治疗方剂。补肾、益气、活血其实是临床治疗法则的总体概括，可以三种方法联合运用，通常可以两两联合；所谓"一法之中八法备焉；八法之中百法备焉，法不定方，方必有法"；临床上，也基于"四脏相移，必归脾肾……五脏之伤，穷必及肾"、"久病必瘀"、"阳邪之至，害必归阴"等脏腑功能相关、气血相连、阴阳互根互用的整体观念，可以随证加减；现就临床常用的一些代表性方剂以及黄光英教授临床的经验方进行阐述。

肾 气 丸
（东汉张仲景）（又名《金匮》肾气丸、崔氏八味丸）

肾气丸源自《金匮要略·血痹虚劳病脉证并治》，组成：干地黄 24g，山茱萸 12g，山药 12g，泽泻 9g，牡丹皮 9g，茯苓 9g，桂枝 3g，附子 3g。由六味地黄丸加桂枝、附子组成。本方以少量温阳补火药与滋阴益精药为伍，旨在阴中求阳，少火生气；以补为主，佐用通散渗利，寓泻于补，以泻助补，使补而不滞。该方具有补肾助阳、化生肾气之功。

应用　在妇科中常用于治疗肾阳不足之月经不调、不孕症、多囊卵巢综合征、妊娠小便不通、卵巢过度刺激综合征、甲状腺功能减退等。常常配伍巴戟天、益智仁、金樱子、芡实等可助温阳固涩之功，治疗夜尿多者；若畏寒肢冷较甚，可将桂枝改为肉桂，并加重桂枝、附子剂量，以增温补肾阳之效。

现代研究　金匮肾气丸进行适当加减可以有效纠正患者体内的内分泌及激素代谢水平，改善月经不调及排卵功能，改善卵巢及子宫的环境，从而治疗多囊卵巢综合征，且远期疗效更为稳定，还可以通过调节体内失衡、紊乱的免疫功能达到治疗肾阳虚证的目的。

温 经 汤
（东汉张仲景）

温经汤源自《金匮要略·妇人杂病脉证并治》，被称为调理妇科经血的"祖方"。组成：吴茱萸 9g，当归 6g，芍药 6g，川芎 6g，人参 6g，桂枝 6g，阿胶 6g，牡丹皮（去心）6g，生姜 6g，甘草 6g，半夏 6g，麦冬（去心）9g。本方以温清补消并用，以温经化瘀为主，温而不燥；大队温补药与少量寒凉药相配，能使全方温而不燥，刚柔相济，以成温养化瘀之剂，则冲任虚寒，瘀血阻滞之证可痊愈，该方具有温经散寒、养血祛瘀之功。

应用　在妇科中常用于治疗异常子宫出血、不孕症、月经不调、痛经、多囊卵巢综合征；亦可用于慢性盆腔炎、子宫肌瘤、子宫内膜异位症、产后身痛、痤疮、围绝经期综合征等疾病。凡冲任虚寒并血气瘀滞，且有少腹寒冷等现象者，则用温经汤多见效。若寒甚而见月经推后，或闭经而小腹冷痛甚者，可重用桂枝、当归，加小茴香以助温经散寒；若虚甚而月经提前，或一月数行，或漏下不止而眩晕、心悸、失眠、面色无华、舌淡、脉细者，重用当归、阿胶，加熟地、大枣以助养血滋阴；若瘀重而月经推后，或痛经，或闭经，或漏下不止而经来块多，少腹痛甚，舌有瘀斑，脉迟细而弦者，重用当归、川芎，加蒲黄、乳香、没药以化瘀止痛；若烦热时作，可加生地、赤芍以退瘀热；若无热象，可去牡丹皮；若女子久不受孕，加艾叶、鹿角霜、淫羊藿暖宫调冲任。

现代研究　温经汤进行适当的加减可有效改善子宫内膜异位症患者临床症状，提高疗效，并能显著提高患者机体免疫功能，改善雌激素的分泌。在常规西药治疗及物理治疗基础上，加以温经汤加减治疗青春期后痤疮，可以调理患者生理功能，且通过调节激素水平实现对其面部皮损症状的有效改善，临床应用效果显著。本方也可用于治疗多囊卵巢综合征排卵障碍性不孕患者，使患者性激素水平得到有效改善，提高临床治疗效果；也可以改善患者生殖内分泌水平，治疗围绝经期综合征；还能改善月经病实寒证患者血管的舒缩功能和血液的高凝状态，从而缓解因寒、瘀导致的月经量少、痛经、月经后期等病症。

复脉汤
（东汉张仲景）

复脉汤源自《伤寒论》，又名炙甘草汤，为治气血阴阳虚损证之常用方。组成：炙甘草12g，生姜 10g，人参 6g，生地黄 30g，桂枝（去皮）10g，阿胶 6g，麦冬（去心）10g，麻仁 20g，大枣 10 枚。该方气血阴阳并补，尤以益气养血滋阴之力为著；心脾肺肾四脏同调，尤以补益心肺之功为佳；补血之中寓有通脉之力，使气足血充，畅行于脉，则脉气接续，诸症自愈，该方具有滋阴养血、益气温阳、复脉定悸之功。

应用　在妇科中复脉汤常用于治疗阴血不足、阳气虚弱之痛经、月经不调、围绝经期综合征、功能失调性子宫出血、失眠等症。阴虚较甚，舌光而萎者，可将生地改熟地，以加强滋补阴血之力；心悸较甚者，加酸枣仁、柏子仁等以助养心安神定悸之效，或加龙齿、磁石以增重镇安神之功。若脾胃虚弱者可去麻仁，加陈皮、砂仁以健脾行气。

现代研究　炙甘草汤有益气温阳、补血调经的治疗效果，治疗月经失调属气虚血少者，有较好的疗效，尤以治疗心气阴虚型月经过少疗效显著。炙甘草汤治疗失眠心悸患者，可有效改善患者的临床症状，提高其平均心率水平，且具有安全无毒副作用的特点。

当归四逆汤
（东汉张仲景）

当归四逆汤源自《伤寒论·辨厥阳病脉证并治》，本方由桂枝汤去生姜，倍大枣，加当归、通草、细辛组成。本方为治疗血虚寒厥证之常用方。组成：当归9g，桂枝（去皮）9g，芍药9g，细辛 6g，炙甘草 6g，通草 3g，大枣 5 枚。本方含有桂枝汤"辛甘和酸甘"药味配伍，方中以"扶阳益阴"为基础，因血虚寒厥证病因为血虚有寒，病位又主要在经脉关节，病机为寒伤血气，脉道涩滞，故通过重用大枣并加配当归以增强其养阴补血之力，通过去生姜（散表），而增细辛、通草以加强其温经散寒、通脉止痛之力。该方具有温经散寒、养血通脉之功。

应用　在妇科中常用于治疗营血虚弱、寒凝经脉、血行不利之月经过少、月经后期、闭经、痛经、经期头痛、慢性盆腔炎、子宫内膜异位症、癥瘕、不孕、多囊卵巢综合征、产后缺乳、产后汗证、产后便秘、外阴白色病变、黄褐斑等。常常配伍川芎、乌药、香附治疗寒凝厥阴之妇女经期后错或痛经；血脉瘀滞见肢端青紫者，加桃仁、红花。

现代研究　当归四逆汤加减治疗子宫内膜异位症寒凝血瘀型患者，临床疗效确切，可降低血清炎症因子水平，改善性激素指标，且不良反应少；也可以治疗寒湿凝滞证之原发性痛经，可有效改善患者的月经情况和子宫血流动力学指标，调节单核细胞趋化蛋白（MCP）-1、高迁移率族蛋白（HMG）B1 等细胞因子水平。本方可有效缓解经期头痛患者血虚寒厥、经脉痹阻所致头痛、腹痛等症状，改善冲任失调，疏经通络，调和气血，临床效果优异；也有治疗慢性盆腔炎的作用。

当归芍药散
（东汉张仲景）

当归芍药散源自《金匮要略·妇人杂病脉证并治》，是治疗妊娠腹痛和妇人诸疾腹痛的著名方剂。组成：当归9g，芍药30g，茯苓12g，白术12g，泽泻15g，川芎9g。本方肝脾同调，养血疏肝与健脾祛湿同行，养血而不腻脾胃，渗利而无伤阴血，诸药相合，则肝血充，脾气健，水湿去，肝脾调和，气血畅通，诸症得解。该方具有养血调肝、健脾利湿、缓急止痛之功。

应用　在妇科中常用于治疗肝血不足，肝失条达之月经不调、不孕、多囊卵巢综合征、盆腔炎性疾病、异位妊娠、异常子宫出血、卵巢囊肿、胎位不正、妊娠水肿、妊娠中毒症、流产、更年期综合征、痛经、黄褐斑等。如血虚重者，宜加枸杞子、龙眼肉，以增补血作用；脾虚甚者，宜加党参、黄芪，以增补气之功；肝郁明显者，宜加柴胡、香附，以疏肝理气。

现代研究　当归芍药散加味治疗盆腔炎，可以有效改善患者 IL-6、CRP 以及 TNF-α 等炎症反应因子水平，促进患者纤维蛋白原、血细胞比容以及血沉等血液流变学指标恢复正常，提高治疗效果。当归芍药散治疗子宫内膜异位症痛经患者，效果显著，可降低前列腺素水平，止疼作用明显；也可以治疗阴虚血热型月经失调和黄褐斑。

归芍地黄汤
（明代秦景明）

归芍地黄汤源自《症因脉治·吐血咳血总论》，由滋补肾阴名方六味地黄丸加滋养肝血的当归、芍药而成。组成：当归15g，白芍15g，生地黄12g，牡丹皮9g，茯苓9g，山药12g，山茱萸12g，泽泻9g。本方当归、白芍与六味相配，补中有泻，开合得宜，当归、白芍养血益阴，使阴血充足，则肝肾阴亏之证可痊愈，该方具有滋肾益精、养血柔肝、化瘀之功。

应用　在妇科中常用于治疗肝肾不足、精血不足之月经不调、不孕、异常子宫出血、高催乳素血症、围绝经期综合征等。常常配伍菟丝子、续断、紫石英等，寓以阳中求阴之意，运用于经后期，能够显著促进卵泡发育，治疗排卵障碍所致的月经不调、不孕；本方配伍黄芪、党参、炒白术、砂仁等，健脾运中，寓以后天滋养先天之意，充分体现肾、肝、脾三脏综合调理之功；本方加用知母、黄柏，以加强清热降火之功，治疗阴虚火旺、骨蒸潮热之证；加玄参、火麻仁，予以润肠通便，治疗阴虚肠燥、大便干结之证。

现代研究　归芍地黄汤进行适当的加减能有效促进卵泡发育、增加排卵日卵泡的直径及子宫内膜的厚度，提高卵子质量及妊娠率，改善患者症状，从而治疗卵泡发育不良性不孕；也可有效缓解围绝经期综合征症状，改善部分患者性激素水平。

四 物 汤
（宋代陈师文等）

四物汤源自《太平惠民和剂局方》，本方原治外伤瘀血作痛，后用治妇人诸疾，今多作补血调血之基础方。组成：白芍10g，当归10g，熟地15g，川芎6g。本方阴柔辛甘相伍，补血配活血，动静相伍，补调结合，补血而不滞血，行血而不伤血，四药合用，共成补血调血之功。本方其实是《金匮要略》胶艾汤去阿胶、艾叶、甘草而成。

应用　在妇科中常用于治疗营血虚滞之月经不调、痛经、更年期综合征、异常子宫出血、复发性流产、先兆流产、产后恶露不下等。若兼气虚者，加人参、黄芪等以补气生血；瘀滞重者，白芍换为赤芍，并加桃仁、红花，以加强活血祛瘀之力；血虚有寒者，加肉桂、炮姜、吴茱萸等以温通血脉；血虚有热者，加黄芩、牡丹皮，熟地换为生地，以清热凉血。

现代研究 四物汤对不明原因复发性流产患者子宫动脉血流具有改善作用；还可以治疗多种因素导致的月经不调和更年期功能失调性子宫出血，药物不良反应少。

圣 愈 汤

圣愈汤源自清代吴谦《医宗金鉴》。组成：熟地 20g，白芍 15g，川芎 8g，人参 20g，当归 15g，黄芪 18g。本方由补血经方四物汤加大补元气的人参、黄芪组成，在养血活血的基础上，助以益气摄血之药，使气旺则血自生，血旺则气有所附，有补气养血、摄血止血之功。

应用 该方在妇科中常用于治疗气血虚弱、气不摄血之月经病、妊娠病、产后病，如月经先期、月经后期、经期延长、经量过少、崩漏等，胎动不安、产后身痛、产后汗证等。以气血双亏为审证要点。主要表现为神疲乏力，气短懒言，面色萎黄，口唇爪甲色淡，舌淡苔白，脉虚细无力同时兼见经、胎、产诸病证候。血虚有寒者，加肉桂、炮姜、吴茱萸以温通血脉。血虚有热者加黄芩、牡丹皮，熟地易为生地，以清热凉血。血瘀者，加桃仁、红花，白芍易为赤芍，以助活血之功效。配伍杜仲、续断可增强补肾壮腰之功，加砂仁兼可行气安胎，有益气、养血、安胎之功，用于治疗妊娠伤胎、腹痛下血者。除了妇科诸病，本方去白芍，加生地凉血止血，加金银花清热解毒疗疮，可治疮疡脓水出多，或金刀疮血出多，不安，不得眠，五心烦热等症。

现代研究 圣愈汤加减方可以提高成熟卵泡数目，改善子宫内膜厚度及提高宫颈黏液评分，有利于受精卵着床，提高促排卵治疗的临床疗效。圣愈汤及其拆方还可调控血虚小鼠血液中的促红细胞生成素（EPO）和 IL-6 水平，促进骨髓细胞粒细胞-巨噬细胞集落刺激因子（GM-CSF）蛋白表达，改善血虚小鼠贫血状况，促进造血功能修复。

归 肾 丸

归肾丸源自明代张介宾《景岳全书》，组成：熟地 250g，山药 120g，山茱萸肉 120g，茯苓 120g，当归 90g，枸杞 120g，杜仲 120g，菟丝子 120g。先将熟地熬成膏，余药共为细末。炼蜜同熟地膏为丸，如梧桐子大。每服 100 余丸，空腹时用滚水或淡盐汤送下。方由六味地黄丸去泽泻、牡丹皮，加当归、枸杞、杜仲、菟丝子组成。全方以滋阴为主，兼补肾阳，佐以养血调经，共奏滋阴补肾、益精养血之功。

应用 该方在妇科中常用于治疗精衰血少、真阴不足之经、带、产诸病，以精衰血少、真阴不足为审证要点，主要表现为腰酸腿软，面容憔悴，头晕耳鸣，舌暗苔白，脉虚细无力等。阴损及阳，肾阳亏虚者，可配伍淫羊藿、巴戟天、鹿角霜等温补肾阳，促进卵泡发育。肾虚血瘀者，可加丹参、鸡血藤、茺蔚子等行气活血。肾阴虚者，可加女贞子、墨旱莲加强滋补肾阴之功。脾气虚者，可加党参、黄芪、砂仁补脾气，健脾运中；肾虚肝郁者，可加郁金、柴胡、香附疏肝理气，共奏肾、肝、脾三脏综合调理之功。若有阴虚火旺者，可去杜仲、菟丝子，加知母、牡丹皮，清热降火，治疗骨蒸潮热之证。

现代研究 归肾丸可增加子宫内膜偏薄不孕患者的子宫内膜厚度和卵泡直径，还可提高其黄体期的血清雌二醇（E_2）和孕酮（P）的水平。归肾丸加减方——新加归肾丸，可以有效调节 PCOS 大鼠体内的性激素水平，抑制胰岛素抵抗和 VEGF 的表达，促进卵泡的发育成熟。

定 经 汤

定经汤源自清代傅山《傅青主女科》。组成：菟丝子 30g，白芍 30g，当归 30g，大熟地 15g，山药 15g，白茯苓 9g，荆芥穗 6g，柴胡 15g。组方集疏肝肾之气、补肝肾之精药物，非直接利水、通经，肝肾之气疏而精通，肝肾之精旺而水利，不治之治，正妙于治也。本方有疏肝补肾、养血调经之功。

应用 在妇科中常用于治疗肾虚肝郁引起的月经病、妇科杂病等，诸如月经不规律、经量过多或过少、腰膝酸软、经前乳房胀痛、心急易怒等症；也可用于高催乳素血症、不孕、先兆流产、痛经、子宫肌瘤、多囊卵巢综合征等疾病的治疗。以肾虚肝郁为审证要点，主要表现为胸闷不舒，急躁易怒，脉弦，同时兼见经、胎、产诸病证候。常常配伍何首乌、白术、川楝子等，加强疏肝补肾之功，可有效地调节机体的内分泌功能，增加其子宫、卵巢的血液供应，进而起到调节月经周期的作用。配合中药穴位敷贴，共调肾中阴阳和脏腑气血，可改善绝经前后诸证。若有外感者宜加苏叶，有内伤者加神曲，有因肉食积滞者再加山楂肉，临证须酌用之。

现代研究 定经汤可通过降低血清抗米勒管激素（AMH）水平治疗肝郁肾虚型非高雄型多囊卵巢综合征；也可调节垂体-肾上腺轴生物分子，有效地提高血清中 E_2、P、LH、NO、GnRH、NOS、雌激素受体（ER）、孕激素受体（PR）等水平，降低 FSH、ACTH、CORT、β-内啡肽（β-EP）、IL-1、促肾上腺皮质激素释放激素（CRH）等水平。

少腹逐瘀汤

少腹逐瘀汤源自清代王清任《医林改错》。组成：小茴香 1.5g，干姜 3g，延胡索 3g，没药 6g，当归 9g，川芎 6g，官桂 3g，赤芍 6g，蒲黄 9g，五灵脂 6g。本方为活血化瘀名方五逐汤之一，由血府逐瘀汤去枳壳、桔梗、牛膝，伍以温通下焦肝肾的小茴香、官桂、干姜而成，使气行血活，气血活畅，故兼具活血祛瘀、温经止痛之功。与血府逐瘀汤相比，少腹逐瘀汤温经止痛作用较强，血府逐瘀汤主治胸中瘀阻之证，而本方主治血瘀少腹之积块，或痛而无积块。

应用 在妇科领域中，本方适用于少腹寒凝血瘀之证。对寒凝血瘀型不孕、痛经、子宫内膜异位症、盆腔炎慢性后遗症、子宫肌瘤等疾病效果良好。寒凝甚者，可加用艾叶、吴茱萸以加强温经散寒之功；血瘀甚者，可加用桃仁、红花以助活血之功；气虚甚者，可加黄芪、党参，气行则血活；血虚甚者，可配伍熟地、阿胶滋阴养血；肝肾亏损者，可配伍枸杞子、女贞子滋补肝肾；本方配伍车前子、金钱草还可行气活血、化瘀排石，治疗气化不利、瘀滞肾络型尿石症。

现代研究 少腹逐瘀汤加减治疗能够显著减小子宫腺肌症痛经患者的子宫体积，改善症状；还可有效缓解大鼠原发性痛经，降低痛经大鼠子宫收缩强度，其机制可能与降低痛

经大鼠的血清 PGE_2 含量及血小板黏附性有关。

血府逐瘀汤

血府逐瘀汤出自清代王清任编撰的《医林改错》，与通窍活血汤、膈下逐瘀汤、少腹逐瘀汤和身痛逐瘀汤合称五逐汤。组成：桃仁 12g，红花 9g，当归 9g，生地 9g，牛膝 9g，川芎 5g，桔梗 5g，赤芍 6g，枳壳 6g，甘草 3g，柴胡 3g。本方为桃红四物汤与四逆散之主要配伍，加下行之牛膝和上行之桔梗而成，活血与疏肝行气相伍，祛瘀与养血同施，升降兼顾，既能升达清阳，又可降泄下行，使气血调和，有活血化瘀、行气止痛之功。

应用　本方为清代王清任所创制的活血化瘀之名方，是行气活血的代表方剂，主治胸中血瘀诸症，以胸痛，痛有定处，舌暗红或有瘀斑，脉涩或弦紧为证治要点。因其配伍特点和活血理气之功效，被作为化瘀基本方使用，在妇科诸病门中应用颇广，临床常用于治疗月经病、产后病、杂病之血瘀型。以本方配伍炙黄芪、炒白术、莲房炭、升麻炭，共奏理气而不伤阴，活血养血，祛瘀生新，益气摄血之功，可使功血疾病向愈；子宫内膜异位症痛经患者予本方随证加减，可有效改善盆腔血液循环，缓解临床症状，如气滞血瘀患者配伍五灵脂、川楝子、蒲黄；寒凝血瘀者加细辛、附子；热郁血瘀者加红藤、败酱草；气虚血瘀者加木香、黄芪、党参；此外，有报道以本方联合米非司酮治疗中老年子宫肌瘤，联合他莫昔芬治疗卵巢囊肿，联合人绒毛膜促性腺激素肌内注射诱发成熟卵泡排卵等，效果理想。

现代研究　血府逐瘀汤中行气药与活血药的配伍具有协同作用，能改善微循环及血液流变性，且方中的行气药对红细胞变形能力有明显的增强作用，活血化瘀功效增强。实验结果表明，血府逐瘀汤加减方有增强红细胞变形能力、缩短红细胞电泳时间、降低血液黏度、抑制血小板聚集作用，有利于血瘀证之血液"浓、黏、聚"状态的改善，是其活血化瘀作用的药理基础，这对该方的临床应用，尤其是妇科方面的应用有一定指导意义。

膈下逐瘀汤

膈下逐瘀汤出自清代王清任《医林改错》，为活血化瘀名方五逐汤之一。组成：五灵脂 6g，当归 9g，川芎 9g，桃仁 9g，牡丹皮、赤芍、乌药各 6g，延胡索 3g，甘草 9g，香附 5g，红花 9g，枳壳 5g。与血府逐瘀汤相比，本方配有香附、乌药、枳壳等疏肝行气止痛之药，故行气止痛作用较大，全方以逐瘀活血和行气药物居多，养血活血药与逐瘀药同用，可使瘀血祛而不伤阴血，配伍行气药使气帅血行，更好地发挥其活血逐瘀、破癥消结之力，具有活血祛瘀、行气止痛之效。与血府逐瘀汤相比，本方活血祛瘀之品较多，逐瘀之力较强，止痛之功更好。

应用　本方在妇科疾病的治疗中应用广泛，适用于妇产科诸病血瘀型之中等程度证型，如痛经、盆腔炎、子宫内膜异位症、多囊卵巢综合征、盆腔炎后遗症、闭经、子宫肌瘤、子宫腺肌病、卵巢囊肿、功能失调性子宫出血（功血）、产后恶露不绝、不孕等多种妇科疾病。本方配伍熟地、山药、枸杞子、山茱萸，取其滋阴补肾、填精益髓之效，用于肾虚血瘀型卵巢静脉综合征患者，可有效解除血管痉挛，降低血管通透性，改善微循环。

现代研究　膈下逐瘀汤能够缓解疼痛，显著改善气滞血瘀型子宫内膜异位症患者痛经症状，有效调节机体血清激素的水平。本方联合针刺疗法能够改善血液高凝状态及毛细血管形态，降低血液黏度、纤维蛋白原及血小板黏附率，从而促进血液运行，有效提高血瘀型输卵管炎性不孕患者的妊娠率。

补阳还五汤

补阳还五汤源自清代王清任《医林改错》。组成：生黄芪 60g，当归尾 6g，赤芍 6g，地龙 3g，川芎 3g，桃仁 3g，红花 3g。由桃红四物汤去生地、白芍，加地龙、黄芪而成。本方重用生黄芪，使气旺以促血行，配伍当归尾活血通络。全方重用补气，佐以活血，气旺血行，补而不滞，兼具补气活血、祛瘀通络之效，是治疗中风后遗症半身不遂的常用方。

应用　在妇科领域，该方适用于气血不足，瘀血阻络的经、胎、产、杂诸病。补阳还五汤加减化裁，以止血之药蒲黄炭合活血药，用杜仲调固冲任二脉，加党参以助补气，用桂枝意在温通祛寒凝，共奏补气祛瘀、温经止痛之效，治疗女性崩漏、痛经，疗效显著。以本方配伍川续断补肾，桂枝、独活疏风活络止痛；配白芍、炙甘草缓急止痛；加益母草活血化瘀；加防风祛风散寒，诸药合用，相辅相成，相得益彰，内服、外敷治疗产后身痛效果良好。

现代研究　补阳还五汤加减治疗妇科术后康复、疲劳综合征疗效显著，可有效改善疲劳症状；治疗继发性子宫闭经疗效确切；另外还能够促使妇科恶性肿瘤患者术后血小板计数及凝血酶原时间恢复正常，使升高的血浆 D-二聚体明显下降，且对全血黏度影响不大，是预防妇科恶性肿瘤术后下肢深静脉血栓形成安全、有效的方法。

补肾益气活血方
（自拟，又名健胎液）

组成：桑寄生 18g，黄芪 14g，丹参 9g，当归 9g，川芎 9g。补肾益气活血方中重用桑寄生补益肝肾、养血安胎，为君药；黄芪益气补虚、健脾益胃，为臣药；当归补血活血、调经止痛，川芎行气活血，丹参活血化瘀，三药共为佐使药。全方共奏补肾、益气、养血、活血之功效。

应用　黄光英教授在多年的临床中发现，不孕症患者多表现为肾虚气虚血瘀，遂将补肾、益气、活血三种治疗法则联合应用于不孕患者从胚胎着床到胎儿发育过程中多种异常的治疗，包括胚胎着床障碍、反复胚胎移植失败、胎漏、胎动不安、滑胎、胎儿生长受限（FGR）等，均取得了较好的临床疗效，系统论证了祖国医学"肾主生殖"和"气能载胎、血能养胎"理论的科学意义。

本方主要用于治疗胎儿生长受限、胚胎反复着床失败、先兆流产、复发性流产、早发性卵巢功能不全、不孕、功能失调性子宫出血等属肾虚血瘀、气血两亏证者。患者多表现为腰膝酸软，头晕耳鸣，神疲肢倦，少气懒言；婚久不孕，月经不调，甚至闭经，或经来量少色暗，有血块，或经行腹痛；舌淡暗，或有瘀点瘀斑，脉沉细涩。因肾中精气不足，故表现为腰膝酸软、头晕耳鸣、婚久不孕、月经量少等；因气虚，故出现神疲肢倦、少气懒言等症状；又因血虚血瘀，患者表现出月经不调，甚至闭经，经来量少色暗，有血块，或经行腹痛等。

　　加减法　肾阳虚者，可加淫羊藿、巴戟天、鹿角霜、杜仲、菟丝子以温肾壮阳；肾阴虚者，可加女贞子、墨旱莲、枸杞、生地以滋补肾阴；脾气虚者，可加党参、白术、茯苓以健脾益气；血虚甚者，可加熟地、白芍、阿胶以补益阴血；肝郁气滞者，可加郁金、柴胡、香附以疏肝解郁、行气导滞；阴虚火旺者，加生地、知母、牡丹皮以滋阴泻火。

　　使用本方需注意，若患者经量较多，或先兆流产出血较多时，该方中活血化瘀药物应根据病情变化及时加减或调整剂量。

　　临床研究显示，补肾益气活血方治疗多次体外受精胚胎移植术（IVF-ET）失败患者的临床有效率为 17.4%，常规配合 IVF-ET 的临床有效率为 45.5%，高于对照组（36%）。补肾益气活血方治疗 FGR 的临床有效率为 83.3%，高于氨基酸组（64.0%），母体的宫高、腹围、体重增长速度均较正常组快，新生儿体重明显增加。补肾益气活血方可提高孕妇雌三醇（E_3）和人胎盘催乳素（hPL）水平，改善胎盘血流灌注，提高新生儿脐血 NO_2^-/NO_3^- 水平，增加新生儿脐静脉血浆游离氨基酸浓度，这些均有助于防治 FGR。

　　实验研究　补肾益气活血方可提高胚胎着床障碍小鼠的胚胎着床率及着床胚胎数，其机制包括以下几个方面：①促进子宫内膜血管增生，改善小鼠子宫内膜形态结构；②促进子宫内膜 ER、PR 表达；③调节小鼠子宫内膜 Muc-1 及整合素的表达；④促进子宫内膜白细胞抑制因子（LIF）、VEGF 及其受体的表达，抑制子宫内膜 IL-1β 及其受体的表达。此外，补肾益气活血方可以提高各天数胎鼠体重和胎盘重量，从而防治 FGR，实验研究发现其作用机制包括：①通过保持胎盘结构的完整性及血管的分布、保护红细胞结构和功能以及协调血管活性物质（NO、VEGF、Ang-1、Tie-2、Ang-2）来改善胎盘微循环；②调节生长相关基因（IGF-1、IGFBPs）和能量相关基因（GLUT1、GLUT3）的表达；③调控 Ap-1（C-Fos/C-Jun）和 MAPK 信号通路，降低细胞内游离 Ca^{2+} 浓度。

　　总之，黄光英教授在补肾、益气、活血治疗法则的指导下，结合自己多年临床经验，自拟补肾益气活血方，在临床上取得了非常好的疗效，在科学研究方面也取得了很好的成绩。相关科研和临床研究成果，即"补肾益气活血法改善子宫内膜微环境和改进胎儿生长的应用与基础研究"获得 2006 年中国中西医结合科学技术奖一等奖。

<h2 style="text-align:center">补肾促排卵方</h2>
（黄光英经验方）

　　方药组成：熟地 20g，菟丝子 20g，当归 20g，白芍 20g，川芎 10g，醋香附 10g，山茱萸 10g，肉桂 6g，紫石英 10g，巴戟天 15g，续断 15g，甘草 10g。本方滋补肝肾、阳中求阴、补通并行，促进卵泡发育。

　　应用　黄光英教授认为卵泡发育障碍患者多以肾虚为主，肾虚的同时兼有血瘀、肝郁或者痰湿，治疗当以补肾、疏肝、活血三大法，补肾为本，疏肝理气、活血化瘀为标，对于有痰湿者还要化痰湿治疗。对于月经不调患者采用中医周期疗法，按照月经周期分为四期：经后期、经间期、经前期和行经期，按照各阶段特点分期用药。经间期为重阴转化期，阴精充足，由阴转阳，此时冲任气血旺盛，补肾填精的同时应促进阴阳转化，并疏通冲任气血，促进卵泡排出。

　　"经水出诸肾"，月经病皆与肾虚相关，熟地滋阴补肾、填精益髓，山茱萸益精补肝肾，与四物汤养血滋阴共奏育精之功；菟丝子、紫石英、巴戟天、续断补肾阳，阳中求阴，则阴得阳升而泉源不竭，与滋阴养血药共同促进卵泡发育，经间期重用补肾阳药肉桂，还能促进重阴转阳，促使卵泡排出。月经病患者或忧心月经不调，或困扰于不孕，多兼夹肝郁影响冲任通调，香附疏肝解郁，白芍柔肝养阴，两药疏肝、养阴、理气；另外香附行气开郁，为气中之血药，川芎辛温香燥，走而不守，既能行散又入血分，为血中之气药，两者配伍开气血之瘀滞；疏肝行气与活血药并用助调理冲任，助卵排出。

本方具有补肾、调经、助孕之功。适用于卵泡发育障碍的月经不调、不孕患者。

加减法　瘀血较重者，加丹参、桃仁、莪术活血破血，促进排卵；痰湿阻滞者，加苍术、石菖蒲、皂角刺；脾虚者，加黄芪、党参、白术；肝气郁结者，加柴胡、郁金、麸炒枳壳。

滋肾养肝汤
（黄光英经验方）

方药组成：熟地 20g，山茱萸 10g，山药 10g，当归 20g，白芍 20g，枸杞子 15g，桑寄生 15g，甘草 10g。本方滋养肝肾、精血双补。

应用　黄教授认为"女子以血为本"，女子特殊的经、孕、产、乳的生理功能及病理变化都离不开血，均与血的充盈与否密切相关，气血旺盛流畅则任通冲盛，下注胞宫，月经按期来潮，故女子以血为本，气血充盈调畅，则经、胎、产、乳功能正常；阴血匮乏，气血失调，则可导致各种妇科疾病。"经水不调，病多在肾"，肾的重要性表现在肾藏精主生殖，肾精能产生肾气，肾气的盛衰主宰天癸的至与竭；天癸影响人体生长、发育和生殖，也是产生月经的主要环节之一。精能生血，血能化精，精血同源而互相滋生，成为月经的基础物质。

本方由四物汤去川芎辛燥走窜之品，以补血养血为要。血的化生，有赖于肾中精气的气化；肾中精气的充盛，也有赖于血液的滋养。因此补血的同时重用熟地，滋阴补肾，填精益髓；配伍山茱萸、枸杞子、桑寄生滋补肝肾，山药补益脾阴，亦能固精；甘草补益脾气又能调和诸药；诸药共奏滋养肝肾、精血双补之功。

该方适用于精血亏损、月经不调、更年期综合征患者。症见眩晕耳鸣，腰膝酸软，性功能减退，女子"天癸"早竭，过早衰老，神疲健忘，夜尿清长，面白无华或萎黄，口唇色淡，头晕目眩，心悸失眠，手足发麻，舌淡苔少，脉沉细等多种症状。

加减法　肾阳虚畏寒明显者，加鹿茸、淫羊藿、巴戟天补肾阳；虚烦少寐者，加酸枣仁、首乌藤养血安神；若小便清长，夜尿多者，加益智仁、桑螵蛸缩小便；若经色暗，有血块，加川芎、桃仁补肾活血；若五心烦热，潮热盗汗者，加地骨皮、牡丹皮、知母滋阴清热。

温肾健脾汤
（黄光英经验方）

方药组成：熟地 20g，山茱萸 10g，山药 10g，当归 20g，党参 20g，白术 10g，陈皮 10g，黄芪 20g，炙甘草 10g。本方可补（温）肾健脾、先天后天同调。

应用　黄教授认为月经病或者不孕皆因"肾虚"而起，应从肾论治，注重补肾，同时兼顾补脾胃使血生化有源而充盈。肾在月经产生中起主导作用，肾为先天之本，主藏精，而精又能产生肾气，肾气的盛衰主宰天癸的至与竭，天癸是影响生殖的重要物质，也是月经产生的主要环节之一。"女子七岁，肾气盛，齿更发长；二七而天癸至，任脉通，太冲脉盛，月事以时下，故有子……七七，任脉虚，太冲脉衰少，天癸竭，地道不通，故形坏而无子"。天癸，任脉通畅，太冲脉盛皆与肾密切相关，肾的功能正常，其他脏腑无病则子宫有规律、周期性出血，经常不变，信而有期。肾精化气生血，先天之精，是后天之精的根本，先天之精又赖后天之精不断滋生。精化气，气生精，精生血，精血同源，相互资生，以维持整个生理活动。肾为先天之本，脾为后天之本，肾濡养脾而脾则濡润肾，所以两者之间是密不可分的，肾、脾是气血生化之源，月经少、痛经、闭经、月经不调都是肾脾不调所致。

本方由补肾药和补脾药组成，由六味地黄丸和补中益气汤加减而成。取六味地黄丸中"三补"：重用熟地，滋阴补肾，填精益髓，山茱萸补养肝肾，并能涩精，山药补益脾阴，亦能固精，三药相配，滋养肝脾肾，但熟地的用量是山茱萸与山药两味之和，故以补肾阴为主，补其不足以治本。因脾肾两虚明显，去掉六味地黄丸中的"三泻"药。补中益气汤是治疗中气下陷的代表方，本证尚为脾虚，还未发展为中气下陷，因此本方中取黄芪味甘微温，入脾肺经，补中益气；因脾虚还不至升举无力，以党参替代人参，配伍炙甘草、白术，补气健脾；当归养血和营，协党参、黄芪补气养血；陈皮理气和胃，使诸药补而不滞；去掉升麻和柴胡升阳举陷。

该方具有补（温）肾健脾、补中有行、补而不滞之功。适用于脾肾两虚之月经不调、不孕患者。本方主要用于治疗月经不调、异常子宫出血和不孕证属脾肾两虚型。患者多表现为月经紊乱：月经先期、月经后期、月经先后不定期、经间期出血、月经过多、月经过少、经期延长或不孕，伴腰膝酸软，头晕耳鸣，神疲乏力，倦怠懒言，或食少纳呆，腹胀，便溏，舌淡苔薄白，脉细。因肾中精气不足，故表现为腰膝酸软、头晕耳鸣、月经紊乱、久婚不孕等；脾虚无力运化，气血生化不足，故出现神疲乏力，倦怠懒言，或食少纳呆、腹胀、便溏等症状。

加减法　若经血量多，加覆盆子、仙鹤草益肾涩精止血；若因肝郁出现抑郁、乳房胀痛，加柴胡、香附、郁金疏肝理气；若舌暗，痛经，经血暗而有块，加桃仁、红花、川芎活血化瘀；心悸失眠，加酸枣仁、首乌藤、远志养心安神。

养肝宁心汤
（黄光英经验方）

方药组成：酸枣仁20g，知母10g，茯苓10g，川芎20g，黄连10g，肉桂10g，枸杞子15g，山茱萸10g，莲子心10g。本方具有养血（肝）柔肝、宁心、安神之功。

应用　黄教授认为失眠是女性最易出现的症状，肝血虚心神失养和心肾不交是最常见病因，治疗予养血柔肝，宁心安神。肾精亏虚、精血不足，或脾胃虚弱化源不足均可导致肝血亏虚。肝、心为子母之脏，肝血不足，母令子虚，心失所养。古籍载"精血同源"，肾藏精，肝藏血，肝血依赖肾精的滋养，肾精又依赖肝血的不断补充，精血两者同源互化，肾精亏虚可致血虚，血虚也可以引起肾虚。肾虚不能上制心火，则心肾不交，出现失眠，心悸，心烦不宁。肾为水火之宅，内藏元阴元阳，阴损及阳或者阳损及阴，可出现阴阳两虚；心肾不交可因肾阴虚、心火旺盛所致，也可由肾阳虚引起心火旺盛，出现心悸、失眠、烦躁。围绝经期女性肾衰、天癸竭，水不涵木，则导致阴虚火旺，肝火旺而出现烦躁易怒、烘热汗出等症状；肾虚不能制心火，也易出现心肾不交。因此围绝经期前后诸症最易出现的症状就是失眠、心悸。

本方由酸枣仁汤合交泰丸加补肝肾养心药组成。方中重用酸枣仁，入心肝经，养血补肝，宁心安神。茯苓宁心安神；知母苦寒质润，滋阴润燥，清热除烦，以助安神除烦之功。佐以川芎之辛散，调肝血而疏肝气，与大量酸枣仁相伍，辛散与酸收并用，补血与行血结合，具有养血调肝的作用。肾水上承必须有赖肾中命门之火的蒸动，命火不足，不能鼓舞肾水上交于心，心火上亢致心肾不交，泻心火，助肾阳，交泰丸中肉桂温补下元以扶不足之肾阳，黄连清心泻火以制偏亢之心阳，两药相合，相辅相成，以交通心肾，为其配伍特点。黄连苦寒，入心经，降心火，不使其炎上；肉桂辛热，入少阴肾经，暖水脏，不使其润下；寒热并用，如此可得水火既济。莲子心益肾固精、养心安神，枸杞子和山茱萸补益肝肾阴虚。

本方适用于心肝血虚、肝郁、心神不宁的月经紊乱、更年期综合征患者。症见心烦失眠，心悸不安，头目眩晕，咽干口燥，舌红，脉弦细。

加减法　若阴虚明显者加生地、玄参、熟地滋阴补肾，减少肉桂用量；不寐较重者，加五味子、柏子仁养心宁神，合欢皮、龙骨、牡蛎镇静安神；脘闷纳呆者加半夏、陈皮、厚朴行气化痰。

加味定经汤
（黄光英经验方）

方药组成：黄芪 20g，白术 10g，茯苓 10g，山药 20g，菟丝子 20g，熟地 20g，当归 15g，白芍 15g，柴胡 10g，荆芥 10g，山茱萸 10g，丹参 10g。本方可健脾疏肝、补肾调经。本方是在定经汤基础上加入黄芪、白术、山茱萸、丹参而成的。

应用　"经水出诸肾"，月经病与肾相关，方中菟丝子平补肝肾，益精血，熟地补血养阴益精，与菟丝子共奏补肝肾精血之效，精血充足则肾精充盛，从而调控冲任胞宫，使蓄溢有度。山茱萸补益肝肾，收敛固涩，当归补血、活血调经，补中有活，与山茱萸一活一敛，相辅相成。妇人之疾，郁证居多，肝郁是导致妇科疾病的重要因素，柴胡疏肝解郁，调节全身气机，肝气条达则血液疏泄有度，各行其位；荆芥则可佐柴胡调畅气机，还为血分的引经药，引血归经。肝病传脾，或者本身脾虚，黄芪、白术健脾益气，茯苓健脾利水、山药平补脾肾，两者补脾、健脾，先安未受邪之地，所谓脾胃为后天之本，用于此处可防止诸多补益药滋腻碍胃，亦可在应用活血化瘀之品时顾护脾胃；丹参功同四物，能祛瘀生新、活血调经，防止脾肾亏虚、肝郁气滞引起的瘀血。

本方主要用于治疗肝郁、脾虚、肾虚，以脾虚为主的月经不调、子宫内膜息肉、卵巢早衰、不孕及更年期综合征等。

加减法　月经不调者，经后期加用淫羊藿、巴戟天、肉苁蓉以温阳补肾，填精益髓，经前期加用益母草、川牛膝，以活血化瘀，引血下行；若血热月经淋漓不尽、过期不止者，可加三七、地榆炭以凉血止血。兼见血瘀，经色紫暗有块，下腹刺痛，可加川芎、三棱、莪术活血化瘀；兼血热者，加用牡丹皮、焦栀子；内膜息肉加用赤芍、丹参、莪术活血化瘀，牡蛎软坚散结；有面部痤疮者，加用紫草以清热凉血。

<h2 style="text-align:center">桂枝茯苓丸</h2>
（东汉张仲景）

桂枝茯苓丸源自《金匮要略》，本方为缓消癥块法之代表方。组成：桂枝 6g，茯苓 6g，牡丹皮 6g，桃仁 6g，芍药 6g。本方温通活血之中寓凉血养血之法，消补并行，渐消缓散。该方具有活血化瘀、缓消癥块之功。

应用　在妇科中常用于治疗瘀血所致的子宫肌瘤、子宫内膜异位症、盆腔淤血综合征、异常子宫出血、产后恶露不止、痛经、月经不调、卵巢囊肿、附件炎、慢性盆腔炎、输卵管积水、子宫内膜炎等。常常配伍黄芪、党参固气摄血，治疗贫血重者；若肾阳虚，可配伍覆盆子、炒川续断；若腹部坠痛明显，加小茴香、乌药、丹参、枳壳；盆腔包块硬实者，加三棱、莪术、鸡内金，有囊性包块者，加昆布、海藻、生牡蛎、生薏苡仁；兼湿盛者，加苍术、法半夏、车前子。

现代研究　桂枝茯苓丸具有改善血液流变学、抗炎、镇痛、镇静及提高雌激素活性作用，可抑制子宫内膜异位症大鼠的血管生成，其作用机制与抑制 VEGF 和 HIF-1α 的表达有关，还可改善慢性盆腔炎大鼠子宫内膜病变程度。

<h2 style="text-align:center">下瘀血汤</h2>
（东汉张仲景）

下瘀血汤源自《金匮要略》，本方为产后瘀血腹痛的常用方。组成：大黄 9g，桃仁 9g，䗪虫 9g。该方加蜂蜜为丸，破血下瘀之中兼有润燥缓急之功，共奏泻热逐瘀之效。

应用　在妇科中常用于治疗血瘀所致的产后恶露不止、产后腹痛、月经不调、闭经、痛经、附件炎、盆腔炎、异常子宫出血、异位妊娠等。若血虚，加当归、川芎养血活血；气虚，加人参、黄芪补气安中；寒甚，加炮姜、吴茱萸温中散寒；气滞，加木香、香附。

现代研究　下瘀血汤具有抗纤维化、抗氧化、改善血液流变学，提高机体 TNF-α 水平，增强机体免疫等功能。

<h2 style="text-align:center">桃核承气汤</h2>
（东汉张仲景）

桃核承气汤源自《伤寒论》，本方由调胃承气汤减芒硝之量，加桃仁、桂枝而成，本方为逐瘀泻热法之基础方。组成：桃仁 12g，大黄 12g，桂枝 6g，炙甘草 6g，芒硝 6g。本方以活血祛瘀药配伍泻热攻下药，瘀热同治，并使邪有出路；在大队寒药中配入少量桂枝，既助桃仁等活血之功，又可使全方凉而不遏。

应用　在妇科中常用于治疗瘀热互结所致的急性盆腔炎、胎盘残留、产后恶露不止、附件炎、宫外孕、子宫肌瘤、月经不调、闭经、痛经、子宫内膜异位症等。若用于月经不调瘀滞较甚者，痛经可加延胡索、五灵脂以调经止痛；闭经可加牛膝、当归、川芎以行血通经；恶露不下者，加五灵脂、蒲黄以祛瘀散结。

现代研究　桃核承气汤能够有效改善子宫内膜异位症患者的性激素、血管内皮生长因子水平以及卵巢功能，还可以通过调控 JAK2/STAT1 信号通路、控制负反馈机制以有效改善急性盆腔炎大鼠子宫组织的炎症反应程度。

抵 当 汤

抵当汤源自汉代张仲景《伤寒论》。组成：水蛭 30 个，虻虫 30 个，大黄 48g，桃仁 20 个。方中水蛭治恶血、瘀血，破血瘕积聚，虻虫逐瘀血、破血积、坚痞散癥，两药直入血分破其坚结，更配泻热逐瘀的大黄和润利活血的桃仁，攻逐之力峻猛，是破血逐瘀重剂，非瘀阻实证慎用，年老体虚者慎用，孕妇忌用。

该方在妇科中常用于治疗下焦蓄血之月经病、产后病，诸如月经后期、闭经、痛经、癥瘕、产后包衣不下等疾病。以下焦蓄血为审证要点。主要表现为少腹硬满，或包块，小便自利，喜忘，大便色黑易解，舌瘀暗苔白，脉沉结同时兼见经、胎、产诸病证候。因其药效峻烈，久病体虚者可配伍人参补气防脱防崩。气滞血瘀者可配伍三棱、延胡索、香附行气活血。气虚血瘀者可配伍党参、白术补气活血。寒凝血瘀者可配伍小茴香、乌药、干姜温通血脉。热灼血瘀者可配伍牡丹皮、败酱草、半枝莲清热凉血。除了治疗妇科疾病，其也常常配伍黄芪、丹参、茯苓等益气健脾之药来治疗糖尿病肾病；也可配伍党参、黄芪、茯苓、当归等益气健脾活血之药治疗老年痴呆。

现代研究　抵当汤可以改善大鼠子宫微循环，延长小鼠热刺激痛阈，还能改善血瘀证模型大鼠体征，使舌质、眼球颜色好转，毛发光泽度增加；明显降低血瘀证大鼠的全血黏度、血浆黏度、血细胞比容、全血还原黏度；改善血液流变学状态，从而纠正血液凝聚、黏度增加这一病理状态。

鳖 甲 煎 丸
（东汉张仲景）

鳖甲煎丸源自东汉张仲景《金匮要略·疟病脉证并治》。全方 23 味中药，组成：鳖甲胶 18g，阿胶 30g，蜂房（炒）40g，鼠妇虫 30g，土鳖虫（炒）50g，蜣螂 60g，硝石（精制）120g，柴胡 60g，黄芩 30g，半夏（制）10g，党参 10g，干姜 30g，厚朴（姜制）30g，桂枝 30g，白芍（炒）50g，射干 30g，桃仁 20g，牡丹皮 50g，大黄 30g，凌霄花 30g，葶苈子 10g，石韦 30g，瞿麦 20g。方中鳖甲为主药，能够化瘀消积，祛除寒热；佐以大黄、牡丹皮、桃仁、芍药、赤硝、凌霄花能够祛瘀通滞；配以鼠妇、蜣螂、䗪虫、蜂房消积破坚；瞿麦、石韦利水祛湿；柴胡、桂枝、厚朴、干姜、黄芩疏理气机，调寒热；半夏、射干、葶苈子祛痰散结；人参、阿胶、白芍补养气血，使该方攻邪而不伤正。另加灶中灰消除痰积；清酒活血通经，引药归经。该方药味颇多，但组方严谨，配伍得当，具备了气血同治、寒热并用、升降结合、软坚散结、攻补兼施的特点，已成功地转化为现代中成药制剂，且应用广泛。

应用　因其气血同治、攻补兼施的特点，鳖甲煎丸对本虚标实、痰瘀互结的痞块、癥瘕均有良好的疗效。在妇科中常用于子宫肌瘤、乳腺增生、卵巢囊肿等疾病的治疗，本方可配伍海藻、贝母、昆布、玄参、芒硝等软坚散结之品，加强消积散结之功，加用红花、桃仁、茜草等加强活血祛瘀之功，治疗癥瘕积聚血瘀之证。

现代研究　鳖甲煎丸对诸如肝纤维化、肝硬化、非酒精性脂肪性肝病、肝血管瘤、肝癌、子宫肌瘤、乳腺增生等多种疾病确有疗效。方中鳖甲、白芍、大黄、桃仁、柴胡等均有降低肝脏转氨酶、纠正白球蛋白比例及抑制纤维组织增生的功能；大黄、半夏、蜂房、土鳖虫、鳖甲、瞿麦、蜣螂等具有护肝抗癌效果，从而治疗肝脏恶性肿瘤。

大黄牡丹汤

大黄牡丹汤出自张仲景所著《金匮要略》。组成：大黄 18g，牡丹皮 9g，桃仁 12g，冬瓜仁 30g，芒硝 9g。全方重用大黄、芒硝开大肠之结，桃仁、牡丹皮下将败之血，攻下邪热与逐瘀并用，有破瘀逐血、泄热消肿之功。本方主治肠痈初起，湿热瘀滞证，若热毒较重者，加蒲公英、金银花、紫花地丁、败酱草以加强清热解毒之力；血瘀较重者，加赤芍、乳香、没药以活血化瘀。

应用　在妇科疾病方面，本方宜用于实热之证，不宜用于虚寒之证，取其荡涤实热，宣通壅滞之功，配以清热解毒、活血化瘀、行气导滞之法治疗子宫肌瘤、急性盆腔炎、卵巢囊肿等多种病证。临床研究显示，大黄牡丹汤（颗粒）用于慢性盆腔炎（湿热瘀结证）可以明显改善下腹胀痛或刺痛、腰骶疼痛、带下量多、色黄、质稠等症状和子宫、附件区压痛等局部体征，临床使用安全有效。根据其方义辨证随证化裁，还可治疗产后发热、带下和阴疮等，疗效满意。

现代研究　大黄牡丹汤具有增加盆腔血运、增强吞噬细胞活性、提高抗渗出能力及抗病原微生物的作用，有利于改善盆腔血液循环，抑制细菌生长繁殖，从而达到治疗盆腔炎的目的。

（陈　琛　黄晓桃　龚　萍）

第四节　补肾益气活血之药

黄光英教授及团队在运用补肾、益气、活血等药物治疗妇产科疾病的临床实践过程中，形成自己独特的选方用药规律。

肾藏精，主生殖。肾藏精的功能决定了子宫的正常生理功能和胚胎的质量，并且肾精、肾气可以促进人体的生长发育和生殖功能成熟，肾阴肾阳充足协调才足以完成"冲为血海，任主胞胎"之功能。补肾常用中药如地黄、女贞子、墨旱莲、山茱萸、桑寄生、桑椹、菟丝子、杜仲、淫羊藿、续断、鹿角胶、补骨脂、肉苁蓉、锁阳、肉桂、附子、吴茱萸等。临证可根据患者阴、阳、气、精的虚损及虚损程度不同，辨证后分别予以培补肾阴、肾阳、肾气、肾精，甄选恰当药物及剂量进行治疗。

脾为后天之本、气血生化之源，女子以血为用，只有脾胃功能正常，才能将水谷精微化生为气血以补充先天之精，血脉畅通、精血充足，则月经适时以下，胞宫易于受物、种子。脾肾相互为用，共司调畅气血、滋养胞宫之用，参与女性生殖的各方面。补气健脾常用中药如黄芪、白术、党参、山药、茯苓、陈皮、生姜、甘草等，临证常与上述补肾药物配伍，相得益彰。

女子以血为先天，若情志内伤、气机不畅，则血随气结；或经期、产后瘀血未净；或者寒、热、湿邪聚于胞宫；以及房事不节、外伤等均可致冲任瘀阻，胞脉不通。且久病入血，妇女经历经、孕、产、乳之后，气虚血瘀在所难免，临证常根据瘀滞程度的不同分别选择和血、活血或破血药物，所谓旧血不去，新血不生，用此则补肾、益气、健脾之功方得其所。补肾、益气、活血临证常三者同用，则临床往往效如桴鼓，功彰力显。活血常用中药如当归、川芎、芍药、牡丹皮、丹参、牛膝、三棱、莪术、血竭、桃仁、红花、三七、蒲黄（蒲黄炭）、五灵脂、益母草、仙鹤草等。

一、补肾常用代表性中药

补肾常用代表性中药如地黄、女贞子、墨旱莲、山茱萸、桑寄生、桑椹、菟丝子、杜仲、淫羊藿、续断、鹿角胶、肉苁蓉、补骨脂、锁阳、肉桂、附子、吴茱萸等。

地　黄

地黄为玄参科植物地黄 *Rehmannia glutinosa* Libosch. 的块根。味甘，性微温。归肝、肾经。具有补血养阴、填精益髓之功效。本品性质黏腻，有碍消化，凡气滞痰多、脘腹胀痛、食少便溏者忌服，重用久用宜与陈皮、砂仁同用，以免黏腻碍胃。

《本草汇言》："生地，为补肾要药，益阴上品，故凉血补血有功，血得补，则筋受荣，肾得之而骨强力壮。又治胎产劳伤，皆血之愆，血得其养，则胎产获安。又肾开窍于二阴，而血主濡之，二便所以润也。"《本草新编》："生地，凉头面之火，清肺肝之热，热血妄行，或吐血，或衄血，或下血，宜用之为主，而加入荆芥，以归其经，加入三七根末，以止其络。然而此味可多用而不可频用，可暂用而不可久用也。当血之来也，其势甚急，不得已重用生地，以凉血而止血，若血一止，即宜改用温补之剂，不当仍以生地再进也。如日日煎服，久则脾胃大凉，必至泄泻，元气困乏，而血又重来。"

妇产科应用　熟地甘温质润，补肾填精，配伍当归、白芍、川芎组成的四物汤为妇科调经基础方。常用于妇科如下病症：①月经不调。治疗月经不调证属血虚者。②痛经。本品为调经止痛的要药，常配伍香附、延胡索等，治疗痛经、子宫内膜异位症属血虚血瘀者。③闭经。常配伍当归、红花、川芎等，治疗血虚精少经闭者。④崩漏。常配伍阿胶、艾叶、地黄炭、血余炭，治疗异常子宫出血证属血虚者。⑤不孕。常以四物汤加淫羊藿、菟丝子、巴戟天等补肾养血助孕。

女　贞　子

女贞子为木犀科植物女贞 *Ligustrum lucidum* Ait. 的成熟果实。晒干或将果实略熏后晒干或置热水中烫过后晒干。味苦、甘，性平。入肝、肺、肾三经。补肝肾，强腰膝，明目乌发。用于肝肾阴虚、眩晕耳鸣，腰膝酸软，须发早白、目暗不明、内热消渴、骨蒸潮热。

《本经》："主补中，安五脏，养精神，除百疾，久服肥健。"《本草蒙筌》："黑发黑须，强筋强力，多服补血去风。"《本草纲目》："强阴，健腰膝，明目。"《本草经疏》："凉血、益血。"《本草正义》："养阴气，平阴火，解烦热骨蒸，止虚汗，消渴，及淋浊，崩漏，便血，尿血，阴疮，痔漏疼痛。亦清肝火，可以明目止泪。"《本草再新》："养阴益肾，补气疏肝。治腰腿疼，通经和血。"

妇产科应用　女贞子善补肝肾之阴，养阴清热，配伍墨旱莲组成二至丸，为妇科养阴调经基础方。妇科常用于如下病症：①月经不调。治疗月经不调证属肝肾阴虚者。②崩漏。在二至丸的基础上再加入阿胶、艾叶、地黄炭、血余炭，常用于治疗异常子宫出血证属肝肾阴虚者。③不孕症。常在二至丸的基础上再加入淫羊藿、菟丝子、巴戟天等补肾养血助孕。

墨 旱 莲

墨旱莲为菊科植物鳢肠 *Eclipta prostrata* L. 的全草。夏、秋季割取全草，除净泥沙，晒干或阴干。味甘、酸，性凉。归肝、肾经。功效凉血、止血，补肝肾阴。治吐血，咯血，衄血，尿血，便血，血痢，刀伤出血，须发早白，白喉，淋浊，带下，阴部湿痒。

《唐本草》："主血痢。针灸疮发，洪血不可止者敷之；汁涂发眉，生速而繁。"《日华子本草》："排脓，止血，通小肠，敷一切疮。"《滇南本草》："固齿，乌须，洗九种痔疮。"《本草纲目》："乌须发，益肾阴。"

妇产科应用　墨旱莲善于凉血止血兼补肝肾之阴，配伍女贞子组成二至丸，为妇科养阴调经基础方。妇科常用于如下病症：①月经不调。常用于治疗月经不调证属肝肾阴虚内热者，尤其是围绝经期综合征患者。②崩漏。在二至丸的基础上再加入阿胶、艾叶、地黄炭、血余炭，现代常用于治疗异常子宫出血证属肝肾阴虚内热者。③不孕症。常在二至丸的基础上再加入淫羊藿、菟丝子、巴戟天等补肾养血助孕。

山 茱 萸

山茱萸为山茱萸科 *Cornus officinalis* Sieb. et Zucc. 的果实。味酸涩，性微温。归肾、肝经。具有补肝肾、收敛固涩功效。主治腰膝酸痛、眩晕耳鸣、阳痿遗精、月经过多等症。

《本经》："主心下邪气寒热，温中，逐寒湿痹，去三虫。"《别录》："肠胃风邪，寒热疝瘕，头风，风气去来，鼻塞，目黄，耳聋，面疱，温中，下气，出汗，强阴，益精，安五脏，通九窍，止小便利，明目，强力。"《药性论》："治脑骨痛，止月水不定，补肾气；兴阳道，添精髓，疗耳鸣，除面上疮，主能发汗，止老人尿不节。"《日华子本草》："暖腰膝，助水脏，除一切风，逐一切气，破癥结，治酒皶。"《本草求原》："止久泻，心虚发热汗出。"

妇产科应用　山茱萸善于补肾固涩，配伍熟地、山药、牡丹皮、茯苓、泽泻组成六味地黄丸，为妇科补肾调经基础方。妇科常用于如下病症：①月经不调。用于治疗月经不调证属肝肾虚者。②崩漏。在六味地黄丸的基础上加入阿胶、艾叶、地黄炭、血余炭，用于治疗异常子宫出血证属肝肾不足者。③白带异常。治疗脾肾虚白带多。④阴挺、子宫脱垂，在补中益气汤基础上加减。

桑 寄 生

桑寄生为桑寄生科植物桑寄生 *Taxillus chinensis*（DC.）*Danser* 的干燥带叶茎枝。味苦、甘，性平。归肾、肝经。有益肝肾、祛风湿、强筋骨、安胎的功效。

《本经》："主腰痛，小儿背强，痈肿，安胎，充肌肤，坚发、齿，长须眉。"《别录》："主金疮，去痹，女子崩中，内伤不足，产后余疾，下乳汁。"《药性论》："能令胎牢固，主怀妊漏血不止。"《日华子本草》："助筋骨，益血脉。"《滇南本草》："生槐树者，主治大肠下血、肠风带血、痔漏。生桑树者，治筋骨疼痛，走筋络，风寒湿痹。生花椒树者，治脾胃寒冷，呕吐恶心翻胃；又用治梅疮毒，妇人下元虚寒或崩漏。"《本草蒙筌》："散疮疡，追风湿，却背强腰痛。"《生草药性备要》："消热，滋补，追风。养血散热，作茶饮，舒筋活络。"《本草再新》："补气温中，治阴虚，壮阳道，利骨节，通经水，补血和血，安胎定痛。"

妇产科应用　桑寄生善于补肝肾，强筋骨，安胎。妇科常用于如下病症：①胎漏。常配伍杜仲、续断、黄芩、阿胶、艾叶、地黄炭、血余炭等，治疗自发性流产和复发性流产。②崩漏。常用于异常子宫出血证属肝肾不足者。③产后乳汁不下。常配伍路路通、漏芦等。

桑 椹

桑椹为桑科桑属桑 *Morus alba* L.的果实。味甘、酸，性寒。归心、肝、肾经。具有补血滋阴、生津止渴之功效。

《唐本草》："单食主消渴。"《本草拾遗》："利五脏关节通血气捣末蜜和为丸。"《本草衍义》："治热渴生精神及小肠热。"《滇南本草》："益肾脏而固精久服黑发明目。"《本草纲目》："捣汁饮，解酒中毒，酿酒服，桑葚利水气消肿。"《玉楸药解》："治瘰淋瘰疬秃疮。"《本草求真》："除热养阴止泻。"

妇产科应用　桑椹善于养血滋阴。妇科常用于如下病症：①月经不调。常配伍当归、白芍、阿胶等，治疗血虚不足之月经减少，甚或闭经。②崩漏。常用于治疗异常子宫出血证属血虚不足者。③不孕不育。在八珍汤基础上加减治疗。

菟 丝 子

菟丝子为旋花科植物菟丝子 *Cuscuta chinensis* Lam. 的成熟种子。生用或盐炒入药。菟丝子味辛、甘，性平，归肾、肝、脾经。具有补肾益精、养肝明目、固胎止泄之功效。

《本草经疏》："五味之中，惟辛通四气，复兼四味，《本经》曰肾苦燥，急食辛以润之，菟丝子之属是也……为补脾、肾、肝三经要药，主续绝伤、补不足、益气力、肥健者，三经俱实，则绝伤续而不足补矣。脾统血，合肌肉而主四肢，足阳明、太阴之气盛，则力长而肥健。补脾故养肌，益肝肾故强阴，坚筋骨，暖而能补肾中阳气，故主茎中寒精自出，溺有余沥。口苦燥渴者，脾肾虚而生内热，津液因之不足也，二脏得补，则二病自愈。寒血为积者，劳伤则血瘀，阳气乏绝则内寒，血随气行，气弱不能统血以行，久而为积矣。

凡劳伤，皆脾、肾、肝三脏主之，肝脾气旺，则瘀血自行也。"《本草汇言》："菟丝子，补肾养肝，温脾助胃之药也。但补而不峻，温而不燥，故入肾经。虚可以补，实可以利，寒可以温，热可以凉，湿可以燥，燥可以润。非若黄柏、知母，苦寒而不温，有泻肾经之气；非若肉桂、益智，辛热而不凉，有动肾经之燥；非若苁蓉、琐阳，甘咸而滞气，有生肾经之湿者比也。如汉人集《神农本草》称为续绝伤，益气力，明目精，皆由补肾养肝，温理脾胃之征验也。"

　　妇产科应用　本品辛平而润，甘能补虚，为平补阴阳之品，善补肾阳。由此可见菟丝子具有调补肾、肝、脾三脏的作用，具有守而不走的滋养功能，既可补阳，又可益阴，具有温而不燥，补而不滞的特点。因肾为先天之本，内寓元阴与元阳，是人体生殖发育的根源，脏腑功能活动的原动力。因此，菟丝子在妇科领域被广泛运用。在妇科常用于月经不调、不孕症及流产、滑胎等疾病。临床常与黄芪、党参、当归、白芍、桑寄生、杜仲、续断、淫羊藿、阿胶等配伍，治疗脾肾两虚、肝肾不足所致的月经不调、不孕症及流产等疾病，在常用的定经汤、五子衍宗丸、寿胎丸中菟丝子为重要组成成分。

杜　仲

　　杜仲为杜仲科植物杜仲 *Eucommia ulmoides* Oliv. 的树皮。生用或者盐水炒用。味甘，性温。归肾、肝经。具有补肝肾、强筋骨、安胎之功效。阴虚火旺者忌服。

　　《本经》："主腰脊痛，补中益精气，坚筋骨，强志，除阴下痒湿，小便余沥。"《别录》："主脚中酸痛，不欲践地。"《药性论》："治肾冷臀腰痛，腰病人虚而身强直，风也。腰不利加而用之。"《日华子本草》："治肾劳，腰脊挛。入药炙用。"《本草正义》："止小儿梦遗，暖子宫，安胎气。"《玉楸药解》："益肝肾，养筋骨，去关节湿淫。治腰膝酸痛，腿足拘挛。"《本草再新》："充筋力，强阳道。"《本经》谓其："主治腰膝痛，补中，益精气，坚筋骨，除阴下痒湿，小便余沥。久服，轻身耐老。"

　　妇产科应用　杜仲补肾壮阳，常用来治疗先兆流产或复发性流产、痛经、异常子宫出血、慢性盆腔炎、月经过少、多囊卵巢综合征、围绝经期综合征、产后身痛、产后汗证兼关节酸痛等属肾阳不足者。在治疗先兆流产中使用频次很高，常用来治疗先兆流产或复发性流产，常用方如杜仲丸。

淫　羊　藿

　　淫羊藿为小檗科植物淫羊藿 *Epimedium brevicornu* Maxim. 的全草。生用或以羊脂油炙用。味辛、甘，性温。归肾、肝经。具有补肾壮阳、祛风除湿的功效。阴虚火旺不宜服。

　　《本经》："主阴痿绝伤，茎中痛。利小便，益气力，强志。"《别录》："坚筋骨。消瘰病、赤痈；下部有疮，洗，出虫。"《日华子本草》："治一切冷风劳气，补腰膝，强心力，丈夫绝阳不起，女子绝阴无子，筋骨挛急，四肢不任，老人昏耄，中年健忘。"

　　妇产科应用　淫羊藿常配伍菟丝子、巴戟天、肉苁蓉等药温肾壮阳，主治肾阳虚衰引起的妇科疾病，如围绝经期综合征、卵巢早衰、闭经、崩漏、子宫发育不良、痛经、乳腺增生、多囊卵巢综合征、复发性流产等。常用方如二仙汤、加减归肾丸等。

续　断

续断为川续断科植物川续断 Dipsacus asper Wall. ex Henry 的干燥根。切片生用。味苦、辛，性微温。归肾、肝经。具有补益肝肾、强筋健骨、止血安胎、疗伤续断之功效。

《本经》："主伤寒，补不足，金疮，痈疡，折跌，续筋骨，妇人乳难，久服益气力。"《别录》："主崩中漏血，金疮血内漏，止痛，生肌肉，腕伤，恶血，腰痛，关节缓急。"《药性论》："主绝伤，去诸温毒，能宣通经脉。"《日华子本草》："助气，调血脉，补五劳七伤，破癥结瘀血，消肿毒，肠风，痔瘘，乳痈，瘰疬，扑损，妇人产前后一切病，面黄虚肿，缩小便，止泄精，尿血，胎漏，子宫冷。"《滇南本草》："补肝，强筋骨，走经络，止经中（筋骨）酸痛，安胎，治妇人白带，生新血，破瘀血，落死胎，止咳嗽咳血，治赤白便浊。"《滇南本草图说》："治一切无名肿毒，杨梅，天疱诸疮。"

妇产科应用　本品辛温助阳，散寒止痛，用于肾阳不足，下元虚冷。常用于崩漏下血，胎漏不安。妇科运用如下：①崩漏。可配伍生地、墨旱莲以调理冲任，固摄肝肾治疗更年期异常子宫出血。②先兆性流产及复发性流产。可用续断为主，配以菟丝子、炒白术、党参、阿胶等，治疗先兆性流产；以续断为主，配以制狗脊、桑寄生、菟丝子等治疗复发性流产。

鹿　角　胶

鹿角胶为鹿科动物马鹿 Cervus elaphus Linnaeus 或梅花鹿 Cervus nippon Temminck 已骨化的角或锯茸后翌年春季脱落的角基，煎熬浓缩而成的胶块。味甘、咸，性温。归肾、肝经。功效补肝肾，益精血。阴虚火旺者忌服。

《本经》："主伤中劳绝；腰痛羸瘦，补中益气，妇人血闭无子，止痛安胎。"《别录》："疗吐血，下血，崩中不止，四肢酸疼，多汗，淋露，折跌伤损。"《药性论》："主男子肾藏气衰虚劳损，能安胎去冷，治漏下赤白，主吐血。"《玉楸药解》："温肝补肾，滋益精血。治阳痿精滑，跌打损伤。"

妇产科应用　鹿角胶能补肝肾，益精血，并有良好的止血作用，妇科常用于乳腺增生、左归丸、子宫内膜异位症、慢性盆腔炎、子宫发育不良性不孕、卵巢囊肿、崩漏、闭经、痛经。鹿角胶功效虽不如鹿茸之峻猛，但比鹿角为佳，能补肝肾，益精血，并有良好的止血作用，常与熟地、麻黄、鹿角胶、白芥子、肉桂配伍，如阳和汤。

肉　苁　蓉

肉苁蓉是列当科植物肉苁蓉 Cistanche deserticola Y. C. Ma 的带鳞叶的肉质茎。味甘、咸，性温。归肾、大肠经。功效补肾阳，益精血，润肠通便。主肾阳虚衰、精血不足之阳痿、遗精、白浊、尿频余沥、腰痛足弱、耳鸣目花、月经延期、宫寒不孕和肠燥便秘等。常配伍续断、菟丝子、杜仲、巴戟天、紫河车等。

《本草经疏》："肉苁蓉，滋肾补精血之要药，气本微温，相传以为热者误也。甘能除热补中，酸能入肝，咸能滋肾，肾肝为阴，阴气滋长，则五脏之劳热自退，阴茎中寒热痛自愈。肾肝足，则精血日盛，精血盛则多子。妇人癥瘕，病在血分，血盛则行，行则癥瘕自消矣。膀胱虚，则邪客之，得补则邪气自散，腰痛自止。久服则肥健而轻身，益肾肝补精血之效也。"《本草汇言》："肉苁蓉，养命门，滋肾气，补精血之药也。男子丹元虚冷而阳道久沉，妇人冲任失调而阴气不治，此乃平补之剂，温而不热，补而不峻，暖而不燥，滑而不泄，故有从容之名。"《本草求真》："肉苁蓉，诸书既言峻补精血，又言力能兴阳助火，是明因其气温，力专滋阴，得此阳随阴附，而阳自见兴耳。惟其力能滋补，故凡癥瘕积块，得此而坚即消。惟其滋补而阳得助，故凡遗精茎痛，寒热时作，亦得因是而除。若谓火衰至极，用此甘润之品，同于桂、附，力能补阳，其失远矣。况此既言补阴，而补阴又以苁蓉为名，是明因其功力不骤，气专润燥，是亦宜于便闭，而不宜于胃虚之人也。谓之滋阴则可，谓之补火正未必然。"

　　妇产科应用　肉苁蓉能补肾阳，益精血，润肠通便，妇科常用于肾阴或肾阳不足引起的子宫下垂、围绝经期综合征、不孕、卵巢囊肿、崩漏、闭经、多囊卵巢综合征等。常配伍续断、菟丝子、杜仲，如肉苁蓉丸；亦可配伍巴戟天、紫河车等，如金刚丸。

补　骨　脂

　　补骨脂为豆科植物补骨脂 *Psoralea corylifolia* L. 的成熟果实。味苦、辛，性温。归肾、脾经。功效补肾壮阳，固精缩尿，温脾止泻，纳气平喘。用于治疗肾虚阳痿，腰膝酸软冷痛，肾虚遗精，遗尿，尿频；脾肾阳虚引起的五更泄泻；肾不纳气之虚寒喘咳等。

　　《本草纲目》："补骨脂言其功也。胡人呼为婆固脂，而俗讹为破故纸也。胡韭子，因其子之状相似，非胡地之韭子也。"《本草经疏》："凡病阴虚火动，梦遗，尿血，小便短涩及目亦口苦舌干，大便燥结，内热作渴，火升目赤，易饥嘈杂，湿热成痿，以致骨乏无力者，皆不宜服。"

　　妇产科应用　本品辛、温，易伤阴动血，阴虚火旺者忌服。妇科常用治妇女肾虚脾亦不足引起的月经不调、围绝经期综合征伴有骨质疏松、子宫脱垂伴有小便自利、痛经、多囊卵巢综合征等。配伍菟丝子、胡桃肉、沉香，如补骨脂丸，治疗肾虚月经不调、痛经；配伍杜仲、胡桃肉，如青娥丸，治疗肾阳虚痛经；与小茴香配伍，如破故纸丸，治疗肾虚冷，子宫下垂，小便无度。

锁　阳

　　锁阳为锁阳科肉质寄生草本植物锁阳 *Cynomorium songaricum* Rupr. 的肉质茎。味甘，性温。归肝、肾、大肠经。功效：补肾助阳，润肠通便。能补肾、益精、润燥，主治：阳痿遗精、腰膝酸软、肠燥便秘，对改善性功能衰弱有一定的作用。

　　《本草衍义补遗》："虚人大便燥结者，啖之可代苁蓉，煮粥弥佳。不燥结者勿用。"《本草纲目》："润燥养筋，治痿弱，功力百倍于苁蓉也。"

　　妇产科应用　本品性温，阴虚阳亢、脾虚泄泻、湿热便秘忌服。妇科常与肉苁蓉、鹿茸、菟丝子等同用治疗肾阳亏虚、精血不足的不孕，更年期骨弱无力，下肢痿软，性功能低下，多囊卵巢综合征等，如虎潜丸。

肉桂（附：桂枝）

　　肉桂为樟科植物肉桂 *Cinnamomum cassia* Presl 的干燥树皮。味辛、甘，性大热。归肾、脾、心、肝经。功效：补火助阳，散寒止痛，温经通脉，引火归原。主治：虚阳上浮，胸痹，腰痛，腹痛，寒疝，阴疽等。妇科治疗宫冷不孕，常配伍附子、熟地、山茱萸；治疗冲任虚寒，寒凝血滞的闭经痛经，常配伍当归、川芎、小茴香等。

《本草纲目》："开腠理，致津液，通其气、补肾火、消沉寒"。《神农本草经》誉之"主百病，养精神，和颜色，利关节，补中益气。久服通神，轻身不老。可用于治疗阳痿、宫冷、腰膝冷痛、肾虚作喘、阳虚眩晕、目赤咽痛、心腹冷痛、虚寒吐泻、寒疝、奔豚、经闭、痛经等症。"

妇产科应用　本品辛甘大热，易伤阴动血，凡外感热病、阴虚火旺、血热妄行等证，均当忌用。孕妇及月经过多者慎用。肉桂善治妇女寒凝血滞引起的月经不调、月经过少、妊娠恶阻、经闭、痛经、产后腹痛、产后身痛、子宫肌瘤、多囊卵巢综合征等。

附：桂枝

桂枝为樟科植物肉桂的干燥树枝。切成薄片或小段用。味辛、甘，性温。入肺、心、膀胱经。功效：发汗解肌，温通经脉，助阳化气。桂枝辛甘温煦，甘温通阳扶卫，善治妇女寒凝血滞引起的月经不调、月经过少、妊娠恶阻、经闭、痛经、产后腹痛、产后身痛、产后自汗、子宫肌瘤、盆腔炎、多囊卵巢综合征、黄褐斑等。常用方如桂枝汤、归肾丸、吴茱萸汤、桂枝茯苓丸等。

附　子

附子为毛茛科植物乌头 *Aconitum carmichaelii* Debx. 的子根的加工品。生品外用，内服需炮制，加工为盐附片、黑附片、白附片、淡附片、炮附片运用。味辛、甘，性大热。有毒。归心、肾、脾经。功效：回阳救逆，补火助阳，散寒止痛。孕妇及阴虚阳亢者忌用。

《本经》："主风寒咳逆邪气，温中，金疮，破癥坚积聚，血瘕，寒湿踒躄，拘挛膝痛，不能行步。"《别录》："脚疼冷弱，腰脊风寒，心腹冷痛，霍乱转筋，下痢赤白，坚肌骨，强阴，又堕胎，为百药长。"《本草拾遗》："醋浸削如小指，纳耳中，去聋。去皮炮令坼，以蜜涂上炙之，令蜜入内，含之，勿咽其汁，主喉痹。"《医学启源》："去脏腑沉寒；补助阳气不足，温热脾胃。"李杲："除脏腑沉寒，三阴厥逆，湿淫腹痛，胃寒蛔动；治经闭；补虚散壅。"王好古："治督脉为病，脊强而厥。"《本草纲目》："治三阴伤寒，阴毒寒疝，中寒中风，痰厥气厥，柔痓癫痫，小儿慢惊，风湿麻痹，肿满脚气，头风，肾厥头痛，暴泻脱阳，久痢脾泄，寒疟瘴气，久病呕哕，反胃噎膈，痈疽不敛，久漏冷疮。合葱涕，塞耳治聋。"《本草备要》："补肾命火，逐风寒湿。"《本草从新》："治痘疮灰白，一切沉寒痼冷之证。"

妇产科应用　附子为回阳气，散阴寒，逐冷痰，通关节之猛药，诸病真阳不足，阳虚寒极均可用之。妇科可用于宫寒不孕、腰膝冷痛、夜尿频多者。常配伍肉桂、山茱萸、熟地等治疗肾阳不足，命门火衰所致宫寒不孕。

吴　茱　萸

吴茱萸为芸香科植物吴茱萸 *Euodia rutaecarpa*（Juss.）Benth. 的干燥近成熟果实。果实晒干或低温干燥用。味辛、苦，性热。有小毒。归肝、脾、胃、肾经。功效：散寒止痛，降逆止呕，助阳止泻。本品辛热燥烈，易耗气动火，不宜多用久服，阴虚有热者忌用。

《本经》："主温中下气，止痛，咳逆寒热，除湿血痹，逐风邪，开腠理。"《别录》："主痰冷，腹内绞痛，诸冷实不消，中恶，心腹痛，逆气，利五脏。"《药性论》："主心腹疾，积冷，心下结气，疰心痛；治霍乱转筋，胃中冷气，吐泻腹痛不可胜忍者；疗遍身顽痹，冷食不消，利大肠壅气。"《本草拾遗》："杀恶虫毒，牙齿虫蛋。"《日华子本草》："健脾通关节。治腹痛，肾气，脚气，水肿，下产后余血。"

妇产科应用　吴茱萸用于治疗冲任虚寒，瘀血阻滞之痛经，常配伍当归、川芎、桂枝。治疗冲任虚寒，阴血不足之崩漏，常配伍生地、阿胶、茜草、白芍等，常用方如温经汤。

二、补气健脾常用代表性中药

补气健脾常用代表性中药，如党参、黄芪、白术、山药、茯苓、生姜（附：干姜）、陈皮、甘草、太子参、西洋参、扁豆、大枣等。

党　参

党参为桔梗科植物党参 *Codonopsis pilosula*（Franch）Nannf. 的根。切厚片，生用。味甘，性平。归脾、肺经。具有补脾肺气、补血、生津的功效。

《本经逢原》："上党人参，虽无甘温峻补之功，却有甘平清肺之力，亦不似沙参之性寒专泄肺气也。"《本草从新》："补中益气，和脾胃除烦渴。"《纲目拾遗》："治肺虚，益肺气。"《得配本草》："上党参，得黄耆实卫，配石莲止痢，君当归活血，佐枣仁补心。补肺蜜拌蒸熟；补脾恐其气滞，加桑皮数分，或加广皮亦可。"《本草正义》："党参力能补脾养胃，润肺生津，健运中气，本与人参不甚相远。其尤可贵者，则健脾运而不燥，滋胃阴而不湿，润肺而不犯寒凉，养血而不偏滋腻，鼓舞清阳，振动中气，而无刚燥之弊。且较诸辽参之力量厚重，而少偏于阴柔，高丽参之气味雄壮，而微嫌于刚烈者，尤为得中和之正，宜乎五脏交受其养，而无往不宜也。但力量较为薄弱，不能持久，凡病后元虚，每服二、三钱，止足振动其一日之神气，则信乎和平中正之规模，亦有不耐悠久者。然补助中州而润泽四隅，故凡古今成方之所用人参，无不可以潞党参当之，即凡百证治之应用人参者，亦无不可以潞党参投之。"

妇产科应用　党参为补脾肺气之要药，善于补气健脾，生血养血，常和人参、黄芪同用。根据临床治疗疾病的不同配伍相应中药，如健脾气常配伍白术、黄芪、茯苓；益肺气常配伍百合、生地、麦冬；养血生津常配伍当归、川芎、大枣等。常见妇科治疗运用如下：①月经稀少。常用于治疗月经不调证属气血不足，脾虚食少而月经稀少者。②子宫、内脏下垂。中气下陷，内脏下垂，常配伍人参、黄芪、升麻、柴胡等。③围绝经期综合征。常配伍补气养阴、补肾药物，治疗围绝经期气血不足，肝肾亏虚，精血不足者。④产后乳汁自出。⑤女性阴痿。用党参配伍制附子、肉桂等温肾助阳之品治疗女性阴痿。⑥治疗妊娠后阴道少量出血。

黄　芪

黄芪为豆科植物蒙古黄芪 *Astragalus memeranaceus*（Fisch.）Bge. var mongholicus（Bge.）Hsiao 或者膜荚黄芪 *A. memeranaceus*（*Fisch.*）*Bge.* 的根。生用或蜜炙用。味甘，性微温。归脾、肺经。具有健脾补中、升阳举陷、益卫固表、利尿、托毒生肌的功效。

《本草纲目》："耆长也，黄芪色黄，为补者之长故名。"《本草汇言》："黄芪，补肺健脾，卫实敛汗，驱风运毒之药也。"《本草逢原》："黄芪能补五脏诸虚，治脉弦自汗，泻阴火，去肺热，无汗则发，有汗则止。"

妇产科应用　黄芪为补中益气要药，善于补气健脾，生血养血，常和四物汤、四君子汤同用。妇科治疗运用如下：①月经稀少。现代常用于治疗月经不调证属气血不足，脾虚食少而血虚经少者。②子宫、内脏下垂。中气下陷，内脏下垂，常配伍人参、升麻、柴胡等。③崩漏。常配伍阿胶、艾叶、地黄炭、血余炭，现代常用于治疗异常子宫出血证属气虚不摄者。

白　术

白术为菊科植物白术 *Atractylodes macrocephala* Koidz.的干燥根茎，烘干或晒干除去须根用。味苦、甘而性温。归脾、胃经。具有健脾益气、燥湿利水、止汗、安胎的功效。

《本草汇言》："白术，乃扶植脾胃，散湿除痹，消食除痞之要药也。脾虚不健，术能补之，胃虚不纳，术能助之。是故劳力内伤，四肢困倦，饮食不纳，此中气不足之证也；痼冷虚寒，泄泻下利，滑脱不禁，此脾阳乘陷之证也；或久疟经年不愈，或久痢累月不除，此胃虚失治，脾虚下脱之证也；或痰涎呕吐，眩晕昏眩，或腹满肢肿，面色痿黄，此胃虚不运，脾虚蕴湿之证也；以上诸疾，用白术总能治之。又如血虚而漏下不止，白术可以统血而收阴；阳虚而汗液不收，白术可以回阳而敛汗。大抵此剂能健脾和胃，运气利血。兼参、耆而补肺，兼杞、地而补肾，兼归、芍而补肝，兼龙眼、枣仁而补心，兼芩、连而泻胃火，兼橘、半而醒脾土，兼苍、朴可以燥湿和脾，兼天、麦亦能养肺生金，兼杜仲、木瓜，治老人之脚弱，兼麦芽、枳、朴，治童幼之疳症。黄芩共之，能安胎调气。枳实共之，能消痞除膨。君参、苓、藿、半，定胃寒之虚呕。君归、芎、芍、地，养血弱而调经。温中之剂无白术，愈而复发。溃疡之证用白术，可以托脓。"

《本草通玄》："白术，补脾胃之药，更无出其右者。土旺则能健运，故不能食者，食停滞者，有痞积者，皆用之也。土旺则能胜湿，故患痰饮者，肿满者，湿痹者，皆赖之也。土旺则清气善升，而精微上奉，浊气善降糟粕下输，故吐泻者，不可阙也。"

《医学衷中参西录》："白术，性温而燥，气不香窜，味苦微甘微辛，善健脾胃，消痰水，止泄泻，治脾虚作胀，脾湿作渴，脾弱四肢运动无力，甚或作疼。与凉润药同用，又善补肺；与升散药同用，又善调肝；与镇安药同用，又善养心；与滋阴药同用，又善补肾。为其具土德之全，为后天资生之要药，故能于金、木、水、火四脏，皆能有所补益也。"

妇产科应用　白术为补气燥湿健脾要药，善于燥湿健脾，止汗，安胎。常见妇科治疗运用如下：①月经稀少。现代常用于治疗月经不调证属气血不足，脾虚食少而血虚经少者，常用方剂如八珍汤、人参养荣丸。②先兆流产及反复流产。常配伍黄芩，如白术散、当归白术散等。③围绝经期综合征。常配伍杜仲、菟丝子、五味子、黄芪、阿胶、地黄等。

山　药

山药为薯蓣科薯蓣属薯蓣 *Dioscorea opposita* Thunb. 的块茎。味甘，性平。归脾、肺、肾经。功能主治补脾、补肺、补肾。用于脾虚食少，久泻不止，肺虚喘咳，肾虚遗精，带下，尿频，虚热消渴。

《本草正义》："能健脾补虚，滋精固肾，治诸虚百损，疗五劳七伤。第其气轻性缓，非堪专任，故补脾肺必主参、术，补肾水必君茱、地，涩带浊须破故同研，固遗泄仗菟丝相济。诸丸固本丸药，亦宜捣末为糊。总之性味柔弱，但可用力佐使。"

《药品化义》："温补而不骤，微香而不燥，循循有调肺之功，治肺虚久嗽，何其稳当。因其味甘气香，用之助脾，治脾虚腹泻，怠惰嗜卧，四肢困倦。又取其甘则补阳，以能补中益气，温养肌肉，为肺脾二脏要药。土旺生金，金盛生水，功用相仍，故六味丸中用之治肾虚腰痛，滑精梦遗，虚怯阳痿。但性缓力微，剂宜倍用。"

《本草求真》："本属食物，古人用入汤剂，谓其补脾益气除热。然气虽温而却平，为补脾肺之阴，是以能润皮毛、长肌肉，不似黄芪性温能补肺阳，白术苦燥能补脾阳也。且其性涩，能治遗精不禁，味甘兼咸，又能益肾强阴，故六味地黄丸用此以佐地黄。然性虽阴而滞不甚，故能渗湿以止泄泻。生捣敷痈疮，消肿硬，亦是补阴退热之意。入滋阴药中宜生用，入补脾药宜炒黄用。"

妇产科应用　山药平补脾肺肾，常配伍熟地、山茱萸、牡丹皮、茯苓、泽泻组成六味地黄丸，为妇科补肾基础方。妇科常用于如下病症：①月经不调。现代常用于治疗月经不调证属脾肺肾虚者。②崩漏。在六味地黄丸的基础上再加入阿胶、艾叶、地黄炭、血余炭，现代常用于治疗异常子宫出血证属肝肾不足者。③带下异常。治疗脾肾虚白带多。④阴挺、子宫脱垂，在补中益气汤基础上加减。⑤不孕不育。

茯　苓

茯苓为多孔菌科真菌茯苓 *Poria cocos*（Schw.）Wolf 的干燥菌核。堆置发汗，阴干，切片用。味甘、淡，性平。归心、脾、肾经。功效渗湿利水，健脾止泻，宁心安神。

《本经》："主胸胁逆气，忧恚惊邪恐悸，心下结痛，寒热烦满，咳逆，口焦舌干，利小便。"《别录》："止消渴，好睡，大腹，淋沥，膈中痰水，水肿淋结。开胸腑，调脏气，伐肾邪，长阴，益气力，保神守中。"《药性论》："开胃，止呕逆，善安心神。主肺痿痰壅。治小儿惊痫，心腹胀满，妇人热淋。"《日华子本草》："补五劳七伤，安胎，暖腰膝，开心益智，止健忘。"

妇产科应用　茯苓善于渗湿健脾利水，兼有安神功效，妇科常用于治疗：①月经不调。常用方剂四物汤、八珍汤。②围绝经期综合征。常配伍补肾药物如杜仲、菟丝子、五味子、黄芪、白术、阿胶、地黄等。③带下异常属脾虚兼湿。常配伍鸡冠花、白术、黄柏等。

生姜（附：干姜）

生姜为姜科植物姜 *Zingiber officinale* Rosc. 的新鲜根茎。生用或晒干用。味辛，性温。归肺、脾、胃经。功效：解表散寒，温中止呕，温肺止咳，解毒。本品助火伤阴，热盛及阴虚内热者忌服。

《本经》："去臭气，通神明。"《别录》："主伤寒头痛鼻塞，咳逆上气。"《药性论》："主痰水气满，下气；生与干并治嗽，疗时疾，止呕吐不下食。生和半夏主心下急痛；若中热不能食，捣汁和蜜服之。又汁和杏仁作煎，下一切结气实。"《食疗本草》："除壮热，治转筋、心满。"《本草拾遗》："汁解毒药，破血调中，去冷除痰，开胃。"《珍珠囊》："益脾胃，散风寒。"《医学启源》："温中去湿。制厚朴、半夏毒。"《日华子本草》："治伤寒、伤风、头痛、九窍不利。入肺开胃，去腹中寒气，解臭秽。解菌蕈诸物毒。"

妇产科应用　生姜为呕家圣药，无论寒热妊娠呕吐均可，胃寒者常配伍高良姜、白豆蔻、胡椒，胃热呕吐常配伍竹茹、枇杷叶等。生姜配伍砂仁治疗气滞血瘀之痛经，配伍大枣治疗气血不足、阴阳失调之痛经、闭经，还可配伍用于治疗带下、复发性流产、产后缺乳、产后虚损、产后发热、乳腺炎等。

附：干姜

干姜为姜科植物姜的干燥根茎。味辛，性热。归脾、胃、肾、心、肺经。功效：温中散寒、回阳通脉、温肺化饮。主治：脘腹冷痛，呕吐泄泻，肢冷脉微，寒饮咳喘等。

妇科临床运用治疗经行呕吐、妊娠期胃寒呕吐、腹痛，常配伍党参、白术、高良姜、小茴香等。

陈　皮

陈皮为芸香科植物橘 *Citrus reticulata* Blanco 及其栽培变种的干燥成熟果皮。果皮晒干或低温干燥，陈久者佳。味苦、辛，性温。归脾、肺经。功效：理气健脾，燥湿化痰。

《本草备要》："陈皮辛能散，苦能燥能泻，温能补能和，同补药则补，同泻药则泻，同升药则升，同降药则降，为脾肺气分之药，调中快膈，导滞消痰，利水破症，宣通五脏。"《名医别录》："下气，止呕。"《本草纲目》："疗呕哕反胃嘈杂，时吐清水。"

妇产科应用　陈皮善于理气健脾，燥湿化痰，安胎。妇科常用于治疗：①妊娠呕吐。常配伍生姜。②妇女郁证。常配伍疏肝理气养血药物如牡丹皮、栀子、白术、阿胶、地黄等，代表方剂丹栀逍遥丸。

甘　草

甘草为豆科植物甘草 *Glycyrrhiza uralensis* Fisch. 的根及根茎。生用或蜜炙用。味甘，性平。归心、肺、脾、胃经。功效：补脾益气，祛痰止咳，缓急止痛，清热解毒，调和诸药。

《长沙药解》："甘草味甘，气平，性缓。入足太阴脾，足阳明胃经。备冲和之正味，秉淳厚之良资，入金木两家之界，归水火二气之间，培植中州，养育四旁，交媾精神之妙药，调济气血之灵丹。"《本草衍义补遗》："甘草味甘，大缓诸火。下焦药少用，恐大缓不能直达。"

妇产科应用　甘草调和诸药，应用广泛，善止痛，常配伍芍药治疗痛经、经前乳房胀痛。

太　子　参

本品为石竹科植物孩儿参 *Pseudostellaria heterophylla*（Miq.）Pax ex Pax et Hoffm.的干燥块根。夏季茎叶大部分枯萎时采挖，洗净，除去须根，置沸水中略烫后晒干或直接晒干。味甘、微苦，性平。归脾、肺经。功能主治：益气健脾，生津润肺。用于脾虚体倦，食欲不振，病后虚弱，气阴不足，自汗口渴，肺燥干咳。用法用量：9～30g。

《本草再新》："治气虚肺燥，补脾土，消水肿，化痰止渴。"

《饮片新参》："补脾肺元气，止汗生津，定虚悸。"

妇产科应用　对于脏躁可以用甘麦大枣汤，适加太子参、玄参、生地等补气养血、滋阴清热润燥。太子参常用于绝经前后诸证患者，以"损者益之"、"虚者补之"为法，常与二至丸（墨旱莲、女贞子）及益气养阴法同用。安胎饮方中太子参、黄芪、白术补脾益气，当归、白芍、生地养血和营，杜仲、川续断、桑寄生、菟丝子固肾安胎。

西　洋　参

本品为五加科植物西洋参 *Panax quinquefolium* L.的干燥块根。均系栽培品，秋季采挖，洗净，晒干或低温干燥。味甘、微苦，性凉。归心、肺、肾经。功能主治：补气养阴，清热生津。用于气虚阴亏，内热，咳喘痰血，虚热烦倦，消渴，口燥咽干。用法用量：3～6g。

《本草从新》："补肺降火，生津液，除烦倦。虚而有火者相宜。"

《药性考》："补阴退热。姜制益气，扶正气。"

《医学衷中参西录》："西洋参，性凉而补，凡欲用人参而不受人参之温补者，皆可以此代之。惟白虎加人参汤中之人参，仍宜用党参，而不可代以西洋参，以其不若党参具有升发之力，能助石膏逐邪外出也。且《本经》谓人参味甘，未尝言苦，适与党参之味相符，是以古之人参，即今之党参，若西洋参与高丽参，其味皆甘而兼苦，故用于古方不宜也……能补助气分，并能补益血分。"

《增订伪药条辨》："西参滋阴降火，东参提气助火，效用相反，凡是阴虚火旺，劳嗽之人，每用真西参，则气平火敛，咳嗽渐平，若用伪光参，则反现面赤舌红，干咳痰血，口燥气促诸危象焉。"

妇产科应用　由于西洋参的药效较为平和，因此，为了使补气作用更加温润，可以用西洋参代替人参、党参等，譬如圣愈汤、参苓白术散中均可以用西洋参代替人参。

扁　豆

扁豆为豆科植物扁豆的白色种子。立冬前后摘取成熟荚果，晒干，打出种子，再晒至全干。味甘，性平。入脾、胃经。功能主治：健脾和中，消暑化湿。治暑湿吐泻，脾虚呕逆，食少久泄，水停消渴，赤白带下。用法用量：内服煎汤，9～15g；或入丸、散。

《别录》："主和中下气。"

《本草图经》："主行风气，女子带下，兼杀酒毒，亦解河豚毒。"

《本草新编》："白扁豆，味轻气薄，单用无功，必须同补气之药共用为佳。或谓白扁豆非固胎之药，前人安胎药中往往用之何故？盖胎之不安者，由于气之不安，白扁豆最善和中，故用之以和胎气耳，胎因和而安，谓之能安胎也亦可。单用此味以安骤动之胎，吾从未见能安者矣！"

《本草求真》："扁豆如何补脾？盖脾喜甘。扁豆得味之甘，故能于脾而有益也；脾得香而能舒，扁豆禀气芬芳，故能于脾而克舒也；脾苦湿而喜燥，扁豆得性之温，故能于脾而克燥也。脾土既实，则水道自通，三焦不混，而太阴暑湿之邪，自尔克消，安能复藏于脾，而有渴、泻之病乎。但多食壅滞，不可不知。"

妇产科应用　扁豆是药食同源的品种，作用缓和，常与其他补气健脾药同时使用，如扁豆同人参、白术、白茯苓、甘草、山药、薏苡仁、莲肉、桔梗、砂仁末构成参苓白术散。

大　枣

本品为鼠李科枣属植物枣 *Ziziphus jujuba* Mill.的干燥成熟果实。秋季果实成熟时采收，晒干。其根、树皮亦入药，随时可采。味甘，性温。归脾、胃经。功能主治：补中益气，养血安神。用于脾虚食少，乏力便溏，妇人脏躁。用法用量：6～15g。

《本经》："主心腹邪气，安中养脾，助十二经。平胃气，通九窍，补少气、少津液，身中不足，大惊，四肢重，和百药。"

《别录》："补中益气，强力，除烦闷，疗心下悬，肠澼。"

《脾胃论》："温以补脾经不足，甘以缓阴血，和阴阳，调营卫，生津液。"

《长沙药解》："大枣，补太阴之精，化阳明之气，生津润肺而除燥，养血滋肝而熄风，疗脾胃衰损，调经脉虚芤。其味浓而质厚，则长于补血，而短于补气。人参之补土，补气似生血也；大枣之补土，补血以化气也，是以偏补脾精而养肝血。凡内伤肝脾之病，土虚木燥，风动血耗者，非此不可。而尤宜于外感发表之际，盖汗血一也，桂枝汤开经络而泄荣郁，不以大枣补其荣阴，则汗出血亡，外感去而内伤来矣。故仲景于中风桂枝诸方皆用之，补泻并行之法也。十枣汤、葶苈大枣数方悉是此意。惟伤寒荣闭卫郁，义在泄卫，不在泄荣，故麻黄汤不用也。"

妇产科应用　大枣与生姜合用调和阴阳，如阳旦汤，又名桂枝汤，用于治疗妊娠期间阴阳不和的孕吐；大枣与甘草、麦冬构成甘麦大枣汤，益气养阴和中，用于治疗脏躁等。

三、活血常用代表性药物

活血常用代表性药物如当归、川芎、芍药、丹参、牡丹皮、牛膝、三棱、莪术、血竭、桃仁、红花、三七、蒲黄、五灵脂、仙鹤草、益母草等。

当　归

当归为伞形科植物当归 *Angellica sinensis*（Oliv.）Diels. 的根。生用或经酒拌、酒炒用。味甘，性辛、温。归肝、心、脾经。具有补血、调经、活血止痛、润肠通便的功效。湿盛中满、大便泄泻者忌服。

《注解伤寒论》："脉者血之府，诸血皆属心，凡通脉者必先补心益血，故张仲景治手足厥寒，脉细欲绝者，用当归之苦温以助心血。"《本草汇言》："诸病夜甚者，血病也，宜用之，诸病虚冷者，阳无所附也，宜用之。温疟寒热，不在皮肤外肌肉内，而洗在皮肤中，观夫皮肤之中，营气之所会也，温疟延久，营气中虚，寒热交争，汗出洗洗，用血药养营，则营和而与卫调矣，营卫和调，何温疟之不可止乎。"《神农本草经》："主咳逆上气，温疟、寒热，洗在皮肤中，妇人漏下绝子，诸恶创疡、金创。"

妇产科应用　当归历来被视为治疗血分病之要品，尤为妇科良药，主要有补血活血、调经止痛、润肠通便之功。本品在妇产科疾病的应用非常广泛，凡妇女月经不调、经闭、腹痛、癥瘕等均可运用。配伍熟地、白芍、川芎，组成四物汤，为妇科调经基础方。与芍药、川芎、茯苓、白术、泽泻配伍组成当归芍药散，广泛用于郁证、月经病、妊娠病、带下、盆腔炎等。

川　芎

川芎为伞形科植物川芎 *Ligusticum chuanxiong* Hort. 的根茎。生用或酒炙用。味辛，性温。归肝、胆、心包经。具有行气活血、祛风止痛功效。阴虚火旺、多汗、热盛及无瘀滞之出血证和孕妇慎用。

《别录》："除脑中冷痛，面上游风去来，目泪多涕唾，忽忽如醉，诸寒冷气，心腹痛，中恶，卒急肿痛，胁风痛。"《药性论》："脚膝软弱，半身不遂，胞衣不下。"《日华子本草》："一切风，一切气，一切劳损，一切血，补五劳，壮筋骨，调众脉，破症结宿血，养新血，吐血，鼻血，溺血，脑痈，发背，瘰疬瘿赘痔瘘疮疥，长肉排脓，消瘀痰血。"

妇产科应用　川芎善"下调经水，中开郁结，通达气血，为血中气药"，为妇科要药，能活血调经治疗月经不调、经闭、痛经、崩漏、产后恶露不下、腹痛、癥瘕等。常与当归配伍，广泛用于治疗妇科多种疾病。

芍　药

芍药为毛茛科植物芍药 *Paeonia lactiflora* Pall. 的根。生用或酒炒用或清炒用。性苦、酸、微寒。归肝、脾经。具有养血敛阴、柔肝止痛、平抑肝阳之功效。阳衰虚寒之证不宜用。

《神农本草经》："主治邪气腹痛，除血痹，破坚积，寒热，疝瘕，止痛，利小便，益气。"《名医别录》："主通顺血脉，缓中，散恶血，逐贼血，去水气，利膀胱、大小肠，消痈肿，时行寒热，中恶，腹痛，腰痛。"《药性论》："能治肺邪气，腹中绞痛，血气积聚，通宣脏腑拥气，治邪痛败血，主时疾骨热，强五脏，补肾气，治心腹坚胀，妇人血闭不通，消瘀血，能蚀脓。"《日华子本草》："治风、补劳，主女人一切病，并产前后诸疾，通月水，退热，除烦，益气，天行热疾，瘟瘴，惊狂，妇人血运，及肠风，泻血，痔瘘。发背，疮疥，头痛，明目，目赤努肉。"《开宝本草》："通顺血脉，缓中，散恶血，逐贼血，去水气，利膀胱、大小肠，消痈肿，时行寒热，中恶，腹痛，腰痛。"

妇产科应用　白芍酸收敛阴养血，长于补血，为补血要药；赤芍善于凉血活血，配伍当归、熟地、川芎组成四物汤，为妇科调经基础方。现代常用于治疗月经不调、月经稀少证属血虚不足者。

丹　参

　　丹参为唇形科植物丹参 *Salvia miltiorrhiza* Bge. 的根。生用或酒炙用。味苦，性微寒。归心、心包、肝经。具有活血调经、祛瘀止痛、凉血消痈、除烦安神之功效。

　　《日华子本草》："养神定志，通利关脉。治冷热劳，骨节疼痛，四肢不遂；排脓止痛，生肌长肉；破宿血，补新生血；安生胎，落死胎；止血崩带下，调妇人经脉不匀，血邪心烦；恶疮疥癣，瘿赘肿毒，丹毒；头痛，赤眼，热温狂闷。"《云南中草药选》："活血散瘀，镇静止痛。治月经不调，痛经，风湿痹痛，子宫出血，吐血，乳腺炎，痈肿。"

　　妇产科应用　丹参活血祛瘀，祛瘀生新而不伤正，善调经水，"一味丹参，功同四物"，也常和四物汤、四君子汤同用。丹参在妇科领域调经、种子、安胎方面均具有较好的作用。临床配伍黄芪、党参、当归、芍药、续断、枸杞子、三七、桃仁、益母草、仙鹤草、茜草等，治疗气血不足、肝肾不足、瘀阻胞宫、经血不循常道等月经不调、不孕、流产及滑胎等疾病。孕妇慎用。妇科常见运用如下：①月经不调。治疗血虚经少，月经不调，常配伍当归、白芍、川芎、益母草等。②痛经。丹参为妇科调经止痛的要药，常配伍香附、延胡索等。③闭经。常配伍当归、白芍、川芎、牛膝、红花等，用于血虚血瘀经闭。④产后瘀滞腹痛。常配伍炮姜、桃仁、红花、当归。

牡 丹 皮

　　牡丹皮为毛茛科植物牡丹 *Paeonia suffruticosa* Andr. 的干燥根皮。生用或酒炙用。味苦、甘，性微寒。归心、肝、肾经。功效：清热凉血，活血祛瘀。牡丹皮性偏寒凉，虚寒体质的人群应慎用，以免加重体内寒性。因而用药时不可与这些中药材合用。牡丹皮具有活血的功效，孕妇及月经过多者忌用。

　　《别录》："除时气头痛客热，五劳劳气，腰痛，风噤癫疾。"《本草拾遗》："治冷气，散诸痛，女子经脉不通，血沥腰痛。"《日华子本草》："通关腠血，排脓，消扑损瘀血，续筋骨，除风痹，治胎下胞，产后一切冷热血气。"

　　妇产科应用　牡丹皮用于治疗血热、血滞、经闭。治疗冲任虚寒，阴血不足之崩漏，常配伍生地、阿胶、茜草、白芍等。还常用于治疗产后发热、带下、阴疮，常用方剂为大黄牡丹皮汤加减。

牛 膝

　　牛膝为苋科植物牛膝 *Achyranthes bidentata* Bl. 的根。生用或酒炙用。味苦、甘、酸，性平。归肝、肾经。功效：活血通经，补肝肾，强筋骨，利水通淋，引火（血）下行。本品为动血之品，性专下行，孕妇及月经过多者忌服。中气下陷，脾虚泄泻，下元不固，多梦遗精者慎用。

　　《本经》："主寒湿痿痹，四肢拘挛，膝痛不可屈，逐血气，伤热火烂，堕胎。"《别录》："疗伤中少气，男肾阴消，老人失溺，补中续绝，填骨髓，除脑中痛及腰脊痛，妇人月水不通，血结，益精，利阴气，止发白。"《日华子本草》："治腰膝软怯冷弱，破症结，排脓止痛，产后心腹痛并血运，落胎，壮阳。"《滇南本草》："止筋骨疼，强筋舒筋，止腰膝酸麻，破瘀坠胎，散结核，攻瘰疬，退痈疽、疥癞、血风、牛皮癣、脓窠。"《本草纲目》："治久疟寒热，五淋尿血，茎中痛，下痢，喉痹，口疮，齿痛，痈肿恶疮，伤折。"《本草备要》："酒蒸则益肝肾，强筋骨，治腰膝骨痛，足痿筋挛，阴痿失溺，久疟，下痢，伤中少气，生用则散恶血，破症结，治心腹诸痛，淋痛尿血，经闭难产，喉痹齿痛，痈疽恶疮。"《本草经疏》："牛膝，走而能补，性善下行，故入肝肾。主寒湿痿痹，四肢拘挛、膝痛不可屈伸者，肝脾肾虚，则寒湿之邪客之而成痹，及病四肢拘挛，膝痛不可屈伸。此药性走而下行，其能逐寒湿而除痹也必矣。盖补肝则筋舒，下行则理膝，行血则痛止。逐血气，犹云能通气滞血凝也。详药性，气当作痹。伤热火烂，血焦枯之病也，血行而活，痛自止矣。入肝行血，故堕胎。伤中少气，男子阴消，老人失溺者，皆肾不足之候也。脑为髓之海，脑不满则空而痛。腰乃肾之腑，脊通髓于脑，肾虚髓少，则腰脊痛；血虚而热，则发白。虚羸劳顿，则伤绝。肝藏血，肾藏精，峻补肝肾，则血足而精满，诸证自瘳矣。血行则月水自通，血结自散。"《医学衷中参西录》："牛膝，原为补益之品，而善引气血下注，是以用药欲其下行者，恒以之为引经。故善治肾虚腰疼腿疼，或膝疼不能屈伸，或腿痿不能任地。兼治女子月闭血枯，催生下胎。又善治淋疼，通利小便，此皆其力善下行之效也。为其性专下注，凡下焦气化不固，一切滑脱诸证皆忌之。"

妇产科应用 牛膝常用来治疗围绝经期综合征、青春期闭经、原发性痛经、月经不调、卵巢早衰和排卵障碍性不孕、胞衣不下等。常用方剂如血府逐瘀汤、牛膝汤、舒筋活血汤、独活寄生汤、三妙丸等。

三　棱

三棱为黑三棱科植物黑三棱 *Sparganium stoloni ferum* Buch.-Ham. 的干燥块茎。味辛、苦，性平。归肝、脾经。具有破血行气、消积止痛的功效。

《本草纲目》："通肝经积血，女人月水，产后恶血。"《开宝本草》："老癖癥瘕，积聚结块，产后恶血血结，通月水，堕胎，止痛利气。"《本经逢原》："为消坚削积之物，服丹石人宜之。痘疮干紫不能起发，同地龙捣烂，入白酒酿绞服即起。又治酒客肺胃湿热，声音不清，及腹中热积蛊毒。治痞积，三伏时以火酒浸晒，每日空腹细嚼七枚，痞积渐消，故有黑三棱之名。凡有冷气人勿食。多食令人患香港脚，虚劳咳嗽，切禁。以其峻削肺气兼耗营血，故孕妇血竭忌之。"

妇产科应用 三棱功善破血行气，消积止痛，常用于治疗癥瘕痞块、痛经、瘀血经闭、乳汁不通等，常用方剂如琥珀散。

莪　术

莪术为姜科植物蓬莪术 *Curcuma phaeocaulis* Val.、广西莪术 *Curcuma kwangsiensis* S.G. Lee et C.F. Liang 或温郁金 *Curcuma wenyujin* Y.H. Chen et C. Ling 的块茎。味辛、苦，性温。归肝、脾经。具有破血行气止痛的功效。莪术有耗气伤血之弊，中病即止，不宜过量或久服。月经过多者及孕妇忌服。

《雷公炮制药性解》："虚人禁之。"《本草正义》："性刚气峻，非有坚顽之积，不宜用。"《药性通考》："乃攻坚之药，可为佐使，而不可久用。"《本草害利》："凡经事先期，及一切血热为病者忌之。"

妇产科应用　莪术功善破血行气，消积止痛，常用于治疗癥瘕痞块、痛经、瘀血经闭等，常与三棱配伍同用。

血　竭

血竭为棕榈科植物麒麟竭 *Daemonorops draco* Bl. 果实渗出的树脂经加工制成。味甘、咸，性平。归心、肝经。具有活血定痛、化瘀止血、敛疮生肌的功效。

《本草纲目》："木之脂液，如人之膏血，其味甘咸而走血，盖手、足厥阴药也。肝与心包皆主血故尔。"《本经逢原》："治伤折打损一切疼痛，血气搅刺，内伤血聚，并宜酒服。乳香、没药虽主血病而兼入气分，此则专于肝经血分也。但性最急却能引脓，不宜多服。其助阳药中同乳香、没药用之者，取以调和血气而无留滞壅毒之患。"

妇产科应用　血竭功善活血化瘀止痛，敛疮生肌，常用于治疗经闭、痛经、癥瘕痞块、血崩等，常与乳香、没药、三棱、莪术、三七等配伍同用。

桃　仁

桃仁为蔷薇科植物桃 *Prunus persica*（L.）Batsch 或山桃 *Prunus davidiana*（Carr.）Franch. 的干燥成熟种子。味苦、甘，性平。有小毒。归心、肝、大肠经。功效：活血祛瘀，润肠通便，止咳平喘。用于经闭痛经，癥瘕痞块，肺痈、肠痈，跌仆损伤，肠燥便秘，咳嗽气喘。

《本草纲目》："主血滞风痹，骨蒸，肝疟寒热，产后血病。"《本经》："主瘀血，血闭癥瘕，邪气，杀小虫。"《别录》："止咳逆上气，消心下坚，除卒暴击血，破癥瘕，通脉，止痛。"

妇产科应用　桃仁功善活血祛瘀，润肠通便，常用于治疗经闭、痛经、癥瘕痞块等，孕妇忌服。常与当归、川芎、赤芍等配伍同用，如桃红四物汤。

红　花

红花为菊科植物红花 *Carthamus tinctorius* L. 的筒状花冠。味辛，性温。归心、肝经。功效：活血通经，散瘀止痛。用来治疗经闭、痛经、恶露不行、胸痹心痛、瘀滞腹痛、胸胁刺痛、跌打损伤、疮疡肿痛等。

《唐本草》："治口噤不语，血结，产后诸疾。"《开宝本草》："主产后血运口噤，腹内恶血不尽、绞痛，胎死腹中，并酒煮服。亦主蛊毒下血。"《本草蒙筌》："喉痹噎塞不通，捣汁咽。"《本草纲目》："活血，润燥，止痛，散肿，通经。"

妇产科应用　红花功擅活血通经，散瘀止痛。妇科常用于经闭、痛经、癥瘕痞块等，孕妇忌服。治疗经闭、痛经，常与当归、川芎、赤芍等配伍同用，如桃红四物汤；治疗癥瘕积聚，常在桃红四物汤基础上加三棱、莪术、香附等。

三　七

三七为五加科植物三七 *Panax notoginseng*（Burk.）F.H.Chen 的干燥根。味甘、微苦，

性温。归肝、胃经。具有化瘀止血、活血定痛的功效。主治血证，跌打损伤，瘀血肿痛。用于咯血，吐血，衄血，便血，崩漏，外伤出血，胸腹刺痛，跌仆肿痛。孕妇慎用。

《本草纲目》："三七，近时始出，南人军中用为金疮要药，云有奇功。又云凡杖扑伤损，瘀血淋漓者，随即嚼烂罨之即止，青肿者即消散。产后服亦良……止血散血定痛，金刃箭伤、跌扑杖疮、血出不止者，嚼烂涂，或为末掺之，其血即止。亦主吐血衄血，下血血痢，崩中经水不止，产后恶血不下，血运血痛，赤目痈肿，虎咬蛇伤诸病。"《医学衷中参西录》："三七，诸家多言性温，然单服其末数钱，未有觉温者。善化瘀血，又善止血妄行，为吐衄要药，病愈后不至瘀血留于经络，证变虚劳（凡用药强止其血者，恒至血瘀经络成血痹虚劳）。兼治二便下血，女子血崩，痢疾下血鲜红久不愈（宜与鸦胆子并用），肠中腐烂，寝成溃疡，所下之痢色紫腥臭，杂以脂膜，此乃肠烂欲穿（三七能化腐生新，是以治之）。为其善化瘀血，故又善治女子癥瘕，月事不通，化瘀血而不伤新血，允为理血妙品。外用善治金疮，以其末敷伤口，立能血止疼愈。若跌打损伤，内连脏腑经络作疼痛者，外敷内服，奏效尤捷。疮疡初起肿痛者，敷之可消（当与大黄末等分，醋调敷）。凡疮之毒在于骨者，皆可用三七托之外出也。"

妇产科应用　三七可治疗血瘀而致的月经不调、闭经、崩漏、痛经、小腹瘀滞疼痛等，尤其是对于崩漏的患者，因为三七具有止血、活血化瘀的功效，而崩漏之阴道出血呈现无周期性，出血与瘀血相兼的特点相应；另外子宫肌瘤、卵巢囊肿、附件囊肿属中医学"癥积"范畴，瘀血内停是其主要病因，也可予三七粉以收良效。

蒲　黄

本品为香蒲科植物水烛香蒲 *Typha angustifolia* L.、东方香蒲 *Typha orientalis* Presl 或同属植物的干燥花粉。夏季采收蒲棒上部的黄色雄花序，晒干后碾轧，筛取花粉。味甘，性平。归肝、心包经。功效：止血，化瘀，通淋。用于吐血，衄血，咯血，崩漏，外伤出血，经闭通经，胸腹刺痛，跌仆肿痛，血淋涩痛。

《药性论》："蒲黄，通经脉，止女子崩中不住，主痢血，止鼻衄，治尿血，利水道。"《日华子本草》："蒲黄治疮疖，妇人带下，月候不匀，血气心腹痛，妊孕人下血坠胎，血运血癥，儿枕急痛，小便不通，肠风泻血，游风肿毒，鼻洪吐血，下乳，止泄精，血痢。破血消肿生使，补血止血炒用。"《本草正义》："蒲黄，专入血分，以清香之气，兼行气分，故能导瘀结而治气血凝滞之痛。"

妇产科应用　如失笑散，由蒲黄（炒香）、五灵脂（酒研，淘去砂土）各等分组成。上药为末，先用酽醋，调二钱，熬成膏，入水一盏，煎七分，食前热服。《局方发挥》少腹逐瘀汤：将蒲黄与温经通络药物合用，治疗痛经、不孕、流产具有良好效果。

五 灵 脂

本品为鼯鼠科动物橙足鼯鼠和飞鼠等的干燥粪便。全年可采，但以春、秋季为多，春采者品质较佳。味苦、甘，性温。归肝、脾经。功效：生用，行血止痛，主治心腹血气诸痛，妇女经闭，产后瘀血作痛；外治蛇、蝎、蜈蚣咬伤；炒用，止血，主治妇女血崩，经水过多，赤带不绝。

《本草纲目》："五灵脂，足厥阴肝经药也，气味俱厚，阴中之阴，故入血分。肝主血，故此药能治血病，散血和血而止诸痛。止惊厥，除疟痢，消积化痰，疗疳杀虫，治血痹、血眼诸症，皆属肝经也。失笑散不独治妇人心痛血痛，凡男女老幼一切心腹胁肋少腹痛疝气，并胎前产后血气作痛及血崩经溢，俱能奏功。"

妇产科应用　善治产后恶露不尽、月经不调、闭经，常与蒲黄、当归配伍运用。

仙 鹤 草

本品为蔷薇科植物龙芽草的干燥地上部分。夏、秋二季茎叶茂盛时采割，除去杂质，干燥。味苦、涩，性平。归心、肝经。功效：收敛止血，截疟，止痢，解毒，补虚。主治：用于咯血，吐血，崩漏下血，疟疾，血痢，痈肿疮毒，阴痒带下，脱力劳伤。

《岭南采药录》："治妇人月经或前或后，有时腰痛、发热。"《滇南本草》："治妇人月经或前或后，赤白带下，面寒腹痛，日久赤白血痢。"《现代实用中药》："为强壮性收敛止血剂，兼有强心作用。适用于肺病咯血，肠出血，胃溃疡出血，子宫出血，齿科出血，痔血，肝脓疡等症。"

妇产科应用　常配合当归、芍药、川芎、益母草等治疗月经不调、带下、腹痛等。

益 母 草

本品为唇形科植物益母草 *Leonurus japonicus* Houtt. 的新鲜或干燥地上部分。鲜品春季幼苗期至初夏花前期采割；干品夏季茎叶茂盛、花未开或初开时采割，晒干，或切段晒干。苦、辛，微寒。归肝、心包、膀胱经。功效：活血调经，利尿消肿，清热解毒。用于月经不调，痛经，经闭，恶露不尽，水肿尿少，疮疡肿毒。孕妇慎用。

《本草纲目》："益母草之根、茎、花、叶、实，并皆入药，可同用。若治手、足厥阴血分风热，明目益精，调女人经脉，则单用茺蔚子为良。若治肿毒疮疡，消水行血，妇人胎产诸病，则宜并用为良。盖其根、茎、花、叶专于行，而子则行中有补故也。"

妇产科应用　治痛经、闭经、瘀血包块、难产、稽留流产、恶露不尽等，常与桃仁、当归、茺蔚子等配伍。

（刘艳娟　吴云霞）

第五节　补肾益气活血之药对

药对，又称对药，指临床常用的、相对固定的两味药物的配伍组合。从古至今，一直为后世医家所重视，如《雷公药对》《徐之才雷公药对》和《施今墨药对》等。药对配伍是中医药学的重要内容。

药对的组成，不是简单地凑合，也不是机械地相加，而是有理论、有原则地在长期的临床实践中总结出来的。药对配伍是以中医基本理论为原则，以治则治法和中药性能功效为依据进行组合配对。它与阴阳五行理论、气血理论、中药四气五味、升降浮沉、归经等都有密切联系。

蒲黄-五灵脂　又名，失笑散。五灵脂苦咸甘温，归肝经血分，功擅通利血脉，散瘀止痛；蒲黄甘平，行血消瘀，炒用并能止血，两者相须为用，为化瘀散结止痛的常用组合。

桃仁-红花　破血行瘀，祛瘀生新；红花，辛、温，归心、肝经；活血通经，祛瘀止痛。主治妇女病。桃仁，归心、肝、大肠经，具有活血祛瘀、润肠通便的功效。

人参-熟地　培补气血，即《新方八阵》的两仪膏。人参甘微温，功专补气；熟地甘微温，功在滋阴养血，填精补髓，专为补血。两相伍用，旨在培补气血，如并提汤、安奠二天汤、宽带汤、顺肝益气汤。

人参-白术　益气健脾，即《伤寒论》《金匮要略》的人参汤。人参擅补脾肺之气，白术苦甘温，补气健脾，燥湿利水。两者配伍，共奏益气健脾之功，如温胞饮、化水种子汤、温土毓麟汤、升带汤、加减补中益气汤。

人参-当归　补气调经，即《备急千金要方》的人参当归汤和《太平惠民和剂局方》的人参当归散。人参补气固脱，当归补血调经。两者配伍，共奏补气调经之功，如补中益气汤、圣愈汤。

人参-黄芪　补脾益肺，出自《脾胃论》的补中益气汤。人参益脾肺之气，黄芪甘微温，补气升阳，两药相须为用，既增强了补益脾肺的作用，又具有甘温除热和补气升阳的效用，如圣愈汤、加味补中益气汤。

熟地-山茱萸　滋肾涩精。熟地甘温，滋补肝肾，益血养精；山茱萸温肾涩精。两药配伍，有滋肾养阴、固涩精气的作用，为六味地黄丸及其化裁方的主要搭配药。

熟地-当归　养血调经。熟地滋阴补血，当归补血活血，调经止痛。两药相配，为四物汤的一半，起养血调经的功效，如四物汤、养精种玉汤。

熟地-白芍　养阴补血。熟地滋阴补血，白芍敛阴养血，两药同用，养阴补血，如四物汤、养精种玉汤。

当归-川芎　养血活血，即佛手散。当归养血调经，川芎活血止痛，配伍共达养血调经、活血止痛之功，如四物汤、当归芍药散。

白芍-甘草　缓急止痛，即芍药甘草汤。白芍苦酸微寒，柔肝理脾；甘草甘平，和中缓急。两者同用，酸收甘润，酸甘化阴，共奏缓急止痛之功。

柴胡-白芍　疏肝养肝。柴胡疏肝泄气而和肝，白芍滋养肝血而补肝。两药正合"木郁达之"之旨，且有疏柔和济，动静结合，体用兼顾之妙，为治疗肝郁血虚的常用药对，如四逆散、逍遥丸、宣郁通经汤、定经汤。

黄芪-当归　补气生血，即《内外伤辨惑论》的当归补血汤。黄芪补气，主气主补；当归补血，主血主行，共用可达补气生血、益气活血、阳生阴长之功。常用方如补中益气汤、圣愈汤等。

人参-阿胶　气血双补，源于《备急千金要方》的阿胶汤、阿胶丸。人参补益脾肺之气，阿胶甘平，补血止血，滋阴润肺。两者相伍，气血双补，润肺，如温经汤、炙甘草汤。

白术-茯苓　健脾渗湿，出自《素问病机气宜保命集》和《证治准绳》的茯苓汤。白术甘温补中，健脾燥湿；茯苓甘淡渗利。两药伍用，一健一渗，脾土健运，水湿可除，如四君子汤、逍遥散、温脐化湿汤、化水种子汤、温土毓麟汤、升带汤、加减补中益气汤。

熟地–砂仁　熟地腻膈，久服滞脾碍胃；砂仁行气调中，醒脾开胃，且引气归肾。砂仁（或用砂仁壳）配熟地，既可防熟地滋腻之弊，又可引熟地入肾。

生地–玄参　生地甘苦而守，滋阴降火；玄参咸寒，养阴降火，解毒软坚，两药合用，适用于阴虚炎旺，虚热上浮，或兼有癥结之症，如癌症放化疗后、更年期综合征、子宫肌瘤等。火旺津亏，大便干结，两药"增水行舟"，寓泻于补，如增液汤。

菟丝子–枸杞子–桑椹子　三子相配，补而不腻，不温不燥，不论肾阴虚、肾阳虚皆可应用，是平补肝肾之佳品，如左归丸、左归饮。

菟丝子–山茱萸　甘温酸涩，两药相配，补肾涩精，益阴固阳，是肾虚之胎漏、崩漏、带下等症的首选，如左归丸、左归饮。

山药–山茱萸　健脾益气，益肾涩精，甘温酸敛，固气涩精，止崩托胎，常于脾肾两虚之崩漏、胎漏、带下、产后汗证、经行泄泻等症。怀山药需炒，如六味地黄丸，归肾系列方。

肉苁蓉–巴戟天　温而不燥，味厚纯补，入督脉，填肾精，壮肾阳，随滋肾药则滋肾，伍壮肾阳药则兴阳，并对阳虚精衰之虚人便秘有润肠通腑作用，是补肝肾之要药。

仙茅–淫羊藿　二仙辛温大热，助命火，兴阳事，配石楠叶以促排卵，对肾阳虚衰、命火不足之无排卵、排卵欠佳、性感淡漠等不孕症为宜。肝肾阴虚火旺者慎用。

续断–桑寄生　补肝肾而强筋骨，固冲任且安胎元，多配杜仲，为妇科诸症所致的肾虚腰脊酸楚、胎漏、胎动不安之必选药，代表方如寿胎丸。

桑枝–桑寄生　补骨强筋，通络止痛，用于肾虚输卵管阻塞性不孕，常配路路通、丝瓜络，炎症性阻塞加红藤、蒲公英等；亦治产后、失血后腰痛肢麻。

女贞子–旱莲草　女贞子采在冬至，旱莲草收在夏至，两药配用，又名二至丸。女贞子甘苦入肾，补肾滋阴，养肝明目，性平清补；旱莲草甘酸入肾，滋阴凉血。两药合用，实肾养肝，凉血止血，凡妇科之肝肾阴虚所致的经崩淋漓、月经先期过多，更年期综合征等皆可选用。

附子–肉桂　性味辛热，一守一走，两药配伍补命门而暖胞宫，散寒凝而止痛经。朱南孙将两药用于女子宫寒不孕、痛经等，多配紫石英、艾叶、干姜等，代表方如肾气丸。

小茴香–艾叶　温经散寒，理气止痛。两药配用，适用于痛经属寒凝气滞者。

赤芍–白芍　赤芍清热凉血，通脉消瘀；白芍养血敛阴，柔肝止痛。赤芍散而不补，白芍补而不散，两药合用，一散一敛，一泻一补，尤宜于血虚夹瘀有热之证，常用于妇女痛经、盆腔炎、癥瘕等症。

柴胡–延胡索　肝藏血而主疏泄，两药皆入肝经，疏肝理气，活血止痛。凡妇女少腹、小腹疼痛，如子宫内膜异位症、盆腔炎、盆腔瘀血综合征、各种痛经，以及乳癖等必用，配川楝子效佳。

泽兰–益母草　活血通络，有活血不伤正、养血不留瘀之特点，多配川牛膝、卷柏为一组药，用于气滞血瘀之闭经，或催经止孕。

川牛膝–怀牛膝　川牛膝活血通经；怀牛膝补肝肾，强腰脊。两药合用，寓攻于补，攻不伤正，适于肝肾不足，腰膝酸楚之经闭，或于攻恐伤正气方中配伍而用。补肝肾而活血通经，对经行量少不畅，或经闭不行者，可活血通经，引血下行，又恐伤肾气，两药组合，攻补兼施。

益母草–仙鹤草　活血止血，通涩相伍，动静结合，对血瘀崩漏，或平素经行量多绵延不止，经前用药，单止恐瘀，单行惧崩淋不止，两药配伍，瘀去血归其经。两药比例视瘀血、出血主次而定。

大黄炭–炮姜炭　大黄炭清热凉血、祛瘀行滞，有推陈致新、引血归经之力，而无腹痛便泻之弊；炮姜炭温经止血，温中止泻，"守而不走"。两药合用，一寒一热，一走一守，寒热相济，通涩并举，相行而不悖。此配伍是瘀血崩漏、赤带绵延、产后（包括人工流产）瘀阻恶露不绝之良药。重用炮姜炭，也治脾肾阳虚寒积之腹痛便溏，一般用量4～6g。

三棱–莪术　三棱苦平，莪术苦辛温，皆能破血和气，消积止痛，三棱破血力强，莪术破气力宏，两药配伍，尤宜于瘀阻癥瘕等有形之坚积，如血滞经闭、瘀阻痛经以及囊肿、肌瘤、癌症等。两药消积散瘀力强，是治疗妇人癥瘕积聚之要药。但虚人慎用，或与参、术同用，以免损伤正气。

延胡索–川楝子　即金铃子散，延胡索辛散温通，能行血中气滞，气中血滞，为止痛良药；川楝子入肝经，疏肝止痛，性寒，且能导热下行；故两药合用为妇女实证痛经或癥瘕结聚所致腹痛之良药，常用于子宫内膜异位症、膜样痛经、盆腔炎等。

黄连–阿胶珠　黄连苦寒，清心泻热，燥湿止泻；阿胶甘平，滋阴补血，止血安胎，《本草备要》谓"泻者忌用"，故用蛤粉炒成珠。两药配伍，清补并举，尤宜于妊娠后肝肾不足，阴虚火旺之胎漏、胎动不安者，多伴有心烦不安、腰酸腹坠等症。黄连多用3g，阿胶珠用9～12g。代表方如黄连阿胶汤。

当归–肉苁蓉　当归质润多汁，养血润肠；肉苁蓉质润而降，滋肠通便。两药配伍，养血滋液通便，是阴血亏损、肠燥便结不畅之必用药，多用于产后、久病体虚、失血津亏者。

当归–白芍　补血敛阴。当归补血活血，性动而走；白芍敛阴，性静而主守。两药合用，则补血敛阴，互纠其偏，互助其用，如当归芍药地黄汤、当归芍药散、开郁种玉汤。

（张明敏　钟志艳）

第六节　中医妇科用药特点与禁忌

中医妇科学是运用中医理论和方法，认识研究女性的解剖、生理、病因病机、诊治规律，以防治妇女特有疾病的一门临床学科。其内容包括月经病、带下病、妊娠病、产后病和妇科杂病的论治。

女性特有的生理现象如月经的产生、妊娠、分娩、哺乳均有赖于气血的充盈，经络的舒畅，天癸的规律，脏腑功能正常才能得以体现。同样妇科疾病的发生发展与脏腑、气血、经络功能的失调密切相关，不同妇科疾病所涉及的脏腑、经络有所不同，脏腑、经络的异常也会导致相应的妇科疾病。

一、妇科用药特点

经、带、胎、产、杂诸病多由外感淫邪因素、内伤七情、饮食劳倦等不良生活方式和先天禀赋不足、体质特点等引起脏腑功能失调，气血不和，经脉不利以致阴阳失和而致病，用药时当结合女性特有生理特点选药处方。

月经病：月经具有周期性、节律性特点，是女性生理过程中肾阴阳消长、气血盈亏规律性变化的表现。其行经期、经后期、经间期、经前期4个不同时期具有不同的生理特点。行经期血海蓄极而溢，子宫泻而不藏，呈现"重阳转阴"的特点；经后期血海空虚渐复，子宫藏而不泻，呈现阴长的动态变化；经间期为氤氲之时，是重阴转阳、阴盛阳动之际；经前期阴盛阳生渐至重阳，此时阴阳俱盛。因此，行经期血室正开，大寒大热之品当慎；经后期血海空虚，勿强攻，宜于调补；经前期血海充盛，勿滥补，宜予疏导。

带下病：因有脾虚，肾虚，湿热下注，热毒郁结等，有带下过多和带下量少之分。带下过多病机为任脉不固，带脉失约，治当健固任带。《素问·阴阳应象大论》中说："湿在下在内者，则以温肾健脾以利之。"具体而言，祛湿之法，根据病因有健脾、温阳、清热、利湿之不同。若带下清冷，滑脱不禁，宜补肾涩精，固任止带；若阴虚而兼湿火者，又当养阴清热，佐以除湿。因此，对带下病辨明虚实，勿虚虚实实最为紧要。

妊娠期间，凡峻下、滑利、破血、耗气散气以及一切有毒之品，都应慎用或禁用。妊娠期间用药应遵循"有故无殒"、"衰其大半而止"的用药原则，即明确治疗用药的必要性，关注辨证论治和无指征滥用补益药、清热药、活血药和毒烈饮片的情况，不应在"无故"时用药；"衰其大半而止"是强调用法用量的适度性，药物的药力达到祛除大半病邪即可，不可过度。因为中药的性能（药物的偏性）会随着用量的增加而增强，但其安全性风险也在累积。

产后气血俱虚，过汗则亡阳伤气，过下则亡阴伤血，利小便则重伤津液，故当慎用。《傅青主女科》也有用药十误之说。这些均提示，产后气血俱虚、恶露、乳汁、饮食、汗出、二便等方面的情况当综合考量，处方用药，应当审慎。具体而言，产后为了促进瘀血早祛，加速新生，故以祛瘀为主，辅以生新之药，常用生化汤。产后子宫已复旧，恶露已净，补益气血为要，故以生新为主，辅用祛瘀之药。

二、妇科用药禁忌

（一）现代医学妇科用药禁忌的基本概念

患有妇科疾病的育龄期女性在接受治疗时，因药物暴露所致的妊娠安全问题备受关注。生殖安全指对人类正常生殖能力的维持和生育健康后代的维护，以保证配子发生、成熟、受精、胚胎着床和早期发育的健康以及遗传性状的稳定。而生殖毒性指外来物质对雌性生殖系统和雄性生殖系统，包括排卵、生精，从生殖细胞分化到整个细胞发育（生殖系统毒性），也包括对胚胎细胞发育所致的损害（胚胎毒性），引起生化功能和结构的变化，影响繁殖能力，甚至累及后代（遗传毒性）。根据药物对胎儿的危害性将其分为五类：A类药指人类研究资料未发现早、中、晚孕期或整个孕期使用会增加胎儿异常风险的药物，胎儿损伤的可能性极小。B 类药定义为动物生殖实验尚无证据证明此类药物对生殖能力或胎儿有害。C 类药则是动物生殖实验发现此类药物可致畸（或胚胎死亡或其他副作用），但缺乏孕期用药的充分、良好的对照研究。D 类药指孕期使用此类药物可导致胎儿损伤。如果在妊娠期使用此类药物或用药期间妊娠，必须评估药物对胎儿的潜在危害。X 类药物则可导致胎儿损伤，孕妇或正要怀孕的妇女禁用此类药物。如果在妊娠期使用此类药物或用药期间妊娠，孕妇本人必须知悉药物对胎儿的潜在危害。

妊娠期药物暴露的时机与胎儿畸形的发生密切相关。妊娠早期，受精后 1 周内，受精卵尚未植入子宫内膜，一般不受母体用药的影响。药物暴露以后导致胎儿畸形的发生，基本是在妊娠后 3～9 周，即停经 5～11 周；这一时期是各器官和脏器分化发育形成的阶段，是药物导致胎儿畸形的敏感期。妊娠 9 周后，即停经 11 周以后，胎儿的组织器官已经逐渐形成，此阶段的药物暴露一般不会导致胎儿结构发生改变，但是，会影响某些器官和系统功能的发育，如神经系统和外生殖器的发育。妊娠 12 周后，胎儿体内大多数器官已基本形成，此期胎儿对药物的敏感性减弱，不会造成大范围畸形，但药物对胎儿器官发育和功能完善性的影响增加，可产生毒性反应，尤其对分化完成较晚的器官可造成一定影响。妊娠 16 周后，药物对胎儿致畸的可能性减小，但此时牙、神经系统、生殖系统继续分化发育，故药物的不良影响依然存在；妊娠 28 周后，几乎所有药物均能通过胎盘到达胎儿体内，许多器官同期发育、形成，因此，一种药物可能造成多发畸形。妊娠末期特别是分娩期，药物进入胎儿体内后残留或蓄积在组织中，出生后必须依靠婴儿自身代谢器官进行排泄。药物亦可导致新生儿呼吸抑制或干扰新生儿胆红素代谢。因此，妊娠中、晚期用药也应慎重。

随着中药的应用逐渐广泛及现代中药毒理学的研究迅速发展，中药的毒副作用及使用安全性日益引人注目。中药饮片、中成药是妊娠早期保胎使用较多的药物，由于女性特殊的生理特点，妇女的用药需更多考量，用药与普通生理时期有所不同，对于经、带、胎、产诸病的治疗，需考虑用药宜忌。

（二）中医妇科用药禁忌

妇科疾病使用中药防治禁忌与中药的毒性有关，中药毒性有广义和狭义之分。广义毒性指中药的偏性，狭义毒性指药物对机体的损害性。凡药均有偏性，"毒性"即药物的效用。张子和《儒门事亲》云："凡药有毒也，非止大毒小毒谓之毒，甘草苦参不可不谓之毒，久服必有偏胜。"张介宾《类经》指出："药以治病，因毒为能，所谓毒者，以气味之有偏也……"《素问·五常政大论》云："大毒去病十去其六，常毒治病十去其七，小毒治病十去其余，无毒治病十去其九，谷肉果菜，食养尽之，无使过之，伤其正也。"

1. 中药的一般禁忌

妇科用药应遵循中药的一般配伍禁忌。正如《本草纲目》所言："药有七情，独行者，单方不用辅也；相须者，同类不可离也，如人参、甘草、黄芪、知母之类；相使者，我之佐使也；相恶者，夺我之能也；相畏者，受彼之制也；相反者，两不相合也；相杀者，制彼之毒也。"其中，相畏、相杀是临床使用毒性药物或具有副作用药物时要加以注意的，相恶及相反是临床用药必须注意禁忌的配伍情况，所以"勿用相恶、相反者"。《珍珠囊补遗药性赋》又总结出"十八反，十九畏"，十八反歌：本草明言十八反，半蒌贝蔹及攻乌，藻戟遂芫俱战草，诸参辛芍反藜芦。十九畏歌：硫黄原是火中精，朴硝一见便相争，水银莫与砒霜见，狼毒最怕密陀僧，巴豆性烈最为上，偏与牵牛不顺情，丁香莫与郁金见，牙硝难合京三棱，川乌草乌不顺犀，人参最怕五灵脂，官桂善能调冷气，若逢石脂便相欺，大凡修合看顺逆，燧炙煿莫相依。妇科疾病处方用药时也需遵循上述配伍禁忌。

2. 常用中药妇科禁忌

常用八法（汗、吐、下、和、温、清、消、补）之中用药也需考量用药特点和安全性。妇科疾病只要有可汗之证，即可酌情汗之，然汗为津液，血汗同源，故使用发汗力较强的解表药时，用量不宜过大，以免发汗太过，耗伤阳气，损及津液。涌吐药作用强烈，且大多具有毒性，瓜蒂、藜芦等易伤胃损正，故仅适用于体壮邪实之证。妇女胎前产后，以及素患失血、头晕、心悸、劳嗽喘咳等，均当忌用。攻下药作用峻猛，或具有毒性，易伤正气及脾胃，当奏效即止，切勿过剂，以免损伤胃气，妇女胎前产后及月经期忌用。和法的泄肝之法应用时应注意，泄肝之品如青皮、川楝子、荔枝核、橘核等，易伤津耗气，非癥瘕包块之证慎用。清法常用药兼有活血功效者如丹皮、大血藤等，具有一定活血作用，胎病均应辨证酌情慎用。消法常用药中的破血逐瘀类药物，如土鳖虫、穿山甲、三棱及莪术都有破血杀胚之功，妊娠安胎应当慎用或忌用。《本草经疏》亦言："堕胎者，以其有毒善破血也。"《神农本草经》："水蛭，味咸，平。主逐恶血；破血瘕积聚，无子；利水道。生池泽。"《别录》载："蜈蚣，疗心腹寒热结聚，堕胎，去恶血。"孕妇应用仍应持小心态度。

妊娠使用中药应避免堕胎之品，药物具有堕胎的特性被归入妊娠禁忌中药，如虻虫、附子、瞿麦等。除了堕胎之外，一些妊娠禁用药还表现出其他的副作用，包括四个方面：对孕妇有害，造成正气损伤和绝育；对妊娠有害，造成难产，滞产；对胎儿有害，造成损胎，致畸形；对小儿发育有害。如槐花、槐子"破子宫之精血"；水银"绝胎孕"；冬葵子"空涸其水，反艰其产"；半夏消胎；犀角"妇人有妊勿服，消胎气"等。

明代李时珍之妊娠禁忌歌"元斑水蛭及虻虫，附子乌头配天雄，野葛水银并巴豆，牛膝薏米与蜈蚣，三棱芫花代赭麝，大戟蝉蜕黄雌雄，牙硝芒硝牡丹桂，槐花牵牛皂角同……"记载了84味妊娠禁忌用药，陈自明《妇人良方》和许洪的《指南总论》记录妊娠禁忌药各有69种、70种。2010年版的《中国药典》收载的妊娠禁忌药有98种，其中植物药77种，动物药11种，矿物药10种。

妊娠合并疾病用药当遵循"衰其大半而止"的理论，《素问·六元正纪大论》曰："妇人重身，毒之何如？有故无殒，亦无殒也……大积大聚，其可犯也，衰其大半而止，过者死。"妊娠期间若"无故"则尽量不用药。

产后气血尚未恢复调和，因此治疗产后病无论虚实，总宜调和气血为要，用药不宜过偏，宜恰当治疗。例如，不宜单补，补甚则瘀血内滞，影响子宫复旧，如未服生化汤，而先用参、芪、术等。不宜单破，破甚致气血益虚，如子宫已复旧，不用桃仁、红花、牛膝等破瘀之品。热证不宜过用寒凉，凉则瘀血内停，如黄芩、黄连、栀子、黄柏等。寒证不宜过用温燥，过用则耗伤津液，如附子、肉桂、花椒、良姜、草果、荜茇等。重用消导易伤胃气，而使乳汁减少，三棱、莪术、麦芽、神曲当慎用。过用发汗或泻下易重伤津液，麻黄、浮萍、大黄、芒硝亦在慎用之列。

具有小毒的药物包括重楼、丁公藤、水蛭、虻虫、皂荚、刺蒺藜、鹤虱、鸦胆子、贯众；具有中毒的药物包括甘遂、大戟、芫花、商陆、牵牛子、千金子、洋金花、朱砂、全蝎、蜈蚣、罂粟壳、胆矾、藜芦、雄黄、麝香、冰片、樟脑、蟾酥、轻粉、铅丹、硫黄、天南星、苦楝皮、山豆根、苍耳子；具有大毒的药物包括巴豆霜、生川乌、昆明山海棠、雷公藤、马钱子、斑蝥、马兜铃、红粉、砒石等。

总之，妇科疾病使用中药原则当根据患者病情，辨证分析，结合女性经、带、胎、产之生理特点和中药性能，知情告知，综合考量选方用药。

（陈　琛）

参 考 文 献

安莲英. 2008. 大黄牡丹皮汤热敷治疗慢性盆腔炎[J]. 山东中医杂志, 27（2）：127.

白贞芳. 2013. 济世救命之方-中国医学奥秘[M]. 贵阳：贵州教育出版社.

陈维华, 徐国荣. 1984. 药对论[M]. 合肥：安徽科学技术出版社.

程萍, 杨飚. 2017. 补阳还五汤加减对妇科恶性肿瘤患者术后凝血纤溶功能及血液流变学的影响研究[J]. 现代中西医结合杂志, 26（11）：1217-1219.

褚玉霞. 2008. 经带胎产病的特殊治疗原则及用药规律[J]. 河南中医, 28（8）：1-4.

崔凤云. 1994. 血府逐瘀汤加减治愈功能性子宫出血1例[J]. 中医杂志, 35（8）：462.

崔淑梅, 马玉珍. 1995. 大黄牡丹皮汤在妇科临床的应用[J]. 陕西中医, 16（6）：276.

邓树泳. 2013. 基于因子分析的定经汤及其拆方调整卵巢早衰的生物学机制研究[D]. 广州：广东药学院.

方瑜, 卢永屹. 2019. 从气血理论探讨女性围绝经期的生理病理[J]. 湖南中医杂志, 35（6）：110-111.

龚萍, 黄光英. 2014. 健胎液对围着床期小鼠子宫炎性细胞因子IL-1的影响[J]. 山东中医杂志, 33（6）：471-474.

郭艳杰, 尚丽新. 2016. 妊娠期合理用药[J]. 人民军医, 59（4）：414-416, 418.

国家药典委员会. 2010. 中华人民共和国药典[M]. 北京：中国医药科技出版社.

黄光英, 韩庆红, 徐果. 1998. 补肾益气活血对胎儿宫内生长迟缓孕鼠红细胞膜钠、钾-ATP酶及钙、镁-ATP酶作用的研究[J]. 中国中西医结合杂志,（S1）：346-349, 410.

黄光英, 舒益民, 曹福元, 等. 1998. 补肾益气活血方对胎儿宫内生长迟缓胎盘组织一氧化氮合酶活性的影响[J]. 中国组织化学与细胞化学杂志,（3）：38-42.

黄兆强. 1990. 朱南孙治疗妇科病常用药对举隅[J]. 江苏中医,（11）：33-36.

李洁, 王晓, 刘思妤, 等. 2006. 抵当汤对大鼠子宫微循环的影响及其镇痛抗炎作用[J]. 中医药学刊,（2）：251-253.

李帅, 张启明. 2019. 肾为先天之本的历史轨迹[J]. 世界最新医学信息文摘, 19（35）：216-217.

李越. 2017. 妊娠禁忌中药的文献研究[D]. 南京：南京中医药大学.

刘洁. 2014. 加味圣愈汤治疗气血亏虚型月经过少30例[J]. 光明中医, 29（4）：737-738.

刘丽, 袁孟珂, 陈婧, 等. 2020. 针药联合治疗输卵管炎性不孕症临床观察[J]. 辽宁中医药大学学报, 22（8）：4-7.

刘艳娟, 黄光英, 陆付耳, 等. 2004. 健胎液对胚泡着床障碍小鼠胚泡着床作用的研究[J]. 上海中医药杂志, 38（4）：46-48.

刘艳娟, 黄光英, 杨明炜, 等. 2005. 健胎液对小鼠着床期子宫内膜孕激素受体及mRNA的影响[J]. 中医杂志, 46（4）：300-302.

马金平, 田晓娜, 王曼, 等. 2019. 新加归肾丸对多囊卵巢综合征模型大鼠卵泡发育障碍的影响[J]. 中华生物医学工程杂志, 25（1）：86-90.

孟桐宇. 2018. 少腹逐瘀汤加减方对寒凝血瘀型痛经模型大鼠干预的研究[J]. 双足与保健, 27（6）：181-182, 184.

彭康, 莫孙炼, 郑有顺. 1995. 血府逐瘀汤加减方活血化瘀药理研究[J]. 中药药理与临床, 11（6）：10-11.

齐宁, 黄光英, 王开富, 等. 2009. 健胎液对胚泡着床障碍大鼠子宫血管生成作用的影响[J]. 医药导报, 28（9）：1134-1137.

谈勇. 2016. 中医妇产科学[M]. 北京：中国中医药出版社.

谭忠伦. 2019. 血府逐瘀汤联合米非司酮治疗中老年子宫肌瘤的应用疗效及对相关指标的影响[J]. 中国医药导刊, 21（10）：

583-588.

田志杰. 2012. 膈下逐瘀汤加减治疗卵巢静脉综合征疗效观察[J]. 河北中医, 34（8）：1164-1165.

王柏省, 徐晓东. 2009. 抵当汤与桃核承气汤对血瘀证大鼠血流变影响的比较研究[J]. 辽宁中医药大学学报, 11（10）：182-183.

王飞霞. 2001. 大黄牡丹汤在妇科临床的应用[A]. 中华中医药学会.全国张仲景学术思想及医方应用研讨会论文集[C]. 中华中医药学会：中华中医药学会, 2.

王红, 李玉丽, 孙小玉, 等. 2018. 膈下逐瘀汤治疗气滞血瘀型子宫内膜异位症[J]. 中医学报, 33（10）：2007-2011.

王均宁, 刘粉叶. 2010. 圣愈汤及其拆方对血虚小鼠红细胞生成素影响的实验研究[J]. 浙江中医药大学学报, 34（1）：39-41.

王均宁. 2006. 圣愈汤及其拆方对血虚模型小鼠造血生长因子 IL-6 和 GM-CSF 的影响[J]. 山东中医杂志, 25（7）：478-480.

王志强. 2013. "五脏之伤, 穷必及肾"在临床中的指导意义[J]. 中国中医药现代远程教育, 11（18）：9, 13.

魏飞跃, 文乐兮, 尤昭玲, 等. 2011. 月经病组方用药规律探讨[J]. 辽宁中医药大学学报, 13（8）：39-40.

吴佩佩. 2019. 少腹逐瘀汤加减对子宫腺肌病痛经的治疗作用探讨[J]. 海峡药学, 31（1）：115-116.

吴土连, 邱伟, 陈思敏. 2020. 补阳还五汤加减治疗妇科术后疲劳综合征的临床观察[J]. 内蒙古中医药, 39（1）：46-47.

肖秋霞. 2009. 大黄牡丹皮汤（大黄牡丹颗粒）治疗慢性盆腔炎（湿热瘀结证）的临床研究[D]. 成都：成都中医药大学.

胥庆华. 1996. 中药药对大全[M]. 北京：中国中医药出版社.

徐珉, 黄光英, 叶望云. 1998. 健胎液对胎儿宫内发育迟缓孕鼠血浆、胎盘 NO 含量的影响[J]. 微循环学杂志, 8（1）：13-15, 2, 58.

徐珉, 黄光英, 叶望云. 1998. 中药健胎液对胎儿宫内发育迟缓孕鼠红细胞膜—骨架的作用[J]. 广州中医药大学学报, 15（2）：124-126.

闫淑芝, 王海柱, 裴志平, 等. 1994. 补阳还五汤在妇科疾病中的临床应用[J]. 黑龙江中医药,（6）：32-33.

杨英, 王燕, 尤俊文. 2017. 定经汤对肝郁肾虚型非高雄型多囊卵巢综合征患者血清 AMH 及 INHB 表达的影响[J]. 宁夏医学杂志, 39（12）：1216-1217.

杨准叶. 2019. 血府逐瘀汤加减治疗子宫内膜异位症痛经效果分析[J]. 实用妇科内分泌电子杂志, 6（13）：136-137.

岳昌华, 胡小芳. 2016. 胡小芳教授运用血府逐瘀汤诱发排卵的经验总结[J]. 中国中医药现代远程教育, 14（9）：70-71, 73.

张会平. 2018. 血府逐瘀汤联合三苯氧胺治疗卵巢囊肿的效果及对患者生活质量的影响[J]. 承德医学院学报, 35（3）：218-220.

张霞. 2016. 膈下逐瘀汤应用于妇科疾病的现代文献研究及治疗 CPID 的临床疗效观察[D]. 哈尔滨：黑龙江中医药大学.

郑在根, 郑洪新. 2014. 肾主血的理论探讨[J]. 中华中医药杂志, 29（11）：3553-3554.

钟赣生. 2016. 中药学[M]. 北京：中国中医药出版社.

周凤洁. 2008. 加味补阳还五汤治疗产后身痛 45 例临床观察[J]. 四川中医, 26（2）：70-71.

周新艳. 2018. 归肾丸加味治疗子宫内膜偏薄不孕症的临床效果观察[J]. 中国医药指南, 16（16）：197-198.

第五章

补肾益气活血法的临床运用

第一节 不 孕 症

凡生育年龄的妇女，配偶生殖功能正常，婚后同居两年以上，未采取避孕措施而未能受孕者；或曾经受孕而两年又不再受孕者，称为不孕症。前者称为原发性不孕症；后者称为继发性不孕症。不孕症又可分为绝对不孕症及相对不孕症。夫妇一方有先天性或后天解剖上或功能上的缺陷，无法矫治而不能受孕者，为绝对不孕症。对于经过治疗可获得妊娠者，称为相对不孕症。现代医学认为，临床上常见的女性不孕原因有排卵因素、输卵管因素、子宫因素、宫颈因素、男方因素和不明原因。中医对不孕症的论述，散见于"无子"、"续断"等相关内容；对其治疗则见于"求嗣"、"种子"、"子嗣"、"嗣育"等篇章中。

一、现代医学发病机制

受孕是一个极其复杂的生理过程，涉及卵子的形成、排卵，精子的产生和运行，精卵结合，胚胎的着床、生长、发育及成熟等一系列过程，其中任何一个环节的异常都可能引起不孕。

临床上常见的女性不孕原因有排卵因素、输卵管因素、子宫因素、宫颈因素、免疫因素和心理因素。

（一）排卵因素

卵巢有规律排卵是自然怀孕的先决条件。排卵障碍是引起不孕症的主要原因之一。下丘脑-垂体-卵巢性腺轴上任何一个环节的功能性或器质性异常都可影响卵巢的功能和排卵，主要表现为无排卵或黄体功能不全两种，而这两种均与卵泡发育的不正常有关。

1. 无排卵

如先天性卵巢发育不良、卵巢早衰、希恩综合征、多囊卵巢综合征、闭经溢乳综合征、高催乳素血症、未破裂卵泡黄素化综合征，此外还有甲状腺、肾上腺皮质功能失调导致的不排卵等。

2. 黄体功能不全

黄体功能不全包括黄体期缺陷和黄体期缩短。黄体功能不全可引起分泌期子宫内膜发育不良而致孕卵不易着床，引起不孕。卵泡的发育不良也可以引起黄体功能的异常。

另外，甲状腺、肾上腺功能异常也可能造成排卵障碍。

（二）输卵管因素

输卵管具有拾取卵子、运送精子的功能，也是提供受精的场所，并及时将受精卵送进宫腔使之植入子宫内膜。输卵管形态或功能的异常以及与之有关的炎症病变均可导致不孕。如输卵管过度细长弯曲、管壁肌肉收缩功能减弱、上皮纤毛蠕动减退、输卵管炎症、输卵管结核及输卵管粘连、积水或阻塞等。

（三）子宫因素

子宫及子宫内膜导致不孕的主要原因有子宫发育异常、子宫腔粘连、子宫急慢性炎症和子宫肌瘤等。常见的子宫畸形有双子宫、双角子宫、纵隔子宫及单角子宫等，均易引起不孕，或即使受孕，但易流产。子宫内膜炎症包括流产后慢性子宫内膜炎、宫颈炎上行感染和子宫内膜结核等，支原体、衣原体和厌氧菌类的上行感染也是引起不孕的重要原因。子宫内膜炎主要通过影响受精卵的着床而导致不孕。子宫肌瘤所致不孕常与其生长大小、位置有关，较大壁间肌瘤及黏膜下肌瘤会改变子宫腔形态，干扰精子移行和受精卵的着床；宫颈内口或宫腔粘连，部分粘连可引起不孕或习惯性流产。

（四）宫颈因素

宫颈黏液的量和性质与精子能否进入宫腔有密切的关系。雌激素不足、宫颈管感染时，都会改变宫颈黏液的质和量，影响精子的活力和进入子宫的量，从而降低了受孕的机会。宫颈息肉、宫颈肌瘤、带蒂的黏膜下肌瘤可能由于机械性的阻塞会直接影响精子进入宫腔而造成不孕。

（五）免疫因素

生殖道的免疫反应是极其复杂的。卵子、精子、受精卵、性激素、促性腺激素以至精浆，都可能有一定的抗原性而导致免疫反应，造成不孕。

（六）心理因素

心理因素在不孕症的发病和治疗中占有非常重要的地位，不仅影响月经周期，而且对不孕症的治疗，包括现代辅助生殖技术的治疗结果也有影响。

另外，一些不良的生活习惯，如过度吸烟、酗酒和吸毒都能影响卵巢功能而导致不孕；频繁的性生活可能使精液稀薄、精子过少，稀少的性生活，特别在性生活期遇不到排卵，都会影响受孕机会。

患有不孕症可能只有一种病因，但是，有些不孕症患者可能兼有上述两种或两种以上的病因，因此，原则上应该夫妇双方同时就诊，及时发现原因，早期治疗。否则，花费的不仅仅是金钱，还有一去不复返的时间，而时间在不孕症的现代治疗概念中有相当重要的意义。

二、中医病因病机

中医学认为，生殖的根本在于"肾主生殖"的功能正常，而且"天癸"是男精、女血的物质基础，因此，肾虚是不孕不育症的重要原因。由于脏腑、经络将人体构成一个有机的整体，在生理上相互协调，在病理上相互影响，以及作为致病因素的寒、湿、痰、热、瘀之间的相互影响及其转化，使不孕症的原因极其复杂，临床上可表现为不同的证候，最终使胞宫不能摄精受孕。不孕症是常见病，病因病机复杂，与肝、脾、肾关系密切，"欲而不得，必生郁"，肝郁可造成脾虚、肾虚，如果长时间没有孕育成功，将进一步加重肾虚、血瘀，因此，肝郁、肾虚、脾虚以及血瘀是不孕症的核心病机。

常见的证型如下：

1. 肾虚

先天肾气不充，阳虚不能温煦子宫，子宫虚冷，以致不能摄精成孕。或精血不足，冲任脉虚，胞脉失养，不能成孕，或阴虚火旺，血海蕴热，亦不能成孕。

2. 肝郁

情志不畅，肝气郁结，疏泄失常，气血不和，冲任不能相资，以致不孕。

3. 痰湿

体质肥胖，或恣食膏粱厚味，脾虚不运，痰湿内生，气机不畅，胞脉受阻，不能摄精成孕。

4. 血瘀

经期产后余血未净，更感受寒邪，寒凝血瘀，胞脉阻滞，两精不能结合，以致不孕。

以上四个方面的病因病机，临床上可单一出现，亦可多元复合出现，疾病的演变过程中，也可能出现证型的演变，总而言之，本病虚实夹杂、病机复杂多变。由于不孕症病史较久，基于中医"穷必及肾"、"久病必虚"、"久病必瘀"、"欲而不得、必生郁"的病机特点，辨证时，应该给予高度关注。

肾精充足是生殖的基础，因此补肾可贯穿整个各型不孕症治疗的始终。即使患者主要辨证不是肾虚型，也可以在组方时考虑稍佐以补肾药。活血有助于改善子宫局部微环境从而有助于受孕，因此活血的法则也可以贯穿不孕症治疗的始终。对于明确辨证为血瘀型的患者，可以酌情增用活血药；而对于辨证为其他证型的患者，可以酌情稍佐活血药物。

三、诊 断 要 点

不孕症是多种原因所引起的一种临床现象，是复杂性疾病，对于原因不明的、久治不愈的不孕症也可以称之为"不孕症综合征"。不孕症是多因素疾病，可能涉及多个环节，临床上应该结合患者的临床表现、病史以及各种实验室检查进行诊断。

（一）症状

不孕是不孕症患者的首要主诉，但是由于引起不孕症的原因不同，可能有如下症候群：

1. 月经周期的不规则

表现为月经周期的延长、缩短或先后不定期，主要是排卵功能障碍或黄体功能的异常；包括多囊卵巢综合征、闭经溢乳综合征、高催乳素血症和黄体功能不全。

2. 月经量的异常

月经量的减少常见于子宫内膜的损伤、粘连；经量过多，或经期延长见于子宫内膜异位症，常伴有痛经。

3. 经期的异常

月经量多、经期延长见于子宫肌瘤或子宫腺肌瘤；经期延长还可见于子宫内膜炎及黄体萎缩不全。

4. 内分泌异常表现

多毛、肥胖、月经稀发、闭经等提示多囊卵巢综合征；高催乳素血症可出现闭经、溢乳等症状。

5. 生殖系统的炎症

生殖系统炎症常有下腹痛、白带增多等表现；宫腔粘连常伴周期性下腹疼痛、闭经或经量少。

一般而言，不孕症患者临床症状可见不同程度的月经失调、痛经、带下异常等，但也有临床症状不明显者。

（二）体征

1. 全身内分泌的异常体征

多囊卵巢综合征患者多有多毛、肥胖等表现；闭经溢乳综合征患者可见一侧或双侧乳房溢乳。

2. 下腹部的异常体征

子宫内膜异位症者妇科检查时可在下腹部触及大小、坚硬、活动度不一和不同疼痛程度的结节，也有无阳性体征者；盆腔炎者可有下腹压痛，子宫活动受限或粘连固定；输卵管炎患者可在子宫的一侧或两侧触及囊性肿物，活动受限。

3. 性腺及其附属器官的异常体征

下丘脑、垂体功能低下所致的闭经患者可能同时伴卵巢、子宫、乳房缩小，以及性毛的稀少。

4. 其他内分泌器官的异常体征

甲状腺功能亢进者可见甲状腺肿、特殊眼征等；肾上腺皮质功能亢进者可见肥胖、痤疮、毛孔粗糙等。

（三）辅助检查

妇科彩超和基础状态的性激素六项检查是最基本的辅助检查。妇科彩超可以帮助了解双侧卵巢窦卵泡的个数，如果过少，提示卵巢储备功能不足，如果过多则提示多囊卵巢综合征；妇科彩超还可以帮助了解内膜的厚度，帮助鉴别子宫内膜癌、子宫腺肌症、子宫肌瘤等。

基础状态的性激素六项可以帮助了解患者妇科内分泌的一般状态。输卵管造影可以帮助了解输卵管的通畅情况。宫腔镜有助于检查子宫内膜的状态。

临床过程中一定要根据患者的病史、症状和体征来决定应该进行的实验室检查，所进行的实验室检查应有针对性、选择性、经济性和实用性。

1. 一般检查

妇科一般检查主要包括三大常规检查，肝、肾功能等，白带常规检查，必要时行支原体、衣原体、淋球菌检查。

2. 内分泌测定

于月经的第 3～5 天给予激素五项，包括促卵泡素（FSH）、黄体生成素（LH）、催乳素（PRL）、雄激素（T）和雌二醇（E_2）检测，以明确卵巢的储备能力；若 FSH≥12U/L，提示卵巢的卵泡储备减少和卵子的质量下降，特别是 FSH≥20U/L 时，进行人工辅助生殖技术，促排卵成功率明显降低；雌二醇（E_2）升高（≥80pg/ml）提示难以妊娠；在排卵后检测血清孕酮（P）以观察黄体的功能。

如果怀疑甲状腺疾病引起不孕症可测血清促甲状腺素（TSH）、三碘甲状腺原氨酸（T_3）、甲状腺素（T_4）等，疑为肾上腺异常可测尿 24 小时 17-羟皮质类固醇含量。

多囊卵巢综合征患者可检测空腹血清胰岛素水平及进行胰岛素抵抗试验等。

3. 子宫及输卵管形态检测

子宫输卵管造影（HSG）是目前检查输卵管是否通畅最有效的方法，可以明确输卵管阻塞的部位、子宫有无畸形及子宫内膜是否有粘连等。

宫腔镜可直接观察子宫颈管、双侧输卵管口的形态及输卵管通畅度，发现宫腔畸形、粘连、息肉、黏膜下带蒂肌瘤等；并可在直视下取活体组织；在月经期前还可详细观察分泌期的肉眼改变。

腹腔镜一般是在子宫输卵管造影发现异常后进行，进一步查明原因并治疗。

输卵管通液检查目前限于条件，不少基层医院仍然应用，但是必须严格消毒和按照操作规程进行，原则上不主张施行输卵管通液检查。

4. 排卵障碍的检查

（1）基础体温（BBT）测定

有排卵的基础体温曲线呈双相型：即卵泡期呈低温相，体温在 36.3～36.5℃，排卵后体温上升 0.3～0.5℃，呈高温相，为黄体期。排卵通常发生在 BBT 升高的前一天，一般高温持续 11～16 天。排卵障碍的无排卵妇女，其 BBT 表现为单相体温，无黄体期高温相的出现。

（2）黄体中期孕酮测定

黄体中期（即月经中期至下一次月经来潮的中点）血清孕酮测定≥5.6ng/ml 者说明有黄体形成，最好≥10ng/ml，表明曾有排卵，但是一次测定难以确定排卵和黄体形成。

（3）尿 LH 峰值测定

在血中 LH 高峰出现后 8～20 小时出现尿中含量高峰，其浓度＞12.8U/ml。一般出现峰值后 24 小时左右排卵。无排卵妇女常缺乏 LH 升高。

（4）超声波监测排卵

排卵的超声表现：①成熟卵泡骤然消失；②成熟卵泡明显缩小，且卵泡内回声减弱，卵泡直径缩小超过 5mm，卵泡内光点多；③子宫直肠窝出现液体积聚；符合①+②或①+③者诊断为排卵，反之为不排卵。

5. 黄体功能不全的检查

黄体功能不全虽基础体温呈双相，但是排卵后缓慢上升，或上升的幅度偏低，升高的时间仅维持 9～11 天。

在排卵后 5～9 天，随机测定 3 次孕酮，即可确定有无黄体功能不全，正常情况下，3 次测定累计总量应该≥30ng/ml，而随机测定浓度应该≥9ng/ml。

黄体功能不全者在子宫内膜活检时表现为子宫内膜分泌不足，迟缓 2 天以上为轻度，迟缓 5 天以上为重度。

6. 男方生殖器官、精液常规及前列腺液检查

不孕症夫妇中男性所占的比例为 30%～40%，男女双方均有的不孕症夫妇占 20%～30%，因此，明确男性的生殖功能是非常必要的。男子精液的正常值为精液容量 2～6ml，精子密度的参考值下限是 15×10⁶/ml，总运动精子比例的参考下限为 40%；积极运动精子比例的参考下限 32%，精子形态学分析参考低限：正常形态精子比例为 4%。液化时间＜60 分钟。

明确男性生殖能力的状态对不孕症治疗方法的选择具有重要意义。

其他试验如性交后试验、免疫试验（包括精子凝集试验、精子制动试验、免疫球蛋白结合试验等）检测精子的受精能力。疑有遗传性疾病者，或反复流产者，夫妇双方应做染色体检查。

四、治　疗

基于不孕症是复杂性疾病，以及不孕症治疗以抱婴回家率为治疗终点的特点，不孕症的治疗中强调"祛除疾病、调理月经、促进怀孕、孕期维护"，四位一体，环环相扣的联合治疗方案。

同时，年龄在不孕症的治疗中起着关键性作用，应该告诫 30 岁左右的不孕症夫妇，越早治疗，效果越好；由于随着年龄的增长，妊娠率会下降，而妊娠并发症会随之增加，故年长的夫妇更不能延误治疗。

中医治疗上，基于肝郁、脾虚、肾虚以及血瘀核心病机的特点，补肾、益气、活血应该贯穿整个治疗过程，同时辨证施治，在不同的治疗时机略有变化。

（一）以现代医学为主的治疗方案

1. 生殖器器质性疾病的治疗

若发现生殖道的畸形、肿瘤、炎症、宫颈口狭窄、子宫宫腔粘连等疾病应积极治疗，施行开放或微创手术。中医学认为，围手术期相当于"金刃伤"范畴，围手术期的表现是涉及多系统、多器官的复杂的综合症候群。围手术期多种因素如麻醉、手术创伤、术中出血、抗生素使用、液体疗法、绝对卧床等对患者正气、脾胃功能、气血运行均存在不同程度的影响，进而对围手术期证候存在必然的影响，从而使证候特征呈现复杂性特点。中医药，包括中药、针灸、艾灸、中医外治法等在妇科手术术后辅助治疗方面有一定的优势，在术前可提高患者免疫力，在术后可预防和减少诸如尿潴留、胃肠功能紊乱等并发症的发生，减轻了患者的痛苦，提高了患者的生活质量。补肾中药多具有提高免疫力的作用，有助于患者更快地从手术的应激状态下恢复；活血中药有改善微循环等作用，有助于手术的创口及局部的粘连恢复。总而言之，补肾活血的治疗法则可贯穿于妇科围手术期的各个阶段，术前以补肾为主、活血为辅，主要扶助患者正气；术后以活血为主，补肾健脾为辅，促进伤口愈合，帮助患者更快地从手术中康复过来。

2. 输卵管慢性炎症及阻塞的治疗

原则上，输卵管病变所致不孕症是现代辅助生殖医学的强项，也是其主要的适应证。腹腔镜对输卵管所致不孕症的诊断和治疗也有重要意义，在腹腔镜手术以后半年左右是妊娠的最佳时期。

研究认为，腹腔镜手术术前及术后分别服用化瘀通络中药 3 个月，可以减轻输卵管积水患者临床症状，有效改善子宫内膜炎，从而提高子宫内膜容受性，增加术后临床妊娠率；术后给予具有活血化瘀、行气散结和清热解毒功效的中药口服及保留灌肠治疗也可提高输卵管性不孕患者的输卵管通畅率及正常妊娠概率。活血中药配合腔镜手术也是可选的优化方案。

目前，现代辅助生殖技术已经成熟，对于高龄的患者应该直接推荐进行人工辅助生殖技术治疗。

3. 内分泌疾病的治疗

内分泌疾病以及生殖内分泌疾病是不孕症常见的原因，临床以多囊卵巢综合征、甲状腺功能失常最为常见，在施行助孕之前进行预处理是助孕成功的前提。

（1）多囊卵巢综合征

PCOS 以月经不调、痤疮、肥胖以及不孕症为临床表现，不孕症主要表现为排卵障碍、着床率减低、流产率增高以及晚期妊娠糖尿病、先兆子痫的发病率增加，因此改善胰岛素抵抗、高雄激素血症是此型不孕症及妊娠并发症的基础治疗方法。临床治疗 PCOS 改善 IR

状态的一线药物为二甲双胍，其作为一种疗效肯定的双胍类胰岛素增敏剂已经历了数十年的临床广泛使用，它的主要功能是通过增加胰岛素在外周组织的敏感性以进一步改善卵巢局部内分泌环境和卵巢功能，并能显著降低体重，降低患者的胰岛素和高雄激素水平，提高促排卵的效果。改善高雄激素水平的治疗药物有螺内酯、地屈孕酮片等。

此外，针对超重患者的减肥手术近年来在临床开展也越来越多。大多数减肥手术都是在腹腔镜下完成，主要分为 3 种类型：限制型手术、减少吸收型手术及两者相结合的手术。目前，腹腔镜下胃转流术（LRYGB）、腹腔镜可调节胃束带术（LAGB）和腹腔镜下袖状胃切除术（LSG）等在临床上应用最为广泛。手术减肥主要对伴有肥胖的 PCOS 患者有一定疗效。有资料表明，减重手术能明显改善 PCOS 患者的月经不调、多毛和不育等症状，月经不调改善率达 50%，多毛改善率达 30%，且 PCOS 发生率下降 40%。

针对肥胖型的 PCOS 患者，中医常认为其主要病理机制为肾虚和痰湿阻滞胞宫，根据辨证施治予以清利湿热和化痰药物有望收到良好疗效。宋艳华等对 90 例 PCOS 患者治疗 3 个月，以评估益肾化痰中药联合二甲双胍方案的疗效，结果发现，联合方案组、中药组和西药组的临床总有效率分别为 83.33%、70.00% 和 76.67%，组间比较差异有统计学意义（$P<0.05$）。此外，联合方案组体重指数（BMI）、腰臀比（WHR）均低于中药组、西药组（$P<0.05$），空腹胰岛素（FINS）、稳态胰岛素评价指数（HOMA-IR）水平均低于中药组（$P<0.05$），LH、T 水平均低于西药组（$P<0.05$）。

（2）早发性卵巢功能不全

早发性卵巢功能不全以卵巢功能减退为特点，临床表现为月经紊乱、妊娠率降低或流产率升高，维持月经周期、提高妊娠率常常以维持卵巢功能为主，因此，以不干扰排卵的人工周期治疗作为助孕的基础治疗。

（3）高催乳素血症

高催乳素血症由于血清中催乳素升高，造成下丘脑-垂体-性腺轴功能的紊乱，引起排卵障碍，导致月经紊乱、妊娠率下降，降低催乳素是助孕的基础治疗，常用治疗药物为溴隐亭。

（4）甲状腺疾病

目前临床上最常见的甲状腺疾病是甲状腺功能减退和甲状腺功能亢进。一般而言，上述患者一般需要终身服药，应定期于医院随访，并定期监测检查甲状腺功能，必要时可行甲状腺超声检查。

针对甲状腺功能减退，建议补充甲状腺素替代治疗，具体的剂量根据甲状腺功能调整。调肝补脾益肾的中医治法不仅能有效地改善患者症状，还可对相关免疫指标产生良好的影响；青黛外敷治疗桥本甲状腺炎，不仅可以提高西药疗效，还能有效降低甲状腺自身免疫性抗体指标；在有关针刺、艾灸等对于自身免疫性甲状腺炎的作用研究中指出，针灸通过调节神经内分泌免疫网络的平衡，对甲状腺激素功能的恢复产生积极影响。

针对甲状腺功能亢进者，临床多采用手术、抗甲状腺药物（例如甲巯咪唑、丙硫氧嘧啶）、^{131}I 等治疗，但其具有副作用明显、治疗周期长、治疗效果较差等缺点。研究报道指出，在常规西医治疗基础上加用中药治疗甲状腺疾病，可明显提高治疗有效率，改善患者血清甲状腺激素及甲状腺抗体水平。

针对有生育要求的不孕症患者，建议在常规药物治疗的基础上，酌情增加中药治疗，但应避免使用有破血逐瘀伤胎之类的中药。

4. 自身免疫性疾病或免疫异常性疾病

自身免疫性疾病不仅可造成不孕，而且可能增加妊娠并发症的发生，如先兆流产、稽留流产以及先兆子痫等，助孕前予以原发病的治疗显得尤为重要。

（1）自身免疫性疾病

自身免疫性疾病是一大类疾病，诸如系统性红斑狼疮、类风湿关节炎、系统性硬化病、自身免疫性肝炎、重症肌无力等，这些疾病发病机制尚不明确，可能与自身抗原抗体过度反应有关，且均可在育龄期发病。一般的治疗原则是使用糖皮质激素控制疾病的急性进展，在平稳期使用小剂量的激素维持。针对有生育要求的患者，一般建议在专科医生指导下，病情控制平稳后，再考虑生育问题。中医药在自身免疫性疾病的治疗中，可以减轻患者的临床症状，提高治疗效果，并降低西药治疗所引起的副作用。

（2）血栓前状态

血栓前状态是多种因素综合作用下导致易出现血栓的病理状态。其机制主要是通过影响机体纤溶及凝血功能，引发患者高凝状态，促使子宫-胎盘微血栓形成，血液灌注量减少，引起胚胎缺氧缺血，导致流产。阿司匹林与低分子量肝素是目前临床上治疗血栓前状态所致复发性流产的常用药物，其作用于机体后能够通过以及抑制血栓烷 A_2 生成及血小板释放而发挥抗血小板聚集、抗血栓形成功效，但不良反应较大，影响整体疗效。

中西医结合疗法治疗该病从整体出发，多靶点调节，且能够有效降低西药毒性。研究表明，熟地、丹参、五灵脂、菟丝子等多种药物具有改善凝血功能的作用，中药复方联合西医疗法能够有效调节复发性流产患者凝血功能，改善患者症状及体征。

5. 诱发排卵

诱发排卵适用于排卵障碍患者。

（1）氯米芬（CC）

月经周期第 5 日起，每日口服 50mg（最大剂量达 200mg），连用 5 日，3 个周期为一个疗程。排卵率高达 80%，但受孕率仅为 30%～40%，可能与其抗雌激素作用有关，若用药后有排卵，但黄体功能不全，可加用绒促性素，于月经周期第 15～17 日连用 5 日，每日肌内注射 1000～2000U；并于排卵期间，隔日同房。

中药促排卵的效果也早已被临床证实。补肾活血法联合氯米芬可被用于治疗 PCOS，提高妊娠率。补肾疏肝方联合氯米芬治疗黄体功能不全性不孕症。暖宫颗粒联合氯米芬治疗排卵障碍性不孕症。化痰补肾法联合氯米芬治疗痰湿型排卵障碍性不孕症。

（2）氯米芬（CC）+绒促性素（HCG）

月经周期第 5 日起，每日口服 50mg（最大剂量达 200mg），连用 5 日，氯米芬停药 7 日加用 HCG 2000～5000U 一次肌内注射；并于排卵期间，隔日同房。

（3）氯米芬（CC）+尿促性素（HMG）+绒促性素（HCG）

月经周期第 5 日起，每日口服 50mg（最大剂量达 200mg），连用 5 日，于月经来潮第 6、8、10 日，每日肌内注射 HMG 1 支。用药期间监测血雌激素水平及用 B 型超声监测卵泡发育，当有 2～3 个卵泡发育到 2.0cm×2.0cm 时，加用 HCG 5000～10000U 一次肌内注射，促进排卵及黄体形成，并于排卵期间，隔日同房。

（4）来曲唑（Letrozole）

月经周期第 5 天起，每日口服 2.5～5.0mg，连用 5 日，用药期间监测血雌激素水平及用 B 型超声监测卵泡发育，当有 1～2 个卵泡发育到 2.0cm×2.0cm 时，加用 HCG 5000～10000U 一次肌内注射，促进排卵及黄体形成，并于排卵期间，隔日同房。

（5）溴隐亭

溴隐亭适用于无排卵伴有高催乳激素血症者。从小剂量（1.25mg/d）开始，如无反应，一周后改为每日 2.5mg，分两次口服。一般连续用药 3～4 周直至血催乳素降至正常范围，多可排卵（排卵率为 75%～80%，妊娠率为 60%）。

近年来，有关针刺促排卵的报道也较多。针灸联合中药，中药联合西药，甚至多联疗法均有报道。各种联合方案目前报道的证据级别较低，需要更高级别的临床证据进一步证实并优化目前的促排卵方案。

6. 人工授精

人工授精通常采用宫腔内人工授精（IUI），包括供精人工授精（artificial insemination with donor's semen，AID）和夫精人工授精（artificial insemination with husbands's semen，AIH）。

AID 适应证：①绝对性男性不育，如无精症、死精症以及严重少精症；②丈夫患顽固性不排精症；③男方携有不良遗传因素（如精神病、癫痫病）、严重的遗传性疾病；④夫妇间特殊的血型或免疫不相容因素所致的不孕，且已治疗无效者，如 Rh 或 ABO 型不相容、精子抗体等。另外在接受 AID 时，女方年龄在 35 岁以下为宜，不宜超过 45 岁，其生育力应完全正常，包括卵巢功能健全和输卵管通畅。在 AID 前，不孕症夫妇双方必须签字表示理解和同意。

AIH 适应证：①男性不育，包括精子过少症、弱精症、精液液化不良、逆行射精及阳痿等；②宫颈性不孕，宫颈狭窄，严重宫颈糜烂等；③免疫性不孕，如宫颈黏液存在抗精子抗体（AsAb），精浆中存在 AsAb；④原因不明性不孕。

中药辅助 IUI 是临床常用的治疗方案，目前也已有许多相关的临床报道。研究认为，补肾益气方配合西药治疗 AIH 术后先兆流产能显著增加患者体内的雌二醇水平，改善早孕期的临床证候，有利于早孕期胚胎的发育；祛瘀解毒颗粒联合 IUI 治疗子宫内膜异位症；活血化瘀法联合人工授精术治疗子宫内膜异位症不孕；滋阴活血中药联合宫腔内人工授精治疗肝肾阴虚型 AsAb 阳性不孕；中药配合精子洗涤，宫腔内人工授精能显著改善男性少精不育症精液量、精液密度，治疗效果优于单纯精子洗涤。

7. 体外受精胚胎移植术

体外受精胚胎移植术（in vitro fertilization and embryo transfer，IVF-ET）从妇女体内取出卵子，放入试管内培养一阶段与精子受精后，待发育成早期胚泡（8～16 个细胞）时，移植到妇女宫腔内使其着床发育成胎儿的全过程。

IVF-ET 适应证：①原发性或继发性输卵管堵塞性不孕，如患盆腔炎导致输卵管堵塞、积水者；或有输卵管结核而子宫内膜正常者；或异位妊娠术后输卵管堵塞者；②子宫内膜异位症经保守治疗长期不孕者；③多囊卵巢综合征经保守治疗长期不孕者；④输卵管结扎术后子女发生意外，或已吻合术失败者；⑤免疫因素（如抗精子抗体阳性）；⑥男性轻度少精症；⑦原因不明长期不孕者。

IVF-ET 的主要步骤：

（1）促进与监测卵泡发育

采用药物诱发排卵以获取较多的卵母细胞以供使用。采用 B 型超声测量卵泡直径及测定 E_2、LH 水平，监测卵泡发育。

（2）取卵

于卵泡发育成熟，而尚未破裂时，经腹或经阴道穹处以细针（B 超指引下）穿刺成熟卵泡，抽取卵泡液找出卵母细胞。

（3）体外受精

取出的卵母细胞放入培养液中培养，使卵子进一步成熟，达到与排卵时相近状态，以提高受精率与卵裂率。培养 5 小时后与经过处理的精子混合在一起，受精后培养 15 小时取出，用显微镜观察，如有两个原核，即表示卵子已受精。

（4）胚胎移植

受精卵发育到 8～16 个细胞时，将胚泡以导管注入宫底部。

（5）移植后处理

卧床 24 小时，限制活动 3～4 日，肌内注射孕酮治疗，移植后第 14 日测定血 β-HCG，若指标明显增高提示妊娠成功，需按高危妊娠加强监测管理。

目前认为，中医药（包括针灸）可全程介入 IVF-ET。目前相关的临床实践、基础研究和临床研究也较多，总体上均肯定中医药的疗效。从作用环节上讲，中医药在促进卵泡发育、改善子宫内膜微环境以及调理整体功能状况等方面具有促进作用。

8. 卵细胞质内单精子注射（intra cytoplasmic sperm injection，ICSI）

其主要步骤与 IVF-ET 相同，所不同的是，因精子无主动授精能力，而在体外将精子直接注射到卵细胞中。

适应证：①少弱精，ICSI 仅需数条精子就可实现受精、妊娠，ICSI 是严重男性不育患者的最有效治疗方法；②前次 IVF 不受精；③圆头（顶体缺乏）精子或完全不活动精子；④阻塞性非阻塞性无精症，附睾或睾丸手术获得数目很少或活动力很差的精子可用 ICSI 辅助受精；⑤取精困难或采卵后不能射精者，采时可收集精液冻存备用，若紧急情况无备用精，采用附睾或睾丸精子 ICSI 可作为一种补救措施；⑥将成熟卵子冷冻保存后，或不成熟卵子以体外培养成熟后，透明带变硬，使精子不易穿透，为保障受精，建议 ICSI 辅助受精；⑦植入前遗传学诊断（PGD）需诊断的胚胎，为避免透明带上黏附精子对 PCR 或 FISH 结果的影响，有必要采用 ICSI 辅助受精。

另外还有一些拓展的辅助生殖技术，如输卵管内配子移植术（GIFT）、供胚移植、PGD 等均可在临床中选用。由于接受 ICSI 的女性，其治疗环节与 IVF-ET 大致相同，可参照上节进行调理。

现代研究显示，中医补肾活血法（助嗣壮精片）能有效改善肾虚血瘀型无精子症患者睾丸内精曲小管生精功能，提高睾丸内精子质量及 ICSI 受精率，但对妊娠率没有影响。

9. 补充黄体分泌功能

补充黄体分泌功能适用于黄体功能不全者。于月经周期第 20 日开始，每日肌内注射孕酮 10～20mg，连用 5 日。在辅助生殖技术过程中，常常辅以黄体支持治疗，一般从移植前 2 天开始使用，直至检测出绒毛膜激素以断定是否妊娠，继而决定黄体支持是否继续。

中药安胎是中医妇科的特色疗法和优势病种。现代医学先兆流产，中医称为"胎动不安"或"胎漏"，其病因病机多认为与肾虚、气虚、血热、外伤等有关。治疗上，肾虚者以寿胎丸为基础方，气血虚弱以胎元饮为代表方，血热以保阴煎为代表方，外伤则以圣愈汤为代表方。中药安胎无明显毒副作用，且可根据患者症状，临证增加健脾、疏肝或止血等中药。活血之法，以养血和血为主，忌活血化瘀或破血消癥类中药，以防伤及胚胎。中药可配合孕酮一起使用，也可单独使用。

（二）以中医学为主的特色疗法

华中科技大学同济医学院附属同济医院中医科基于辨病与辨证相结合的原则，根据现代辅助生殖技术的治疗流程和中医月经周期中气血阴阳转化规律，拟定了"分病-分型-分期-分级"的治疗方法，"分病"指按照现代医学的疾病进行分类，如多囊卵巢综合征、子宫内膜异位症、早发性卵巢功能不全、子宫内膜粘连等，按照其发病机制，制定一个具有连续性的治疗法则；"分型"指按照中医辨证论治理论，根据脏腑功能、气血盛衰、寒热虚实等，辨别不同证型；"分期"指将现代辅助生殖技术过程分为降调期、促排卵期、排卵期、着床期以及间歇调理期，采用不同的治疗法则；所谓"分级"是基于辨证分型基础上，根据疾病的轻重差别随证处方。这种"四分"法，临床运用有所遵循，治疗效果亦较理想，且操作性较强。

1. 辨证施治

不孕症的中医治疗遵从辨证施治的治疗总则，从不孕症伴发的临床表现，如月经紊乱、带下异常、痛经、腹部包块（癥瘕）等入手，在祛除临床症状的基础上，按照"调经种子安胎，环环相扣"的理念，运用"分病-分型-分期-分级"的治疗方法，达到提高孕育成功率即"抱婴回家率"的目的。

常见的治疗法则包括滋肾补肾、健脾益气、疏肝、活血化瘀、通阳化湿等。补肾有补肾精、补肾气、补肾阴和补肾阳的差别，而活血因其造成血瘀病因的不同也可能存在益气、通阳、化湿、养阴的差别，通常应该是补肾、健脾、疏肝、活血贯穿于不孕症治疗过程的始终。

（1）肾虚

主要证候 婚久不孕，月经后期，量少色淡，或月经稀发、闭经。面色晦暗，腰酸腿软，性欲淡漠，小便清长，大便不实。舌质淡苔白，脉沉迟。

治法 温肾养肝，调补冲任。

方药 毓麟珠（《景岳全书》）。方中四物汤补血；四君子汤健脾而益气；杜仲、鹿角霜、紫河车有温养肝肾、调补冲任、补阴益精之功。佐川椒温督脉以助阳。全方既温养先天肾气以生精，又培补后天脾胃以生血，并佐以调和血脉之品，使精充血足，冲任得养，胎孕易成。

肾虚可细分为肾精亏虚、肾气虚、肾阴虚及肾阳虚，肾精亏损可用归肾丸，肾气虚可用肾气丸，肾阴虚可用左归丸，肾阳虚可用右归丸。

针对肾虚、肝郁及脾虚患者，可用黄光英经验方之加味定经汤加减。方药组成：黄芪20g，白术10g，茯苓10g，山药20g，菟丝子20g，熟地20g，当归15g，白芍15g，柴胡10g，荆芥10g，山茱萸10g，丹参10g。本方具有补肾填精、健脾疏肝、调经之功。在定经汤基础上加入黄芪、白术、山茱萸、丹参而成。

针对肾虚肝郁患者，可选用黄光英经验方之滋肾养肝汤。方药组成：熟地20g，山茱萸10g，山药10g，当归20g，白芍20g，枸杞子15g，桑寄生15g，甘草10g。本方滋养肝肾、精血双补。

针对脾肾两虚之不孕症患者，可选用黄光英经验方之温肾健脾汤。方药组成：熟地20g，山茱萸10g，山药10g，当归20g，党参20g，白术10g，陈皮10g，黄芪20g，炙甘草10g。该方具有补（温）肾健脾、补中有行、补而不滞之功。

针对卵泡发育障碍的不孕症患者，可考虑选用黄光英经验方之补肾促排卵方。方药组成：熟地20g，菟丝子20g，当归20g，白芍20g，川芎10g，醋香附10g，山茱萸10g，肉桂6g，紫石英10g，巴戟天15g，续断15g，甘草10g。本方滋补肝肾、阳中求阴、补通并行，可促进卵泡发育。

在肾虚的治疗过程中，基于阴阳互根互用的原理，时时贯彻"善补阳者，必于阴中求阳，则阳得阴助而生化无穷；善补阴者，必于阳中求阴，则阴得阳升而泉源不竭"。

（2）肝郁

主要证候　多年不孕，经期先后不定，经来腹痛，行而不畅，量少色暗，有小血块，经前乳房胀痛，精神抑郁，烦躁易怒。舌质正常或暗红，苔薄白，脉弦。

治法　疏肝解郁，养血理脾。

方药　开郁种玉汤（《傅青主女科》）。方中当归、白芍养血柔肝，牡丹皮凉血活血，香附调气解郁，白术、茯苓益脾，天花粉生津清热，共奏疏肝、平肝、益脾之效。如胸胁胀满甚者，去白术，加青皮、玫瑰花疏郁。梦多而睡眠不安者，加酸枣仁、夜交藤以益肝宁神。乳胀有块者，酌加王不留行、橘核。

（3）痰湿

主要证候　婚后久不受孕，形体肥胖，经行延后，甚或闭经，带下量多，质黏稠，头晕心悸，胸闷泛恶。苔白腻，脉滑。

治法　燥湿化痰，理气调经。

方药　启宫丸（经验方）加石菖蒲。方中半夏、茯苓、陈皮、苍术燥湿化痰，石菖蒲芳香化浊，神曲健脾消滞，香附理气和血。如经量过多，可去川芎，酌加黄芪、续断益气固肾。

（4）血瘀

主要证候　婚久不孕，月经后期量少，色紫黑，有血块，或痛经，平时少腹作痛，痛时拒按。舌质紫暗或舌边有紫点，脉细弦。

治法　活血化瘀，调经。

方药　少腹逐瘀汤（《医林改错》）。

血瘀证是不孕症常见的证型，但是，造成血瘀的原因包括寒凝、热结、痰阻、气滞、气虚和血虚等，治疗上应该区别对待，清代王清任在瘀血证的治疗方面颇有建树，对有关病因、病位均有独到的见解，其活血化瘀的方剂包括少腹逐瘀汤、膈下逐瘀汤、血府逐瘀汤、补阳还五汤、通窍活血汤和复元活血汤等。

华中科技大学同济医学院附属同济医院黄光英教授在妇科疾病治疗中积累了丰富的临床经验，针对不孕症复杂性、慢性、多因素的特点，以及"五脏相移，穷必及肾"、"久病必虚"、"久病必瘀"的致病特点，以"调经种子安胎，环环相扣；补肾益气活血，贯穿始终"为理念，旨在提高不孕症的孕育成功率。

2. 中药人工周期疗法

中药人工周期疗法是在 20 世纪 70 年代由孙宁铨等学者提出的以补肾法为基础，模仿妇女月经周期的生理改变而用药的一种治疗方法。该法通过调节"肾-冲任-天癸-胞宫"的平衡关系来改善性腺的功能，即通过"下丘脑-垂体-卵巢轴"的功能改善而发挥治疗作用，促进月经恢复及排卵，在临床用于治疗无排卵性不孕中取得了显著效果。根据月经周期不同阶段阴阳气血消长的特点，分别于不同的时期给予不同的治疗原则，即经后期补肾滋阴，经间期补肾通络，经前期温肾壮阳，月经期活血通经。具体内容如下：

（1）经后期补肾滋阴

经后期即增殖期，此时随着卵泡的发育，雌激素分泌增加，子宫内膜增生修复。此期为阴血的恢复和滋长期，胞宫在肾气的作用下，精血充盈，为经间期准备好物质基础。治疗予促卵泡汤以补肾滋阴。药物组成：熟地、紫河车、山药、女贞子、枸杞子、仙茅、淫羊藿、何首乌、川续断、菟丝子、当归等。

（2）经间期补肾通络

经间期即排卵期，卵泡发育成熟，雌激素分泌形成高峰，刺激脑垂体分泌大量黄体生成素并形成排卵前高峰，成熟卵泡破裂、排卵。此期肾之阴精进一步充实，在肾阳作用下转化，是阴阳交替、重阴转阳的阶段。此时，患者可出现一侧小腹隐痛、乳房胀感、白带量多、基础体温上升等排卵期症状；经间期是中医药调整人工周期的关键。在排卵前 3 天左右予促排卵汤补肾通络，促发排卵。药物组成：仙茅、淫羊藿、赤芍、当归、川芎、香附、红花、茺蔚子、泽兰、牛膝、王不留行、路路通、桃仁等。同时可以配合针刺足三里、三阴交、归来、血海和合谷以促进卵泡排出。

（3）经前期温肾壮阳

经前期即分泌期，此时是黄体成熟、退化阶段，在内分泌激素影响下，子宫内膜持续增厚，以适应受孕着床。此阶段阴充阳长，肾阳之气渐旺，胞宫温暖待孕。治疗原则是温阳补肾，予促黄体汤补肾温阳、益气养血，以促黄体成熟，为胎孕或下次经血来潮奠定物质基础。药物组成：熟地、仙茅、淫羊藿、肉桂、当归、肉苁蓉、菟丝子、覆盆子、山药、党参、炙甘草等。

（4）月经期活血通经

月经期阳气至重，为重阳转阴阶段。体内阳气日盛，血海按期满盈，在肾阳作用下，下泄而经血来潮。经血能否顺利排出，关键在"通"。治疗重点是行气活血调经，予调经汤。药物组成：当归、赤芍、熟地、川芎、桃仁、红花、香附、青皮、陈皮、泽兰、牛膝、益母草等。

在运用中药人工周期疗法的同时，也可以根据患者的实际情况，随证辨证选药。

3. 辨病与辨证相结合

在临床中，按照现代医学的诊断，对不孕症相关性疾病进行分析，确定其核心病机，并将这一核心病机贯穿治疗的始终，在月经周期的不同时期，做相应的调整，使治疗期间既保持对核心病机的连续性，又体现治疗过程的阶段性，从而达到更好的治疗效果。

（1）早发性卵巢功能不全

早发性卵巢功能不全多以脾肾两虚、肝肾不足为主，针对此核心病机当以滋肾健脾，滋养肝肾为主，方可用定经汤，并视脾虚、肾虚、肝血不足的不同程度做加减，药用熟地、菟丝子、当归、白芍、山药、茯苓、白术、柴胡、荆芥等。

黄光英教授在POI治疗中，常从阳明脉衰及微循环障碍入手，在定经汤基础上加重健脾益气及活血养血之品，以提高治疗效果，予加味定经汤（黄光英经验方）。药物组成：黄芪20g，白术10g，茯苓10g，山药20g，菟丝子20g，熟地20g，当归15g，白芍15g，柴胡10g，荆芥10g，山茱萸10g，丹参10g。

（2）多囊卵巢综合征

多囊卵巢综合征是异质性较强的疾病，对于脾虚、湿盛、血瘀者，当以健脾化湿、祛痰化瘀为主要治疗法则，方用苍附启功汤和四物汤加减，药用苍术、香附、陈皮、半夏、茯苓、甘草、当归、赤芍、川芎等；对于肝肾阴虚、肝郁气滞、血瘀者，当以滋肾养肝、疏肝清热、理气活血为法则，方用知柏地黄汤和丹栀逍遥散加减，药用黄连、黄柏、知母、生地、山茱萸、山药、茯苓、当归、白芍、柴胡、牡丹皮、栀子等。针对肾虚者，当以滋补肝肾、阳中求阴、补通并行，方用黄光英经验方之补肾促排卵方加减，药用熟地、菟丝子、当归、白芍、川芎、醋香附、山茱萸、肉桂、紫石英、巴戟天、续断、甘草等。

（3）子宫内膜异位症

子宫内膜异位症的核心病机为瘀血阻滞于胞宫及少腹部，治疗当以活血化瘀为主，方用桂枝茯苓丸和当归芍药散加减，药用桂枝、茯苓、桃仁、牡丹皮、赤芍、川芎、炒白术、泽兰等。

（4）黄体功能不全

黄体功能不全的核心病机为脾肾阳虚，方用毓麟珠加减，药用人参、白术、茯苓、芍药、川芎、炙甘草、当归、熟地、菟丝子、杜仲、鹿角霜等。

（5）高催乳素血症

高催乳素血症的核心病机为肝郁阻滞胞络，方用宣郁通经汤，药用白芍、当归、牡丹皮、山栀子、白芥子、柴胡、香附、郁金、黄芩、生甘草等。

（6）抗磷脂抗体综合征

抗磷脂抗体综合征的核心病机为气血瘀滞，方用血府逐瘀汤加减，药用桃仁、红花、当归、芍药、川芎、桔梗、牛膝、柴胡、枳壳、甘草等。

（7）输卵管粘连及慢性盆腔炎

输卵管粘连及慢性盆腔炎的核心病机是气虚血瘀，方用补阳还五汤或少腹逐瘀汤加减，药用黄芪、桃仁、红花、当归、川芎、赤芍、地龙、莪术、三棱、桂枝、延胡索、没药等。

4. 中医药介入辅助生殖技术的方案

中医"预培其损"的思想在中医药介入辅助生殖技术过程中具有深远的指导意义，可改善卵泡发育、子宫内膜以及整体功能状况，所谓"先去其所病，便是孕育之法"。黄光英教授认为，补肾益气活血法一般应贯穿辅助生殖技术治疗过程的始终。临床研究也已证实补肾活血法可以明显改善子宫内膜厚度，改善子宫内膜血流，提高子宫内膜容受性，从而有助于着床，提高 IVF-ET 成功率。目前，许多医家提倡：进周前以调经为主，辨证施治，整体调理；进周取卵前以养为主，补肾健脾、调理气血、补养内膜，以提高卵泡质量及促进内膜生长为主；取卵期以泄为主，补肾阳疏肝、活血化瘀、调理冲任，以促进卵子排泄为主；移植后则主要以固为主，固肾兼活血，在固肾的基础上兼顾改善子宫内膜容受性。此外，有研究者充分利用月经周期、卵泡生长发育以及内膜生长的时空变化，将"期"与"时"充分结合，指导临床用药；以补肾助卵、调泡养膜、活血化瘀除湿为治疗大法，在月经期及非经期进行分期治疗；补肾、活血、除湿法各有侧重，特定时间配合食疗助卵养膜；受孕后又以健脾补肾、固冲安胎为准则，有报道利用此法帮助继发性不孕 3 年、IVF-ET 失败一次的患者成功产子。

对于中药的服用时间，一般建议从备孕之初即开始服用补肾益气活血中药，以预培其损，直至确认妊娠结束。如患者有先兆流产症状，可继续服用至孕 3 个月。IVF-ET 是现代生殖医学上的一场革命，满足了许多不孕夫妇生育的愿望。然而，在现代辅助生殖技术中仍然存在不少的难点，诸如卵巢反应低下、卵巢储备不足、着床率低下和流产率高等。中医药在辅助生殖领域应用广泛，且表现出一定的优势和疗效，然而目前尚无高质量的临床研究作为佐证。

此外，针灸在促排卵、促进着床中起着良好的作用，本科室与德国乌尔姆大学生殖医学中心联合，在 IVF-ET 中，针刺三阴交、足三里、血海、内关、归来等穴位，结果表明：针刺可明显提高患者的妊娠成功率，在本项工作开展后有不少机构纷纷采用该方法进行了针灸辅助 IVF-ET 的临床应用和研究。然而，研究结果存在很大的异质性，一项 2012 年的 Meta 分析纳入 24 个临床试验共 5807 名受试者，结果表明针灸能提高 IVF-ET 成功率，但也有一部分临床报道阴性结果，一部分甚至显示安慰针灸组的效果更好。然而，这与我的临床实际相差很大，尤其是活产率远远低于我们的临床实际。分析形成这种情形的原因：①纳入标准、剔除标准不同；②针刺的方案，包括穴位的选择，针刺的手法、频率以及疗程不同；③针灸安慰对照设立的不合理。尽管"针灸是否该被推荐在辅助生殖领域中应用"这一悬而未决的临床问题仍存在争议，但目前仍建议患者于辅助生殖过程中继续行针灸治疗。同时，有关针灸在上述过程的介入时间、介入频率等相关的研究仍较少，目前尚无关于针灸在辅助生殖过程中的应用统一标准或共识。

在行辅助生殖技术治疗期间，按照上述每一种疾病的核心病机特点给予治疗，但是在进入辅助生殖技术周期时，根据治疗的不同时期，可以按照下列方案治疗。

（1）降调期

养阴润燥、宁心安神为治疗法则，以左归饮和酸枣仁汤加减，药用生地、山药、山茱萸、枸杞子、酸枣仁、当归、川芎、白芍、知母、茯苓等。

（2）促排卵期

滋养肾精、益气养阴、阳中求阴为法则，方以养精种玉汤和黄芪五物汤加减，药用黄芪、白术、当归、山茱萸、熟地、桂枝、菟丝子、枸杞子等。

在该期，黄光英教授采用补肾益气活血法则构建补肾促排卵方（黄光英经验方），药物组成：熟地20g，菟丝子20g，当归20g，白芍20g，川芎10g，醋香附10g，山茱萸10g，肉桂6g，紫石英10g，巴戟天15g，续断15g，甘草10g。

（3）移植后黄体支持期

补肾益气活血为治疗法则，方用补肾益气活血方加减，药用黄芪、当归、丹参、桑寄生、党参、白芍、山药等。

五、补肾益气活血法则在不孕症中的运用及机制研究

华中科技大学同济医学院附属同济医院于2002年开创性地将补肾益气活血治疗法则运用于辅助生殖技术过程中反复着床失败的患者，研究显示，运用补肾益气活血法则能够显著改善胚胎着床障碍，提高妊娠成功率。从此，多项临床研究或以补肾活血、益气活血、补肾疏肝，或以补肾健脾法则介入辅助生殖技术中，均有较好的临床效果。虽然临床上采用不同的治疗法则，是基于中医辨证施治的治疗总则，但从现有文献中发现，补肾、益气（健脾）、活血、疏肝显得尤为重要，而这些均与补肾、益气、活血的治疗法则不谋而合。

黄光英教授团队对补肾益气活血法改善着床障碍展开了深入的动物实验研究，结果显示，补肾活血中药具有改善着床障碍模型小鼠的胚泡着床和胞饮突，促进子宫内膜孕激素受体和雌激素受体的表达，调节子宫内膜白血病抑制因子（LIF）、Th1型和Th2型细胞因子，调节子宫内膜腺体细胞增殖和凋亡的紊乱，促进血管渗透性和局部血管生成等作用，进而改善子宫内膜容受性，有利于子宫内膜的蜕膜化，并最终有助于胚泡着床。

当前还有一些以补肾、活血为治疗法则的临床或实验研究也显示了较好的临床结局。

1. 促排卵

肾气不足，冲任不盈，气滞血瘀，可致卵巢功能异常或下降，卵泡不能正常生长及排出。在中医药治疗不孕症的不同环节，补肾、益气、活血法可能贯穿治疗过程的始终，但是，在不同的阶段侧重可能不同，补肾活血法对于治疗不孕症及改善妊娠结局有广大前景。研究表明，补肾活血法对于改善排卵有明显治疗功效。宁东红发现：补肾活血促排卵汤可以促进优势卵泡生长及成功排卵；龚文婧通过观察70例多囊卵巢综合征所致不孕症患者发现，实验组给予氯米芬和补肾活血中药后周期性排卵率、妊娠率较仅给予氯米芬治疗的对照组升高。李莉等发现补肾活血中药人工周期疗法在提高枸橼酸氯米芬促排周期中出现未破裂卵泡黄素化综合征不孕患者的卵泡质量及妊娠率方面具有良好的疗效，并认为这可能与其改善各个时期功能侧卵巢血流情况有关。

2. 改善子宫内膜容受性

肾气不足，气滞血瘀，血行受阻，甚至瘀结成癥，可出现内膜不能生长至正常厚度或不能生长于正常位置等症状。补肾活血法对于改善子宫内膜容受性亦具有优势。马堃等认为子宫内膜异位症多属肾虚血瘀，运用补肾活血法可以改善子宫内膜异位症症状以改善妊娠结局，其月经期治以活血化瘀，通因通用；经后期治以滋肾养血，调理冲任；经间期治以温肾助阳，通络促排；经前期治以补肾健脾，理气活血。临证处方善用水蛭，去除宿瘀积聚，同时要注重调畅情志。汤伟伟等通过观察 54 例腹腔镜下确诊子宫内膜异位症患者发现，补肾活血汤可改善子宫内膜的类型及血流分布情况，增加子宫内膜厚度及 VEGF 的表达，提高子宫内膜容受性。尹晓丹等通过观察符合多囊卵巢综合征肾虚血瘀证的不孕症患者 90 例发现，补肾活血方可以增加多囊卵巢综合征不孕症患者的子宫内膜容受性，补肾活血方联合氯米芬可以增加多囊卵巢综合征不孕症患者排卵后的孕酮含量，利于受孕、安胎。原博超等通过纳入 7 项研究，共计 634 例患者进行 Meta 分析发现，补肾活血中药与氯米芬相比，在提高妊娠率方面有一定优势，同时还可以降低 LH、T、INS，但在提高排卵率和改善 FSH 方面无统计学意义。而其纳入文献研究质量相对偏低，结果可能存在偏倚，还需要更多高质量的临床研究加以验证。

3. 促进局部血管生成

卢晓宁等观察肾虚血瘀型子宫内膜容受性低下患者 60 例发现，补肾活血方联合宫腔灌注重组人粒细胞集落刺激因子（G-CSF）可提高子宫内膜厚度及回声评分、降低子宫动脉血流搏动指数（PI）及阻力指数（RI），中西医结合协同应用改善子宫内膜容受性。刘艳巧等进行了补肾活血方对大鼠子宫内膜异位症血管生长因子等影响的研究，结果发现，VEGF、TGF-β 在 EM 发生发展中起重要作用，补肾活血方可通过调节两因子的表达来抑制异位内膜的生长。丁嘉慧通过小鼠的动物实验研究认为，COH 可导致卵巢过度刺激的状态，引起雌激素、孕激素及其子宫中相应受体的协调运作发生紊乱，同时损害了蜕膜血管的发育与成熟，导致母体不良的妊娠结局，而补肾活血方能够有效降低着床后的胚胎丢失率，促进妊娠的建立与维持，其机制可能与降低过度分泌的雌激素、孕激素，增强上皮和基质中激素受体 ERα、PR 的表达，上调子宫蜕膜血管窦 FGF_2 的表达水平有关。

4. 调控着床免疫微环境

贡欣研究认为，补肾活血方可通过改善子宫内膜厚度、形态、内膜局部血流来提高肾虚血瘀型患者的症状，从而增高患者的 IVF-ET 成功率，其具体机制可能是通过调节 uNK 旁分泌系统而发挥作用的。

六、总　结

不孕症病因复杂，其诊断和治疗也趋于多样化。患者在诊治过程中经受着经济和精神的双重压力，临床面对不孕症患者，医务工作者应该遵循以下原则：①仔细询问病史及完善相关检查，明确不孕症的原因，制定切实可行的诊治方案；②向患者提供准确的诊疗信息，纠正公众舆论和朋友提供的错误信息；③为患者提供精神心理支持和指导，由于不孕症患者存在不同程度的敏感、焦虑，而这些不良的情绪不仅影响月经周期、排卵，而且影响性生活的质量，当然也会影响妊娠，因此，医务工作者应该在治疗的同时进行心理疏导；④在恰当的时机停止常规药物治疗方案，建议患者采用人工辅助生殖技术；⑤充分考虑年龄因素及卵巢储备功能。对于治疗确实难以满足生育愿望的患者，应该劝其领养子女。

目前人工辅助生殖技术的成功率已经显著提高，但是，由于着床障碍、卵巢反应低下等瓶颈因素一定程度上影响了其成功率，中医药在不孕症治疗中积累了丰富的经验，对于原因不明、持续未怀孕的患者，中医"穷必及肾"、"久病必虚"、"久病必瘀"的疾病认识，补肾、益气、活血治疗法则在临床治疗中被广泛运用，或以一法为主，或间而用之，或与其他治法联用，所谓"一法之中八法备焉；八法之中百法备焉"，临床中，如果针对疾病发生发展的机制，合理运用补肾益气活血治疗法则，定有良好的临床效果。补肾药与活血化瘀药相须为用，具有补而不滞、活血而不动血的特点，起到滋补肾气、通调胞脉、调理冲任的作用，使机体达到阴阳平衡，气血充沛，脏腑功能协调，可以改善子宫内膜局部微环境，从而有利于妊娠。补肾活血法不仅在治疗多囊卵巢综合征、子宫内膜异位症、卵巢功能不全等疾病方面有良好疗效，其对于改善上述原发疾病导致的不孕症也有重大意义，补肾活血法中药单独运用，或联合西药运用，或辅助 IVF-ET 等在临床上均可见到一定疗效，为患者带去佳音，其治疗价值有待更广泛的研究和挖掘。

中医治疗不孕症具有显著的特色，黄光英教授在不孕症治疗中积累了丰富的临床经验，而且以具有鲜明特色的辨证思维指导临床，形成了"分病—分期—分型—分级"治疗的模式，诊治过程中：①辨病辨证上，中西医相结合，守正创新；②微观宏观上，局部与整体相结合；③总体治则与个体化治疗上，普遍性与特殊性相结合；④在疾病的不同阶段中，阶段性与连续性相结合，如不孕症治疗时，调经种子安胎中，既有分期论治，又有环环相扣；⑤治疗全程注重身心并治，调情志与调节机体阴阳平衡相结合，构建了一套具有中西医结合特色的不孕症诊治模式。

最后必须明确：自然怀孕是最理想、最经济的怀孕方式；许多不孕症患者未经治疗而自然妊娠。因此，临床医生应该根据不孕症患者具体情况，提出适当治疗方案，在助孕治疗期间，创造机会，鼓励患者不要放弃自然怀孕的努力；并遵循"安全、有效、经济、方便"原则，提供医学咨询服务，宣传科学生育知识，指导正常的性生活，客观评价不孕症患者的生育能力，提供切实、有效的治疗方案。

（张明敏　董浩旭　黄光英）

第二节　反复着床障碍

反复着床障碍（recurrent implantation failure，RIF）指在多个 IVF-ET 治疗过程中，反复移植多次或移植多枚优质胚胎后，反复出现临床妊娠失败。目前较为认同的定义为，40

岁以下的不孕患者，至少经历 3 次新鲜或者冻融胚胎移植周期且累计至少移植了 4 个优质胚胎而未能获得临床妊娠者。

由于晚婚晚育以及环境、生活方式等因素对男女生殖系统的影响，不孕不育已是一个日益严重的问题，越来越多的夫妇因各种原因无法通过传统助孕手段受孕，转而将 IVF-ET 作为获得成功妊娠的最后希望。然而，IVF-ET 周期孕育成功率较低，至今依然是制约辅助生殖技术发展的瓶颈问题，其着床率始终徘徊在 40% 左右，35～37 岁妇女与 41～42 岁妇女活产率分别只有 31.9% 和 12.5%，而 RIF 妇女活产率更低。随着我国生育政策的开放，生育需求越来越多，随之而来的是越来越多的高龄孕育人数和 RIF 的患病人数。许多妇女需要经历多个胚胎移植周期才能成功怀孕，并在此过程中承受着来自经济和精神的双重压力。

从古至今，中医药在不孕症治疗方面积累了丰富的经验。近年来，随着辅助生殖技术的发展，越来越多临床及科研工作人员进行了中医药介入辅助生殖技术的尝试并取得了较为理想的疗效。

RIF 为现代辅助生殖医学的病种，中医古代并无此病名，根据其症状可归属于"无子"、"断绪"、"胎元不固"等范畴，也有学者认为其中医病因病机类似于"滑胎"。

一、现代医学发病机制

影响胚胎植入成功与否的主要因素有两个：母体因素和胚胎因素。母体因素可以细分为子宫因素、血栓形成倾向、免疫因素、其他因素（肥胖、吸烟）等。胚胎因素可分为遗传物质缺陷、胚胎孵化不良、培养环境不良、胚胎移植操作不当等。两者都可能导致胚胎正常植入的失败。其实，大多数 RIF 的原因仍不明确，其中血液高凝状态和免疫异常是已知的重要原因之一，目前有学者认为植入的时机、植入的方式也会影响胚胎的着床效率。

1. 种子是关键

很多早期的自然流产，其实是自然界的一种优胜劣汰，流产的发生往往与夫妇染色体或胚胎染色体有关。辅助生殖医学中，高质量胚胎是移植成功与否的关键因素，染色体异常、基因异常以及胚胎发育异常均可能影响胚胎质量。因此，移植前胚胎质量的评估显得尤为重要。目前，胚胎质量的评估主要采用胚胎形态学评分。

2. 土壤是基础

宫腔是胚胎着床的地方，胚胎的顺利着床需要发育成熟的与之相适应的子宫内膜及良好的宫腔微环境。有学者认为 IVF-ET 失败的原因约 2/3 归因于子宫内膜容受性，当出现子宫异常，如宫腔粘连、子宫内膜息肉、子宫内膜下肌瘤、子宫内膜炎等引起内膜损伤等各种病变时，均会影响子宫内膜容受性，从而导致着床失败。

3. 免疫因素是关键环节

因胚胎携带父系抗原，所以胚胎植入是一种复杂的半同种物的植入过程。整个过程发生在围着床期，是一个极其特殊的"胚胎种植窗"，需要子宫内膜具有一定的厚度，需要体内雌激素、孕激素水平的协调，且具有良好的血供；过程中有诸如 NK、DC、巨噬细胞等多种免疫细胞参与，并通过与蜕膜细胞、子宫基质细胞等相互作用分泌多种细胞因子，在时间和空间上形成了一个极其复杂精细的调控过程，以保证围着床期免疫耐受的成功诱导。一旦这种免疫平衡遭到破坏，将导致反复种植失败。上述免疫调控过程目前尚未完全清楚，免疫因素可能是 RIF 发病的关键环节。

4. 血栓前状态是 X 因素

近年来，凝血功能异常与多次着床失败的关系开始受到密切关注。目前普遍认为，外源性促性腺激素导致的多卵泡发育和高雌激素状态是血液高凝状态的原因之一。此外，RIF 患者反复的宫腔操作也可能导致凝血功能异常。有研究指出：遗传性与获得性的血栓形成倾向可通过损害着床点导致着床失败，而有血栓倾向的妇女比无血栓倾向的妇女的 IVF 助孕后临床妊娠率显著下降。综上所述，诸多因素可能综合诱发凝血功能异常以及血液循环障碍，从而造成 RIF。

二、中医病因病机

目前普遍认为，本病病机主要以肾虚为根本，与肾-天癸-冲任-胞宫轴密切相关，并受肝的疏泄和脾的运化的节制。

肾为先天之本，主生殖，女子的生殖生理活动有赖于肾精的充足，《素问·上古天真论》曰："女子七岁，肾气盛，齿更发长，二七天癸至，任脉通，太冲脉盛，月事以时下，故有子……七七任脉虚，太冲脉衰少，天癸竭，地道不通，故形坏而无子也。"可见女子的生长发育和生殖活动受到肾-天癸-冲任-胞宫轴的调节，肾精充足、冲任调畅、气血充足，胞宫才能受物，有利于胚胎的着床。唐代王冰云："冲脉任脉皆奇经脉也，肾气充盛，冲任通畅，气血充盈，月事应时而下。冲为血海，任主胞胎，二者相资，故能有子。"肾藏精，主生殖。肾中所藏先天之精及脾胃所化生后天之精决定了胚胎的质量。肾藏精的功能决定了子宫的正常生理功能；肾气虚则无力摄精成孕；肾阳虚则导致寒凝血瘀，阻碍孕卵着床，甚至反复着床失败。一方面，移植前的肾虚可导致着床失败；另一方面，多次反复的着床失败，反过来可以进一步加重肾气或肾精的亏损。对于反复着床失败的患者，多次使用外源激素强制诱导的降调和超促排卵，使机体反复多次在短时间内募集大量卵泡并排卵；卵子作为女性生殖之精，反复多次超促排卵，易使肾中精血耗损，则天癸衰，冲任气血失调，胞宫失养不易受物。以上均说明"肾虚"是本病发病的关键病机。

《医学衷中参西录》曰："脾为后天之本，能资生一身。"张景岳在《景岳全书·脾胃》也讲到："人之始生，本乎精血之原，人之既生，由乎水谷之养。非精血无以立形体之基；非水谷，无以成形体之壮。"脾为后天之本，气血生化之源，而女子以血为用，脾胃功能正常，才能将食入之水谷精微物质化生为气血以补充先天之精，血脉畅通，精血充足，则月经适时以下，胞宫易于受物、种子。脾肾相互为用，共司调畅气血、滋养胞宫之用，参与女性生殖的方方面面。肝藏血，肝主疏泄，有调理冲任的作用。脾气充足，肝气条达，冲任以时下，气血生化有源，血供丰富，则胞宫内膜增殖旺盛，才能接纳胎儿，并提供足够的营养支持。以上均说明"肝脾"是本病发病的重要因素。

《医林改错·少腹逐瘀汤说》言："孕妇体壮气足……常有连伤数胎者……不知子宫内，先有瘀血占其地，胎至三月再长，其内无容身之地……血既不入胎胞，胎无血养，故小产。"情志内伤，气机不畅，血随气结；或经期、产后，余血未净，胞宫空虚，寒、热、湿邪及外伤均可致瘀滞冲任；或房室不节亦可致瘀，胞宫、胞脉阻滞不通导致不孕。古代之医家已充分认识到"瘀血"是不孕的关键因素。试管婴儿属于现代医学飞速发展的产物，其反复的宫腔操作、宫腔粘连及子宫内膜息肉等在临床上非常普遍，这种现代医学治疗过程中形成的宫腔损伤辨证可属于中医所说"瘀血外伤"，日久均可损伤冲任气血，使冲任瘀滞，宫腔微环境及子宫内膜发生改变，子宫内膜容受性发生改变，而致反复着床失败。结合现代医学研究成果，黄光英教授认为，反复着床障碍的根本病机在于"虚"和"瘀"，"虚"为脾肾两虚，"瘀"为血瘀、胞脉阻滞不通，进而从改善子宫内膜微环境着手，提出了补肾健脾活血的"补肾益气活血方"，在临床上取得了很好的疗效。

综上，肾虚血瘀是本病的核心病机，而补肾益气活血是治疗本病的基本大法。常见的证型有肾虚血瘀型、脾肾虚弱型、气血虚弱型、肝郁气滞型等。

三、治　疗

西医治疗从病因入手提出相应的治疗思路，首先对于反复植入失败的患者必须针对性地给予相应的检查，以进一步明确病因，针对病因治疗。由于胚胎的既定性，以及胚胎植入前遗传学筛查（preimplantation genetic screening，PGS）的发展，临床上（尤其中医临床）将治疗的主要目光集中在母体方面。

其实，中医妇科"调经种子"的思想早已提出并深入人心，"调经种子"和西医在 RIF 的治疗中互不矛盾，反而，如果配合得当可以相得益彰。RIF 的中医治疗主要以补肾活血贯穿始终，分阶段治疗，调理肾-天癸-冲任-胞宫轴；在不同的时期，运用中医药干预肾-天癸-冲任-胞宫轴，提高胚胎质量及改善子宫内膜容受性。RIF 患者经多次降调及超促排卵后，肾中阴精失于润泽，阳气不能施化，冲任气血亏虚；且反复移植失败后心情受挫，肝气郁结，胞脉瘀滞，故健脾益气养血以养肾中先天精气，使肾中精血充沛，而补肾活血使冲任得调，肝郁得疏，并促肾中阴阳之转化，以助胎种成孕。

对于中医治疗 RIF，黄光英教授基于多年的科研探索和临床经验及上述 RIF 的病理生理特点，将补肾益气活血法则用于改善子宫内膜容受性，切合中医病因病机，其团队运用的补肾益气活血方由桑寄生、丹参、黄芪、当归、川芎等药物按一定比例组成，治疗 IVF-ET 过程中反复着床失败的患者，取得了很好的疗效。

（一）提高种子质量

PGS 即对 IVF-ET 中的胚胎进行染色体分析，选择核型正常的胚胎移植，以提高临床妊娠率，降低自然流产的发生。PGS 广泛应用于 AMA、RM、RIF 及严重的男性不育，对于 RIF 患者应检查双方染色体，必要时建议行 PGS。

胚胎透明带破裂，影响胚泡植入，被认为是胚胎反复着床失败可能的原因之一。研究表明，辅助孵化（assisted hatching，AH）可显著增加 RIF 患者的妊娠率。目前，透明带打孔法是 AH 最主要的方法。

此外，卵质因素在合子的继续发育中起到重要的作用，尤其在早期卵裂过程中。RIF 可能是由于卵质的成分引起。囊胚培养有助于筛选出着床能力好的胚胎。国外的学者提倡，对反复 IVF-ET 失败的患者进行囊胚移植，以提高患者的着床率和临床妊娠率。

（二）改善土壤环境

现代医学的疗法主要包括激素治疗、机械性刺激子宫内膜、宫腔灌注等疗法。激素治疗，主要是运用激素以调整内膜厚度。Paulson 等学者用米非司酮片拮抗过早出现的高孕激素，来矫正内膜的过早黄素化，以恢复子宫内膜容受性；芬吗通被认为可以改善薄型子宫内膜患者子宫内膜厚度、内膜容积、内膜下血流，从而改善子宫内膜容受性。机械性刺激子宫内膜包括子宫内膜活组织检查术、子宫内膜搔刮术等。子宫内膜搔刮术是一种机械局部刺激手段，经临床研究发现，在月经的早期轻刮子宫内膜，可以改善子宫内膜容受性，同样在行 IVF-ET 助孕反复失败的患者中行子宫内膜搔刮术可以提高胚胎的植入率、临床妊娠率和活产率。宫腔灌注主要适用于治疗复发性流产或者 RIF 合并子宫内膜异位症的患者，宫腔灌注 HCG 可提高着床窗期的孕酮水平，提高复发性流产患者的成熟期胞饮突表达率，降低流产风险，显著改善临床结局。中药补肾活血法或补肾活血中药联合宫腔灌注可有效改善 IUA 患者（包括重型 IUA 患者）术后子宫内膜容受性，提高妊娠率。

中医"预培其损"的思想在改善胚胎种植环境——即现代医学提出的"改善子宫内膜容受性"方面具有深远的指导意义。补肾活血法一般贯穿于辅助生殖技术治疗过程的始终。进周前，许多医家提倡以调经为主，辨证施治，整体调理；进周取卵前以养为主，补肾健脾、调理气血、养内膜，以提高卵泡质量及促进内膜生长为主。取卵期以泄为主，补肾阳疏肝、活血化瘀、调理冲任，以促进卵子排泄为主。移植后则主要以固为主，固肾兼活血，在固肾的基础上兼顾改善子宫内膜容受性。临床研究已证实，补肾活血法可以明显改善子宫内膜厚度，改善子宫内膜血流，提高子宫内膜容受性，从而有助于着床，提高 IVF-ET 成功率。

通过宫腔镜检查可以明确宫腔粘连、子宫肌瘤、子宫内膜息肉、子宫内膜异位症、输卵管积水、子宫内膜炎等疾病。临床研究显示，若宫腔镜检查发现有宫腔粘连、息肉等可予对症处理，如分离粘连、切除息肉、切除子宫中隔或者黏膜下子宫肌瘤，从而改善子宫内膜容受性。对于子宫内膜炎、子宫肌瘤、子宫内膜息肉、宫腔粘连等，根据其临床症状中医可辨证为"癥瘕"，按照"癥瘕"的治疗予以辨证施治，配合活血消癥法。另外，在围手术期予补肾、补气血等调补法以辅助正气，予以活血法以减少术后粘连等问题。

（三）改善血栓前状态

临床上，抗凝药物常被用来改善 RIF 血栓前状态。其中，低分子量肝素可提高反复着床失败患者再次移植术后临床妊娠率，改善妊娠结局；小剂量阿司匹林可通过抑制血小板活性、预防微血栓形成、改善局部血液循环、降低子宫动脉血管阻力以增加内膜的血液供应，进而促进子宫内膜发育，提高临床妊娠率。具有活血成分的中药，已被证实具有抗血小板聚集、改善微循环等多种作用，其具体的作用机制表现为多靶点、多途径起效，与西药抗凝药物作用机制不尽相同，其在改善血栓前状态方面也具有一定的疗效，可以单独或配合西药抗凝药物一起使用。

（四）免疫治疗

RIF 病因病机可能部分与复发性流产（recurrent abortion，RA）相似，因此，部分学者将治疗 RA 的免疫治疗运用于 RIF 的治疗中。目前，常用的疗法有静脉注射免疫球蛋白（IVIg）、脂肪乳、宫内灌注粒细胞集落刺激因子（G-CSF）或自体淋巴细胞等，羟氯喹、环孢素 A 等免疫抑制药物也作为改善 RIF 的探索方法。中药的免疫调节作用在其他疾病模型中已被广泛报道，目前尚无在 RIF 中的报道。既往的研究表明，针刺可以上调胚胎着床障碍大鼠外周血 $\gamma\delta T$ 细胞、$CD4^+CD25^+Foxp3^+Treg$ 细胞的比例，而且还能上调大鼠子宫内膜局部 $CD3^-CD161^+NK$ 细胞、$\gamma\delta T$ 细胞、$CD4^+Foxp3^+Treg$ 细胞的比例，表明针刺可能通过调节免疫细胞促进胚胎的着床和胎盘的形成。

四、中医常用选方举例

1. 肾虚血瘀型

主要证候　反复移植失败，形体消瘦，腰腿酸软，月经量少，色紫黑，有血块，或痛经，舌质紫暗或舌边有紫点，脉弦细或细数。

治法　补肾活血安胎。

方药　补肾益气活血方（自拟，又名健胎液）加减。

方中桑寄生、菟丝子等补肾安胎，黄芪、当归补气养血，白术健脾，白芍养阴，丹参活血。全方共奏补肾活血安胎之功。

2. 脾肾虚弱型

主要证候　反复移植失败或如期胚胎停育，腰膝酸软，头晕耳鸣，精神萎靡，夜尿频多，目眶昏暗，或面色晦暗，肢软疲乏，纳差便溏。舌质淡或淡暗，苔薄白，脉沉弱。

治法　补肾健脾，益精养血。

方药　补肾固冲丸（《新编中医治疗学》）。

方中生地、白芍、黄芩、黄柏滋阴清热；熟地、菟丝子、桑寄生、续断固肾安胎；山药健脾阴，甘草调和诸药，共奏养阴清热、固肾安胎之效。

3. 气血虚弱型

主要证候　反复移植失败，面色㿠白或萎黄，身体疲乏，头晕肢软，心悸气短。舌质淡，苔薄白，脉细弱。

治法　益气养血安胎。

方药　泰山磐石散（《景岳全书》）。

方中人参、黄芪、白术、炙甘草补中益气以载胎，当归、白芍、川芎、熟地补血以安胎，砂仁、糯米调养脾胃以安胎。续断补肾强筋骨，白术配伍黄芩为安胎圣药。

4. 肝郁气滞型

主要证候　反复移植失败，经期先后不定，经行不畅，量少色暗，经前乳房胀痛，精神抑郁或烦躁。舌正常或暗红，苔薄白，脉弦或弦细。

治法　疏肝解郁，养血健脾安胎。

方药　开郁种玉汤（《傅青主女科》）加柴胡。

方中柴胡、香附疏肝解郁；当归、白芍养血柔肝；牡丹皮活血凉血，天花粉生津清热，白术、茯苓健脾气之运化。诸药合用使肝气得舒，又无热壅气滞之虞，肝气疏泄有度，冲任调和而受孕。

五、补肾益气活血法则在 RIF 中的运用和机制研究

现代大量研究显示，多数补肾中药具有雌激素样作用，如菟丝子、补骨脂、淫羊藿、巴戟天、肉苁蓉等，具有增加宫腔内雌激素水平的作用；能改善宫颈黏液性状，使精子更易通过；改善卵巢储备功能；且能改善子宫内环境，促进早期胚胎发育等。活血药亦可调节免疫平衡，改善微循环，增加卵巢血流量，提高卵子质量，促进排卵等。补肾药与活血化瘀药相须为用，具有补而不滞、活血而不动血的特点，起到滋补肾气、通调胞脉、调节冲任的作用，使机体达到阴阳平衡，气血充沛，脏腑功能协调，有效改善子宫内膜局部微环境，在胚胎着床和妊娠等方面具有增进作用。总而言之，因 RIF 患者多有免疫系统异常及血栓前状态等因素干扰着床，中医在固肾的基础上结合活血药物可促进卵子排出，改善宫腔血流状况，增加子宫内膜厚度，改善宫腔内微环境，从而改善内膜容受性，提高着床率及妊娠率。

实验研究表明，补肾活血中药的作用靶点多样，途径广泛，如对白血病抑制因子（LIF）、转化生长因子-β（TGF-β）、白介素-4（IL-4）、基质金属蛋白酶（MMP）等的影响。此外，张华等认为补肾活血方通过协同 CC/HCG，增强子宫内膜降钙素基因 CTmRNA 的表达而改善子宫内膜容受性。贡欣认为，补肾活血法可以改善子宫内膜容受性，其途径可能是通过 uNK 旁分泌系统而发挥作用的。

黄光英教授提纲挈领地指出：将着床环节概括为激素启动、免疫参与及血管形成三个环节，这三个环节不同程度地影响着胚胎着床成功率。对于 RIF 的治疗，黄光英教授认为，中医的"预培其损"十分关键。"预培其损"指的是在治疗前 2～3 个月即开始提早治疗，目的是提高着床成功率。临床上，影响着床成功的因素是复杂的、多方面的，因此，广义上讲，中医"预培其损"的方法对机体的作用是全方位的，不仅仅包括"子宫内膜容受性"，还包括卵巢、胚胎质量、子宫内膜、着床微环境等。黄教授通过多年的科研和临床诊疗经验，提出了改善子宫内膜容受性的补肾益气活血方，补肾益气活血方由桑寄生、丹参、黄芪、当归、川芎等药物按一定比例组成，用于 IVF-ET 过程中反复着床失败的患者，取得了很好的临床疗效。关于补肾益气活血方改善子宫内膜微环境的机制，黄教授及其团队也进行了积极的探索，具体包含以下几个方面。

1. 改善着床障碍模型小鼠的胚泡着床和内膜形态学发育

子宫内膜上皮胞饮突，是子宫内膜容受性建立和着床窗开放的重要形态学标志。黄冬梅等利用米非司酮建立胚泡着床障碍小鼠模型，并用补肾益气活血方进行治疗，结果显示，模型组胞饮突表达明显受抑制，仅在局部少量表达，子宫内膜发育不同步；而中药组子宫内膜表面可见大量发育中的胞饮突，并逐渐发育完全，妊娠率和平均着床胚泡数均显著高于模型组。以上表明：补肾益气活血方能明显改善胚泡着床障碍小鼠子宫内膜表面胞饮突的表达，有助于子宫内膜容受性的建立和改善胚泡着床。

2. 促进子宫内膜孕激素受体和雌激素受体的表达

卵巢甾体激素对哺乳动物的胚泡着床具有启动作用，在植入前促进胚泡发育并调节子宫内膜细胞向有益于胚泡植入的方向分化。吴云霞等以吲哚美辛建立小鼠着床障碍模型，结果显示，补肾益气活血方对围着床期小鼠血清 E_2、P_4 水平无明显影响，对 PR 表达也无明显影响，但有轻度促进 ERα 表达的作用，表明补肾益气活血方可能主要通过雌激素样活性加强 E_2 与其受体作用而发动蜕膜以而促进着床；此外，阳性对照组注射孕酮虽然使 P_4 水平升高，但 ERα、PR 表达却都有一定下降，提示孕酮辅助生殖治疗失败可能与孕酮一定程度上抑制 ERα 和 PR 表达有关。

3. 调节子宫内膜局部相关细胞因子的表达

着床相关因子中，白血病抑制因子（LIF）是种植着床中子宫内膜容受性的重要分子标志物。LIF、胎盘蛋白 14 主要通过调节母胎免疫使子宫内膜腺上皮对胚胎容受。张明敏等使用吲哚美辛建立小鼠着床障碍模型，结果显示，中药组和正常组在妊娠第 4 天 LIF 及 LIF 受体表达显著高于模型组，而模型组 LIF 及 LIF 受体表达高峰延迟至妊娠第 5 天，导致胚胎发育与子宫内膜发育不同步而影响着床，补肾益气活血方能促进内膜细胞因子及时有序地表达，有助于改善内膜局部微环境从而促进胚胎着床。刘艳娟等用米非司酮建立着床障碍小鼠模型，结果显示中药组子宫内膜 Th2 型细胞因子（IL-10、IL-4）mRNA 总体表达水平较模型组显著增加，中药组子宫内膜 Th1 型细胞因子（IL-2、IFN-γ）mRNA 总体表达水平较模型组显著降低（$P<0.01$），而两者比值 Th2/Th1 较模型组显著增高。以上结果提示：补肾益气活血方能调节子宫内膜免疫微环境中 Th2/Th1 型细胞因子的平衡，从而影响子宫局部围着床期的免疫微环境，促进胚泡着床。

4. 调节子宫内膜腺体细胞增殖和凋亡的紊乱

子宫内膜容受性的建立主要表现为着床窗口期子宫内膜腺体的凋亡。黄冬梅等以米非司酮建立胚胎着床障碍小鼠模型，结果显示：补肾益气活血方治疗组与模型组相比，妊娠率、胚泡植入次数和细胞凋亡指数显著增加，子宫内膜腺体增殖细胞核抗原（PCNA）显著升高，同时子宫内膜腺体中 Bax 和活化的 Caspase-3 表达也增高。黄冬梅等还发现，补肾益气活血方能促进 PCNA 和 P21 及时有序地表达或消失，提示补肾益气活血方可以通过调节植入窗口期内膜细胞增殖和凋亡的平衡，纠正着床障碍小鼠内膜发育的时空滞后性，从而有助于促进子宫内膜容受性的建立和改善。

5. 促进局部血管渗透性和血管生成

肝素结合性表皮生长因子（HB-EGF）与间质细胞中 EGFR 相结合促进子宫内膜间质细胞的蜕膜化，可为胚泡着床作准备。张明敏等在动物实验中发现，胚泡着床障碍小鼠子宫内膜 HB-EGF 表达在时空上明显滞后，内膜血管减少、炎症细胞增多，基质蜕膜化明显受到抑制，而补肾益气活血方可以显著改善这些病理状态，推动蜕膜化有序进行，有利于胚胎着床。补肾活血中药可以提高着床障碍小鼠子宫内膜 VEGF 蛋白和 mRNA 的含量，起到促进着床的作用，而补肾方和活血方单独使用不能显著提高小鼠子宫内膜 VEGF 蛋白和 mRNA 的含量。黄冬梅等报道补肾活血中药能促进胚泡着床障碍小鼠子宫内膜 cyclinD3 及时有序地表达，并可能与子宫内膜的蜕膜化有关，可能有助于胚泡着床。

在一项临床研究中，张明敏等通过用补肾益气活血方治疗 IVF-ET/ICSI-ET 多次失败的患者发现，子宫内膜的厚度较治疗前明显增厚，子宫动脉搏动指数（PI）和子宫动脉阻力指数（RI）也有明显的改善，并由此推测补肾益气活血方可能通过改善一氧化氮合酶（NOS）的活性，调节血浆中 NO_2^-/NO_3^- 水平，松弛内膜血管平滑肌，降低 PI 和 RI，使血管流注和组织灌注增加，从而增强子宫内膜的容受性，提高临床妊娠率。

六、总　　结

RIF 为复杂性疾病，是多个因素共同作用的结果，其中胚胎质量及子宫内膜容受性是目前影响 RIF 的主要因素。中西医在治疗反复移植失败方面可以取长补短，发挥各自优势，两者相互结合、相得益彰，在一定程度上可以提高试管婴儿着床率，缓解患者身心压力和经济负担。在中医药治疗方面，以补肾、益气、活血为基本大法，贯穿辅助生殖的整个过程，从整体上调节性腺轴，再结合患者具体情况，同时配合健脾益气、疏肝理气、养血和血、化瘀消癥等方法，使治疗更精准，更个性化。然而，RIF 对于医务工作者来说仍是一个极大的挑战，其具体发病机制尚不完全清楚，且目前尚无规范的治疗方案，有待更多的研究给出答案。

（黄光英　董浩旭　张明敏）

第三节　先 兆 流 产

先兆流产指妊娠 28 周以前，出现少量阴道流血，多为暗红色，也可为鲜红色或血性白带，无妊娠物排出，可持续数天或数小时，随后出现阵发性下腹部或腰背部疼痛；妇科检查宫颈口未开，胎膜未破，子宫大小与停经周数相符，经休息及治疗后症状消失，可继续妊娠，也可发展为难免流产。如果发生在妊娠 12 周前，则为早期先兆流产。60%～80% 的早期妊娠损失即发生在妊娠前 3 个月，妊娠 12 周后流产的风险降低。流行病学显示，先兆流产在世界范围的发病率达到 20%～25%，而这些先兆流产妇女中约 15% 会最终流产。现代医学认为，引发先兆流产的病因复杂，可明确具体病因的患者仅为少数，多与胚胎、母体、父方、环境因素及其他因素等密切相关。古籍中没有先兆流产的病名，中医学认为先兆流产属于"胎漏"、"胎动不安"、"妊娠腹痛"等范畴。

一、现代医学发病机制

现代医学认为本病发病机制比较复杂，可由多种致病因素导致。其中发生在 12 周前的自然流产大多是由于遗传因素引起，其次是母体内分泌异常，根据相关文献研究发现反复的早期流产常伴有黄体功能不足的表现。

（一）胚胎因素

染色体异常是先兆流产胚胎因素中最常见的原因，占 50%～60%，而在中期妊娠流产中占 33.3%，晚期妊娠丢失仅占 5%。染色体异常包括数目和结构上的异常，数目异常多见三体、三倍体、单体及四倍体；结构异常多见异位、断裂、倒置和缺失等。女性年龄≥40岁，胎儿染色体异常占比 60.6%，且伴随 3 次自然流产史的高龄女性，其胎儿染色体异常数目也会增加。其原因可能是高龄妇女卵子内的分离酶抑制蛋白质不足，使第二次减数分裂无法正常进行，导致高龄妇女卵子中的染色体发生异常。

（二）母体因素

1. 生殖器异常

因先天性生殖器异常导致先兆流产者包括子宫畸形和阴道畸形，以子宫畸形最为常见。纵隔子宫在子宫畸形中最为常见，占全部子宫畸形的 80%～90%。其引起流产的原因可能是子宫纵隔组织内的血管、结缔组织含量减少导致蜕膜形成不良和胎盘形成障碍，从而影响胚胎植入或胚胎发育。后天获得性生殖器异常主要包括子宫腔粘连综合征、手术创伤、子宫黏膜下肌瘤、内膜息肉或宫腔粘连等，这些会导致宫腔环境改变而引起流产。有报道统计显示，有 25%～35%妊娠者合并子宫肌瘤，且随着妊娠周期的延长，容易诱发流产、早产和产后出血等并发症，严重危害母婴的健康与安全。

2. 内分泌紊乱

母体内分泌失调与不良妊娠结局之间有一定关联。研究表明，黄体功能不足导致的先兆流产可高达 60%。另外，胎盘还会产生 HCG、催乳素等其他激素，若不能保障以上激素水平，亦不能正常维持妊娠，甚至可致流产。甲状腺激素参与调节下丘脑-垂体-卵巢轴，甲状腺功能异常与先兆流产关系密切。甲状腺功能减退在先兆流产中最为常见，发病率在0.3%左右，已引起妇产科学界的高度重视。PCOS 患者自然流产率高达 20%，因为 PCOS的高雄激素血症及胰岛素抵抗两大核心病机独立或联合作用，影响性腺轴功能，形成黄体功能缺陷，从而影响卵子受精。

3. 血栓前状态

血栓前状态指血液在易凝状态上，但还没有到达血栓的要求范围，再或者已经形成血栓，但目前正在溶解的状态，与先兆流产的发生有不可分割的关系。目前研究发现不明原因流产中，30%是因为子宫动脉血流阻力增高，影响子宫动脉血流，从而影响子宫内膜容受性，使子宫与胎盘之间循环形成障碍，且易致局部梗阻，增加血栓形成，导致流产的发生。随着生育政策的开放，孕妇年龄较前增大，血栓前状态风险较前增加。

4. 生殖道感染

生殖道感染多见于怀孕早期，如支原体、衣原体等上行感染，或是 TORCH 病毒阻碍受精卵着床，影响胚胎生长发育，也可损害蜕膜。其机制可能是生殖道感染导致其他细菌感染，并可能刺激抗心磷脂抗体（ACA）的表达、炎症反应、血栓形成和与细胞凋亡相关的因素，从而使怀孕期间流产的风险增加。

（三）免疫因素

人体生殖免疫具有特殊性，在母体免疫功能正常的情况，对母体胚胎具有保护性，而相反的情况下则会起到负作用。母体免疫系统对胎儿"半同种异体移植"的排斥可能导致流产。其主要包括自身免疫异常和同种免疫异常。自身免疫异常主要指抗心磷脂抗体、生殖细胞相关抗体阳性等，这些阳性抗体可能是通过引起胎盘免疫炎症反应以影响妊娠结局。抗精子抗体降低精子生存率以干扰受孕功能，亦能激活巨噬细胞，损害孕卵种植引发流产。而同种免疫型则是胎儿能够在母体内维持稳定存活、不发生排斥，其基础是母胎免疫耐受，而母胎免疫耐受有赖于母体妊娠期间能够产生足够的针对父系人白细胞抗原（HLA）的封闭抗体。

（四）父方因素

正常妊娠需男方精液正常方能成功受孕，目前发现很多无症状的菌精症患者，影响了精子的质量、数量、存活率及活力等，最终导致精子染色体异常，所以也与自然流产密切相关。男方年龄逐渐增大，DNA 完整性也将越来越差。除此之外，男方生殖道的感染、精索静脉曲张、抽烟饮酒等不良生活习惯都可导致 DNA 衰退。

（五）其他因素

1. 环境因素

长期接触放射性物质可使自然流产率增高，胎儿的畸形率也随之增高。环境中的二氧化硫或邻苯二甲酸酯类，可损伤细胞 DNA 或者影响雄激素及雌激素作用从而影响胚胎孕育。另有研究通过动物实验证实，放射性物质可导致精子、卵子畸变，卵子的畸变率比精子高，长期接触放射性物质所形成的胚胎易停止发育或流产。

2. 应激与不良习惯

妊娠期间过度紧张、焦虑、恐惧、忧伤等不良的情绪可通过神经传导引发内分泌失调，导致流产的发生。抽烟、过量饮酒、嗜饮咖啡或毒品等妊娠期的不良习惯对胎儿发育不利。另外，不恰当的性生活及妇科检查亦可引起流产。

3. 全身性疾病

高血压等慢性消耗性疾病，较重的感染、贫血或高热，以及严重的营养不良等，均可影响早期胚胎发育。

二、中医病因病机

先兆流产的病因病机比较复杂，多数医家认为肾气亏虚、冲任不固是基本病因病机。《女科经纶》中记载："女之肾脉系于胎，是母之真气，子之所赖也，若肾气亏损，便不能固摄胎元。"肾为先天之本，肾藏精，主生殖，胞络系于肾，肾气亏虚则冲任不固，胎元失稳。《诸病源候论·妊娠数堕胎候》曰："阳施阴化，故得有胎，荣卫和调，则经养周足，故胎得安，而能成长。若气血虚损者，子脏为风冷所居，则气血不足，故不能养胎，所以致胎数堕，认为气血不足，无以养胎，以至胎漏。"脾为后天之本，气血生化之源，若气血不足，则冲任乏源亦可致胎元不固。《景岳全书·妇人规》中记载："凡胎热者，血易动，血动者，胎不安。"孕妇素体阴虚内热，阳盛血热、热扰冲任而致胎元不固，血热迫血妄行易致漏下不止。《金匮要略·妇人妊娠病脉证并治》曰："妇人宿有癥病，经断未及三月，而得漏下不止，胎动在脐上者，为癥痼害……所以血不止者，其癥不去故也，当下其癥，桂枝茯苓丸主之。"血瘀也可导致胎动不安。综上所述，临床常见的病因病机有肾虚、气血虚弱、血热和血瘀四种类型。

1. 肾虚

父母先天禀赋不足，或房劳多产，大病久病，穷必及肾，或孕后房室不节伤肾耗精，肾虚冲任损伤，胎元不固发为胎漏、胎动不安。

2. 气血虚弱

母体气血素虚，或久病大病耗伤气血，或孕后思虑过度，劳倦伤脾，气血生化不足，气血虚弱，冲任匮乏，不能固摄滋养胎元，致胎元不固。

3. 血热

素体阳盛血热或阴虚内热，或孕后过食辛热，或感受热邪，热伤冲任，扰动胎元，致胎元不固。

4. 血瘀

母体素有癥瘕瘀血占据子宫，或孕后不慎跌仆闪挫，或孕前手术损伤，皆可导致气血不和，瘀阻子宫、冲任，使胎元失养而不顾，发为胎漏、胎动不安。

先兆流产既有单一的病机，又常有脏腑、气血、经络同病发生，出现虚实错杂的复合病机，如脾肾两虚证或肾虚血瘀证，临证必须动态观察病机的兼夹及变化。

三、诊 断 要 点

根据病史和临床表现，先兆流产的诊断并不困难，还可结合超声、血β-HCG、孕激素、雌二醇、血清糖类抗原等指标动态监测胚胎发育状况。

（一）病史

患者常有孕后不节房室、人工流产、自然流产、生殖道感染，或素有癥瘕等病史。

（二）临床表现

妊娠期间出现少量的阴道出血，而没有明显的腰酸、腹痛、脉滑；妊娠期间出现腰酸腹痛下坠或伴有少量阴道出血、脉滑，均可诊断为先兆流产。

（三）检查

妇科检查：子宫颈口未开，子宫增大与孕周相符。辅助检查：超声诊断、血 β-HCG、孕酮、雌二醇、血清糖类抗原水平。

1. 超声诊断

阴道超声能够较早地检查出孕妇宫腔内早期妊娠的孕囊、卵黄囊、胚芽的情况，原始心管的搏动和孕囊着床位置。通常在停经 6 周后，可通过 B 超观察到孕囊胚芽及原始心管搏动。早期孕妇进行超声检查时，卵黄囊的平均直径＞5mm 的孕妇，其流产风险率是卵黄囊正常者的 3 倍，且孕妇妊娠期子宫的血流速度会出现不同程度的上升，各血管的阻力值也会相应降低。对于超声诊断早期流产，孕囊的有无及其位置所在可以确认是否为宫内妊娠、孕囊内胎芽、卵黄囊、原始心管搏动的状态则可以证实胚胎是否存活。

2. β-HCG 水平

受精后 1 周，血 β-HCG 水平可从 5U/L 上升至 50U/L。妊娠 4 周时，血 β-HCG 约为 100U/L。血 β-HCG 达 1000～2000U/L 水平，阴道超声可检出孕囊。正常早期妊娠，血 β-HCG 水平 36～48 小时增长一倍。若每 48 小时血 HCG 上升幅度不到 65%，预示妊娠结局不良。

3. 孕酮水平

孕酮≥25ng/ml，提示安全妊娠，胎儿存活的可能性为 97%。孕酮＜14ng/ml（孕 18 周前），不良妊娠率可达 87.6%。孕酮＜10ng/ml，提示高危妊娠。未明部位妊娠预测中，孕酮＜6.41ng/ml，有 95% 妊娠失败可能；若＞19.23ng/ml，强烈预示宫内妊娠。一般认为孕 10 周前血清孕酮水平＜15.3ng/ml 提示黄体功能不全。

4. 雌二醇水平

在受精后会逐渐上升并超过排卵阈值，随着妊娠时间的延长，胎盘逐渐代替卵巢黄体功能以维持妊娠。早期先兆流产主要发生在孕 5～8 周，此时正是胎盘逐渐代替妊娠黄体功能的时期，若胚胎发育异常，雌二醇水平就会明显减少，使子宫内膜中的雌激素受体、孕激素受体含量减少，是卵巢雌激素分泌不足所致先兆流产发生的主要原因。

5. 血清糖类抗原

血清糖类抗原（cancer antigen 125，CA125）是可以预测先兆流产结局的标志物。血清

CA125 水平对评估妊娠 12 周内流产风险具有临床意义，先兆流产孕妇 CA125≥43.1U/ml 时提示流产风险较高，阴道流血≥3 天时风险阈值为 66.5U/ml。

总之，联合超声、β-HCG、孕酮、雌二醇、CA125 对临床判断先兆流产预后具有指导意义。

四、治 疗

（一）西医治疗

西医对先兆流产的治疗，大多为针对病因治疗，对于不明原因的先兆流产，则根据其症状及实验室检查结果进行对症治疗。

常规西医治疗可分为三种：一般治疗、激素治疗、间苯三酚药物治疗。

一般治疗：对于阴道少量出血的患者，应保持充足休息，禁止性生活，减少阴道检查。确保患者营养均衡摄入，可根据医生的指导适量服用叶酸。

激素治疗：主要给予孕酮、烯丙雌醇片、地屈孕酮以及人绒毛膜促性腺激素。①孕酮，通过阴道、口服、肌内注射等方式给药。若属于黄体功能不足，可给予 40mg/d 孕酮胶囊口服，也可 20mg/d 孕酮肌内注射。②烯丙雌醇片，口服，治疗效果显著好于地屈孕酮，并且能够有效降低产妇催乳素的水平，抑制子宫收缩。③地屈孕酮，口服，能有效抑制产妇子宫收缩，促进糖原沉积以及子宫内膜增厚。④人绒毛膜促性腺激素，每日肌内注射 3000U，以促进孕激素、雌激素分泌，抑制子宫收缩。

间苯三酚药物治疗：间苯三酚属平滑肌解痉药，能够增加产妇子宫口的松弛度，预防出现子宫收缩，一定程度上缓解产妇由于子宫收缩带来的疼痛感。

另外，对免疫紊乱患者，可进行对症治疗；对子宫畸形患者，可进行孕前整形手术；对宫颈功能不全患者，可行孕中期宫颈环扎术。

（二）中医治疗

1. 肾虚证

主要证候　妊娠期少量阴道出血，色暗淡，腰酸，腹痛下坠，或曾屡孕屡堕，头晕耳鸣，夜尿多，眼眶暗黑或有面部黧黑暗斑，色舌暗，苔白，脉沉细滑，尺脉弱。

治法　补肾健脾，益气安胎。

方药　寿胎丸加党参、白术。

方中菟丝子补肾益精，固摄冲任，肾旺自能荫胎，故重用菟丝子为君；桑寄生、续断补益肝肾，养血安胎为臣；阿胶补血为佐使。四药合用，共奏补肾养血、固摄安胎之效。可加党参、白术健脾益气，是以后天养先天，生化气血以化精，先后天同补，加强安胎之功。

2. 气血虚弱证

主要证候　妊娠期间少量阴道出血，色淡红，质清稀。或小腹空坠而痛，腰酸，面色㿠白，心悸气短，神疲肢倦，舌质淡，苔薄白，脉细弱略滑。

治法　补气养血，固肾安胎。

方药　胎元饮加减。

方中人参、黄芪、白术、炙甘草甘温益气、健脾调中，使气旺以载胎，以助生化之源；当归、熟地、白芍、阿胶补血养血以安胎；杜仲补肾安胎；陈皮行气健脾。胎元饮实为八珍汤去茯苓、川芎，加杜仲、陈皮，取其气血双补兼补肾。

3. 血热证

主要证候　妊娠期间阴道少量出血，色鲜红或深红，质稠，或腰酸，口苦咽干，心烦不安，便结溺黄，舌质红，苔黄，脉滑数。

治法　清热凉血，养血安胎。

方药　保阴煎加减。

方中生地清热凉血；熟地、白芍养血敛阴；黄芩、黄柏清热泻火，直折热邪以防胎动不安；山药、续断补肝肾、固冲任以安胎；甘草调和诸药；加地榆、茜草清热凉血，化瘀止血。全方共奏清热凉血、养血安胎之效。

4. 血瘀证

主要证候　素有癥积，或孕后常有腰酸腹痛下坠，阴道不时下血，血色暗红，或妊娠期跌仆闪挫，继而腹痛或少量阴道出血，舌暗红，或有瘀斑，脉弦滑或沉弦。

治法　活血消癥，补肾安胎。

方药　桂枝茯苓丸合寿胎丸加减。

方中桂枝温经通阳，以促血脉运行而散瘀为君；白芍养肝和营，缓急止痛，或用赤芍活血化瘀消癥为臣；桃仁、牡丹皮活血化瘀为佐；茯神健脾益气，宁心安神，与桂枝同用，通阳开结，伐邪安胎为使。诸药合用，共奏活血化瘀、消癥散结之效。

（三）中西医结合治疗

在中医病因病机的基础上借鉴西医的辅助检查，采用中医辨证与西医辨病相结合的治疗模式，辨证分型后给予不同方药，往往疗效较好。例如，使用寿胎丸加味配合肌内注射孕酮针的方法，连续治疗15天，总有效率可达到90%以上。此外，中药还可配合使用间苯三酚、地屈孕酮、烯丙雌醇片、人绒毛膜促性腺激素、维生素E等治疗先兆流产，也能取得理想的疗效。

早期先兆流产西医多考虑内分泌因素引起，如黄体功能不全，黄光英教授临证时多以脾肾亏虚论治，以补肾益气方剂加减，同时配合口服激素治疗，可明显提高保胎成功率；若先兆流产合并宫腔积血，黄光英教授辨证时认为，多以脾肾亏虚为本、瘀血阻滞为标而论治，以补肾益气活血方加减，可有效提升保胎效果。若由免疫因素引起，临证亦多从固肾健脾论治；若存在感染因素，从热邪郁积着手，加用清热解毒安胎之药；对于宫颈内口松弛者，除了行宫颈内口环扎术外，通常在术后给予补肾健脾中药配以升麻等。

（四）中医特色治疗

有研究报道，针刺可以改善冷冻胚胎移植术后早期先兆流产孕妇的紧张焦虑情绪，从而改善患者的生活质量。针刺可以减轻先兆流产患者的临床症状，包括孕妇对阴道流血的焦虑，缓解腹痛和背痛。虽然没有高质量的相关研究来检验针刺用于治疗先兆流产的安全性，但针刺仍有可能成为先兆流产的辅助替代疗法。

五、黄光英教授治疗先兆流产诊疗思路和病案

（一）诊疗思路

1. 仔细询问病史，确认能否保胎

早期先兆流产患者就诊时，需仔细询问患者病史：①确诊活胎是保胎的基本前提。如有患者孕周不够，可适当延长观察期再行彩超检查。②确保胎元正常方可保胎。如有胎元异常或遗传性疾病史者，通过血 HCG、彩超、免疫学、染色体、唐氏筛查等检查，排除如葡萄胎、异位妊娠、唐氏儿、血友病、地中海贫血等。③确定母体适宜继续妊娠方可保胎。如严重心力衰竭、肾衰竭、严重感染、严重贫血、血小板减少、高血压等母体不能承受继续妊娠；如生殖器官异常、盆腔恶性肿瘤、近期内剖宫产瘢痕子宫、遗传性疾病、染色体异常、吸毒、接触放射线、化学毒物等母体不宜继续妊娠，则需终止妊娠。

2. 保胎期间需定期监测各项指标

早期先兆流产的转归有两种：一是保胎成功继续妊娠；二是保胎失败病情进展。黄教授特别强调早期先兆流产应动态观察各项指标，以确认有无疗效。除了观察患者的腹痛、阴道流血等临床症状外，还应结合辅助检查，如血 β-HCG、孕酮、雌二醇、D-二聚体等指标及彩超，全面客观分析患者治疗进展情况，如疗效不佳，则应及时终止妊娠。

3. 重视补肾益气，以补肾为主

中医学认为，肾为先天之本，肾藏精，主生殖，胞络系于肾，肾气亏虚则冲任不固，胎元失稳。脾为后天之本，气血化生之源，气能载胎、血可养胎，若气血不足，则冲任乏源亦可导致胎元不固。临床研究表明，寿胎丸加味能明显提高胎漏、胎动不安患者血清 HCG、孕酮水平，效果优于单纯西药治疗，且可有效改善先兆流产患者的临床症状。补肾育胎方联合孕酮比单纯使用孕酮治疗 IVF-ET 术后早期先兆流产更具优越性，补肾育胎方由菟丝子、桑寄生、续断、杜仲、太子参、白芍、白术、当归、阿胶、甘草共 10 味药物组成。另有研究报道补肾类中药能够增强黄体功能，提高血清 E_2、P 水平，同时上调 PR mRNA 表达，增加子宫蜕膜 PR 含量，从而促进胚胎发育，降低流产率。现代药理研究表明，菟丝子具有类似雌激素的作用，含有的总黄酮能使孕酮的水平增高，与孕激素、地屈孕酮作用相似；还能促进胎盘绒毛和毛细血管内皮发育，使其面积增加，进一步改善血管形态。续断通过降低子宫平滑肌的张力及收缩幅度，为胚胎发育提供稳定的生长环境，实验证明续断的活性成分有雌激素样作用，能够增加小鼠体内的孕激素水平。所以，在治疗时黄光英教授特别重视补肾益气法，补肾益气方由寿胎丸加党参、白术化裁，有补益肾气、安胎止血之效。

4. 佐以活血化瘀

母体若素有癥瘕瘀血占据胞宫，或孕后不慎跌仆闪挫，或孕前手术损伤，皆可引起气

血不和，致使瘀血阻滞冲任及胞宫。如先兆流产合并宫腔积血是临床常见病，宫腔积血存在时间的长短、面积的大小直接影响先兆流产的转归，宫腔积血是离经之血，属于胞宫局部瘀血证。黄光英教授认为：肾虚血瘀为先兆流产合并宫腔积血的主要病机，并指出《黄帝内经》中记载"有故无殒，亦无殒也"的观点，不仅是对妊娠疾病及并发症应用活血药的有力支撑，而且，认为活血的治疗法则既可以使胞宫中瘀血去而新血生，还能使胚胎得以稳健生长。肾精养胎，肾气载胎，肾虚冲任不固，蓄以养胎之精血下泻，瘀阻胞宫，影响胎元生长，治疗时加用缓和、适量的活血药物可促进瘀血吸收。

现代研究证实，妊娠期使用活血药物可加强子宫和胎盘的血液循环，促进蜕膜发育，也可通过巨噬细胞吞噬坏死组织和异物，促进胎盘后或底蜕膜下的血肿吸收。有研究将补肾活血方联合地屈孕酮片与补肾方联合地屈孕酮片治疗先兆流产合并宫腔积血患者进行对照，结果显示，加用活血药物治疗后，患者的宫腔积血减少更明显，阴道出血症状改善更明显，动脉阻力指数（RI）减少更明显，说明补肾活血方比补肾方更有利于改善子宫动脉的供血，增加胚胎供氧。所以，在治疗时黄光英教授特别重视补肾活血法，补肾活血方是在补肾益气方的基础上加入四物汤化裁，经此配伍治疗，既有补肾益气固胎的功效，也有活血止血的效果。

5. 辅以心理干预

早期先兆流产患者多存在紧张、焦虑、抑郁等不良心理反应，过度焦虑与抑郁可导致体内内分泌发生改变，使患者情绪急躁，饮食异常，从而加重先兆流产的症状，影响保胎疗效。

中医学认为不良情志因素可使脏腑气机逆乱，气血不调，冲任失常，导致胎元不固而出现先兆流产。《傅青主女科·妊娠》曰："肝怒则不藏，不藏则血难固……大怒则火益动矣，火动而不可止遏，则火势飞扬，不能生气养胎，而反食气伤精矣，精伤则胎无所养，势必不坠而不已。"唐代孙思邈认为孕妇应"无大言，无号哭，无惊动，和心静"。而女子以肝为先天，冲脉隶属于肝，肝藏血，故肝之疏泄有序，则脾肾等脏腑功能正常，冲任调和，气血通畅，则胎元稳固。治疗早期先兆流产伴焦虑状态患者，补肾疏肝法联合黄体酮胶囊的疗效明显优于单用黄体酮胶囊，能明显改善患者的中医临床症状，提升体内激素水平，缓解焦虑情绪，有利于妊娠维持和胚胎存活。黄光英教授临床特别重视患者的心理疏导，黄教授所持有的"国家心理咨询师证"证书，从侧面证明了黄光英教授对心理因素的重视。

同时，建议患者改变不良生活习惯，如戒烟戒酒，起居有时，规律饮食，避免接触有害环境因素。对于曾经有流产史，应用单纯的西医或单纯的中医治疗效果不理想者，或部分高龄孕妇需安胎者，黄光英教授主张中西医结合治疗，能更好地发挥各自的优势，从而提高保胎成功率。

（二）病案

黄教授在妇科疾病治疗中积累了丰富的临床经验，针对先兆流产复杂性、多因素共同作用的特点，将补肾益气活血的理念贯穿于治疗过程的始终，提高先兆流产的治疗成功率，以下介绍一则病案。

陈某，女，31 岁，2019 年 2 月 23 日初诊。1 次异位妊娠病史，已切除单侧输卵管。平素月经规律，经期 3～5 日，量不多，周期 28～30 日，末次月经（LMP）：2019 年 1 月 5 日，5 日干净。患者于 2019 年 1 月 19 日在我院生殖科行 IVF-ET 术，术后无阴道流血、腰酸、腹痛等不适。予黄体酮注射液（60mg，1 次/日）肌内注射治疗。自 2 月 16 日开始少量阴道流血，至今未净。现停经 49 日，伴有少量阴道流血，色暗红，无血块，无腰酸，无下腹痛，恶心干呕，纳差，眠差，二便调。舌淡红有瘀点，苔白腻，脉细滑。2 月 18 日子宫附件彩超：宫内双胎妊娠可能，约 6 周大小，较小孕囊可见心管搏动，较大孕囊未见心管搏动；宫腔内片状低-弱回声区，考虑宫腔积血（52mm×50mm×31mm）；盆腔积液。查血：P 65.51nmol/L、β-HCG 34292U/L、E_2 1077pmol/L。2 月 22 日复查血：P 46.82nmol/L、β-HCG 53134U/L、E_2 1499pmol/L。西医诊断：先兆流产。中医诊断：胎动不安。辨证：脾肾亏虚夹血瘀型。治法：补肾健脾、活血化瘀而止血。方药：菟丝子 20g，续断 20g，桑寄生 15g，杜仲 15g，黄芪 20g，白术 10g，山药 30g，当归 20g，白芍 20g，川芎 10g，陈皮 10g，砂仁 6g，酸枣仁 10g，7 剂，每日 1 剂，水煎至 200ml，早晚两次服用。嘱患者放松心情，卧床休息。

二诊守前方，7 剂。

3 月 6 日三诊，停经 60 日，恶心干呕，无阴道流血，无下腹痛，无腰酸，纳眠可，二便调。舌淡暗有少量瘀点，苔薄腻，脉细滑。3 月 6 日复查子宫附件彩超：宫内双胎妊娠，一为空囊，未见明显胚芽回声，二为孕 9 周，可见心血管搏动；宫腔内混合回声区，考虑宫腔积血（46mm×35mm×24mm）；子宫小肌瘤。处方：守前方，当归 20g 改为当归 10g。

四诊、五诊守前方。

3 月 27 日六诊。停经 81 日，无不适。后于我院妇产科行胎儿颈后透明带扫描（NT）检查示宫内妊娠，活胎，如孕 12$^+$ 周大小；胎儿 NT 在正常范围内；宫腔积液（25mm×15mm×15mm）。已于 2019 年 10 月顺产一男婴。

按 患者既往 1 次异位妊娠病史，又行 IVF-ET 术，肾气受损；脾胃虚弱，气血不足，月经量不多，终致脾肾两虚，胎失所系。B 超提示胚胎仅存活一枚，伴宫腔积血，结合舌脉和病史，考虑脾肾亏虚夹有血瘀。治以补肾健脾、活血止血而安胎。方选寿胎丸加黄芪、白术合四物汤加减，方中菟丝子、续断、桑寄生、杜仲补肾固胎，黄芪、白术、山药健脾益气，补肾与健脾兼顾。当归、白芍、川芎养血活血而不动血，止血而不留瘀，化瘀而不伤正。全方补肾健脾、活血化瘀而止血，冲任气血充足，胎元方可稳固。

六、补肾益气活血法则在先兆流产中的运用及机制研究

鉴于肾虚、血瘀、气虚是先兆流产的常见病因，或者说是核心病机，而且黄光英教授及其团队将补肾益气活血治疗法则用于胎儿宫内生长受限，并随着辅助生殖技术的开展，将补肾益气活血治疗法则推广到胚胎着床障碍的治疗中，均具有良好的临床效果。黄光英教授认为，在先兆流产中，肾虚与瘀血两者密切相关，瘀血既为本病的病理因素也是病理产物，瘀血的形成有以下原因：肾气亏虚则无以推动血液运行，冲任气血运行迟缓

而成瘀血；肾阳亏虚胞宫失于温煦，血遇寒则凝，血液运行迟缓而成瘀血；肾阴亏虚一方面胞宫阴血不足，气血同虚，气虚无以推动血液运行而致瘀血；另一方面肾阴虚则生内热，虚火耗津伤液而致瘀血。同样，如体内素有癥瘕，则日久也可耗伤体内精血终致肾虚，由此可见肾虚与瘀血密切相关。瘀血长期占据子宫，血脉运行不畅，血不归经，成为离经之血，以致胎漏。因此，黄光英教授认为，补肾益气活血治疗法则运用于先兆流产中，是非常切合其发病机制的。在治疗上，其活血当予当归、白芍、川芎等药物，以达到养血活血而不动血、止血而不留瘀、化瘀而不伤正的效果，益气尤其须顾护中焦脾胃之气及其升降功能，当以党参、陈皮、砂仁等药物，以达到健脾益气而补肾、气行而血行的效果。

有研究对 485 例确诊为先兆流产的患者进行回顾性分析，按四诊八纲进行辨证，以探讨证候分布规律，结果显示证型分布依次为肾虚型＞脾肾两虚型＞血热型＞肾虚血瘀型＞气血虚弱型＞外伤型，以虚证为主，发现肾虚是先兆流产的基础，易伤及脾，久病则瘀，可见肾虚、脾肾两虚和肾虚血瘀是引起先兆流产的常见证型，所以，补肾益气活血法在治疗先兆流产时也应用较多。

现代医家治疗先兆流产虽然各有心得，但基本以补肾健脾益气为治疗总则，其临床或实验研究也显示了较好的结果。岭南罗元凯教授认为，肾为生殖之本，导致胎漏、胎动不安的主要原因是肾虚封藏失司，治以补肾固本，兼调脾胃。创制滋肾育胎丸，重用菟丝子和党参；对血热所致胎漏、胎动不安，治以养阴清热为主；实热炽盛者方用寿胎丸加二至丸，或加少量黄芩；阴虚内热者用保阴煎，酌加茯苓，或用清经散加续断，阴道流血时加仙鹤草、地榆、侧柏叶等；对劳伤冲任所致胎漏、胎动不安，药用桑寄生、阿胶、枸杞子、熟地、黄精等，配伍少量砂仁，以达到安胎效果。动物实验研究显示，滋肾育胎丸联合孕酮对先兆流产有显著的控制作用，能显著增加母体血清雌二醇和孕酮水平，调节 Th1/Th2 平衡，降低流产率。

周慧芳教授自拟益肾安胎方，通过观察肾虚型早期先兆流产诊断标准患者的一般情况、症状积分、临床疗效、胚胎成形率及血清 E2、P、P/HCG 值等指标，验证益肾安胎方对早期先兆流产的疗效；在动物实验中得出益肾安胎方可有效抑制肾虚型黄体抑制模型大鼠 Th1 型细胞因子分泌，促进 Th2 型细胞因子分泌，降低流产率。田春漫等报道，固肾安胎丸联合孕酮治疗先兆流产，血清 β-HCG、P 和 E2 水平显著提高，CA125 水平降低，可增加保胎成功率。

罗颂平教授以利血平和米非司酮建立脾虚——黄体抑制、羟基脲和米非司酮建立肾虚——黄体抑制病证结合的流产大鼠模型，通过一系列研究表明，补肾健脾中药能提高模型大鼠蜕膜 PR 含量，降低妊娠子宫收缩强度，调节肾虚——黄体抑制妊娠流产大鼠模型外周血清 TGF-β，纠正外周血和母胎界面中 Th2/Th1 平衡偏移的作用，降低母体免疫排斥，增强母胎免疫保护。

七、总　结

一般认为，自然流产，特别是早期自然流产是人类对胎儿去劣存优的自然选择。染色体异常的胚胎及合并严重病毒或细菌感染的孕妇，通常会保胎失败，难免发生早期流产，而非胚胎因素导致的早期先兆流产，若能及时找到病因进行恰当的治疗，多数可以继续妊娠。治疗以提高黄体功能为主，孕酮具有促进蜕膜生长并抑制子宫收缩的作用，尤其对黄体功能不足的患者具有保胎效果。HCG 可以增加甾体激素的分泌以维持妊娠，能以激素屏障保护滋养层不受母体的免疫攻击。维生素 E 可使垂体前叶促性腺激素分泌增多，而发挥保胎作用。由于先兆流产的原因复杂，病因诊断存在一定困难，单靶点的治疗疗效往往不理想，中医复方的多环节、多途径、多靶点的治疗特点为先兆流产提供了更多的可能性。

中医学认为，孕妇肾气虚弱、脾肾两虚、气血不足、阴虚内热等导致冲任不固，不能摄血养胎。然而胎孕的形成，主要责之于先天之肾气，故临床多以补肾之法贯穿于先兆流产治疗的始终，配以健脾养血、清热安胎、活血化瘀等法，多采用寿胎丸加减以固肾安胎。药理学研究发现寿胎丸可抑制子宫平滑肌收缩活动，加强垂体卵巢促黄体功能以及雌激素样活性等作用。另外，活血化瘀药既可改善抗磷脂抗体形成导致的胎盘微循环障碍，又能避免抗凝剂带来的出血风险；尤其在治疗先兆流产合并宫腔出血、绒毛膜下血肿等病时，疗效比单用补肾健脾药物更佳。所以，中西医结合治疗先兆流产，能更好地发挥各自的特点，从而提高先兆流产的保胎成功率。

（刘艳娟　熊　繁）

第四节　复发性流产

复发性流产（recurrent spontaneous abortion，RSA）指 3 次或 3 次以上在妊娠 28 周之前的胎儿丢失。临床上自然流产的发生率为 15%～25%，其中 80% 以上为发生在妊娠 12 周前的早期流产。发生 2 次或 2 次以上流产的患者约占生育期妇女的 5%，而 3 次或 3 次以上者约占 1%。大多数专家认为，连续发生 2 次流产即应重视并予评估，因其再次出现流产的风险与 3 次者相近。

中医学将复发性流产称为“滑胎”，亦称“数堕胎”、“屡孕屡堕”，指堕胎、小产连续发生 3 次以上者，往往发生在同一个妊娠月。

一、现代医学发病机制

复发性流产的病因主要有遗传因素（夫妻染色体异常占复发性流产的 2%～5%）、生殖道解剖结构异常（7%）、内分泌紊乱（8%～12%）、生殖道感染（4%）、免疫系统疾病及血栓性疾病（50%～60%）等，其他还有男方因素、疾病因素、环境因素、精神因素、药物因素、不良生活习惯、营养状况及不明原因复发性流产。孕妇的年龄及肥胖也是导致自然流产的高危因素。

妊娠不同时期的复发性流产，病因有所不同，妊娠 12 周以前的早期流产多由遗传因素、内分泌异常、生殖免疫功能紊乱及血栓前状态等所致；妊娠 12～28 周的晚期流产且出现胚胎停止发育者，多由于血栓前状态、感染、妊娠附属物异常（包括羊水、胎盘异常等）、严重的先天性异常（如巴氏水肿胎、致死性畸形等）所致；晚期流产但胚胎组织新鲜，甚至娩出胎儿仍有生机者，多数是由于子宫解剖结构异常所致，根据具体情况又可分为两种：一是宫口大开之前或胎膜破裂之前没有明显宫缩，其病因主要为宫颈功能不全；二是先有宫缩，其后出现宫口大开或胎膜破裂，其病因多为生殖道感染、胎盘后血肿或胎盘剥离等。

（一）遗传因素

1）夫妇染色体异常：有 2%～5% 的复发性流产夫妇中至少一方存在染色体结构异常，包括染色体易位、嵌合体、缺失或倒位等，其中以染色体平衡易位和罗氏易位最为常见。

2）胚胎染色体异常：是复发性流产最常见的原因。

（二）解剖结构因素

子宫解剖结构异常包括各种子宫先天性畸形、宫颈功能不全、宫腔粘连、子宫肌瘤、子宫腺肌病等。解剖因素所致的复发性流产多为晚期流产或早产。宫颈功能不全是导致晚期自然流产的重要原因。

（三）内分泌因素

1. 多囊卵巢综合征（PCOS）

对于引起复发性流产的 PCOS 患者，自然流产发生率为 25%～70%。PCOS 患者出现复发性流产可能与胰岛素抵抗、高雄激素血症等有关。

（1）高雄激素血症

卵泡液中雄激素水平升高导致优势卵泡发育停滞或退化；睾酮抑制减数分裂成熟和胚胎发育；高雄激素水平降低子宫内膜容受性，影响着床，导致妊娠早期流产。

（2）胰岛素抵抗

高胰岛素可导致高半胱氨酸血症，增加血管内皮的氧化应激反应，激活血小板，促进血栓形成，引起反复性早期自然流产；高胰岛素引起炎症因子增加并促进血浆纤溶酶原激活物抑制剂-1（PAI-1）的表达，而 PAI-1 可激活诱导纤溶状态，在母胎界面形成血栓，继而导致反复性早期自然流产；高胰岛素导致胚胎着床界面黏附分子胰岛素样生长因子结合蛋白 1（IGFBP-1）和免疫抑制性糖蛋白（Glycodelin）减少，引起子宫内膜容受性降低，导致反复性早期自然流产。

（3）肥胖

肥胖会加重胰岛素抵抗，同时，PAI-1 是 PCOS 患者复发性流产的重要因素，PCOS 血PAI-1 浓度升高与胰岛素抵抗（IR）相关；对于肥胖型 PCOS 患者应重视降低体重及治疗胰岛素抵抗。

（4）血栓形成倾向

PCOS 患者血 PAI-1 浓度升高，PAI-1 在纤维蛋白溶酶原激活及纤维蛋白溶解过程中抑制纤维溶酶合成，高 PAI-1 致绒毛部位微血栓形成，是妊娠丢失的独立危险因素。

（5）子宫内膜问题

异常子宫内膜不能对雌激素、孕激素产生良好反应而影响蜕膜化及孕卵种植；PCOS 患者子宫内膜血流量下降。

2. 黄体功能不全

黄体功能不全主要影响三个环节：在卵泡期，由于卵泡期 FSH、LH 基础分泌不足，导致卵泡发育不良，黄体颗粒细胞数量减少；LH 偏高，颗粒细胞过早黄素化。在排卵期，由于 LH 排卵峰性分泌不足，因而黄体颗粒细胞黄素化不全，这往往与卵泡发育不良、卵泡分泌雌激素量不足有关。在黄体期，卵巢黄体产生孕酮不足，影响子宫内膜水平，子宫内膜分泌反应不全并影响子宫内膜容受性。

3. 高催乳素血症

高催乳素血症通过抑制 HPO 轴，使 FSH、LH 值下降，继而使卵泡发育受损，导致黄体功能不全。

4. 卵巢储备功能下降

卵巢储备功能下降患者血 FSH 升高、卵泡 FSH 受体下调，卵泡颗粒细胞对 FSH 敏感性下降，导致卵泡发育不良，同样导致黄体功能不全。

5. 孕妇其他内分泌疾病

如未控制的糖尿病、甲状腺疾病等均与复发性流产的发生有关。

（四）感染因素

任何能够造成菌血症或病毒血症的严重感染均可以导致偶发性流产，然而生殖道各种病原体感染以及 TORCH 感染，与复发性流产的发生虽有一定相关性，但不一定存在因果关系。细菌性阴道病是晚期流产及早产的高危因素，但与早期流产的关系仍不明确。

（五）血栓前状态

临床上的血栓前状态包括先天性和获得性两种类型：①先天性血栓前状态，是由于与凝血和纤溶有关的基因突变所造成，如 V 因子和 II 因子（凝血素）基因突变、蛋白 S 缺乏等；②获得性血栓前状态，主要包括抗磷脂综合征（APS）、获得性高半胱氨酸血症以及其他各种引起血液高凝状态的疾病。

妊娠期高凝状态使子宫胎盘部位血流状态改变，易形成局部微血栓甚至引起胎盘梗死，使胎盘组织的血液供应下降，胚胎或胎儿缺血缺氧，最终导致胚胎或胎儿的发育不良而流产。

（六）免疫因素

复发性流产的病因约半数以上与免疫功能紊乱有关。免疫性复发性流产分为自身免疫性复发性流产及同种免疫性复发性流产两种。自身免疫性复发性流产包括：①组织非特异性自身抗体产生，如抗磷脂抗体、抗核抗体、抗 DNA 抗体等；②组织特异性自身抗体产生，如抗精子抗体、抗甲状腺抗体等。同种免疫性复发性流产包括：①固有免疫紊乱，包括自然杀伤（NK）细胞数量及活性升高、巨噬细胞功能异常、树突细胞功能异常、补体系统异常等；②获得性免疫紊乱，包括封闭抗体缺乏，T、B 淋巴细胞异常，辅助性 T 淋巴细胞 Th1/Th2 异常等。

APS 是一种非炎症性自身免疫性疾病，以体内产生大量的抗磷脂抗体（APL），包括 ACA、LA 及抗 β2GP1 抗体为主要特征，临床表现包括动静脉血栓形成、病理妊娠、血小板计数减少等，是复发性流产最为重要且可以治疗的病因之一。临床上有 5%～20% 的复发性流产患者可检出抗磷脂抗体，其中未经治疗者再次妊娠的活产率将降低至 10%。此外，临床上还有一种继发于系统性红斑狼疮（SLE）或类风湿关节炎（RA）等的自身免疫性疾病，称为继发型 APS。

复发性流产患者的甲状腺自身抗体阳性率显著增高，甲状腺自身抗体阳性妇女的复发性流产发生率增高。

（七）其他不良因素

复发性流产还与许多其他不良因素相关，包括不良环境因素，如有害化学物质的过多接触、放射线的过量暴露等；不良心理因素，如妇女精神紧张、情绪消极抑郁以及恐惧、悲伤等，各种不良的心理刺激都可以影响神经内分泌系统，使机体内环境改变，从而影响胚胎的正常发育；过重的体力劳动、吸烟、酗酒、饮用过量咖啡、滥用药物及吸毒等不良嗜好。

二、中医病因病机

中医关于复发性流产的病因病机有母体因素和胎元因素。冲任损伤，胎元不固，或胚胎缺陷，不能成形，故而屡孕屡堕。隋代巢元方《诸病源候论》提出"其母有疾以动胎"和"胎有不牢固以病母"这两类因素，已认识到母体和胎元的异常均可导致胎元不固。

胎元方面：因患者和（或）配偶先天精气不足，两精虽能结合，但禀赋薄弱，不能成实。《景岳全书·妇人规》指出："父气薄弱，胎有不能全受而血之漏者。"或孕后受外邪、毒物所伤，胎元不健，若因胎元有缺陷，胎多不能成实而易殒堕。

母体方面：因患者素体虚弱，肾气不足；或因房事不节，耗损肾精，或由气血虚弱，或因邪热动胎，或因受孕之后兼患其他疾病，干扰胎气，以致胎元不固。

1. 肾虚

禀赋虚弱，先天肾气不足；或孕后房事不节，或因惊恐伤肾，损伤肾气，肾虚冲任不固，胎失所系，以致胎漏、胎动不安，甚或屡孕屡堕，而成滑胎。

2. 气血虚弱

素体虚弱，气血不足，或饮食、劳倦伤脾，气血化源不足，或大病久病，耗气伤血，都可导致气血两虚，冲任不足，不能载胎养胎，导致胎漏、胎动不安；或脾虚湿困，气机阻滞，胎元失养，以致殒堕，甚或屡孕屡堕。

3. 血瘀

宿有癥瘕之疾，瘀阻胞宫，孕后冲任气血失调，血不归经，胎失摄养；或孕后起居不慎，跌仆闪挫，或登高持重，或劳力过度，使气血紊乱，冲任失调，不能载胎养胎，而致胎漏、胎动不安；若瘀血内停，阻滞胞宫，损及胎元，可致堕胎、小产；复因瘀血内阻，产道不利，碍胎排出，故而胎死不下。

三、诊断要点

（一）病史、症状及体征

询问夫妇双方的病史，包括年龄、月经史、婚育史、既往史、家族史，并依照时间顺序描述既往流产情况，包括发生流产时的孕周、有无诱因、特殊伴随症状、流产胚胎有无畸形及是否进行过染色体核型分析等，并计算其体重指数（BMI）。

复发性流产指自然流产连续产生两次或两次以上者，临床特征与一般流产相同。与一般流产的发展过程相似，也可能存在如下情况。

1. 先兆流产

早期先兆流产主要表现为停经一段时间后有早孕反应，以后有阴道流血，量少，色红，持续数日或数周，无痛或有轻微下腹疼痛，伴腰痛及下坠感。妇科检查子宫颈口闭，子宫大小与停经月份符合，经过治疗及休息后，如胎儿存活，一般仍可继续妊娠。

2. 难免流产

难免流产指流产已不可避免，一般多由先兆流产发展而来，此时阴道流血增多，腹痛加重，羊膜已破或未破。妇科检查子宫颈口已扩张，有时在颈口内可见羊膜囊堵塞，子宫与停经月份相符或略小。

3. 不全流产

不全流产指部分胚胎已排出体外，尚有部分残留在子宫腔内。一般是从难免流产发展而来。此时由于子宫腔内有胚物残留，子宫不能很好收缩，而流血不止，甚至因出血过多致休克。妇科检查子宫颈口扩张，见多量血液自颈口内流出，有时见胎盘组织堵塞在子宫颈口或部分组织已排出至阴道内，部分仍留在宫腔内，一般子宫小于停经月份，但有时宫腔内充满血块时，子宫仍可增大如停经月份。

4. 完全流产

完全流产指胚胎已全部排出。由于胚胎已排出，故子宫收缩良好，阴道流血逐渐停止或仅见极少量，腹痛消失。妇科检查子宫颈口关闭，子宫略大或正常大小，阴道内仅见少量血液或流血已停止。

5. 过期流产

过期流产指胚胎在子宫内死亡已超过 2 个月，但仍未自然排出者。如时间不足 2 个月者，称为胚胎发育终止或胚胎死亡。患者主诉有停经及早孕反应，之前可能曾有先兆流产的症状，以后子宫却不再增大或反而缩小。如已至妊娠中期，孕妇未感腹部增大，无胎动，妇科检查子宫颈口闭，子宫较妊娠月份小 2 个月以上，质地不软。未闻及胎心。

值得重视的是，流产的原因非常复杂，而且没有两次流产的原因是完全一样的，因此，详细询问病史、完善相关检查尤为重要。

（二）辅助检查

复发性流产病因复杂多样且缺乏特异性临床表现，在病因诊断过程中需要针对性进行一系列的筛查，包括以下几种。

1）夫妇染色体核型分析。观察染色体有无数目和结构的畸变以及畸变类型，有条件可对流产物行染色体核型分析。

2）盆腔超声检查。明确子宫发育有无异常、有无子宫肌瘤或子宫腺肌病、是否存在盆腔病变、了解宫颈功能等。对怀疑存在子宫解剖结构异常者需通过宫腔镜、腹腔镜或三维超声等进一步检查以明确诊断。

3）血栓前状态的指标。包括凝血相关检查[凝血酶时间（TT）、活化部分凝血活酶时间（APTT）、凝血酶原时间（PT）、纤维蛋白原及 D-二聚体]、相关自身抗体[抗心磷脂抗体（ACA）、抗 β_2 糖蛋白 1（β_2GP1）抗体及狼疮抗凝物（LA）]及同型半胱氨酸（Hcy）。还可以进行蛋白C、蛋白S、XII因子、抗凝血酶III（AT-III）等血栓前状态标志物的检测。

4）生殖道感染的相关指标。如致畸因子（风疹、单纯疱疹、巨细胞病毒、弓形虫感染）等。

5）内分泌检查。生殖激素水平，包括月经第 3 天检测催乳素（PRL）、FSH、LH、雌激素、雄激素水平；甲状腺功能及空腹血糖，必要时行糖耐量试验。

6）免疫功能检查。抗磷脂抗体的筛查包括 ACA、LA 及抗 β_2GP1 抗体；对于诊断 APS 患者还应检查抗核抗体、抗双链 DNA 抗体、抗 SSA 抗体、抗 SSB 抗体等，以排除 SLE、RA 等自身免疫性疾病；自身抗体筛查，如抗甲状腺抗体，包括抗甲状腺过氧化物酶抗体（TPOAb）和抗甲状腺球蛋白抗体（TGAb）的检查；同种免疫紊乱检查，如封闭抗体检查、外周血中 NK 细胞的数量和（或）活性检查。

7）男方精液分析。患者可能同时存在多种致病因素，应尽可能全面地对各种因素进行排查。

四、治　疗

（一）西医治疗方案

针对不同病因，选择不同的治疗方法。

1. 矫正子宫解剖异常

矫正子宫解剖异常如子宫纵隔切除术、子宫粘连松解术、黏膜下肌瘤剔除术等。对宫颈功能不全者可选择宫颈环扎术治疗。

2. 内分泌因素

（1）多囊卵巢综合征治疗

控制体重，可口服二甲双胍，以改善胰岛素抵抗；孕期黄体支持，如口服地屈孕酮片，10～20mg，一天两次。

（2）黄体功能不全的治疗

应用氯米芬、HMG 促进卵泡发育；基础体温上升后，HCG 1000～2000U，隔日肌内注射刺激黄体功能；孕酮替代黄体功能疗法。

（3）高催乳素血症治疗

口服溴隐亭，初始小剂量每晚睡前服用，逐渐加量至每日 1 次或 2 次，若未达到剂量可进一步增加。药物治疗维持有效低剂量。妊娠期应用有争议。

（4）维持正常的甲状腺功能

甲状腺功能低下者应用甲状腺片。对于甲状腺激素正常但甲状腺抗体阳性者，妊娠期间应用甲状腺激素有争议。

3. 抗磷脂抗体综合征的治疗

口服阿司匹林和（或）联合小剂量泼尼松治疗有一定效果。

4. 遗传性血栓倾向患者的治疗

对亚甲基四氢叶酸还原酶（MTHFR）基因表达异常所致的高半胱氨酸血症患者补充叶酸、维生素 B_6 和维生素 B_{12}。如凝血因子 V 基因 Leiden 突变、蛋白 S 或蛋白 C 缺乏者孕期可考虑应用肝素抗凝治疗。

5. 不明原因复发性流产患者的治疗

排除上述各种原因，同时符合复发性流产诊断的患者称为原因不明复发性流产。其治疗方法主要包括主动免疫治疗和被动免疫治疗。

总之，鉴于复发性流产病因的复杂性以及不确定性，治疗上多以联合治疗为主，并采取一些预防性的治疗措施，治疗疗程主张超过历次流产时间的上限或更长时间才予以停药。

（二）中医治疗方案

滑胎多为虚证，但可兼夹瘀、热，辨证应着重于脏腑、气血之辨，并根据证候进行调治。常见分型有肾气亏损、气血两虚和血瘀胞宫等。

1. 肾气亏损

主要证候　屡孕屡堕，甚或如期而堕，头晕耳鸣，腰酸膝软，精神萎靡，夜尿频多，目眶暗黑，或面色晦暗。舌淡，苔白，脉沉弱。

治法　补肾固冲安胎。

方药　补肾固冲丸（《中医学新编》）。菟丝子、续断、巴戟天、杜仲、当归、熟地、鹿角霜、枸杞子、阿胶、党参、白术、大枣、砂仁。

方中菟丝子、续断、巴戟天、杜仲、鹿角霜补肾益精填髓，固冲安胎；当归、熟地、枸杞子、阿胶滋肾填精养血而安胎；党参、白术、大枣健脾益气以资化源；砂仁理气安胎，使补而不滞。全方合用，使肾气健旺，胎有所系，载养正常，则自无堕胎之虑。

若证兼难寐多梦，心烦咽干，大便结燥，苔黄薄，此多因患者素体阴虚，易生内热，热伤胞脉，损及胎元所致，治宜养血清热，方用保阴煎（方见月经不调）。

2. 气血两虚

主要证候　屡孕屡堕，头晕眼花，神倦乏力，心悸气短，面色苍白。舌淡，苔薄，脉细弱。

治法　益气养血安胎。

方药　泰山磐石散（《景岳全书》）。人参、黄芪、当归、续断、黄芩、川芎、白芍、熟地、白术、炙甘草、砂仁、糯米。

方中人参、黄芪、白术、炙甘草补中益气以载胎；当归、白芍、川芎、熟地补血以养胎；砂仁、糯米调养脾胃以安胎；续断补肾强腰以固胎；白术配黄芩为安胎要药。全方合用，有双补气血、固冲安胎之效。

3. 血瘀胞宫

若宿有癥瘕，屡孕屡堕；月经过长或经期延长，经色紫暗，或有血块，或经行腹痛；舌质紫暗或有瘀斑瘀点，脉弦细或涩。

治法　祛瘀消癥，固肾安胎。

方药　桂枝茯苓丸（《金匮要略》）。桂枝、茯苓、牡丹皮、桃仁、赤芍续断、杜仲。

方中桂枝温通血脉，配茯苓健脾渗利，行瘀安胎；牡丹皮、赤芍、桃仁活血祛瘀；续断、杜仲固肾安胎，共收消癥安胎之效。

（三）中西医结合治疗方案

采用现代检测技术，提高诊断和鉴别的准确性，辨病与辨证相结合，宏观与微观相结合，在西医针对病因治疗的基础上配合中医的辨证论治，尤其是采用中医辨证分型以补肾法为代表的基本治疗大法，疗效更为显著。

治疗方案包括两个步骤，强调在再次受孕前先进行治疗以预培其损，在再次受孕后强调保胎安胎，尤其是对于月经紊乱的患者，主张调经、种子、安胎，环环相扣，阶段性与连续性相结合，达到提高抱婴回家率的目的。

五、补肾益气活血法则在复发性流产中的运用及机制研究

中医在滑胎方面强调预防，在孕前对复发性流产患者进行再次妊娠前的调治，在孕期对复发性流产患者及早保胎，有利于复发性流产患者成功妊娠。近年来，补肾益气活血法则在复发性流产中的运用，从临床到机制探讨都进行了广泛而深入的研究。

（一）在孕前管理中，重视补肾益气活血法"预培其损"

《景岳全书·妇人规》云："凡妊娠之数见堕胎者，必以气脉亏损而然……必当察此养胎之源，而预培其损。保胎之法，无出于此。若待临期，恐无及也。"再次妊娠前治疗是本病的重要治则。孕前宜补肾健脾，益气养血，固摄冲任。经不调者，当先调经；若因他病而致滑胎者，当先治他病。这是"预培其损"的第一个阶段。经过3～6个月的调理，脏腑、气血渐复，月经正常，则可再次妊娠。怀孕之后，应立即保胎治疗。这是"预培其损"的第二个阶段。治疗期限应超过以往堕胎、小产时的孕周，并动态观察母体和胎元的情况。

利用现代医学的相关检查明确可能的致病原因，在再次受孕前调理体现了中医"预培其损"的治疗原则，而针对不明原因的复发性流产，结合中医的病因病机进行中医调护尤为重要。复发性流产与中医肾虚血瘀证密切相关，以补肾益气活血法"预培其损"以进行复发性流产孕前调理，有助于成功妊娠。

1. 复发性流产常见病因与血瘀证的相关性

与血瘀证密切相关的常见病因包括解剖结构因素、血栓前状态、免疫因素等。

（1）解剖结构因素

复发性流产与子宫病变（尤其是子宫畸形和宫腔粘连）有着密切关系，不同子宫畸形可能影响宫腔容积、内膜发育及血供而影响胚胎着床致流产。妊娠相关的刮宫术是宫腔粘连的主要原因，反复清宫加重宫腔损害，宫腔粘连的严重程度也与刮宫次数呈显著正相关。随着流产后月经量的减少及清宫术次数的增多，宫腔粘连比例越高，致再次流产的可能性越大。

宫腔手术操作过程中如出现刮宫过深、穿透内膜深达肌层、吸宫负压过高、吸宫时间过长等情况，容易破坏子宫内膜，均可导致子宫内膜损伤。机械性损伤后，子宫内膜得不到有效修复，导致结缔组织增生修复，子宫前后壁发生纤维化，造成不同程度的宫腔粘连，部分患者则表现为薄型内膜。子宫内膜机械性损伤后临床表现为月经量减少、闭经、继发性不孕、反复流产等。中医理论认为宫腔操作时金刃所伤使胞宫直接受损，或反复流产均可致肾之元气精血耗损，扰乱肾-天癸-冲任-胞宫轴的正常生理功能，导致精亏血少，冲任血海空虚，经血化源不足而致月经量少，甚或闭经。加之宫腔操作后余血未净，邪气乘虚入侵，与血搏结，凝结成瘀，内阻胞宫，气血运行不畅而致经血不通。由此可见，肾虚、气血冲任失调为本病的根本，肾虚为本，血瘀为标，属本虚标实之证，基本病机为胞宫冲任受损，肾虚血瘀。

（2）血栓前状态

血栓前状态的病理基础是在血管内皮细胞、血小板、凝血系统、抗凝血系统及纤溶系统的综合作用下导致的病理性血液凝固度增高。血瘀证指由于血液流变学异常、血小板聚集增高或释放功能亢进、血流动力学障碍、血液凝固性增高或纤溶性降低等，血液呈现出"浓、黏、凝、聚"的高凝状态。血栓前状态与中医学血瘀证均表现为血液高凝状态，提示两者有相似之处，故血栓前状态可按中医血瘀证辨证，予活血法治疗。临床研究也发现，复发性流产患者中血瘀证所占比例最大。故活血化瘀、补肾固胎是治疗复发性流产血栓前状态的根本治则。

（3）免疫因素

研究表明复发性流产的病因约半数以上与免疫功能紊乱有关。免疫所致的复发性流产，其中医病因病机为素有脾肾气虚，加之瘀血阻滞，导致屡孕屡堕，故可按滑胎脾肾气虚兼血瘀证进行辨证，予补肾益气活血法治疗。

2. 肾虚血瘀在复发性流产发生发展中的作用

复发性流产属中医学"滑胎"范畴，也称为数堕胎、屡孕屡堕。传统理论认为导致滑胎的主要病机是脾肾两虚、气血虚损。妊娠有赖于肾气盛，天癸至，冲任相资，胎元的健固亦须肾以系胎、气以载胎、血以养胎。治疗多以补肾固冲为大法，辅以扶脾、益气、养血，为防动胎之弊，活血法属慎用或禁用之法。

越来越多的医家认识到，在脾肾气虚的基础上瘀血阻滞是导致屡孕屡堕的直接原因。但用活血法治疗复发性流产与中医理论保胎中慎用或禁用活血法似有相悖之处，因此，研究补肾益气活血法，尤其是活血法在复发性流产中的运用尤为重要。

（1）脾肾气虚为本，使胎元失固护

肾虚不能荣系胎元：胎孕与肾气、冲任二脉关系密切。肾主生殖，系胞脉，为胎元之根。正如《女科经纶》所说"女之肾脉系于胎，是母之真气，子之所赖也，若肾气亏损，便不能固摄胎气"。《傅青主女科》云："肾水足而胎安，肾水亏而胎动。"《医学衷中参西录》亦说："男女生育，皆赖肾脏作强，肾旺自能荫胎也。"

气虚不能固摄胎元：宋代陈自明《妇人良方》云："若气血虚损者，子脏为风冷所居则气血不足。故不能养胎所以数堕也。"脾为后天之本、气血生化之源、胎元之荃，脾胃健运，方能如《医宗金鉴》所云"气血充实胎自安"。傅青主认为"气血不足，气虚不能固护胎元"。

（2）血瘀胞脉为标，使胎元失濡养

早在《灵枢·邪气脏腑病形》中就有瘀血导致滑胎的描述"有所堕坠，恶血留内"。清代王清任《医林改错》对其病机亦有阐述，"常有连伤数胎者……不知子宫内，先有瘀血占其地……血既不入胞胎，胎无血养，故小产"。因瘀积胞宫，阻碍胚胎生长，同时瘀血阻络，胚胎失养，故发生滑胎。

血瘀致滑胎分为虚实两端。虚者为肾虚精亏致瘀、气血亏虚致瘀。肾虚血瘀：肾精充足，肾精化肾气，则肾气旺盛，从而推动全身气血津液的运行。若肾虚阳气不足，阳虚生寒、寒客于血脉而致瘀血内阻；若肾中阴精不足，精血同源，津枯血少，脉道瘀塞不通，最终导致血瘀的发生。气虚血瘀：气为血之帅，气虚帅血无力，血液运行迟缓，血脉瘀阻。正如王清任《医林改错》中所说"元气既虚，不能达于血管，血管无气必停留而瘀"。《景岳全书》中也指出"凡人之气血犹如源泉也，盛则流畅，少则壅滞，故气血不虚不滞，虚则无有不滞者"。

实者主要表现在气机郁滞致瘀。气滞血瘀：反复流产易致肝气郁结，血行不畅，胞脉阻滞，瘀滞停积则成瘀，如此往复无端，则顽固难治。反复多次手术损伤，胞脉受损，离经之血即为瘀；久病必瘀，极易引起子宫内膜异位症、肌瘤、囊肿、盆腔炎、输卵管堵塞等后遗症，瘀作为病理产物性致病因素，又反过来严重影响再次怀孕。

各病理因素相互影响相互作用，虚实夹杂，最终导致血行不畅，血脉瘀阻于胞宫。

（二）在孕期管理中运用补肾益气活血法"保胎安胎"

早在 2000 多年前，我们祖先已经为该病的治疗提出了"未病先治"和"有故无殒，亦无殒也"的治则。对于复发性流产的中医治疗，基于"治未病"理论，孕前补肾活血，调理冲任，"预培其损"为下次妊娠做准备；基于"有故无殒"理论，孕期大胆灵活运用活血化瘀法治疗患者微血栓状态，但同时也要掌握"中病即止"的原则，遵循"衰其大半而止"的法度，切勿过量、长时间用药。

1. 妊娠期运用活血法的渊源

早在《金匮要略》中就有运用活血法安胎的记载，《金匮要略·妇人妊娠病脉证并治》记载了 8 首治疗妊娠病的方剂，其中 6 首含有当归、川芎、牡丹皮、赤芍等活血药物，并提出："所以血不止者，其癥瘕不去故也，当下其癥瘕，桂枝茯苓丸主之。"《医林改错》云："常有连伤数胎者……不知子宫内，先有瘀血占其地，胎至三月再长，其内无容身之地，胎病靠挤……故先见血；血既不入胞胎，胎无血养，故小产。"可见，因血瘀积胞宫，阻碍胚胎生长，同时瘀血阻络，胚胎失养，故致滑胎。王清任还创立了少腹逐瘀汤治疗滑胎，"怀胎至两个月前后，将此方服三五付，或七八付，将子宫内瘀血化净，小儿身长有容身之地，断不致小产"，并称此方"去疾、种子、安胎、尽善尽美，真良善方也，其效不可尽述"。明代《普济方》提到"亦有妇人年方壮岁，致服补暖之药，而使胞门子户反为药所燥煿，使新血不滋，旧血不下，设或有子，不以迟晚则必堕"，指妇女因多服用热性药物，热伏胞宫，煎熬津液，血行不畅，瘀血不下，新血不生，而致滑胎。

2. 妊娠期运用活血法的研究

虽然大多数医家主张孕期慎用或禁用活血法，中医理论认为"有是证，用是药"，黄光英教授谨遵辨证论治的原则，于妊娠期灵活运用补肾益气活血法。黄光英教授团队所做的临床及实验研究均证实，补肾益气活血法可改善子宫内膜着床微环境，提高胚泡着床率，亦可促进宫内生长受限胎儿生长，并较全面地阐明了相关作用机制。

在妊娠开始的胚泡着床期运用补肾益气活血法，能显著提高施行 IVF-ET 不孕患者的临床妊娠率。实验研究表明：①能促进孕激素受体表达及子宫内膜蜕膜化；②能促进子宫内膜雌激素受体及整合素 β3 表达，促进腺体细胞凋亡，促进胞饮突的表达；③能促进局部血管渗透性和随后的血管生成，并抑制子宫内膜过强的炎症及免疫排斥反应，改善着床微环境。

胎儿生长受限（FGR）发生在妊娠中晚期，运用补肾益气活血法能促进 FGR 胎儿生长发育，明显改善新生儿的出生体重。补肾益气活血法可改善孕妇血液高凝状态，降低血液的黏稠度，增加胎盘的血液灌注量，改善宫内微环境，促进胎儿的生长发育，延长孕周。其机制可能是：补肾益气活血法能促进胎盘血管内皮细胞合成与分泌 NO、PGI_2 等扩血管活性物质，而抑制缩血管活性物质的分泌，改善胎盘血液循环；抗红细胞脂质过氧化，保护红细胞膜 ATP 酶，提高红细胞膜的流动性；能保护胎盘组织的结构完整性，促进营养物质的吸收；能调节多种 FGR 相关基因的表达，激活促进细胞增殖分化的信号转导系统，促进胎儿在宫内的生长发育。

可见，"有故无殒，亦无殒也"，在妊娠期可以应用活血法，而且灵活恰当运用补肾益气活血法具有良好的治疗效果。

3. 补肾益气活血法在复发性流产保胎中的应用

复发性流产孕后出现先兆流产的患者，可以采用补肾益气活血法进行保胎，此法尤其适用于血栓前状态患者，保胎疗效显著。

（1）孕期肾虚血瘀是复发性流产血栓前状态的病因病机特点

补肾益气活血法保胎，尤其适用于存在血栓前状态患者，因其没有明显的临床表现，其血液学检查包括凝血相关检查和血栓前状态标志物的检测，也没有明确的诊断标准，西医治疗多采用低分子量肝素等抗凝治疗，但这些药物除了有出血倾向等副作用以外，还缺乏足够证据表明常规应用可以改善妊娠结局。因此，寻求复发性流产血栓前状态的有效中医治疗尤为重要。

中医学认为，血栓前状态的妇女虽无明确血液学检查异常，但有证可辨，既然补肾益气活血法对妊娠极早期和中晚期的血瘀状态均有改善作用，在辨证论治的前提下，可运用补肾益气活血法治疗复发性流产血栓前状态，且无动胎之虞。《景岳全书》云："安胎之方不可执，亦不可泥其月数，但当随证随经，因其病而药之，乃为至善。"补肾益气活血法既补肾益气而安胎，又活血化瘀祛病因，是治疗复发性流产血栓前状态的重要治疗方法。

现在一些医家也逐渐认识到瘀血与滑胎的相关性。文献统计显示，在 25 篇标准文献中有 13 篇文献报道了中医证型为血瘀证或含血瘀证的本虚标实证，并用活血药物治疗取得一定的疗效；有学者对不明原因复发性流产的证型分布进行研究发现，300 例患者中肾虚血瘀证占总病例数的 82.3%；也有学者指出肾虚血瘀贯穿于复发性流产的全过程，用补肾化瘀法治疗取得不错的疗效；补肾化瘀法可调节抗凝系统，使抗心磷脂抗体（ACA）转阴率达到 83.3%，改善血栓前状态，起到预防与保胎的双重作用。用益气活血法治疗复发性流产，妊娠成功率可达 87.5%，高凝相关指标亦明显下降。

（2）补肾益气活血法保胎的临床研究

对于复发性流产血栓前状态的治疗主要是补肾固胎，活血化瘀。罗丹峰等在利用活血滋肾法治疗血栓前状态所致复发性流产的临床研究中，通过对口服活血滋肾中药组和法安明联合阿司匹林西药组的对比观察，发现中药组无论在客观实验室指标方面还是妊娠成功率方面均优于西药组，并且证实了活血滋肾法能改善血液的浓、黏、聚状态，改善胎盘微血栓状态，从而维持胚胎的正常发育。齐丹将 70 例患者分为两组，即治疗组和对照组，治疗组服用自拟补肾活血中药并临证加减用药；对照组予阿司匹林和泼尼松。治疗前后两组活化部分凝血活酶时间（APTT）、D-D 二聚体等凝血指标均明显改善，但治疗组总有效率高于对照组，说明补肾活血的中药疗效优于西药。

（3）补肾益气活血法保胎的实验研究

血管内皮生长因子（VEGF）是一种特异的内皮细胞有丝分裂原，是调节血管生成的重要因子之一，具有强烈促进内皮细胞生长分化、增加血管通透性和刺激血管增生、迁移及浸润的功能。熊程俏等研究发现反复自然流产小鼠蜕膜存在 VEGF、VEGFR2 表达不足的情况，补肾安胎冲剂能上调 VEGF、VEGFR2 的表达，进而促进血管的形成，促进胚胎发育，降低流产率。

复发性流产的病理可涉及母胎界面多种细胞和分子之间复杂的作用机制，转铁蛋白（Tf）是一种由肝脏合成的单链非血红素结合铁的糖基化 β 球蛋白，Tf 最基本的生理功能是参与机体内铁的代谢，将铁离子从吸收和储存的地方转运至成红细胞内合成血红蛋白，或运送到机体其他需铁部位。膜联蛋白 A_2（annexin A_2）是钙离子依赖的磷脂结合蛋白 nexins 家族的重要成员之一，是一个促纤溶的内皮细胞表面受体，是凝血-抗凝-纤溶网络中的关键受体分子，参与纤溶过程的调控，它对维持血管内血液流畅、预防血栓形成起重要作用。谭展望等在复发性流产前期蛋白质组学的实验中观察到，复发性流产小鼠蜕膜组织中 Tf 和膜联蛋白 A_2 的表达降低，而寿胎丸可以上调复发性流产小鼠蜕膜组织中 Tf 和膜联蛋白 A_2 的表达，提高摄取母血铁能力以供给胎儿，保证胎儿的铁代谢和铁储存；可有效改善蜕膜组织的高凝状态，预防血栓形成，保持血流通畅，保证胚胎血供充足以维持妊娠。

总之，补肾不仅可以治疗肾虚诸症，且可间接推动气血运行。从细胞和分子生物学角度来看，补肾可以改善子宫-胎盘微循环，在一定程度上起到活血化瘀的作用。

六、黄光英教授"三步固胎法"论治滑胎

黄光英教授治疗滑胎分三步：孕前预培其损、试孕中分期调治、早孕期安胎保胎，按此"三步固胎法"论治滑胎，步步为营，环环相扣，屡获奇效。

（一）孕前预培其损

孕前详细询问病史，明确相关检查，将辨病与辨证相结合进行综合调治，包括审证求因、调畅情志、药食共调、夫妻同治。

1. 审证求因

预培其损，需先知"其损"如何，而后方知如何"预培"，因此必须明确滑胎的病因病机，通过审证求因，查找并治疗先前滑胎之病因，为下次备孕做好准备。黄光英教授善于利用现代医学的检测手段系统检查，积极筛查病因，将辨病与辨证有机结合，擅用中西医结合方法针对性地进行孕前调治，预培其损。若原因明确，则中医辨证论治配合西医病因治疗，辨证与辨病相结合，中药西药并驾齐驱；若西医原因不明，则以中医辨证论治为主，衷中参西，灵活变通，显示中医药治疗的特色及优势。

2. 调畅情志

一方面运用药物疏肝舒肝柔肝，同时重视药物配伍，避免肝失条达对生殖功能的影响；另一方面，重视疏导情绪。数次堕胎后，患者要承受来自家庭及社会的诸多精神、经济压力，肝气郁滞使血滞胞中而无以养胎；数次怀孕无果，忧思伤脾，则脾虚失运，水谷精微失养，气血虚弱亦无力载胎；数次堕胎而不得其详，性格多敏感易焦虑，甚至不敢再孕，或孕后亦担惊受怕、心神不宁，甚或梦魇连连，恐则气下，故即使胎成，亦难长养，可能应期胎下。因此，在治疗上，黄光英教授善于佐以行气疏肝、芳香健脾、宁心安神之品，

如郁金、柴胡、合欢花、木香、陈皮、珍珠母等，未病先防，以助胎成。通过与患者沟通，不仅从精神、生活起居等各方面加以指导，而且使其学会自我调节情绪，保持良好心态，建立信心，从而提高疗效。

3. 药食共调

药膳长期服用，不仅可改善体质，还可减少某些药物所致的不良反应，亦可协助药物发挥作用，使"药借食力，食助药威"，相得益彰。黄光英教授强调在中药治疗的同时，辅以辨证施膳，使药食共调，达到治疗的目的。

4. 夫妻同治

"男精壮而女经调，有子之道也"。黄光英教授强调夫妻同查同治。怀孕前，针对男性因素进行筛查，排除染色体异常等遗传因素，亦可对男性进行调理，从生活起居、烟酒饮食，到情绪调节、药物调理，使"男精"更"壮"。怀孕后，男性还需积极配合孕期患者保胎，谨戒房事，以免触动胎气。叶天士《女科证治》明确指出："保胎以绝欲为第一要策。"现代医学认为精液中含有前列腺素，前列腺素可促进子宫收缩，机械性刺激也可引起宫缩，诱发流产，所以应尽量避免房劳。

（二）试孕中分期调治

至少调理 3～6 个月经周期后，待脏腑功能协调，气血调和，胞宫得以修复，心态恢复平和，才可以进入试孕周期。在试孕周期中，从月经期即开始用药，结合月经周期中阴阳气血消长变化的规律，在月经期、卵泡期、促排卵期、着床期四个不同阶段因时制宜，分期、序贯用药，以促进卵泡生长，调节子宫内膜容受性，促进胚泡着床。试孕中应当严密检测，一旦发现受孕，立即尽早保胎。

（三）早孕期安胎保胎

尽早发现受孕，尽早保胎，使着床期和保胎期顺利衔接，一脉相承，而不要等到有先兆流产的症状出现再保胎。此期宜休息静养，固胎元，防流产。服药时间必需足够疗程，至少超过既往堕胎小产时间的 2 周以上，且无漏胎小产的症状才可停药并继续观察。

1. 健脾补肾，固摄胎元

保胎以健脾补肾、固冲安胎为主，以寿胎丸为基础进行加减。黄光英教授根据辨证用药与药理研究相结合的原则，选方用药既要体现中医辨证论治原则，又要利用现代药理研究结论。常用药如菟丝子、桑寄生、续断、阿胶、杜仲、党参、白术、山药、白芍、炙甘草等。菟丝子补肾益精，固摄冲任，肾旺则自能荫胎，张锡纯认为："由斯而论，愚于千百味药中，得一最善治流产之药，乃菟丝子是也。"菟丝子合桑寄生、杜仲、续断补益肝肾以固胎。《药性论》谓桑寄生"能令胎牢固，主怀妊漏血不止"。党参、山药、白术健脾益气，滋其化源，使后天养先天，"妊娠脾胃旺，气血充，则胎安易产"。再兼阿胶补血，使血脉安伏以养胎安胎。药理研究证实，菟丝子主要成分为黄酮类物质，对下丘脑-垂体-卵巢性腺轴功能有直接影响，可促进卵巢黄体生成，促使孕酮分泌，可通过调节滋养细胞的增殖和凋亡而达到保胎的目的。续断含有大量维生素 E，可促进子宫和胚胎的发育。若有胎漏、胎动不安症状，宜配合止血安胎之法，并辨兼证灵活加减，或清热止血，或固涩止血，或温经止血，或化瘀止血，或益气止血，选药宜平和，使病愈而无动胎之虞。保胎期间，定期监测血清 HCG 水平，必要时辅以 B 超检查了解胚胎发育情况。

2. 补肾活血，载养胎元

多次、反复药流或清宫手术操作易致瘀血留滞，情志郁结亦加重血瘀，且久病必瘀，因此，黄光英教授擅用补肾益气活血法进行保胎，在补肾的基础上佐以活血法屡获奇效。方以寿胎丸为基础，加用当归、川芎等活血养血之品。当归补血养血、调经止痛，具有类雌激素样作用，能调节子宫内膜血液循环，促进内膜生长发育。川芎能活血化瘀，与补肾安胎中药相伍，使活血而不动胎，祛瘀而不伤胎。活血化瘀药物可通过加强子宫和胎盘的血液循环，促进蜕膜发育，保持子宫静止环境，抑制母体对胚胎的排斥。

孕前预培其损、试孕中分期调治、早孕期安胎保胎，此"三步固胎法"体现了中医治未病的预防思想和辨证论治的治疗原则，提高了滑胎的治疗效果。

七、总　结

复发性流产是临床难治性疾病，孕前预培其损、孕后安胎保胎是中西医治疗的优势，并已取得较好的临床疗效。黄光英教授的"三步固胎法"，体现了中医治未病的预防思想和辨证论治的治疗原则，将西医诊疗技术与中医辨证论治相结合，使西医"辨病"和中医"辨证"形成优势互补，具有独特的优势及良好的前景。

（刘艳娟　黄光英）

第五节　宫腔粘连

宫腔粘连（intrauterine adhesions，IUA）指因各种原因导致宫腔内膜受损，引起宫腔肌壁和（或）宫颈管全部或部分闭锁的现象。临床症状多见月经量少、闭经、周期性下腹痛、反复流产、继发不孕及产科并发症等。7%的继发性闭经及 40%的不孕症与 IUA 有关，是月经量减少、继发不孕的主要原因。无上述症状时称为无症状宫腔粘连，伴随上述一系列临床表现者又可称为 Asheman 综合征。

多次人工流产、刮宫所致的 IUA 发生率高达 25%～30%，我国 IUA 发病率居高不下，且随着宫腔手术的增加呈逐年增长趋势。针对重度 IUA 尚无有效恢复生育功能和月经生理的治疗方法。宫腔镜下宫腔粘连分离术（transcervical resection of adhesion，TCRA）后再粘连率高达 62.5%，妊娠成功率仅 22.5%～33.35%。IUA 是妇科常见的、严重危害生育功能并且治疗效果较差的宫腔疾病，严重影响女性生殖生理及身心健康。

IUA 是现代医学病名，中医古籍中并无此说法，根据其临床症状，见于中医学"月经过少"、"闭经"、"痛经"、"不孕"等范畴。

一、现代医学发病机制

现代医学认为 IUA 的形成应从内膜损伤及宫内感染两个方面进行考虑，按其发生原因可分为创伤性粘连及炎症性粘连。其中90%以上系刮宫损伤子宫内膜所致，其他原因有子宫内膜结核、严重的子宫腔感染等。

IUA 的确切发病机制尚不清楚。可能发病机制为子宫内膜基底层损伤后子宫肌壁间的相互黏附；其修复过程包括炎症期、组织形成期、组织重建期 3 个短暂重叠的时期；由于子宫内膜的修复多为不完全再生，其功能受损，最终形成瘢痕。目前，有关 IUA 的病因机制主要有纤维细胞增生活跃学说及神经反射学说。

1. 纤维细胞增生活跃学说

任何原因使子宫内膜基底层损伤造成的上皮细胞及间质细胞再生障碍、新生血管形成受阻、成纤维细胞增生以及细胞外基质过度沉积等，均可导致纤维结缔组织增生，瘢痕形成。

2. 神经反射学说

宫颈内口是一特殊的神经分布区域，宫腔手术或搔刮所引起的反射性神经痉挛并且呈持续痉挛状态，导致创伤组织局部缺血发生粘连。

其他与发病相关的因素包括：①雌激素受体表达异常；②子宫内膜干细胞增殖分化异常；③宫腔微环境改变与纤维化微环境增强；④信号通路调节异常；⑤其他，如粘连性成纤维细胞诱发的炎症反应。

二、中医病因病机

IUA 是现代医学病名，是现代社会背景下的特有疾病，人流手术或其他宫腔操作等金刃直接导致胞宫、胞脉损伤，是机械性子宫内膜损伤的病因，其临床症状表现为月经过少、闭经、痛经、不孕等，因此，对"月经过少"、"闭经"、"痛经"、"不孕"病因病机的认识为该病的辨证论治提供了理论依据。

现代中医学者多认为本病分为虚实两端，虚则因宫腔操作或产后损伤冲任，肾气亏损，肾精匮乏，气血不足，经血无源或胞脉不养；实则局部气血运行阻滞，邪毒瘀血搏结胞宫，冲任阻滞，胞脉不通，经水阻隔不得下行，而致月经过少、痛经、闭经；瘀血内阻，胞脉阻滞，冲任不通，不能成孕而致不孕。病机特点为瘀为虚：流产后离经之血不能速去，留而作瘀，阻滞冲任胞宫，瘀血不去则新血不生；宫腔操作或人工流产清宫术等金刃机械损伤胞宫胞络，使天癸亏损，肾气衰少而经行量少。

可见，IUA 以虚实夹杂为多，"瘀"为其核心，"虚"为其根本，病位在子宫，治法当以化瘀及补虚为主。

三、诊 断 要 点

（一）临床表现

IUA 患者可以无任何症状，或表现为月经量减少、闭经、周期性下腹痛，继发性不孕、反复流产、早产、胎盘异常植入等。

（二）辅助检查

1. 宫腔镜检查

宫腔镜可在具有放大功能的实时监控系统下观察子宫腔，了解粘连的部位、范围、程度、性质，观察子宫内膜及双侧输卵管开口情况，并能在直视下对病变进行微创治疗。宫腔镜为诊断 IUA 的金标准。

2. 子宫输卵管造影检查

子宫输卵管造影是把造影剂经宫颈注射入宫腔，通过盆腔 X 线片显示宫腔形态、输卵管走行及其通畅程度。其对 IUA 的诊断符合率可达 91.89%，同时还可显示 IUA 的位置。由于其为侵入性检查，缺点是操作时患者较痛苦且并发症较多，无法提示粘连的坚韧度和类型，不能显示子宫内膜纤维化以及轻度稀疏的粘连带，黏液、气泡和碎片形成的充盈缺损还可能造成假阳性。

3. 超声学检查

超声学检查包括经阴道、经腹部检查，可观察宫腔有无积液，子宫内膜回声及厚度是否均匀，子宫内膜与肌层分界是否清晰，有无合并其他宫腔内病变。经阴道超声诊断准确率较高，但不能显示宫腔整体形态，对于轻度粘连容易漏诊。而经阴道三维超声检查则可以显示子宫腔整体形态及子宫内膜连续性，能够测量子宫内膜厚度及内膜下血流。有研究认为三维超声诊断 IUA 的敏感度可达 100%。

（三）诊断分级评分标准

重度 IUA 严重影响患者的月经生理与生殖预后，有必要对其进行分级评分。评分方法：对粘连范围、粘连性质、输卵管开口状态、子宫内膜厚度（增殖晚期）、月经状态、既往妊娠史、既往刮宫史七项进行评分，每项按轻重程度评为 1、2、4 分，总分 0～8 分为轻度粘连，9～18 分为中度粘连，19～28 分为重度粘连。

四、治 疗

（一）西医治疗方案

绝大部分 IUA 患者伴有月经改变，其月经改变程度取决于宫腔闭锁的范围、位置及子宫内膜的损伤程度，而损伤严重者常常导致生育功能障碍，有文献报道 40% 的不孕症与 IUA

有关，由于子宫内膜被破坏，子宫内膜容受性降低及宫腔形态的改变，可造成流产、早产、前置胎盘、胎盘早剥、产后胎盘粘连、胎盘植入、产后大出血等并发症。

IUA 治疗目的：恢复宫腔解剖学形态及宫腔容积，治疗相关症状（不孕、疼痛等），预防再粘连形成，促进子宫内膜再生修复，恢复生育能力。

1. 解除粘连

对于月经过少且有生育要求、不孕及反复流产的患者，宫腔镜下宫腔粘连分离术（TCRA）是解除粘连最主要的治疗方式。TCRA 的原则是分离、切除瘢痕组织，恢复宫腔解剖学形态，有效保护残留子宫内膜。

2. 修复内膜

1）单一雌激素或人工周期治疗：雌激素能够促进子宫内膜增生修复。

2）促性腺激素释放激素激动剂（GnRH-a）：能有效预防子宫纵隔电切术后 IUA 的发生，其可能的机制为 GnRH-a 造成体内暂时性低雌激素状态，并能够减少术后炎症反应、免疫反应等。

3）小剂量阿司匹林（50～100mg/d）联合戊酸雌二醇，有助于内膜的修复，且能够通过增加子宫血流灌注促进子宫功能恢复。

4）维生素 E、维生素 C：能改善内膜血流，促进内膜生长。

3. 防止复发

TCRA 术后复发与否直接影响月经生理及远期妊娠结局，同时也是预测辅助生殖技术的重要标志。因此，如何安全有效地预防再次粘连是临床关注的重点和难点。TCRA 术后多采用下列方法预防再次粘连。

（1）药物治疗

1）抗生素：TCRA 术后给予 2～3 日抗生素可以预防宫腔再粘连。

2）激素周期治疗：目前临床上多于 TCRA 术后应用大剂量雌激素治疗促进子宫内膜增生、修复，防止新的粘连形成。一般治疗 1～3 个月。雌激素能促进子宫内膜增生，参与子宫内膜的增殖、修复，并可与多种细胞因子如 MMPs、TGF、VEGF、IGF-1 等来调控 IUA。

3）小剂量阿司匹林：可以使子宫各级动脉血流的 PI 及 RI 降低，增加子宫的血流供应，还可提高子宫内膜 ERα 的阳性表达，增加子宫内膜厚度，有利于宫腔形态恢复及月经改善。

4）GnRH-a：通过使体内处于低雌激素、低生长激素状态，并减少血管异生、术后炎症反应及免疫反应等多种机制防止手术后粘连的发生，术后至少治疗 2～3 个月可阻止粘连的形成。

5）生长激素（growth hormone，GH）：可以改善子宫内膜局部血液循环，增强雌激素、孕激素受体敏感性。

（2）生物、物理屏障法

1）TCRA 术后宫腔注入透明质酸钠（HA）、放置明胶海绵可有效预防 IUA。HA 是一种存在于人体的原有成分，它能降低人流术后 IUA 的发生及宫颈分泌物炎症因子水平，其润滑作用强，能减少渗血及纤维蛋白沉积，促进组织愈合。

2）TCRA术后放置宫内节育器（IUD）、球囊导尿管作为物理屏障可预防宫腔粘连。

3）人胎盘羊膜能够通过分泌一些细胞活性因子促进损伤细胞再生修复、抑制炎症反应、抑制成纤维细胞增生、减少瘢痕化及其自身的屏障作用等途径有助于重建正常宫腔形态，有效防止粘连复发。

4. 促进生育

有生育要求的IUA患者宫腔恢复后应尽早生育。对于重度IUA，经手术及药物治疗后仍无法恢复正常宫腔形态者，应及早求助辅助生殖技术。

（二）中医治疗方案

对于无临床症状且无生育要求的IUA患者、月经过少但无痛经或宫腔积血且无生育要求的患者，不需要手术治疗，可采用中医药治疗。中医药在改善本病导致的月经病和不孕症方面具有一定优势，能够促进子宫内膜生长修复，调节月经量，缓解症状，提高子宫内膜的容受性，促进孕育。中医药治疗IUA，根据不同的症状，可参照"月经过少"、"闭经"、"痛经"及"不孕"等疾病。中医药治疗方案包括辨证论治、中药周期疗法以及中药外治疗法。

1. 辨证论治

有医家将IUA根据不同的证候表现分为4型进行辨证论治，取得良好效果。

（1）血瘀型

月经色暗，量少，或闭经，周期性腹部刺痛，拒按，舌暗苔薄白，脉弦涩。治疗以活血化瘀通经为法，方选桃红四物汤加减。药用：桃仁、红花、桂枝、牛膝、香附、当归、丹参、赤芍、川芎、益母草等。

（2）气滞型

月经涩少或闭经，小腹胀满。两乳胀痛，或精神抑郁，胸闷不舒，太息频作，或烦躁易怒，舌淡红苔薄白，脉沉弦。治疗以疏肝活血通经为法，方选四逆散合四物汤加减。药用：柴胡、香附、川芎、青皮、桃仁、枳壳、赤芍、当归、丹参、甘草。

（3）肾虚型

多次流产引产，早婚多孕，或腰膝酸软，头晕耳鸣，劳累后加重，或闭经较久，舌淡红苔薄腻，脉细弱。治疗以滋补肝肾、活血通经为法，方选归肾丸加减。药用：菟丝子、丹参、鸡血藤、熟地、枸杞子、杜仲、山药、山茱萸、香附、台乌药等。

（4）血虚型

经量极少色淡，或闭经，倦怠乏力，少气懒言，心悸，失眠，面色无华，舌淡苔薄白，脉细无力。治疗以补气养血调经为法，方选八珍汤加减。药用：党参、白术、当归、白芍、熟地、阿胶珠、鸡血藤、丹参、茯苓、川芎、香附、龙眼、炙甘草等。

因宫腔镜技术的广泛应用，IUA才逐渐被诊断和重视，虽目前对其临床证型划分尚未统一，但多数医家认为，肾虚血瘀证为子宫内膜机械性损伤后IUA临床最多见的证型。宫腔操作直接损伤胞宫、冲任，伤肾之元气精血，故以补肾为首；术中胞宫、胞脉损伤，必有离经之血，积而成瘀，故宜活血祛瘀生新，治宜祛瘀活血，而瘀血易与邪热郁结于内，瘀热互结，故可予清热化瘀治法；若寒凝血瘀，可予温经化瘀治法。以补肾活血为主的方药能够补肾填精、活血化瘀，精促血生、血能化精，成为月经的基本物质；再通过活血化瘀，祛除内留瘀血，胞脉气血运行通畅，可使 IUA 之内膜修复，月经恢复正常，易于成孕。

研究表明，应用补肾活血方治疗人流术后肾虚血瘀型月经过少，与西药雌二醇对照组相比，疗效没有差异，但能明显缓解患者症状，作用优于西药组。药用：杜仲、山茱萸、枸杞子、熟地、当归、山药、茯苓、白芍、川芎等。

2. 中药周期疗法

月经过少、闭经、痛经为 IUA 主要临床表现，属中医学"月经病"范畴。肾虚血瘀是 IUA 的基本病机，补肾活血为其基本治法。"肾主生殖"，"经水出诸肾"，加之瘀血阻滞，影响冲任气血，气血瘀滞，胞脉不通，经水阻隔不得下行而致月经过少、闭经，瘀阻脉络，血行不畅，又会影响肾阴肾阳的化生，加重肾虚，从而加重月经过少、闭经、痛经、不孕的程度。

中药周期疗法是中医治疗妇科疾病的特色，是基于肾主生殖的理论，针对整个月经周期中肾的阴阳消长、气血盈亏规律性变化的生理特点，在月经周期的不同阶段选用不同的治则和方药，以调整肾-天癸-冲任-胞宫轴之间的平衡，从而达到调经、助孕的目的。

因此针对 IUA 肾虚血瘀的特点，结合女性月经周期中各时段的阴阳消长及气血活动特点分期用药，将活血化瘀法贯穿于治疗的始终，使其更具有针对性，有助于治疗粘连及预防复粘。如在月经后期，治以滋肾养阴，辅以养血活血，以充盈血海，药用熟地、枸杞子、女贞子、白芍、菟丝子、山茱萸、当归、鸡血藤等；经间期，治以补肾行气活血，以疏通冲任气血，协助冲任气血施化和阴阳转化，促进排卵，在补肾阴的基础上加入红花、川芎、赤芍、益母草、桂枝、香附等以活血化瘀，温阳行气；月经前期，渐至阴阳俱盛，治以温阳补肾，辅以养血活血调经，在补肾阴的基础上加巴戟天、淫羊藿、菟丝子、续断等；行经期"重阳转阴"肾中阳气推动经血排出，除旧生新，出现新的月经周期，治以活血调经，辅以补肾养血，药用当归、川芎、泽兰、益母草、红花、鸡血藤、川牛膝、枸杞子、菟丝子等。治疗时应顺应月经周期不同阶段的肾之阴阳气血变化，调整肾之阴阳，辅以养血活血、活血散瘀、行气等治法，遣方用药，使阴阳平衡。

在月经周期的不同阶段，活血药的使用亦有不同：血瘀轻者，选用和血行血药，如当归、丹参、鸡血藤、地黄等；血瘀重者，选用活血散瘀药，如川芎、红花、益母草、泽兰、川牛膝、月季花等。月经后期、月经前期以和血行血为主，经间期、月经期以活血散瘀为主，促进孕卵的排出及经血下行。使用活血药需注意因人而异，体质不同用药各异，破血逐瘀药更需慎用，防止耗血动血，损伤气阴；可适当辅以理气药，"气行则血行"，以增强活血化瘀药的作用。

程泾教授以"补肾调冲、活血化瘀"为基本治疗原则，运用自拟宫腔松粘汤并配合周期疗法治疗本病，自拟宫腔松粘汤的基本组成：当归、赤芍、莪术、䗪虫、乳香、没药、乌药、红藤、牛膝、制大黄、续断、制香附、皂角刺、水蛭、菟丝子等。随月经周期变化对基础方进行加减，在经后期加用熟地、枸杞子、白芍、龟板等中药养血滋阴，共促卵泡生长；在排卵期加用巴戟天、杜仲、制首乌等中药温肾助阳，以备种子育胎；在行经期加用泽兰、川芎、丹参、香附、益母草等中药因势利导，促进经血排出。

徐萍采用补肾活血调周的方法治疗人流术后出现的月经过少，收效良好。其中在月经干净后以补肾填精、行气活血为主，选用自拟补肾调经汤（菟丝子、枸杞子、覆盆子、紫河车、熟地、白芍等，连服 10 天）；月经后半期以补肾助阳、调补冲任为主，选用自拟促黄体汤（菟丝子、枸杞子、当归、白芍、山茱萸、补骨脂等，连服 5 天）；行经前 1～3 天以理气活血、泻精转经为主，选用自拟活血调经汤（当归、川芎、赤芍、益母草、鸡血藤、香附等，连服 3 天），经 3 个月经周期的治疗后，其改善经量、经期及子宫内膜厚度较运用克龄蒙周期治疗效果更显著。

尤昭玲以"清热消炎、调膜助养"为治疗大法，提出分期治疗的原则。行经期以"通"为顺，自拟"宫腔粘连方"加减清热消炎、通络止痛，方中主以金银花、连翘消炎为君，党参、黄芪、白术补脾益气，配土鳖虫、地龙等行血通络之品。经后期调膜助养，自拟"加减助卵汤"，方中主以党参、黄芪、白术走脾生水共为君；桑椹子、覆盆子、菟丝子填补肝肾精髓，佐以补脾行血之药，临床收效满意。

研究表明，补肾中药可增加子宫内膜中的雌激素受体，并通过改变垂体 GnRH 受体及其 mRNA 的表达水平，调节下丘脑-垂体-卵巢性腺轴的内分泌功能，促进子宫内膜增生及修复，从而达到预防粘连的目的。

3. 中药外治法

以外治法与内服中药配合论治本病也取得一定的成就，包括针刺、艾灸、耳穴压豆、中药外敷或宫腔灌注、中药保留灌肠等。如采用蒲公英、鸡血藤、土茯苓等活血化瘀中药保留灌肠，以千年健、羌活、红花、独活等中药蒸敷下腹部，宫腔灌注丹参注射液等改善盆腔微循环，促进粘连分离，预防复粘。

（三）中西医结合治疗方案

TCRA 虽然是目前治疗中重度 IUA 的最佳方式，但是术后仍有超过一半的患者会复发。分离术后预防宫腔再粘连、促进子宫内膜的修复、恢复月经生理及生育功能，是目前临床治疗的难题。TCRA 治疗后再配合包括中药、西药的内服及外治的多种治疗方法的综合治疗是预防并治疗 IUA 分离术后复发的有效途径。

黄光英教授主张采取中西医结合方法治疗，西医以 TCRA 及外源性激素补充为主，中医则扶正固本，通过优势互补而相得益彰，进一步提高临床疗效。在临床上 TCRA 术后采用补肾化瘀中药口服并配合外治法，与西药人工周期疗法或放置宫内节育环联合运用，坚持 3～6 个月，可有效预防粘连复发，促进子宫内膜生长修复，改善月经量，调整子宫内膜环境，提高妊娠率。

1. 宫腔镜粘连分离术配合补肾化瘀中药内服

TCRA 后联合应用中药人工周期疗法，在非经期主要以归肾丸加减，月经期予桃红四物汤加益母草、泽兰、三棱、莪术、川牛膝，预防再粘连。如尤昭玲教授治疗 IUA 所致不孕，在 TCRA 后再按月经周期分阶段用药：行经期清热活血、逐瘀荡胞，卵泡生长期补肾助卵、温经暖胞，胎成着床后补肾健脾、固元养胎。

2. 宫腔镜粘连分离术配合中药外治法

TCRA 后配合中药外治法预防粘连复发，包括宫腔灌注中药、输卵管通液术、中药灌洗、中药保留灌肠、中药蒸敷下腹部等。如 TCRA 后并向宫腔注入丹参注射液，经 3 个月经周期后，宫腔结构及子宫内膜形态的恢复均优于向宫腔灌注生理盐水，丹参注射液可能通过升高子宫内膜中整合素 avβ3 的表达，降低血小板源性生长因子（PDGF）、基质金属蛋白酶抑制因子-1（TIMP-1）的表达来防治本病。化瘀消癥中药口服治疗 1 个月后，通过输卵管通液术给予生理盐水 100ml+庆大霉素 8 万 U+地塞米松 5mg 灌洗治疗。

3. 宫腔镜粘连分离术配合补肾化瘀中药、西药人工周期疗法

治疗人流术后薄型子宫内膜月经过少患者，在 TCRA 术后给予西药人工周期疗法的基础上，加用中药分期用药法，如经后期用女贞子、菟丝子等，经前期用熟地、巴戟天等，经期用桃仁、益母草等，能有效增加月经量，明显增加子宫内膜血流与子宫内膜厚度，可有效提升雌二醇（E_2）、黄体生成素（LH）、卵泡刺激素（FSH）等激素水平，疗效明显优于单用西药人工周期疗法。

4. 宫腔镜粘连分离术配合补肾化瘀中药、宫内节育环、西药人工周期疗法

中重度 IUA 患者行 TCRA 术后放置宫内节育器，并予西药人工周期疗法，同时配合补肾化瘀中药治疗，如非经期选归芍地黄丸合桃红四物汤加减，能有效预防再粘连。

（四）补肾益气活血法治疗宫腔粘连的机制

IUA 所致的子宫内膜病理损伤是影响妊娠结局的关键因素，目前 IUA 的发病机制、病理演变仍处于不断的探讨阶段。中医对 IUA 的实验研究集中在观察补肾、活血类中药改善宫腔的结构和子宫内膜的形态等方面。

基于补肾活瘀立法的中成药及自拟方被深入进行机制探讨，如盆炎康胶囊，可显著改善子宫内膜炎及炎性粘连大鼠模型的宫腔壁结构及内膜充血水肿，降低上皮细胞、炎性细胞、成纤维细胞的数量，且通过检测免疫球蛋白、T 细胞、血浆黏度和血小板聚集等指标推测盆炎康胶囊对子宫内膜炎及炎性粘连具有抗炎、抗粘连、增强免疫力、改善局部微循环的作用。妇康口服液可明显改善 IUA 模型大鼠的宫腔内形态，且子宫内膜中 TGF-β1、PAI-1 蛋白表达减少，MMP-9 蛋白表达增高，推测作用机制可能通过调节子宫内膜 TGF-β1、PAI-1 和 MMP-9 的表达，进而调节细胞外基质的生成和降解以预防本病。

现有的研究显示，补肾化瘀法补肾活血中药可改善 IUA 术后患者的子宫内膜状态和血流循环，降低子宫内膜 TGF-β1 和 CTGF 水平表达；活血化瘀药具有改善血液微循环，以促进病理变化恢复的作用，并能改善机体的代谢功能，促使组织修复和创伤愈合，提高毛细血管通透性、增强巨噬细胞的吞噬活性、抑制成纤维细胞的增生、促进胶原分解和吸收以消退内膜炎症并促进正常内膜的再生与修复；增进结缔组织代谢，促进增生病变的转化吸收，从而达到预防和消除粘连的效果。

（五）典型病案

李某，女，41 岁，已婚。2018 年 6 月 8 日因"月经量少半年，加重一月"就诊。患者平素月经周期规律，30 天一行，经期 5～7 天，月经量中等偏少。$G_2A_2P_0$。患者 2017 年 9 月行清宫术，之后月经量少，仅 1～2 天干净，色紫暗有血块，经期小腹胀痛，血块排出后缓解，2017 年 10 月 B 超检查：子宫内膜厚 0.4cm，宫腔内异常回声（1.9cm*1.5cm 低回声光团），提示胎盘残留，因不愿再行手术而服中药保守治疗 2 个月。2018 年 1 月复查 B 超：内膜厚 0.4cm，余未见异常。2018 年 4 月 24 日因"停经 40 天"检查 B 超："早孕，胚胎存活，子宫穿孔术后可能"，遂行宫腔镜下清宫术和子宫修补术，术后服用克龄蒙 1 个月。2018 年 6 月 8 日三维 B 超检查：内膜居中，边界不清晰，可见数处回声连续中断，其中一处宽约 0.4cm，内可见强光斑，内膜最厚处约 0.6cm，提示：子宫内膜不连续（宫腔粘连可能）。现月经稀少，仅点滴而出，色暗红，腰膝酸软，无腹痛，舌质淡夹瘀点，苔薄白，脉沉弱。中医诊断：月经稀少（肾虚血瘀），西医诊断：宫腔粘连（中度）。予中药补肾活血法序贯治疗以调经，并疏通粘连。

具体治疗方法为月经干净后即开始服用以下方药。①经后期方，10 天，方药组成：熟地 30g，山药 10g，山茱萸 10g，枸杞子 20g，女贞子 20g，桑椹 15g，菟丝子 15g，当归 15g，川芎 12g，鸡血藤 30g，葛根 40g，黄精 10g。②经间期方，4 天，方药组成：熟地 20g，当归 15g，川芎 12g，赤芍 15g，葛根 20g，桂枝 10g，红花 10g，香附 8g。③月经前期方，10 天，方药组成：熟地 30g，山药 10g，山茱萸 10g，巴戟天 10g，淫羊藿 10g，菟丝子 20g，续断 15g，赤芍 15g，川芎 12g，夏枯草 15g，牡丹皮 15g，益母草 30g。④行经期方，5 天，方药组成：黄芪 20g，三棱 10g，莪术 10g，当归 15g，赤芍 20g，川芎 12g，丹参 20g，红花 10g，益母草 30g，桂枝 10g，川牛膝 15g，夏枯草 20g。且非经期辅以中成药人胎盘片口服，以血肉有情之品滋阴补血促膜生长。连续内服治疗 6 个月经周期后，月经量较前明显增多，无特殊不适。2018 年 12 月 3 日复查 B 超：子宫内膜居中，厚 0.6cm，内膜毛糙，宫腔轮廓大致可见。之后间断中药调理，避免复粘。

按　由于患者短期内有多次宫腔手术操作史，胞宫胞脉受损，肾中精气损伤，冲任气血不足，精血俱损，致气血运行不畅，瘀血内阻胞宫，使宫腔粘连，出现月经过少。其病机关键是肾虚血瘀。《证治准绳·女科》指出"经水涩少，为虚为涩，虚则补之，涩则濡之"。因此黄光英教授予以中药补肾法序贯治疗以调经并修复内膜，且将化瘀法贯穿治疗始终，尤其是在月经期，予以破血逐瘀药因势利导，使之以峻猛之势荡涤瘀滞、解除粘连。

五、总　结

近年来随着宫腔操作技术的成熟及诊断手段的进步，IUA 的发病率有上升趋势。TCRA 可以在直视下准确分离粘连，恢复宫腔形态，但术后复发率较高，月经恢复情况及妊娠率也不甚理想。IUA 的基本病机不离虚、瘀二端，临床上以虚实夹杂为多，治疗上大多以补肾为基础，兼以养血活血，临床疗效颇佳。临床上 IUA 患者多采取综合治疗措施，中西医结合治疗，尤其是活血法的合理使用，使 IUA 的治愈率明显升高，中西医结合治疗对宫腔粘连及预防 TCRA 术后复发均有较好疗效。

（刘艳娟）

第六节　胎儿生长受限

胎儿生长受限（fetal growth restriction，FGR），以前又称胎儿宫内生长迟缓（intrauterine growth retardation，IUGR），指受母体、胎儿、胎盘等病理因素影响，胎儿生长未达其应有的遗传潜能，多表现为胎儿超声预测体重或腹围低于相应胎龄第 10 百分位。国内外流行病学调查发现 FGR 在欧美的发生率为 5%～15%，我国发病率接近发达国家，引起围产儿发病率和死亡率比正常高 4～8 倍。FGR 不仅影响胎儿生存质量，还可影响远期神经系统发育造成神经行为学后遗症，如学习能力下降等。此外，成年后糖尿病、肥胖、高血压、冠心病、血脂异常以及胰岛素抵抗等疾病的发病风险显著增高。现代医学认为，FGR 病因及发病机制复杂，至今尚无明确的定论。一般认为与遗传、环境、孕期合并疾病等多因素综合作用有关。年龄≥35 岁、产妇吸烟、低蛋白血症、胎盘/脐带异常、羊水过少、妊娠期高血压为 FGR 发生的独立危险因素。FGR 属于中医学"胎萎不长"范畴。

一、现代医学发病机制

FGR 的病因及发病机制复杂，涉及母体关联因素、胎盘因素、胎儿相关因素以及遗传、环境、孕期合并疾病等多方面，任何因素影响了胎儿与胎盘间的母-胎血液循环及物质交换均可导致 FGR。

（一）母体关联因素

1）母体营养情况、体质、生活环境以及社会经济水平均是影响 FGR 的重要因素。低蛋白血症孕妇因血容量降低而容易出现 FGR，孕妇体内血液高凝、高纤溶相互代偿状态为 FGR 高危因素。此外，年龄是 FGR 发生的重要独立危险因素，孕妇年龄大于 35 岁 FGR 发病率比 20～30 岁增加 3 倍。除此之外，孕产妇不良生活习惯，如吸烟、药物滥用（可卡因、麻醉剂）等，也容易造成 FGR 概率增大。

2）妊娠合并症、并发症。妊娠合并糖尿病、高血压以及严重肝肾功能不全、肾脏疾病均会影响到子宫胎盘血运情况，导致 FGR 发病率升高。影响胎儿营养的因素包括母体营养及代谢、子宫胎盘血流、胎盘大小和胎盘转运能力。当母体出现代谢紊乱，如血糖、氨基酸、脂肪酸代谢异常时，胎盘血运受影响，使 FGR 发病率增高。任何增加母体血管病变或影响子宫胎盘灌注的妊娠合并症或并发症，如孕前紫绀性心脏病、高血压、慢性肾病、甲状腺疾病、糖尿病、系统性红斑狼疮、抗磷脂抗体综合征、子痫、妊娠期肝内胆汁淤积等均可能导致 FGR。

（二）胎盘因素

胎盘因素主要包括胎盘微循环障碍、胎盘微绒毛交换面积减小、子宫胎盘床血管异常、胎盘转运氨基酸功能降低、胎盘解剖结构异常等。胎盘作为母胎之间物质交换重要器官，其大小形态异常（如轮廓胎盘、小胎盘、副胎盘等），血管及胎盘滋养叶细胞发育异常，体细胞微绒毛减少等均会导致微绒毛交换面积降低，严重影响胎儿营养物质特别是氨基酸的主动吸收，胎儿营养物质摄取、运输功能受到影响，最终形成 FGR。另外胎盘钙化、前置胎盘等均是影响子宫胎盘血流的主要因素，胎儿营养通过脐带运输，脐血管血流量、血流速度对于胎儿生长发育均有显著影响。脐带结构异常，如单脐动脉、脐带过长、脐带过细、脐带扭转、脐带打结等，造成胎儿与母体之间营养物质转运障碍，从而增加 FGR 发生风险。此外，羊水过少、羊水污染与胎盘功能不全相关，可进一步导致胎盘血运不畅，胎盘催乳素分泌减少，从而影响胎儿的生长发育，导致 FGR 的发生。

（三）胎儿相关因素

胎儿相关因素主要包括染色体异常、遗传性综合征、单基因或多基因所致的先天性畸形、宫内感染等。染色体异常是导致胎儿生长发育受限的重要因素之一，国外报道有 19% 的早发型 FGR 胎儿可能存在染色体异常。有研究发现 13-三体综合征、18-三体综合征的胎儿 50% 以上出现 FGR；21-三体综合征，Turner 综合征（45，XO），染色体不平衡，性染色体异常，单基因病如 Cornelia de Lange 综合征、Russell Silver 综合征等均可发生 FGR。此外，胎儿发育异常，如先天性心脏病、腹壁裂等，也会导致 FGR 的发生。胎儿宫内感染会引起 FGR，发病率在 5%～10%，主要指孕期中遭受微生物感染，其中包括巨细胞病毒、风疹病毒、单纯疱疹病毒以及各类寄生虫感染等。另外，胎儿先天性感染会抑制细胞增殖，导致胎儿组织细胞出现溶解破坏，影响后期胎儿生长发育。

二、中医病因病机

FGR 属于中医学"胎萎不长"范畴，首见于《诸病源候论》，"胎之在胞，血气资养，若血气虚损，胞脏冷者，胎则翳燥委伏不长"。宋代陈自明《妇人良方》曰："夫妊娠不长者，因有宿疾，或因失调，以致脏腑衰损，气血虚弱而胎不长也。"《陈素庵妇科补解》谓："何至瘦而不长……盖胎瘦由于母血不足也。母血之不充由于脾胃之衰弱耳。"《景岳全书·妇人规》曰："胎妊娠气本乎血气，胎不长者亦惟血气不足耳。"其病因各不相同，"有受胎之后漏血不止，则血不归胎者；有妇人中年血气衰败，泉源日涸者；有因脾胃病，仓禀薄化源亏而冲任空虚者；有多郁怒肝气逆，血不调而肝失所养者；有血气寒而不长，阳气衰，生气少者；有火热而不长，火邪盛真阴损者，种种不一"。

主要机制是父母禀赋虚弱，或孕后将养失宜，以致胞脏虚损，胎养不足，而生长迟缓。素禀肾虚，或孕后房事不节，损伤肾气，胎气内系于肾，肾精不足，胎失所养而生长迟缓，遂致胎萎不长；素体气血不足，或孕后恶阻较重，气血化源不足，或胎漏下血日久耗伤气血，冲任气血不足，胎失所养，以致胎萎不长；孕妇素体阴虚，或久病失血伤阴，或孕后过服辛辣食物及辛热暖宫药物，以致邪热灼伤阴血，胎为邪热所伤，又失阴血濡养，因而发生胎萎不长。

黄光英教授总结前人经验，认为胎儿的正常生长发育既依赖先天精血滋养，同时也与孕妇孕期摄生优劣有关。孕妇素体气血不足，或因孕后胎漏、胎动不安下血，日久耗伤气血；或因脾胃虚弱，孕后为饮食劳倦所伤化源不足，以致血海不充，气虚血瘀，胎失所养，发为胎萎不长；或因素体阳气不足或孕后过食生冷寒凉之物戕伐阳气，则阳气愈虚，阳虚则阴寒内盛，寒凝血瘀；或因阳虚而胞脏失煦，子宫虚冷有碍孕育胎儿，胎失所养，发为胎萎不长。在整个疾病过程中，血瘀多贯穿于胎萎不长的整个过程。

本病的治疗，重在补脾肾、养气血、祛瘀血、益胎元。同时注重饮食调护。本病的治疗，越早越好，在治疗过程中，动态观察胎儿长养情况，若发现畸胎、死胎，则应从速下胎，以防变生他病。

三、诊断要点

FGR 是现代产科中十分常见和复杂的临床问题，在 FGR 的临床管理中，当前最大的挑战是如何准确诊断真正生长受限的胎儿。FGR 的产前诊断和产前监测可以达到改善妊娠结局的目的。建议对孕妇详细采集病史，梳理各种罹患 FGR 的高危因素，进行风险评估。

（一）病史

FGR 筛查的高危因素包括孕母年龄、经济、营养状况、不良生活习性（烟酒嗜好、偏食史，或曾服用过对胎儿有致畸作用的药物），以及妊娠合并症如高血压、糖尿病、免疫性疾病等，既往曾分娩 FGR 儿等。

（二）体格检查

FGR 主要根据孕检过程中检测指标判断，妊娠 16～20 周后，孕检发现腹形与子宫明显小于正常月份。

由于腹部触诊测量宫高、腹围受孕妇体重指数、产次、种族、是否合并子宫肌瘤，以及羊水过多等因素影响，利用宫高筛查 FGR 的敏感性差异较大。采用孕妇宫高估测胎儿体重的方法筛查 FGR 的敏感性较低，在检查条件不完备的地区，常规描绘宫高曲线图有助于发现小于胎龄（SGA）胎儿。宫高异常者提示胎儿生长缓慢，应进一步行超声评估。

（三）辅助检查

孕周的正确识别是诊断 FGR 的先决条件。胎儿孕龄的评估 13 周以前以超声监测更为准确，包括胎儿估计体重（EFW）、胎儿双顶径（BPD）、头围（HC）、腹围（AC）以及股骨（FL）值的综合判断。当超声评估胎儿体重小于第 10 百分位时，推荐对胎儿进行多普勒监测。由于 FGR 与新生儿发病率和死亡率之间存在明显的相关性，多普勒监测可以提早在孕 26～28 周开始。但早、中孕期采用多普勒检查子宫动脉血流以预测 FGR 的敏感性低，不推荐行常规筛查。

超声多普勒血流监测对 FGR 的评估内容主要包括脐动脉血流、脐静脉血流、大脑中动脉（MCA）血流、静脉导管血流等。

对脐动脉血流正常的 FGR 胎儿每 2 周监测 1 次。对于脐动脉血流异常的 FGR 胎儿，监测频率目前尚缺乏循证证据。英国皇家妇产科医师协会（Royal College of Obstetricians and Gynaecologists，RCOG）推荐对于短期内需继续妊娠的、脐动脉搏动指数＞第95百分位的 FGR 胎儿，每周超声多普勒监测2次；对舒张末期血流缺失或反向者，每天监测1次。国内则建议一旦发现脐动脉血流异常，需转诊至有 FGR 监护和诊治经验的医疗中心进行进一步评估和适时终止妊娠。

胎儿出现慢性缺氧时，脑血管代偿性扩张，舒张期血流量增加，表现为 MCA 搏动指数降低。因此，MCA 搏动指数降低反映了 FGR 胎儿缺氧时的"脑保护效应"。MCA 多普勒异常（搏动指数＜第5百分位）对≥孕32周且脐动脉舒张末期血流正向的 FGR 胎儿分娩时机的选择有一定指导价值，而对预测＜孕32周 FGR 胎儿酸中毒及不良结局的价值有限。

胎儿的静脉导管是连接脐静脉和下腔静脉的小静脉，反映胎儿右心房的压力。静脉导管多普勒对预测胎盘功能不全高危胎儿的围产期死亡率及不良围产期结局具有一定价值，可作为胎儿代谢性酸中毒的独立预测指标。

此外，传统监护如羊水评估、胎心监护及胎儿生理物理评分（biophysical profile，BPP）等也应共同运用。

羊水量超声评估方法包括最大羊水池深度法和羊水指数法。在羊水过少的诊断中，由于羊水指数法（定义为羊水指数＜5cm）较最大羊水池深度法（定义为最大羊水池深度＜2cm）诊断的假阳性率更高，导致引产率或剖宫产率升高，且不能改善围产期结局，推荐将最大羊水池深度法用于胎儿监护中的羊水量评估。

当怀疑 FGR 时，如有条件建议行基于计算机分析的电子胎心监护。但电子胎心监护不应作为 FGR 唯一的监护方法。在电子胎心监护的各项参数中，胎心率的短变异是预测胎儿宫内安危的有效参数。

BPP 分值降低与新生儿脐静脉血 pH 降低及围产儿死亡率增加有关，但不建议对＜孕32周的 FGR 胎儿采用 BPP 评估其宫内安危。

目前较为理想的 IUGR 监测方案是联合多普勒超声、羊水量、BPP、电子胎心监护和胎儿生长趋势等多个指标的综合评估。

四、治　疗

（一）现代医学治疗

FGR 是一个渐进的过程，目前尚无证据表明对 FGR 孕妇采取营养补充、吸氧、住院保胎或改变体位等措施，可以改善胎儿的宫内生长状况，因此分娩时机的选择尤为重要。

FGR 孕妇终止妊娠的时机必须综合考虑孕周、病因、类型、严重程度、监测指标和当地新生儿重症监护的技术水平等决定。

中华医学会围产医学分会胎儿医学学组暨中华医学会妇产科学分会产科学组《胎儿生长受限专家共识（2019版）》建议：①对于＜孕24周或测胎儿体重（EFW）＜500g 的胎儿，如果存在明确生长受限的表现，应建议到当地的产前诊断中心接受专业咨询和评估，排除胎儿遗传疾病。如伴发胎儿多普勒血流异常，建议和孕妇仔细沟通胎儿的预后，明确孕妇对胎儿的态度（是否继续妊娠），帮助决定进一步诊疗计划。②对于孕 24~28 周或 EFW 500~1000g 的胎儿，在出现明确的脐动脉多普勒血流异常（舒张末期血流缺失或反向）时，如果孕妇和家属要求积极救治，则建议在具备一定的极低出生体重儿救治能力的医疗中心进行产前监护和分娩。在病情稳定的情况下，基层医院可以和转诊中心协调沟通，争取宫内转运的机会。③对于孕 28~32 周的 FGR 儿，如脐动脉血流出现异常（舒张末期血流缺失或反向）同时合并静脉导管 a 波异常（缺失或反向），建议尽快完成糖皮质激素促胎肺成熟后，积极终止妊娠。如果是单纯脐动脉血流舒张末期反向，而没有其他胎儿窘迫的证据（如异常电子胎心监护图形、静脉导管 a 波异常等），可期待妊娠至不超过孕 32 周。④对于孕 32~34 周的 FGR 儿，如存在单纯的脐动脉舒张末期血流缺失，而没有其他胎儿窘迫的证据（如异常电子胎心监护图形、BPP<4 分、静脉导管 a 波异常等），可期待妊娠至不超过孕 34 周。⑤对于预计在孕 34 周之前分娩的 FGR 儿，建议产前使用糖皮质激素；对于孕 34~37 周，预计 7 日内有早产风险，且孕期未接受过糖皮质激素治疗者，也建议产前使用糖皮质激素。⑥对于孕 32 周之前分娩的 FGR 胎儿，应使用硫酸镁保护胎儿和新生儿的中枢神经系统。⑦对于孕 34~37 周的 FGR 胎儿，单次脐动脉多普勒血流升高不应作为立即分娩的指征，应考虑完善对胎儿健康情况的系统评估，密切随访病情的变化。如胎儿监护情况良好，可期待至孕 37 周以后分娩。>34 周的 FGR 胎儿如果出现停滞生长>2 周、羊水过少（最大羊水池深度<2cm）、BPP<6 分、无应激试验频发异常图形或明确的多普勒血流异常，可考虑积极终止妊娠。⑧对于>孕 37 周的 FGR 胎儿，可以考虑积极分娩终止妊娠。如果继续期待观察，需要和家属沟通期待观察与积极分娩的利弊。⑨FGR 本身并不是剖宫产的绝对指征，但存在脐动脉血流异常（舒张末期血流缺失或反向）时，建议剖宫产终止妊娠。

（二）中医治疗

中医对本病的治疗，重在补脾肾、养气血、祛瘀血、益胎元，同时注重饮食调护。本病的治疗，越早越好，在治疗过程中，动态观察胎儿长养情况，若发现畸胎、死胎，则应从速下胎，以防变生他病。

1. 气血虚弱型

孕妇腹形明显小于妊娠月份，胎儿存活，症见面色㿠白或萎黄，头晕心悸，少气懒言，纳少无力；舌淡、苔少，脉细弱无力。

证候分析　胎气本乎血气，孕后血虚气弱，胎元失于气血濡养而生长迟缓，故孕母腹形小于妊娠月份；气血亏虚，机体失于充养，故身体羸弱；血虚心脑失养，故头晕心悸；气虚阳气不布，故少气懒言；血虚气弱，肌肤失荣，故面色㿠白或萎黄。舌淡，苔少，脉细弱，为气血不足之征。

治法　益气补血，健脾养胎。

推荐方药　八珍汤（《正体类要》）。

组成　当归、川芎、熟地、白芍、党参、茯苓、白术、炙甘草等。

方以四君子益气健脾和胃，培其生化之源；四物养血活血，使气血生长，则胎有所养。若血虚甚者，重用当归，酌加枸杞子、山茱萸养血安胎；兼见气滞，加苏叶、陈皮理气行滞。

推荐中成药　八珍颗粒、人参养荣丸。

2. 脾肾阳虚型

孕妇腹形明显小于妊娠月份，胎儿存活，症见腰膝酸冷，手足不温，纳少便溏，或形寒畏冷；舌质淡，苔白或薄白，脉沉迟。

证候分析　先天禀赋不足，或孕后将养失宜，脾肾阳气不足，胞脉失于温养，故胎虽存活，但生长迟缓；肾虚外府失养，故腰酸膝软，倦怠无力；肾虚阳气不足，故形寒畏冷，手足不温。脾失健运，精微不布，水湿内生，故纳少便溏。苔白，脉沉迟，均为脾肾阳虚之征。

治法　补益脾肾，填精养胎。

推荐方药　温土毓麟胎（《傅青主女科》）去神曲。

组成　巴戟天、覆盆子、党参、白术、山药、黄芪等。

方以巴戟天、覆盆子温肾暖胞以养胎；党参、白术、山药健脾益气以滋化源，使源盛流畅，则血有所生，胎有所养。

推荐中成药　滋肾育胎丸。

3. 肝肾阴虚型

孕妇腹形小于妊娠月份，胎儿存活，症见头晕耳鸣，腰酸乏力，口干咽燥，手足心热；舌红苔少，脉细滑数等。

证候分析　肝肾阴虚，虚热内炽，冲任失充，热邪伤胎又胎失濡养，故胎萎不长；肝肾阴亏，不能上养清窍，濡养腰膝，则头晕耳鸣，腰膝乏力；阴虚失润，则口干咽燥，手足心热。舌红少苔，脉细数，为肝肾阴虚、阴虚内热之征。

治法　滋补肝肾，清热养胎。

推荐方药　左归丸加减。

组成　熟地、山药、枸杞子、山茱萸、菟丝子、龟板胶、鹿角胶、黄芩、白芍、陈皮等。

方中熟地滋肾益精，以填真阴，山茱萸滋肾养肝，山药补脾益阴，滋肾固精；枸杞子补肾益精，养肝明目；龟鹿二胶血肉有情之品，峻补精髓，龟板胶偏于补阴，鹿角胶偏于补阳，在补阴之中配伍补阳药，取"阳中求阴"之意。菟丝子补益肝肾，黄芩清热养胎，诸药合用，共奏滋阴补肾、填精益髓之效。

推荐中成药　左归丸等。

4. 气虚血瘀型

孕妇腹形小于妊娠月份，胎儿存活，症见面色苍白或晦暗，头晕心悸，少气懒言，腰膝酸软；舌质紫暗或舌边尖夹有瘀斑、瘀点，苔薄白或少，脉细涩。

证候分析　素体气血不足，或因孕后胎漏、胎动不安下血，日久耗伤气血，气虚血瘀；

或因素体阳气不足或孕后过食生冷寒凉之物戕伐阳气，阳虚则阴寒内盛，寒凝血瘀，以致血海不充，胎失所养，发为胎萎不长。气血虚弱，机体失于充养，故面色苍白，少气懒言；血行缓慢，瘀阻络脉，故可见头晕心悸、面色晦暗。舌质紫暗或舌边尖夹有瘀斑、瘀点，苔薄白或少，脉细涩为气虚血瘀之征。

治法　益气活血，补肾安胎。

推荐方药　补肾益气活血方加减。

组成　桑寄生、黄芪、当归、丹参、川芎等。

方中当归补血调经，黄芪补气开阳，丹参活血化瘀，桑寄生补肝肾、养血安胎，川芎行气活血。全方标本兼治，共取补血养血、补肾益气之功效。

（三）补肾益气活血法则在胎儿生长受限中的机制研究

祖国医学认为在妊娠期，母体肾气的盛衰对胎儿的影响是至关重要的，因为肾主生殖发育，而对于育龄期女性来讲，肾、天癸、冲任、胞宫更为重要。肾主生殖，肾精、肾气可以促进人体的生长发育和生殖功能成熟。女子以血为先天，肾藏精，故女子的精血都由肾摄藏，"肾主冲任"，冲为血海，任主胞胎。肾元不足，胚胎就如无源之水，导致胎萎不长，发育不良。因此，重视妊娠期补母气培先天对胚胎及子代的生长发育有重要的意义。

黄光英教授认为妊娠以血为用，故易耗血，以致胎儿常处于血不足的病理状态。胎气本乎血气而长，气血虚弱，气虚而血滞，滞而成瘀，进一步加重子宫气血不足，导致胎萎不长。黄教授在传统的补脾胃、滋化源、养精血、益胎元的基础上，突破性地将活血法应用于胎萎不长的治疗，打破了传统医学理论妊娠期对活血药的使用禁忌，将活血治疗法则与补肾、益气有机结合，改变并丰富了传统医学关于胎萎不长的治疗观念。多中心临床研究证实中药组有效率达83.3%，新生儿出生体重（3085±429）g；氨基酸组有效率达64%，新生儿出生体重（2881±355）g。该治疗理念已被国内医家广泛接受与认同。

补肾益气活血中药具有补肾益气、活血化瘀之功效，是针对 FGR 孕妇气血不足的病理状态组方，基础研究显示该方能改善 FGR 孕鼠血液流变学及红细胞生物物理特性，从而改善子宫胎盘血流，促进胎儿宫内生长发育。方中当归补血调经，黄芪补气开阳，丹参活血化瘀，桑寄生补肝肾、养血安胎，川芎活血行气。全方标本兼治，共取补血养血、补肾益气之功效。

临床研究表明，补肾益气活血方可：①增强 FGR 孕妇胎盘组织 NOS 活性；②促使胎盘合体滋养层细胞微绒毛超微结构基本恢复正常；③提高血清雌三醇（E_3）、胎盘催乳素（HPL）水平，改善胎盘功能；④使胎儿脐静脉血浆必需氨基酸水平逐渐恢复正常，改善宫内营养；⑤提高新生儿脐血亚硝酸基/硝酸基（NO_2^-/NO_3^-）水平，降低脂质过氧化物（LPO）水平，改善胎盘微循环障碍。

实验研究表明，补肾益气活血方可：①抗脂质过氧化损伤，增加红细胞膜 Na^+-K^+, ATP酶和 Ca^{2+}-Mg^{2+}, ATP 酶活性，提高红细胞膜带 3 蛋白含量，减少高分子聚合物甲基丙烯酸十六酯（HMA）的形成，以保护红细胞膜—骨架，促进红细胞膜和膜蛋白的分子流动，维持红细胞的正常结构、形态和功能，改善胎盘微循环；②促进胎盘血管内皮细胞合成与分泌 NO、PGI_2 等扩血管活性物质，而抑制缩血管活性物质（ET）的分泌，改善胎盘血液循环；③提高胞外信号调节激酶（ERK）1 和丝裂原活化蛋白激酶磷酸酶-1（MKP-1）的表达水平，MAPK 转位入核后引起生长相关基因表达增强和抑制凋亡；④促进胎盘 GLUT3 和 GLUT1 的表达，提高葡萄糖的转运，改善 FGR 的低葡萄糖血症，促进脑的发育；⑤抑制钙离子超载保护胎鼠脑细胞；⑥调节多种 FGR 相关基因（IGF-I、IGFBP-3 等）的表达，刺激生长轴，激活促进细胞增殖分化的信号转导系统，促进胎儿的生长发育，并对促进神经细胞增殖、保护脑细胞具有重要作用；⑦可逆转 FGR 胎盘的形态学改变，明显改善胎盘的血液微循环，促进小绒毛发育，提高胎盘的交换功能，促进胎儿生长；⑧防止胎盘的过度凋亡，切断了"凋亡坏死"导致的恶性循环，阻止坏死释放所致的胎盘炎症损害，促进胎盘血供，维持合体功能。

现代医学研究发现，在妊娠晚期，胎盘血管生成减少、通透性降低、血管舒张因子合成减少等导致子宫微循环阻力增加，胎盘-胎儿血氧交换困难，导致缺氧状态。而持续缺氧会促进内皮素的释放，进一步导致胎盘血管阻力的增加。另外，随着孕周的增加，母体处于高血容量状态，孕妇血液中血小板及凝血因子逐渐增加，全血黏度、血浆黏度及血细胞比容随孕周增长均有所降低，纤维蛋白原浓度增高，全血阻力减小，血流量增加，以保证胎儿生长发育及对营养物质和氧气的需求。然而当孕妇因先天遗传、免疫失调和多种缺陷等处于妊娠病理状况时，其凝血系统与抗凝血系统失衡，孕妇微循环及胎盘中血栓形成，将致 FGR、弥散性血管内凝血、肝内胆汁淤积、子痫前期等多种疾病发生。

现代研究认为，黄芪具有广泛的药理作用，其免疫调节、抗感染、抗氧化、抗病毒、抗肿瘤、降血糖和双向调节血压及多种脏器保护等多种作用得到了广泛的认可。当归含有丰富的维生素 E 和微量元素，能提高机体造血功能，对于纠正贫血、维持妊娠具有重要作用。现代研究发现丹参主要有以下四点作用：①促进毛细血管开放、小血管扩张。②加快淤积红细胞的流动速度。③拮抗钙离子，减少缺氧引起的钙离子沉积。④清除缺氧引起的氧自由基。丹参活血养血，有"一味丹参可抵四物"之说，具有改善微循环、抗凝、镇静、缓解平滑肌痉挛等作用，可增加胎盘血供，改善胎盘功能，对子宫-胎盘-胎儿的血供有重要作用。川芎的有效成分川芎嗪可抑制氧自由基的生成并增强超氧化物歧化酶（SOD）和谷胱甘肽过氧化物酶（GSH-Px）活力，调节血栓素 A_2/前列环素（TXA_2/PGI_2）平衡，促进胎儿生长。活血化瘀中药能提高 FGR 孕鼠红细胞变形能力，调节 TXA_2/PGI_2 平衡，提高子宫动脉和脐动、静脉血流量，促进胎儿生长。桑寄生具有补肝肾、强筋骨、安胎元等功效，可益肾壮精，稳固胎元，从而使胎儿在宫腔内健康生长、发育、成熟，达到养胎、安胎、保胎之目的。

五、经典病案

杨某，35 岁。主诉：停经 25^{+3} 周，外院 B 超提示胎儿大小小于孕周 2 周。2000 年 4 月 12 日产科检查：AC 19.7cm，彩超：BPD 5.2cm，HC 16.9cm，FL 3.5cm（正常标准：25 孕周：BPD 6.1cm，HC 23.2cm，AC 20.8cm，FL4.7cm），脐动脉血流 S/D 4.5；RI 1.0；PI 1.4[彩色多普勒测量脐动脉搏动指数（PI）、阻力指数（RI）及收缩期峰值流速与舒张末期流速之比（S/D），胎儿大脑中动脉（MCA）PI 异常：①妊娠 24 周后 S/D 比值＞4；②晚期妊娠

S/D 比值＞3]。D-D 二聚体 0.85μg/ml（正常参考值＜0.5μg/ml）。症见头晕心悸，面色苍白，腰酸，舌淡苔白，边有瘀斑，脉细。辨证为气虚血瘀证，予以益气活血、补肾安胎，协定处方：桑寄生、黄芪、当归、丹参、川芎。5 月 15 日门诊治疗 33 天后患者诸症消失，复查 B 超：BPD 7.2cm，AC 25.5cm，FL 5.2cm。脐动脉血流 S/D 2.8；RI 0.7；PI 1.2（孕 30 周：BPD 平均值为 7.83±0.62cm，AC 平均值为 24.88±2.03cm，FL 平均值为 5.77±0.47cm）。

六、总　　结

FGR 属于现代产科高危妊娠之一，不仅影响胎儿生存质量，还可影响胎儿远期神经系统发育造成神经行为学后遗症。此外，成年后糖尿病、肥胖、高血压、冠心病、血脂异常以及胰岛素抵抗等疾病的发病风险显著增高，因此，临床上应引起重视。现代医学认为其病因及发病机制极其复杂，涉及母体关联因素、胎盘因素、胎儿相关因素以及遗传、环境、孕期合并疾病等多因素等多方面。

现代医学对本病治疗主要以增加胎盘血液灌注量、改善血液循环为主要原则。中医病因主要责之于肾元不足、气血虚弱、瘀血内生、胎养不足，而致胎儿生长迟缓，采用补益气血、活血养血、固肾安胎为治疗法则。鉴于肾虚、气虚、血瘀贯穿于治疗始终的特点，黄光英教授将其治疗法则凝练为补肾益气活血法则，并创制补肾益气活血方，其中当归补血调经，黄芪补气升阳，丹参活血化瘀，桑寄生补肝肾、养血安胎，川芎活血行气。全方标本兼治，共取补血养血、补肾益气之功效。全方针对 FGR 孕妇胎盘血液灌注量减少、血液循环障碍的病理特征组方，在临床治疗效果显著的前提下，深入探讨作用机制，研究显示该方能改善 FGR 孕鼠血液流变学及红细胞生物物理特性，从而改善子宫胎盘血流，改善宫内微循环，促进胎儿宫内生长发育。

（黄光英　王　琪　吴　笑）

第七节　异位妊娠

受精卵在子宫腔以外部位着床称为异位妊娠（ectopic pregnancy），习称宫外孕（extrauterine pregnancy）。根据受精卵在宫腔外种植部位的不同可分为输卵管妊娠、卵巢妊娠、腹腔妊娠、阔韧带妊娠、宫颈妊娠、残角子宫妊娠。其中以输卵管妊娠最常见，约占 95%，异位妊娠是妇产科常见的急腹症，发病率约为 2%，是孕产妇死亡原因之一。输卵管妊娠流产或破裂后，若患者出现反复内出血症状，并导致盆腔血肿不消散，胚胎死亡或吸收，绒毛退化，血肿机化变硬并与周围组织粘连，则临床上将之称为陈旧性宫外孕。中医学文献中没有"异位妊娠"和"宫外孕"的病名，在古代书籍中有类似症状的描述，如"妊娠腹痛"、"癥瘕"、"厥脱"等，陈旧性宫外孕亦属"腹痛"、"癥瘕"等范畴，在中医妇科归于"杂病"中论述。《圣济总录·妇人血积气痛》曰："妇人血气血积，坚癖血瘕，发歇攻刺疼痛，呕逆噎塞，迷闷及血蛊胀满，经水不行。"《普济方·妇人诸疾门》曰："月水不行，腹为癥块……气郁乘血，经候顿然不行，脐腹酸痛，上攻心胁欲死。"这些论述与异位妊娠的症状体征十分相似。目前异位妊娠在中医妇科"杂病"中论述。

一、现代医学发病机制

（一）病因

异位妊娠常见病因有输卵管炎症，输卵管手术史，输卵管发育不良，或雌激素、孕激素的平衡被破坏及精神因素引起的功能异常，辅助生殖技术失败，宫内节育器避孕失败，口服紧急避孕药失败，以及子宫肌瘤或卵巢肿瘤压迫输卵管、输卵管子宫内膜异位、受精卵的游走等其他因素。

（二）病理

1. 输卵管的特点

输卵管管腔狭窄，管壁薄，内膜的蜕膜反应差，限制孕卵继续发育成长，发生异位妊娠。

1）输卵管妊娠流产：多发生在输卵管壶腹部，一般在8~12周破裂。输卵管妊娠完全流产，胚胎全部完整地剥离流入腹腔，流血量较少。输卵管不全流产，胚胎仅有部分分离，部分绒毛仍滞留于输卵管内，造成反复出血，形成输卵管血肿及输卵管周围血肿，亦不易止血，血液积聚在直肠子宫凹陷，形成盆腔血肿，甚至流向腹腔。

2）输卵管妊娠破裂：多发生在输卵管峡部，发病常在妊娠6周左右。输卵管破裂，如在短时间内大出血，患者会迅速陷入休克，危及生命。而输卵管间质部妊娠虽少见，但后果严重，一般在妊娠12~16周，其结局易发展为输卵管妊娠破裂，间质部血运丰富，往往在极短时间内发生致命性腹腔内出血。

3）陈旧性宫外孕：当输卵管妊娠破裂或流产，反复内出血，形成盆腔血肿，胚胎死亡或吸收，日久血肿机化、变硬，并与周围组织粘连，临床上称为陈旧性宫外孕。

4）继发性腹腔妊娠：当输卵管妊娠流产或破裂后，囊胚从输卵管排入腹腔内或阔韧带内，大多死亡，偶有存活者，若存活的胚胎仍然附着于原位或排入腹腔后重新着床，胚胎继续生长发育而形成继发性腹腔妊娠。

2. 子宫的变化

输卵管妊娠时，滋养叶细胞产生的绒毛膜促性腺激素，促使黄体分泌大量孕激素，使子宫充血、肌层肥厚，因而子宫增大变软，内膜呈蜕膜变化。当绒毛膜促性腺激素减少，黄体退化，孕激素不能维持内膜的生长时，蜕膜脱落，而见阴道出血。

二、中医病因病机

中医学认为，本病的发生与孕妇宿有少腹瘀滞，冲任不畅，使孕卵运行受阻；或因先天肾气不足，运送孕卵乏力、迟缓，而使孕卵滞留子宫腔外等有关。孕卵在子宫腔外发育，日久则胀破脉络，血溢于内，蓄积少腹，而形成少腹血瘀实证；若脉络大伤，则血崩于内，阴血暴亡，气随血脱，变生厥脱之危急重证；或瘀血日久不散，发为少腹血瘀包块，遂成癥瘕积聚之症。

1. 气滞血瘀

素性抑郁，或忿怒过度，气滞而血瘀；或经期产后摄生不慎，寒湿滞于冲任；或手术损伤，外邪乘虚而入阻滞胞脉，致使冲任不畅，胞脉瘀阻，令孕卵滞留于胞宫之外而成本病。

2. 气虚血瘀，癥结冲任

素体肾气不足，冲任虚弱，或早婚、房劳多产，损伤肾气；或素体虚弱，饮食劳倦伤脾；气虚运血无力，血行瘀滞，致使孕卵运行迟缓或运行阻滞，阻胎孕于胞宫外，或已破损包块者瘀阻冲任。

3. 气血虚脱，瘀阻胞脉

孕卵阻于胞宫脉络，瘀阻形成，胀破脉络，血溢妄行，蓄积少腹，气随血脱，故出现气血虚脱。

三、诊 断 要 点

（一）病史

需详细询问平素月经史、停经史、婚育史、手术史、疾病史、用药史，出血及腹痛史和现有症状，并采集体征和舌苔、脉象。患者多有急性腹痛、短期停经后少量阴道出血史，常伴肛门坠痛及便意，少数有蜕膜管型。

（二）症状与体征

1. 停经

患者多有6～8周停经史，但输卵管间质部妊娠停经时间较长。但有部分患者把异位妊娠的不规则阴道流血误认为月经，或由于月经后期仅数日而不认为是停经。

2. 腹痛

腹痛是输卵管妊娠患者的主要症状，占95%。输卵管妊娠发生流产或破裂之前，由于胚胎在输卵管内逐渐增大，常表现为一侧下腹部隐痛或有酸胀感。当发生输卵管妊娠流产或破裂时，突感一侧下腹部撕裂样疼痛，常伴有恶心、呕吐。若血液局限于病变区，主要表现为下腹部疼痛，当血液积聚于直肠子宫陷凹时，可出现肛门坠胀感。随着血液由下腹部流向全腹，疼痛可由下腹部向全腹扩散，血液刺激膈肌，可引起肩胛部放射性疼痛及胸部疼痛。

3. 不规则阴道流血

有不规则阴道流血症状者占 60%～80%。胚胎死亡后，常有不规则阴道流血，色暗红或深褐，量少呈点滴状，一般不超过月经量，少数患者阴道流血量较多，类似月经。阴道流血可伴有蜕膜管型或蜕膜碎片排出，由子宫蜕膜剥离所致。

4. 晕厥与休克

由于腹腔内出血及剧烈腹痛，轻者出现晕厥，严重者出现失血性休克。腹腔内出血量越多越快，症状出现越迅速越严重，但与阴道流血量不成正比。

5. 腹部包块

输卵管妊娠流产或破裂时所形成的血肿时间较久者，由于血液凝固并与周围组织或器官（如子宫、输卵管、卵巢、肠管或大网膜等）发生粘连形成包块，包块较大或位置较高者，腹部可扪及。

（三）检查

1. HCG 测定

孕妇于受精后 7～10 天起可测出血浆 β-HCG，以后每 2 天 β-HCG 量倍增。若血浆 β-HCG 每 2 天增加之量大于 66%，可诊断为宫内妊娠；若小于 66%，则为异位妊娠或流产可能性大。β-HCG 测定与 B 超显像相结合，对异位妊娠之早期诊断率可达 100%。

2. 孕酮测定

输卵管妊娠时，血清孕酮水平偏低，多数在 10～25ng/ml。如果其值＜5ng/ml，应考虑宫内妊娠流产或异位妊娠；如果血清孕酮值＞25ng/ml，异位妊娠概率小于 1.5%。

3. B 型超声诊断

对应的妊娠时期，宫腔内未探及妊娠囊，若宫旁探及异常低回声区，且见胚芽及胎心搏动，可确诊异位妊娠；当血 HCG＞2000U/L、阴道超声未见宫内妊娠囊时，异位妊娠诊断基本成立；若宫旁探及混合回声区，直肠子宫陷凹有游离暗区，虽未见胚芽及胎心搏动，也应高度怀疑异位妊娠。由于子宫内有时可见到假妊娠囊（蜕膜管型与血液形成），应注意鉴别，以免误诊为宫内妊娠。

4. 后穹隆穿刺

后穹隆穿刺是常用的简便、迅速而又可靠的诊断方法。用 18 号长针经后穹隆刺入盆腔抽吸，抽出血不凝，镜下可见陈旧红细胞。阳性率达 70%～95%。输卵管妊娠早期腹腔内无出血，或血肿已形成血块时，可能抽不出血，故阴性时也不能排除输卵管妊娠。

5. 子宫内膜病理检查

子宫内膜病理检查一般用于需与宫内妊娠相鉴别者，刮宫见绒毛，一般可排除异位妊娠，因宫内与宫外同时妊娠者极少见。如刮宫见蜕膜而无绒毛，或内膜全阿-斯反应，应怀疑输卵管妊娠。但就诊时，内膜呈蜕膜反应者仅占 19%～44%，阿-斯反应者占 42%～62%，故蜕膜变化对诊断输卵管妊娠有局限性。如刮出内膜为增生期、分泌期或月经期，也不能排除输卵管妊娠。

6. 腹腔镜检查

腹腔镜检查是异位妊娠诊断的金标准，而且可以在确诊的同时行镜下手术治疗。但有 3%～4% 的患者因妊娠囊过小而被漏诊，也可能因输卵管扩张和颜色改变而误诊为异位妊娠。

四、治　疗

（一）中医或中西医结合保守治疗异位妊娠

中西医结合治疗异位妊娠具有减少异位妊娠破裂大出血风险，缩短杀胚时间，促进异位妊娠包块吸收及局部病灶部位生理功能恢复的作用。

1. 单纯中药杀胚治疗

适应证：①无药物禁忌证；②异位妊娠未破裂或异位妊娠不全流产；③生命体征平稳；④无明显内出血；⑤妊娠囊直径≤4cm；⑥血 β-HCG＜2000U/L（也可根据病情与患者体质酌情调整）；⑦有保守治疗意愿，在风险告知前提下要求保存生育能力的年轻患者。

治则：破血化瘀，杀胚消癥。

方药：抗孕Ⅰ号（华中科技大学同济医学院附属同济医院协定处方），半边莲、半枝莲、石见穿、穿心莲、桃仁、红花、三棱、莪术、天花粉、蜂房。或宫外孕Ⅱ号方（山西医科大学第一医院），丹参、赤芍、桃仁、三棱、莪术。或广州中医药大学第一附属医院协定方，丹参、赤芍、桃仁、蜈蚣（去头足）、紫草、天花粉、田七、香附等。

2. 破血杀胚中药联合西药保守治疗流产型或未破裂型异位妊娠

适应证：①无药物禁忌证；②异位妊娠未破裂或异位妊娠不全流产；③生命体征平稳；④无明显内出血；⑤妊娠囊直径≤4cm；⑥血 β-HCG：2000～10000U/L（也可根据病情与患者体质酌情调整）；⑦有保守治疗意愿，在风险告知前提下要求保存生育能力的年轻患者。

治疗方法如下。

（1）破血杀胚中药联合甲氨蝶呤

甲氨蝶呤（MTX），单次剂量肌内注射，MTX 按 1mg/kg 或 50mg/m^2 计算，与生理盐水 1ml 混合，深部肌内注射，每隔 5 天一次，3 次为一个疗程；或 MTX 20mg 与生理盐水 100ml 静脉滴注，连续 7 天。在治疗后 4～7 天 β-HCG 下降小于 15%，应重复剂量治疗。然后每周重复直至 β-HCG 降至正常范围以下。一般需 3～4 周。

破血杀胚中药可参见本章单纯中药治疗。

（2）破血杀胚中药联合米非司酮

米非司酮，50～300mg/d 口服，服药前、服药后 2 小时禁食。一般口服后 30 小时开始有阴道流血，持续 1～16 天。

破血杀胚中药可参见本章单纯中药治疗部分论述。

（3）破血杀胚中药联合米非司酮和甲氨蝶呤

临床上甲氨蝶呤联合米非司酮保守治疗异位妊娠也是常用方法之一。

破血杀胚中药可参见本章单纯中药治疗部分论述。

服用西药期间可仍有恶心、呕吐等不良反应，不规则阴道出血，知情告知前提下，不排除存在保守治疗失败的风险，需要及时手术治疗。

（二）手术治疗与破血杀胚中药合用

手术治疗适应证：①生命体征不稳定或有腹腔内出血者；②诊断不明确者；③血 β-HCG 值高或附件包块大者；④期待疗法或药物治疗禁忌证者；⑤随诊不可靠者。手术治疗可分为保守手术治疗和根治手术治疗。保守手术治疗为保留患侧输卵管，根治手术治疗为切除患侧输卵管。

1. 保守手术治疗

保守手术治疗适用于有生育要求的年轻妇女，以保留输卵管及其功能，特别是对侧输卵管已切除或有明显病变者。可根据受精卵着床部位及输卵管病变情况选择术式，若为伞部妊娠则行挤压术，将妊娠产物挤出；壶腹部妊娠行切开输卵管取出胚胎再缝合；峡部妊娠行病变部位切除及断端吻合。采用显微外科手术技术可提高术后的妊娠率。腹腔镜手术是目前治疗异位妊娠的主要方法。可在腹腔镜直视下穿刺输卵管的妊娠囊，抽出囊液后将药物直接注入孕囊内，常用的药物为甲氨蝶呤（MTX），也可在腹腔镜下切开输卵管吸出胚囊后注入 MTX 或切除输卵管。

2. 根治手术治疗

根治手术治疗适用于内出血并发休克的急症患者。对急症患者应在积极纠正休克的同时，迅速打开腹腔，控制出血，补充血容量，纠正休克，切除输卵管。有绝育要求者，可同时结扎对侧输卵管。对于输卵管间质部妊娠患者应争取在破裂前手术，以避免可能威胁生命的出血。手术应做子宫角部楔形切除及患侧输卵管切除，必要时切除子宫。

手术治疗最大的优点是迅速祛除异位妊娠病灶，最大程度减少异位妊娠所致破裂出血引起的休克等危及生命安全的情况。

对休克患者在给予手术、输液、输血等治疗基础上，可配合中药积极抢救。

治则：摄血固脱。

方药：独参汤或生脉注射液或参附注射液。

宜重用人参以大补元气固脱；四肢厥逆者加附子回阳救逆。

3. 手术治疗与破血杀胚中药合用

异位妊娠手术治疗的同时，配合破血杀胚中药，有利于清除手术后残留的滋养叶细胞活性，破血杀胚中药可参见本章单纯中药治疗部分论述；手术创伤及病变输卵管功能的修复，可加用活血化瘀、消癥散结中药（参见"陈旧性异位妊娠"的中药治疗），以缩短病程，减少手术后遗症的发生。

（三）活血化瘀、消癥散结中药治疗陈旧性异位妊娠

输卵管妊娠破裂或流产，反复内出血，形成盆腔血肿，胚胎死亡或吸收，滋养叶细胞活性已降至正常，日久血肿机化、变硬，并与周围组织粘连，临床上又称陈旧性宫外孕。此时腹痛减轻或逐渐消失，可有下腹部坠胀或便意感，阴道出血逐渐停止，盆腔检查可触及不规则包块，与周围组织粘连，目前西药无特效药，往往采取自然恢复疗法。

治则：活血化瘀，消癥散结，兼以理气通络。

方药：方用少腹逐瘀汤合桂枝茯苓丸、补阳还五汤加减。桃仁、红花、当归、川芎、赤芍、三棱、莪术、地龙、桂枝、茯苓加减。

若包块较硬者，可加穿山甲、牛膝以增强消癥散结之功；身体虚弱者加黄芪、党参扶正祛邪；若瘀血阻络日久化热出现低热者，加牡丹皮、龟板、地骨皮以化瘀清热。

中药保留灌肠（当归、桃仁、路路通、艾叶、桂枝、茯苓、活血藤、皂角刺加减），行活血化瘀，理气通络之功效，以利于输卵管再通和功能恢复，降低再次异位妊娠的概率。

（四）补肾益气活血治法在陈旧性异位妊娠恢复期的运用

异位妊娠患者滋养叶细胞活性降至正常后，补肾益气活血治法可适用于陈旧性异位妊娠治疗后的恢复期。异位妊娠所致的输卵管性不孕，本质仍为血瘀证造成的胞脉阻滞，活血化瘀、通畅胞脉是治法中非常重要的一部分。

肾阳不足可致寒凝血瘀，阻滞胞宫、胞脉，亦致气化失司，病理代谢产物停聚胞脉、胞宫，最终导致输卵管粘连、积水、阻塞。若素有肾气不足者，在康复后，再次备孕时，可予补肾祛瘀，加强管道的收缩与蠕动作用，恢复输卵管的通畅。

五、中西医结合治疗异位妊娠运用研究

（一）破血杀胚中药联合西药保守治疗流产型或未破裂型异位妊娠的运用研究

邓高丕教授在输卵管妊娠辨证分型的基础上，将病情影响因素进行评分，对未破损期的胎元阻络型，根据不同临床症状积分选择中药或中西药结合治疗，能取得较高的临床疗效。朱玲等学者使用甲氨蝶呤及米非司酮合并行气活血消癥方进行实验研究，周晴晴等学者分析口服自拟杀胚消癥汤加灌肠方联合米非司酮、甲氨蝶呤治疗异位妊娠的效果，发现中西医结合进行异位妊娠保守治疗，疗效确切。在此基础上，袁琼、王蕾、陈双东等均实施分组研究，比较单一西医疗法和中西医结合疗法在异位妊娠治疗中的效果。黎玲通过对输卵管妊娠不同保守方案治疗后生育结局的比较发现，采用中西医结合疗法的研究组均比采用单一西医疗法的对照组更有优势，可明显提高异位妊娠治愈率、治疗有效率、输卵管通畅率，加快血 β-HCG 下降速度及盆腔包块吸收速度，缩短腹痛及阴道出血时间，同时不会增加不良反应风险。中西医结合疗法可最大程度地保留患者的生育能力。

（二）手术治疗与中药合用的研究

当输卵管妊娠破裂引起急性大出血时，临床有休克体征，出现突发性下腹剧痛，拒按，

面色苍白，四肢厥逆；或冷汗淋漓，恶心呕吐，血压下降或不稳定，烦躁不安；脉微欲绝或细数无力。此时脉络大伤，血崩于内，阴血暴亡，生化无源，气随血脱，气不摄血，变生厥脱之危急重证，且血溢妄行，蓄积于少腹。对休克患者应立即给予输液、输血等治疗，配合中药积极抢救。待休克纠正后再加服破血杀胚中药，减少手术后遗症。

王大龙进行了中医药治疗失血性休克的系统评价，发现在降低死亡率、减少多器官功能障碍综合征、增强心功能、稳定心率、失血性休克复苏时期升压稳压、改善肾脏血流灌注、增加尿量输出等方面，中医药联合西医常规治疗对于失血性休克的疗效要优于单纯西医常规治疗。

黄一涛研究发现活血化瘀方法的中医中药用于输卵管妊娠保守手术后，β-HCG降至正常所需的时间缩短，有利于减少输卵管的粘连堵塞，减少持续异位妊娠的发生，有助于恢复患侧输卵管的功能，达到减少术后重复异位妊娠及继发不孕的发生，提高宫内妊娠率的目的。祁芳研究了红藤汤加减灌肠在预防妇科微创及开腹术后盆腔粘连的临床应用，发现清热解毒、活血化瘀中药配合抗生素可有效预防术后盆腔粘连。梁玉莲进行了中药综合治疗输卵管妊娠腹腔镜剖管取胚术后的临床研究，发现中药可促进术后输卵管疏通。

（三）活血化瘀、消癥散结中药治疗陈旧性异位妊娠的运用研究

邓高丕教授针对HCG阴性者，提出中医基础治疗：①宫外孕Ⅱ号方（丹参15g，赤芍15g，桃仁15g，三棱15g，莪术15g），每日1剂；②血府逐瘀口服液10ml口服，1日3次；③大黄䗪虫胶囊4粒，口服，1日3次；④双柏散（侧柏叶、黄柏、大黄、薄荷、泽兰等）150g，外敷下腹患侧，1日1次；⑤丹参注射液10ml，静脉滴注，1日1次；⑥复方毛冬青灌肠液（毛冬青、大黄、败酱草、银花藤等）150ml，保留灌肠，1日1次。中医辨证治疗：两型均在基础治疗上加强消癥散结，可在宫外孕Ⅱ号方中加青皮12g，田七10g，泽兰15g，水蛭10g，九香虫10g等，并能取得较好的临床疗效。邵美华等学者进行了米非司酮联合中药内服外敷治疗陈旧性宫外孕的临床观察，发现米非司酮联合中药内服外敷可有效促进陈旧性宫外孕的包块吸收。贾雪研究发现化瘀消癥汤配合中药外敷在治疗陈旧性宫外孕方面，能有效改善患者的临床症状及体征，促进盆腔包块吸收，并通过改善局部血运，促进输卵管的修复。

（四）补肾益气活血治法在陈旧性异位妊娠恢复期的运用研究

王青研究发现丹参穴位注射配合补肾化瘀法（杜仲、川续断、桑寄生、肉桂、干姜、小茴香、当归、川芎、赤芍、没药、延胡索、五灵脂、蒲黄）在改善输卵管性不孕（肾虚血瘀型）输卵管通畅度方面疗效确切，疗效明显优于单纯西药子宫输卵管通液疗法。吴茜研究益肾清利汤（熟地、桑寄生、茯苓、牡丹皮、蒲公英、马齿苋、当归、赤芍、白芍、薏苡仁、炙甘草）结合灌肠法（忍冬藤、制乳香、没药、桂枝、路路通、寻骨风、透骨草、皂角刺）可提高妊娠率以及改善患者临床症状。许燕阳等研究发现腹腔镜术后加理气活血散结中药（香附、田七、王不留行、荔枝核、牡丹皮、枳壳、桃仁、路路通、穿破石、浙贝母、白芍、甘草，气虚加黄芪，血虚加熟地）治疗双侧输卵管堵塞不孕在提高宫内妊娠率的同时可降低宫外妊娠率。

六、补肾益气活血法则在异位妊娠中的运用及机制研究

中医学认为瘀血临床上以刺痛、包块、发绀为主要特征。异位妊娠属于血瘀，既是有形之瘀，也造成整个机体的无形之瘀，瘀血日久不散，发为少腹血瘀包块，遂成癥瘕积聚之证。

中药治疗异位妊娠，主要是利用药物的杀胚作用并配合活血化瘀类药物，根据兼症理气，但未见补肾。补肾益气活血治法在陈旧性异位妊娠恢复期，治疗输卵管性不孕可发挥作用。

1. 活血杀胚消癥法的作用机制

活血杀胚消癥方（以活血杀胚消癥法组方）作用于已造模的孕鼠，发现活血杀胚消癥法作用机制可能为，通过改变滋养细胞的超微结构，影响滋养细胞的数量、形态、分泌、合成等生理代谢功能，使血清 β-HCG 水平下降，并促使炎症细胞浸润，导致胚胎组织发育停滞并消亡，从而起到杀胚作用。活血杀胚消癥中药复方能从受体水平拮抗雌激素、孕激素，加速输卵管蜕膜的溶解，导致绒毛组织变性、坏死，从而起到治疗输卵管妊娠的作用。活血杀胚消癥中药复方可能通过诱导 Caspase 介导的死亡受体及线粒体凋亡通路而促进滋养细胞凋亡。

2. 益气法辅助治疗输卵管妊娠破裂急性大出血休克的作用机制

当输卵管妊娠破裂引起急性大出血，临床有休克体征时，可运用益气法方药。气脱之时，脉微欲绝，人参大补元气，可以复脉固脱，这与人参对心血管系统的良好保护作用有关。研究表明，人参能增强心肌收缩力，减慢心率，增加心排血量与冠脉血流量，可抗心肌缺血与心律失常，其主要有效成分是人参皂苷类。人参皂苷抗休克的研究中，对人参二醇组皂苷的研究较多，研究证实其对失血性休克犬具有保护作用，可改善血流动力学状态，提高血氧含量，减轻组织缺血缺氧及微循环障碍。独参汤治疗产后血崩（气随血脱）患者的研究发现，独参汤中人参皂苷 Re 的含量远大于 Rg1 和 Rb1 的含量总和，所以在大量使用时，能抑制子宫出血。参麦注射液对各型休克（感染性休克、心源性休克、失血性休克、过敏性休克）患者均有疗效，应用后患者血压、心率、尿量、血糖等指标均明显改善，并正性影响心源性休克患者血清超敏 C 反应蛋白、白介素-6（IL-6）及超氧化物歧化酶（SOD）。

3. 活血化瘀法改善凝血功能、促进包块吸收的作用机制

中药治疗异位妊娠的作用机制是，利用活血化瘀中药能使病变局部血管扩张，增加血容量，改善组织缺氧状态，减少胶原纤维合成，提高腹膜通透性并促进胶原酶活性，提高纤溶酶活性，使机化组织变软，有利于血肿与妊娠产物的吸收。丹参、赤芍、桃仁组方能促进纤维蛋白原在肝脏合成，降低血浆纤溶酶的溶解活性，抑制赖氨酰氧化酶活性，起到凝血和防止出血的作用，可用于破裂后仍有少量内出血或腹腔内血液未凝成血肿包块者。丹参、赤芍、桃仁、三棱、莪术组方可提高血浆纤溶酶活性和血浆胶原酶活性及单核-巨噬

细胞功能，促进腹腔淋巴管对血浆蛋白的吸收，促使宫外孕包块尽快吸收消散，用于治疗未破裂型及破裂后无继续内出血、腹腔内血液已凝成血肿包块者。

4. 补肾益气活血法治疗陈旧性异位妊娠的作用机制

补肾益气活血治法在陈旧性异位妊娠所致输卵管性不孕中可发挥良好作用。补肾益气活血法治疗输卵管炎性阻塞，一方面是基于活血类中药能通过抑制成纤维细胞增殖活性和抗氧化、抗炎、抑制胶原纤维产生和促进纤维蛋白降解等多方面作用减少细胞外基质沉积来抗纤维化，改善微循环，促进炎症细胞及其他增生细胞凋亡，促进受损组织修复；另一方面是补肾益气类中药能作用于免疫系统，通过对细胞因子、黏附分子等的调节而改善其失衡状态，从而增强其抗病能力、自我修复能力。王双双及祝燕莉实验研究发现采用补肾活血通络方治疗输卵管炎性不孕症可改善患者症状，其机制可能与降低患者血浆黏度、血沉、IL-6、TNF-α 及 ICAM-1 水平，减轻机体炎症反应，促进炎症吸收及改善盆腔局部微循环有关。徐昕研究发现补肾通络法可有效调节输卵管炎性阻塞模型大鼠输卵管 Bcl-2 蛋白的表达，调节细胞凋亡。梁瑞宁等研究表明，补肾活血法有助于干预输卵管性不孕患者生殖道感染的免疫失衡。

七、总   结

异位妊娠根据患者病史、临床表现及辅助检查，典型病例不难诊断。患者既往月经周期不规则，或停经史不明显，尤其是异位妊娠未破裂之前，症状不典型时，常易误诊、漏诊，需详细询问病史，严密观察病情变化，如不规则阴道出血，腹部疼痛加剧，盆腔肿块增大，或出现宫颈举痛及移动性浊音时，辅以实验室检查及超声即可做出诊断。

中药治疗异位妊娠总体上分为两个阶段：①杀胚阶段（滋养叶细胞活性未降至正常），以破血化瘀，杀胚消癥为治则，也可在手术前后配合破血化瘀、杀胚消癥中药以缩短病程和促进病灶修复，若出现异位妊娠破裂出血休克的危证，应立即行急诊手术清除病灶，予生命支持，必要时可配合独参汤摄血固脱，改善微循环，抢救生命。②包块吸收阶段（陈旧性异位妊娠），以活血化瘀，消癥散结，理气通络为主，可采用口服方式，中药保留灌肠等内外兼治并举方法，每获良效。

活血化瘀中药根据其化瘀功效的强弱，可分为和血类、活血类和破血类三大类。和血药有当归、牡丹皮、丹参、生地、赤芍、鸡血藤等，活血药有川芎、蒲黄、红花、益母草、刘寄奴、五灵脂、郁金、三七、穿山甲、大黄、姜黄、泽兰、苏木、牛膝、延胡索、鬼箭羽、蛴螬、乳香、没药、凌霄花和王不留行等，破血药有水蛭、虻虫、血竭、桃仁、三棱、莪术、干漆、土鳖虫、䗪虫等。临床可根据患者病情选用，在异位妊娠滋养叶细胞活性未降至正常时，通常杀胚期间禁用补法。对于陈旧性异位妊娠后的恢复期，后遗症或伴输卵管性不孕，可在活血基础上，辨证运用补肾益气的方法疏通输卵管，调节生殖系统内分泌，辅助患者再次顺利妊娠。

破血杀胚中药机制主要是改变滋养细胞的超微结构，拮抗雌激素、孕激素，使血清β-HCG 水平下降，也促使炎症细胞浸润、滋养细胞凋亡，促进组织吸收导致绒毛组织变性、坏死；活血化瘀、消癥散结、补肾益气类中药在该病中的作用主要体现为对血流动力学、组织微循环状态的调节，促进单核、巨噬细胞功能，减少胶原纤维合成，在促进陈旧性异位妊娠包块吸收，减少出血，抗炎和输卵管功能的修复方面发挥积极作用。

中西医结合在异位妊娠保守治疗、失血性休克急救、术后包块、瘢痕吸收及输卵管功能的恢复等方面具有其独特优势，既可杀胚消包块，又可治疗合并症状，有缩短病程、减少失血性休克风险、降低药物副作用的优势。临床上将西医手术急救与中医辨证相结合，优势互补，是值得推荐的治疗方法。在治法的选择上，针对异位妊娠，从安全的角度来说，首选手术治疗，若有保守治疗适应证，或病患要求保守治疗，应首先评价保守治疗的成功率及风险，做到知情告知获得患方同意后才能实施。

（陈　琢）

第八节　多囊卵巢综合征

多囊卵巢综合征（polycystic ovarian syndrome，PCOS）是一种病因复杂，具有高度遗传异质性、表型多样性的常见妇科内分泌疾病，以月经紊乱、不孕、多毛、肥胖、双侧卵巢多囊样改变及雄激素过多、持续无排卵为主要临床特征。PCOS 的内分泌特征主要是高雄激素血症、高胰岛素血症及代谢综合征等。从青春期开始发病，20～30 岁为高峰，多中心流行病学调查显示，年龄 19～45 岁的中国汉族妇女发病率为 5.6%。PCOS 的病因迄今不明，因此尚无根治的方法。

祖国医学中并无"多囊卵巢综合征"这一病名。根据多囊卵巢综合征患者的临床表现，可将此病归入"月经过少"、"月经后期"、"闭经"、"崩漏"、"不孕症"等范畴。近年来，探究 PCOS 病因的医家很多，多数认为 PCOS 的病因主要为肝、脾、肾功能失调，痰湿、血瘀等病理因素扰乱肾-天癸-冲任-胞宫轴的功能，导致肾虚血瘀、脾虚痰湿、肝郁脾虚、气滞血瘀、痰瘀互结等复杂证型。治疗宜根据发病年龄及患者需求而定，青春期以调经为主，育龄期以助孕为要，同时注意标本虚实兼顾。

一、现代医学发病机制

（一）PCOS 的病因

PCOS 的确切病因尚不明确，目前认为其发病因素与遗传因素、某些调控基因、青春期生理特点、精神心理因素及环境因素等相关。①遗传因素：近年来不少学者指出 PCOS 的发病属于多基因遗传，家族亲属中可聚集发病，并认为对 PCOS 的发病产生重要影响的是控制胰岛素和女性激素合成与分泌的遗传基因。②环境因素：比如被动吸烟、海产品食用频率、塑料桶装水、使用微波炉、使用电脑及房屋装修史等。③精神心理因素：长期处于精神紧张或应激状态，容易使机体内分泌调节功能紊乱和免疫功能降低，从而加速 PCOS 的发生。④发育亢进因素：青春期启动异常及发育亢进使得青春期的生理性胰岛素抵抗发展为病理性胰岛素抵抗，一直持续到育龄期，是 PCOS 发病的另一个重要原因。

（二）PCOS 的发病机制

PCOS 的内分泌特征主要包括：①雄激素过多；②雌酮过多；③LH/FSH 值升高；④胰岛素抵抗。目前其发病机制尚不明确，研究较多的有以下几个方面。

1. 下丘脑-垂体-卵巢轴功能紊乱

PCOS 患者垂体对下丘脑促性腺激素释放激素（GnRH）的敏感性增加，导致促黄体生成素（LH）分泌增加。过量的 LH 可以刺激卵泡间质、卵泡膜细胞，使其分泌过多的雄激素，同时 LH 还能诱导卵巢合成胰岛素样生长因子（IGF）-1 受体，使其结合量增加，并可诱导卵泡膜细胞增生，促使卵巢雄激素的合成和分泌增加。临床上有 80%～85% 的 PCOS 患者伴有雄激素过多。高雄激素可以抑制卵泡成熟，引起发育中卵泡闭锁，使卵巢内多个小卵泡分泌较低水平的雌二醇（E_2）。PCOS 患者分泌过多的雄激素主要是雄烯二酮和睾酮，雄烯二酮在外周向雌酮的转化增多，从而形成高雌酮血症。外周循环中这种异常调节的雌激素水平作用于下丘脑和垂体，使垂体分泌过多的 LH，对 FSH 的分泌呈负反馈导致 FSH 水平明显降低。升高的 LH 又影响卵泡发育、成熟及排出，进一步升高雄激素水平，形成恶性循环，最终形成卵巢多囊样改变。

2. 胰岛素抵抗和高胰岛素血症

研究发现，40%～60% 的 PCOS 患者存在胰岛素抵抗（IR）和高胰岛素血症，在 PCOS 肥胖患者中表现尤为突出。高胰岛素使垂体分泌 LH 的脉冲幅度增大，过量的 LH 刺激卵泡膜细胞产生过多的雄激素；同时，高胰岛素血症可以抑制肝脏合成性激素结合球蛋白（SHBG），增加游离雄激素水平。此外，过多的胰岛素还可直接刺激 PCOS 患者的卵巢间质细胞，使其产生过多的雄激素。高胰岛素血症导致卵巢雄激素生成增加，继而引起卵泡闭锁性不排卵。

3. 肾上腺皮质功能异常

肾上腺皮质是雄激素的重要来源之一。肾上腺雄激素主要在网状带合成，生成 Δ5 途径的雄激素，其生物合成途径及所需的酶与卵巢激素生物合成途径相同，以细胞色素 P450 羟化酶最为重要。正常女孩 8 岁以后，肾上腺皮质合成和分泌的雄激素增多，临床表现为脱氢表雄酮（DHEA）水平升高及阴毛出现，称为肾上腺皮质功能初现。肾上腺皮质功能初现的发生机制与肾上腺细胞色素 P450 羟化酶活性增高有关。因此，有学者提出肾上腺皮质功能出现亢进与 PCOS 的发生有关。PCOS 妇女卵巢合成过多甾体激素对肾上腺功能的影响可能与其特殊的血管分布有关。肾上腺血流调节主要依靠节后交感神经支配的中央静脉，PCOS 患者尿去甲肾上腺素的中枢代谢产物增多，提示交感神经紧张性上升，从而引起肾上腺甾体激素合成过多及肾上腺皮质增生。肾上腺雄激素过多也影响了卵巢内微环境，可引起卵巢雄激素生成分泌过多。

4. 交感神经活动增强

自主神经系统由交感神经系统和副交感神经系统两部分组成，受神经递质去甲肾上腺素、肾上腺素和肾上腺素受体活化作用控制，在健康状态下，两部分保持平衡。一些相关的病理状态如卵巢多囊形态、胰岛素抵抗、高胰岛素血症、向心性肥胖和高血压都与交感神经活性增加相关。PCOS 患者的自主神经功能活性增强，可能是因为副交感神经的活性降低，而增加了交感神经的活性。

二、中医病因病机

中医学认为，PCOS 病位主要在肝、脾、肾，属于本虚标实之证。"本虚"在于肾虚、脾虚；而"标实"在于痰湿、血瘀。肾精肾气充盛，天癸以时至，冲任充盈，督脉带脉约束有序，各系统协调作用于胞宫胞络，才能使胞宫气血充盛、月事如期而至。

1. 肾虚为本

肾为先天之本，肾藏精，主生殖，主水，被誉为"天癸之源，冲任之本"；具有升清降浊的气化之功。《素问·上古天真论》言："女子七岁肾气盛，齿更发长；二七而天癸至，任脉通，太冲脉盛，月事以时下，故有子。"为后世提出肾-天癸-冲任-胞宫生殖轴奠定了理论基础。PCOS 的发生根源在于肾阴肾阳亏虚，肾精不足，蕴育乏源，因而卵泡发育迟滞；又阳气虚推动不足，气血失常，壅阻冲任胞脉，瘀滞成癥，导致卵巢多囊样改变或增大，卵子难以排出，以致月经后期，甚则阴血匮乏，阴阳失调，而导致闭经、不孕等诸症。

2. 脾虚肝郁为枢机

脾胃为后天之本，气血生化之源，生化有源才能血海充盈，月事按时而下。"女子以肝为先天，以血为用"，肝藏血，主疏泄，调节情志，疏泄有道则精气条达，气机通畅。育龄期妇女以"肝气"病最多，脾虚肝郁是本病最基本的病理变化。若女性工作生活长期压力较大，情志不遂，则易导致肝失疏泄，气机不畅，阻碍气血，即可发为血瘀；而肝郁日久化火，木郁克于脾土，脾失健运，则可加重痰湿等病理产物的阻滞，进而成为本病的致病因素。《景岳全书·妇人规》曰："产育由于气血，气血由于情怀，情怀不畅则冲任不充，冲任不充则胎孕不受。"突出了肝气不舒，气血运行阻滞，冲任胞宫失于濡养而致妇科诸病。

3. 痰湿瘀血为标

PCOS 患者多体态肥胖，肥胖也是胰岛素抵抗的一个重要病因。肥人多痰，痰之本水也，源于肾；痰之动湿也，主于脾。脏腑功能失调，水液代谢失司，水精不得布散，成湿成痰，气机不畅，冲任不通，月事不调，焉能有子。故《丹溪心法·子嗣》云："若是肥盛妇人，享受甚厚，恣于酒食之人，经水不调，不能成胎，谓之躯脂满溢，闭塞子宫，宜行湿燥痰。"明确指出"痰湿"这一病理产物是引发妇人月经异常、不孕等症的源头，并且提出"化湿燥痰"等诸多治则治法。从痰湿角度，为后世医家对于本病的认知开辟了新理论基奠，并多次进行深度阐述。

病久多瘀，瘀乃血液凝滞。而女子以血为本，任通冲盛，血海充盈，气血不绝，方能顺利排卵；若瘀血阻滞，冲任不畅，血海不能如期满溢，或血不得下，或血不归经而妄行，瘀而不通，随之产生月经紊乱、不孕等诸疾。故《女科指要》云："血亏挟滞冷热不调，致天癸愆期，故不能成孕焉。"

三、诊　断　要　点

（一）诊断标准

2018 年中华医学会妇产科学分会内分泌学组及指南专家组《多囊卵巢综合征中国诊疗指南》推荐的诊断标准如下：

1. 育龄期及围绝经期 PCOS 的诊断

根据 2012 年中华医学会妇产科学分会内分泌学组制定的中国 PCOS 诊断标准，采用以下诊断名称：

1）疑似 PCOS：月经稀发或闭经或不规则子宫出血是诊断的必需条件。另外再符合下列 2 项中的 1 项：①临床和（或）生化高雄激素表现；②超声下表现为多囊卵巢形态（PCOM）。

2）确诊 PCOS：对疑似 PCOS 还须排除其他导致雄激素水平升高的病因（包括先天性肾上腺皮质增生、Cushing 综合征以及分泌雄激素的肿瘤等）和其他引起排卵障碍的疾病（如高催乳素血症、早发性卵巢功能不全、下丘脑-垂体性闭经以及甲状腺功能异常）才能确诊为 PCOS。

2. 青春期 PCOS 的诊断

对于青春期 PCOS 的诊断必须同时符合以下 3 个指标，包括：①初潮后月经稀发持续至少 2 年或闭经；②高雄激素临床表现或高雄激素血症；③超声下卵巢 PCOM 表现。同时应排除其他可能引起高雄激素、排卵异常的疾病。

（二）诊断要点

1. 病史

初潮后月经稀发或稀少，甚或闭经，或不规则阴道流血、不孕等，月经初潮前后即有多毛现象，或初潮前即有体重超重的趋势。

2. 症状

（1）月经失调

表现为周期不规律、月经稀发或闭经，绝大多数为继发性闭经，闭经前常有月经稀发或过少；部分患者可表现为闭经与崩漏相间出现。

（2）不孕

不孕主要由稀发排卵或无排卵所致，且多伴有黄体功能不足，即使怀孕，也极易流产。

（3）多毛

口角上唇、胸背部（包括乳晕周围）、下腹部（包括脐周及腹中线）、大腿等部位可见毛发增多增粗，阴毛呈男性化分布。部分患者伴油脂性脱发或痤疮。

（4）肥胖

肥胖多始于青春期前后，但其脂肪分布及体态并无特异性。

3. 检查

（1）全身检查

多囊卵巢综合征者常在颈背部、腋下和腹股沟等处皮肤出现灰褐色色素沉着，呈对称性分布，轻抚软如天鹅绒，称为黑棘皮病。

（2）妇科检查

阴毛较长而浓密，可布及肛周、下腹部及腹中线，子宫体大小正常，双侧或单侧卵巢增大，较正常卵巢大 1~3 倍，呈圆形或椭圆形，但质坚韧。也有部分患者卵巢并不增大。

（3）辅助检查

根据病史及临床表现疑似 PCOS 者，可行下列检查。

1）基础体温测定：表现为单相。

2）B 超检查：应停用性激素类药物至少 1 个月再行超声检查。一侧或两侧卵巢内可见 12 个以上直径 2~9mm 的卵泡和（或）卵巢均匀性增大（卵巢体积大于 10ml），包膜回声增强，内部回声强弱不均。

3）激素测定：①血清 FSH 值，正常或偏低，而 LH 值升高，LH/FSH>2。②血清睾酮、双氢睾酮、雄烯二酮，浓度增高，睾酮水平通常不超过正常范围上限 2 倍。脱氢表雄酮（DHEA）和硫酸脱氢表雄酮（DHEAS）水平正常或轻度升高。③代谢指标检测，口服葡萄糖耐量试验（OGTT）、胰岛素释放试验、空腹血脂指标测定。④尿 17-酮类固醇，正常或轻度升高，正常时提示雄激素来源于卵巢，升高时提示肾上腺功能亢进。17-羟皮质类固醇反映皮质醇的水平。⑤血清雌激素测定，正常或稍高，其水平恒定，无周期性变化，$E_1\downarrow/E_2\downarrow>1$。

4）诊断性刮宫：于月经前数日或月经来潮 6 小时内行诊断性刮宫，子宫内膜呈增生期表现或增生过长，无分泌期变化。年龄>35 岁的患者应常规行诊断性刮宫，以早期发现子宫内膜不典型增生或子宫内膜癌。

5）腹腔镜检查：通过腹腔镜直接窥视，可见卵巢增大，包膜增厚，表面光滑，呈灰白色，有新生血管。包膜下显露多个卵泡，但无排卵征象（排卵孔、血体或黄体）。腹腔镜下取卵巢组织送病理检查，即可明确诊断。在诊断的同时可进行腹腔镜治疗。

四、治　疗

（一）西医治疗

根据患者临床需求不同，多囊卵巢综合征的治疗主要包括生活方式干预、调整月经周期、高雄激素的治疗、代谢调整和助孕治疗等。中华医学会妇产科学分会内分泌学组及指南专家组《多囊卵巢综合征中国诊疗指南（2018 版）》建议如下。

1. 生活方式干预

生活方式干预是 PCOS 患者首选的基础治疗方式，尤其是对合并超重或肥胖的 PCOS 患者，主要包括饮食控制、运动及行为干预等。

2. 月经周期的调整

月经周期的调整适用于青春期、育龄期无生育要求、因排卵障碍引起月经紊乱的患者。对于月经稀发但有规律排卵的患者，如无生育或避孕要求，周期短于2个月，可观察随诊，无须用药。临床上调整月经周期的治疗方法主要有短效复方口服避孕药（COC），周期性使用孕激素，雌激素、孕激素周期序贯治疗等。口服避孕药在调整月经周期的同时还可降低雄激素，临床常用药物有优思明、达英-35等。对于无严重高雄症状和内分泌紊乱的患者，可给予孕激素后半周期疗法，调节月经的同时保护子宫内膜，临床常用药物如地屈孕酮、微粒化黄体酮等。

3. 高雄激素的治疗

高雄激素的治疗通常采用短效COC及螺内酯治疗。对于COC治疗效果不佳、有COC禁忌证或不能耐受COC的高雄激素患者可采用螺内酯治疗，但螺内酯在大剂量使用时，需注意高钾血症，建议定期复查血钾。育龄期患者在服用螺内酯时建议采取避孕措施。

4. 代谢调整

代谢调整适用于有肥胖、胰岛素抵抗等代谢异常的PCOS患者。首先通过调整生活方式、减重减脂进行治疗；然后根据个人情况口服二甲双胍、吡格列酮、阿卡波糖等。胰岛素增敏剂二甲双胍作为临床一线用药，可改善胰岛素抵抗和降低血胰岛素水平，同时还可使卵巢卵泡膜细胞的雄激素分泌下降，改善卵巢排卵功能，从而提高排卵率及受孕率。

5. 促进生育

对于有生育要求的PCOS患者，以促进生育为主。孕前做好充分的孕前检查，排除其他导致不孕的因素和不宜妊娠的疾病后，在减重、降雄激素和改善胰岛素抵抗等治疗的基础上，积极诱导排卵，促进生育。临床常用促排卵药物有氯米芬、来曲唑和促性腺激素等。

此外，IVF-ET作为PCOS不孕患者的三线治疗方案，在经上述治疗均无效时或者合并其他不孕因素（如高龄、输卵管因素或男性因素等）时可考虑采用。

（二）中医治疗

1. 辨证论治

对于PCOS的治疗，中医有整体调节、辨证论治、早期干预的优势。医家多从肾、肝、脾入手，多以肾虚辨证论治，常见证型有肾虚、肝郁、脾虚、痰湿和血瘀。卵泡期肾气阴血亏虚，胞宫失养，经血化源匮乏，影响卵泡发育成熟；排卵期若情志不畅，肝气郁结，加之嗜食肥甘厚味，痰湿内生，气滞血瘀痰阻于胞脉，则致气血不养卵泡，优势卵泡无以化生、排出；黄体期应阳长阴消，如阳长不及，肾阳不足，无以温养胞宫，胞宫失于温煦，瘀血停滞，无法形成黄体高峰，故而经血不行。针对患者不同期的病证变化，在治疗上也各有侧重：卵泡期重补肾阴，养精血，滋肾水；排卵期疏肝理气，化痰散瘀；黄体期温补肾阳，活血通经，因势利导。

PCOS是复杂的病变综合征，治疗上以主症治疗为基础，以整体观念和辨证论治思想为主导，辨体、辨证与辨病相结合，总的治疗原则是补肾、疏肝、健脾、祛湿化痰和活血化瘀。根据患者不同体质、不同的生理周期以及不同的临床体征，予以温补肾阳、补肾化湿、健脾疏肝、滋阴化痰、活血化瘀、补益气血等多种治法辨证论治。治疗中以调整月经周期、促进卵泡正常发育为主线，经前期疏肝解郁，活血化瘀，调畅气机，疏通经络，促进月事如期而至；经后期补肾养肝，生精养血以促进卵泡发育，促进子宫内膜修复；排卵期益气活血，促进卵泡正常排出。同时注意治疗兼症，兼痰湿者，予健脾化湿、行气化痰；气滞血瘀者，予疏肝理气、活血化瘀；对有情志异常表现者，要重视心理疏导，该证治疗病程较长，要耐心解释病情，调畅情志。

（1）肾阳虚证

症状　月经初潮迟至、后期、量少，色淡质稀，渐至停闭。偶有崩漏不止，或经期延长。面色无华，头晕耳鸣，腰膝酸软，乏力怕冷，大便溏薄，小便清长。带下量少，阴中干涩，婚后日久不孕。舌质淡苔薄，脉沉弱。

证候分析　肾阳虚衰，脏腑失于温养，精血化生之源不足，冲任气血不足，血海不能满溢，故月经初潮来迟，或后期量少，渐至停闭；肾阳虚衰，阳气不布，故形寒肢冷、面色无华；肾阳虚，不足以温养体海、外府，故头晕耳鸣，腰膝酸软；肾阳虚膀胱气化失常，故小便清长，夜尿多；肾阳虚不能温运脾阳，运化失司，故大便溏薄。舌淡，苔白，脉沉弱，也为肾阳虚之征。

治法　补肾调经。

方药　右归丸。

处方　熟地、山药、山茱萸、枸杞子、菟丝子、鹿角胶、杜仲、肉桂、当归、制附子。

加减　若患者阴精不足，肾阴阳两虚，恐其辛热伤阴，去肉桂、附子，加阿胶。兼有月经不行或衍期，为痰湿阻滞脉络所致，可加半夏、陈皮、贝母、香附以理气化痰通络；兼见少腹刺痛不适，月经有血块而块出痛减者，为血滞，可酌加桃仁、红花以活血行滞。

（2）痰湿证

症状　月经后期、量少，甚则停闭。形体丰满肥胖，多毛，头晕胸闷，喉间多痰，四肢倦怠，疲乏无力。带下量多，婚久不孕。舌体胖大，色淡，苔厚腻，脉沉滑。

证候分析　痰湿阻于冲任，占住血海，经血不能满溢，故经期错后、量少，甚则月经数月不行；痰湿内盛，故形体肥胖；痰湿停于心下，清阳不升，故头晕目眩，心悸气短，胸脘满闷；痰湿困阻脾阳，运化不良，水湿泛溢肌肤，故面浮肢肿，神疲肢倦；痰湿下注，损伤带脉，故带下量多，色白质稠。舌淡胖，苔白腻，脉滑，也为痰湿之征。

治法　化痰除湿，通络调经。

方药　苍附导痰丸。

处方　苍术、香附、枳壳、陈皮、茯苓、胆南星、半夏、神曲、甘草。

加减　若月经不行，为顽痰闭塞，可加浙贝母、海藻、石菖蒲软坚散结，化痰开窍。痰湿已化，血滞不行加川芎、当归活血通络。脾虚痰湿不化加白术、党参以健脾祛湿。胸膈满闷加郁金、薤白以行气解郁。

（3）气滞血瘀证

症状　月经后期量少，经行有块，甚则经闭不孕。精神抑郁，心烦易怒，小腹胀满拒按，或胸胁满痛，乳房胀痛。舌体暗红有瘀点、瘀斑，脉沉弦涩。

证候分析　气机郁滞，气滞血瘀，瘀阻冲任，血海不能满溢，故月经后期、量少；气机不畅，故精神抑郁，烦躁易怒，胸胁胀满，嗳气叹息；瘀阻胞脉，故小腹胀痛拒按。舌紫暗或有瘀点，脉沉弦或涩而有力，也为气滞血瘀之征。

治法　行气活血，祛瘀通经。

方药　膈下逐瘀汤。

处方　当归、川芎、五灵脂（炒）、桃仁、牡丹皮、赤芍、乌药、延胡索、甘草、香附、红花、枳壳。

加减　若经血不行可选加牛膝、卷柏、泽兰等行血通经之品；若寒凝血瘀，见小腹凉，四末不温，酌加肉桂、巴戟天、淫羊藿以温阳通脉。

（4）肝经郁火证

症状　月经稀发、量少，甚则经闭不行，或月经紊乱，崩漏淋漓。形盛体壮，毛发浓密，面部痤疮，经前胸胁乳房胀痛，肢体肿胀；大便秘结，小便黄，带下量多，阴痒。舌红苔黄厚，脉沉弦或弦数。

证候分析　肝气郁结，疏泄失司，气血不畅，故月经稀发、量少，甚则闭经；久则郁而化火，热伤冲任，迫血妄行，故经血非时而下，量多如崩，或淋漓不断；肝司冲脉，经前冲气偏盛，携火热循肝脉上逆，肝经气血热盛，故面部易生痤疮，又乳络不畅，"不通则痛"，故乳房胀痛；火热伤津，则小便短赤，大便秘结，阴部瘙痒。舌红，苔黄，脉弦数，也为郁火之征。

治法　疏肝理气，泻火调经。

方药　丹栀逍遥散。

处方　炙甘草、当归、芍药、茯苓、炒白术、柴胡、炒栀子、牡丹皮。

加减　若湿热之邪阻滞下焦，大便秘结，加大黄清利通便；若肝气不舒、溢乳，加夏枯草、炒麦芽以清肝回乳；胸胁满痛，加郁金、王不留行以活血理气；月经不行加生山楂、牡丹皮、丹参以活血通经；若肝经湿热而见月经不行，带下多、阴痒者，可选用龙胆泻肝汤。

2. 其他疗法

（1）一般干预

加强锻炼，调节饮食，控制体重，起居有节，调畅情志。

（2）针灸

1）针刺促排卵：取穴关元、中极、子宫、足三里、三阴交，从月经干净之日开始针刺，每日或隔日1次，直至排卵，每次留针30分钟，平补平泻；或加用电针刺激30分钟。肾虚者加肾俞，脾虚湿甚者加脾俞、阴陵泉，肝郁化火者加太冲、行间。

2）艾灸：取穴肾俞、关元、中极、子宫、足三里、三阴交等，每次取2～3穴，每穴灸5～7壮，7次为一个疗程。

3）穴位注射：取气海、关元、肾俞、脾俞、三阴交、足三里、太溪等穴，用维生素B_1或当归注射液，每穴注入0.2～0.5ml，每次选用3～4穴，隔天1次。

4）耳穴治疗：取肾、肝、脾、肾上腺、内分泌、卵巢、神门等穴，可用耳穴埋针、埋豆, 每次选用 4~5 穴, 每周 2~3 次。

（三）中西医结合治疗

由于 PCOS 的临床异质性, 中西医治疗 PCOS 各有所长, 中西医结合治疗 PCOS 可使两者优势互补, 既可通过西医方法快速查找病因, 对症下药, 又能通过中医辨证施治, 个体化治疗, 改善患者肾虚、痰湿、血瘀等症状; 既可以避免西药长期治疗带来的毒副作用, 还可以辨证论治加减中药; 既可以达到临床预期疗效, 还可以提高患者生活质量。临床也针对不同症状的 PCOS 患者给予不同的治疗方案, 成功地改善了患者的月经周期, 提高了患者的排卵率及孕育率。

（四）诊治策略

PCOS 是妇科的常见病和疑难病, 常表现为排卵障碍导致的月经不调、闭经和不孕。现阶段 PCOS 的西医治疗原则为青春期及已育者以调整月经周期和调节内分泌为主, 育龄期有生育需求者在此基础上进行促排助孕。常用药物多为口服避孕药, 以降低 LH 水平, 减少卵巢雄激素产生, 抑制卵巢卵泡过多增长; 或采用促排卵治疗、抗雄激素治疗、胰岛素增敏剂治疗等。

中医根据临床表现可将其归为月经后期、闭经、不孕症等范畴。其证候往往虚实错杂, 以肾虚、肝郁、脾虚为辨证要点, 以痰、瘀、郁为主要病机。治疗上, 以控制饮食和加强锻炼为基础, 辅以中药或者针灸治疗。药物选择以滋肾补肾为主, 当根据肾虚证、痰湿证、气滞血瘀证、肝经郁火证的不同而分别采取补肾调经、化痰除湿、行气活血、疏肝泻火等法。针药结合治疗, 在改善症状、调整月经周期和控制体重方面具有较好的效果。对于迫切要求生育而中医药促排卵未有明显疗效者, 应配合西医促排卵治疗, 多次促排卵治疗失败者可采取辅助生殖技术。

总之, 根据本病特点及病因病机, 临床多采用辨病与辨证相结合治疗方法, 往往可收到较好的治疗效果。

五、补肾益气活血法则在多囊卵巢综合征中的机制研究

PCOS 的临床表现以月经稀发或闭经为主, 育龄期 PCOS 患者因排卵障碍等因素, 往往不孕症、自然流产高发。《素问·上古天真论》提出"女子二七而天癸至, 任脉通, 太冲脉盛, 月事以时下, 故有子……七七任脉虚, 太冲脉衰少, 天癸竭, 地道不通, 故形坏而无子也"。可见, 肾气是推动女子生殖功能成熟的原动力, 气血盛衰是肾气功能的体现, 并参与女性生殖生理的直接调控。先天肾气不足, 无力充养、推动气血, 故月事推迟甚或闭经, 在青春期 PCOS 患者中十分常见。若后天失于调摄, 外感、内生之病邪损伤肾气, 易致气滞血瘀, 出现月经紊乱之症。肝肾同源, 脾肾相互滋养, 故肾气不足又可致肝脾生化乏源; 肝藏血、主疏泄, 脾升清降浊、运化水湿, 若肝脾失调, 则又加重气滞、血瘀及痰湿, 阻滞胞脉。因此, 肾-天癸-冲任-胞宫轴失调与肾、肝、脾三脏失常及痰湿、气滞、血瘀等密切相关。临床统计资料提示, 肾虚证、肾虚血瘀证、气滞血瘀证、肝郁气滞证型分

别占 PCOS 常见中医证型的 37.63%、16.31%、7.32%和 5.00%，故临床以补肾、养肝、扶脾和调理气血为治疗大法。

中医药具有多层次、多靶点的作用特点，治疗 PCOS 具有独特优势。临床研究显示：运用补肾活血法治疗，可使 PCOS 患者月经周期的恢复率达到 78.46%，改善患者黄体生成素（LH）、卵泡刺激素（FSH）、雄激素（T）水平及体重指数（BMI）；还可明显降低血清胰岛素（INS）水平，增加排卵率；增加子宫内膜容受性，提高成功妊娠率。对于接受 IVF-ET 的 PCOS 合并不孕症患者，补肾活血法治疗能显著降低血流阻力，改善卵泡膜血供，提高卵细胞质量，增加妊娠成功率。

动物研究结果表明：补肾活血类药物的作用途径广泛，其类激素效应能够调控下丘脑-垂体-卵巢轴，调节内分泌激素及其相关受体表达水平，抑制机体免疫炎性状态，减少颗粒细胞凋亡，促进卵泡发育和排卵，改善子宫内膜容受性；对于肥胖型 PCOS 小鼠，补肾活血化痰类药物能够有效改善小鼠的胰岛素敏感性，降低外周血胰岛素水平。

有研究对补肾活血法治疗 PCOS 的 69 种中药进行频数统计和聚类分析，发现临床常用中药四气以温为主，五味以甘、苦、辛为主，归经以肝、肾、脾经为主，药性以补肾药、理血药和理气药为主。其中，补肾类常用药有菟丝子、熟地、枸杞子，代表方剂是归肾丸；活血类常用药有当归、川芎、红花，代表方剂是桃红四物汤；理气、补气类常用药有党参、甘草，代表方剂是柴胡疏肝散。

现代药理研究显示，熟地、枸杞子、菟丝子、补骨脂、淫羊藿、巴戟天等常用补肾中药及丹参、红花、川牛膝等活血中药均具有类雌激素样作用，对机体的内分泌状态具有良好的调节作用。例如，菟丝子黄酮能增加成年大鼠腺垂体、卵巢及子宫质量，提高卵巢人绒毛膜促性腺激素（HCG）及 LH 受体功能，改善垂体对促性腺激素释放激素（GnRH）的反应性，促进 HCG 分泌；补骨脂能够降低去卵巢大鼠肛周温度，增加子宫和肾上腺系数，升高血清雌二醇（E_2）水平并降低 FSH、LH 水平；淫羊藿总黄酮可促进性激素分泌，调节生殖内分泌水平；红花能够基于机体雌激素水平，发挥双向调节功能。

六、经　典　病　案

赵某，女，26 岁，学生，身高 163cm，体重 60kg。

初诊：2019 年 4 月 15 日，患者近 1 年因学习压力大出现月经周期延长，月经周期 2～3 个月，经期 8～10 天，于某医院就诊，查女性激素六项提示雄激素增高，B 超提示双侧卵巢多囊样改变，OGTT 试验提示胰岛素抵抗。诊断为多囊卵巢综合征、胰岛素抵抗、高雄激素血症。曾服用二甲双胍、达英-35 后月经来潮，然停药后月经又未至，末次月经（LMP）：2019 年 1 月 2 日，3 月 20 日 B 超检查提示双侧卵巢多囊样改变。面色无华，多痤疮，四肢倦怠，行经时小腹及腰部坠胀，月经量少，色淡红，经期长，大便尚调。舌淡红边有齿痕，苔厚腻，舌下络脉迂曲，脉沉滑。中医辨病辨证：月经后期——肾虚血瘀、脾虚湿盛；治法：补肾活血，健脾化湿；处方：熟地 30g，山萸肉 20g，山药 60g，白术 20g，泽泻 20g，茯苓 30g，白芍 30g，当归 20g，丹参 20g，甘草 10g，陈皮 15g，半夏 15g，香附 20g，贝母 10g。5 剂，一日 1 剂，分两次服用，水煎服。

二诊：2019 年 4 月 29 日，上药服后患者无特殊不适，自觉带下量稍增，纳可，便调，寐安，舌质红，苔薄白，脉细微弦。处方：上药去贝母、半夏，加柴胡 12g，郁金 20g。5 剂，一日 1 剂，分两次服用，水煎服。

回访：患者于 2019 年 5 月 16 日月经来潮，后连续治疗半年，复查 B 超、女性激素六项、OGTT 已恢复正常。

按 PCOS 最常见的临床表现是月经后期和闭经，本案中患者以月经后期为主诉，无生育要求，应以调整月经周期为主，辨证其以肾虚为本，脾虚痰瘀为标，治疗上以补肾活血、健脾化湿为要。在治疗上应侧重调节月经周期，按期随症加减用药，并嘱其继续服用胰岛素增敏剂二甲双胍，控制饮食，加强锻炼，改善生活方式，减轻体重。黄光英教授认为 PCOS 病因病机复杂，治疗上应不拘一格，衷中参西，中西医结合优势互补，取长补短，充分发挥中医药的优势，临床上根据月事的生理病理特点和藏泻规律，辨证与辨病相结合，攻补兼施，使肾精充盈，阴平阳秘，冲任通盛，则月事以时下。

七、总　　结

PCOS 是妇科临床的常见病、多发病和疑难病，临床表现以排卵障碍和高雄激素血症为主，可伴有胰岛素抵抗、脂质代谢障碍等代谢异常。PCOS 是伴随一生的疾病，在不同阶段，治疗侧重点有所不同。青春期 PCOS 以调经为主，育龄期女性以促排助孕为主；此外，预防糖尿病、高脂血症及心血管疾病等远期并发症需贯穿于治疗始终。肾虚、血瘀是 PCOS 的核心病机，因此中医治疗以补肾、益气、活血为原则，补肾为主，兼益气活血化瘀。临床上可根据患者的体质适当进行加减，如肝郁气滞者，加用疏肝行气类药物；痰湿显著者，加用化痰燥湿健脾类药物；伴有热象者，可酌情加用黄连、黄芩等。PCOS 合并不孕症是临床治疗重点及难点，应遵循"调经、种子、安胎"原则，以调经为要，在改善患者内分泌状态后，适时指导患者妊娠。鉴于 PCOS 的不可根治性，以及除月经不调、不孕症之外的远期影响，应该加强 PCOS 的长期管理。

（黄冬梅　马雯雯）

第九节　早发性卵巢功能不全

早发性卵巢功能不全（premature ovarian insufficiency，POI）指女性 40 岁之前出现卵巢功能障碍，以月经紊乱（包括月经稀发、闭经）为主要表现，同时伴有促性腺激素升高和雌激素下降的临床综合征。既往曾称为卵巢早衰（premature ovarian failure，POF），2016年欧洲人类生殖与胚胎学学会（European Society of Human Reproduction and Embryology，ESHRE）提出将 FSH 的诊断阈值提前，即将 POF 的 FSH 诊断阈值由 40U/L 降低为 POI 的 25U/L，旨在对于卵巢功能障碍的女性进行尽早诊断，尤其是有生育要求的女性，做到尽早干预，从而增加临床获益。中医无此病名，根据其临床表现可归于中医古籍"年未老经水断"、"月经不调"、"闭经"、"血枯"、"不孕"、"经断前后诸证"等范畴。

一、现代医学发病机制

POI 的发病机制复杂，目前尚未完全清楚，其异质性强，治疗也相对棘手，对其进行病因学分类，可以起到预防、预警的效果。现代医学已经明确的病因包括遗传因素、免疫因素、医源性因素、环境内分泌干扰物、感染因素和心理因素。

1. 遗传因素

约 10%的 POI 患者存在过早绝经的家族史，表明遗传因素在 POI 的发病机制中居于重要地位，POI 的遗传学异常主要是 X 染色体及常染色体的基因突变，而其中 90%以上是 X 染色体基因突变。X 染色体上有维持女性卵巢功能的特殊位点，女性生殖功能的发育及维持依赖两条结构正常的 X 染色体，X 染色体的结构缺失、易位或重复，以及其数量异常，均可导致卵泡发育异常，从而形成 POI。最常见的 X 染色体畸形所致疾病是 Turner 综合征，核型为 45，XO 或 45，XO/46，XX 或 45，XO/47，XXX。常染色体异常引起 POI 的研究相对较少，主要是与卵巢功能相关的基因发生突变，包括 FSHR、LHR、INHA、GDF9、BMP15 等的常染色体基因异常。

2. 免疫因素

5%～20%的 POI 患者发病与免疫因素有关，一部分的 POI 患者血清中可以检测到抗卵巢抗体或抗透明带抗体，表现为自身免疫性卵巢炎，这类患者往往合并有其他的自身免疫性疾病，如系统性红斑狼疮、类风湿关节炎、桥本甲状腺炎、Addison's 病、肾小球肾炎等，其发病机制与机体的神经内分泌免疫网络有着复杂的联系，具体的作用机制仍需进一步研究。

3. 医源性因素

手术技术的进步、放化疗方案的发展为患者带来获益的同时，也带来了医源性的并发症，POI 便是其中一个。单侧或双侧的卵巢手术会直接损伤卵巢的储备功能，而非卵巢部位的盆腔手术也会影响卵巢组织的血液供应和卵巢的微环境，从而继发 POI；放射线可导致 DNA 损伤，对卵母细胞产生直接的影响，直接导致卵巢功能衰退；化疗药物如环磷酰胺、顺铂、多柔比星等或通过激活原始卵泡池、加速耗竭，或诱导卵巢组织凋亡坏死，或直接损伤卵母细胞和颗粒细胞，最终均会引发 POI。

4. 环境内分泌干扰物

环境内分泌干扰物（endocrine-disrupting chemical，EDC）指环境中天然存在的或者受污染后存在的，可对机体的内分泌功能产生负面影响的外源性化合物。这类化合物或具有类激素样作用，或通过诱导氧化应激反应，或参与表观遗传修饰等方式，干扰机体的神经内分泌免疫网络，对卵巢的储备功能产生负面影响。其中双酚 A、杀虫剂、烟草、邻苯二甲酸盐、工业废气废液等已经被广泛证实会损伤卵巢功能。

5. 感染因素

卵巢具有一定的抗感染能力，但免疫力低下时，一些病毒感染如巨细胞病毒可导致卵巢炎；儿童期及青春期感染腮腺炎病毒可合并卵巢炎；严重的盆腔结核、化脓性盆腔炎等也会累及卵巢，各种感染因素引起的卵巢炎均可继发POI。

6. 心理因素

长期的负性情绪、精神压力、心理应激也会影响卵巢储备，其机制可能与下丘脑-垂体-肾上腺轴和下丘脑-垂体-卵巢轴之间的相互作用有关，长期的压力应激信号激活下丘脑的交感神经通路，进一步对内分泌产生影响，引起激素分泌紊乱，造成精神性闭经及POI。

二、中医病因病机

中医学认为，肾主生殖，肾虚为POI的根本病机。临床上虽证候复杂，辨证分型仍以肾虚为本，或因久病致瘀，或夹脾虚，或夹肝郁。肾阴虚、肾阳虚、肾虚血瘀、肝肾阴虚、肾虚肝郁、脾肾两虚是POI在临床上的常见证型。

1. 其本在肾

肾为先天之本，藏精、主生殖，肾中精气的盛衰与月经的行止、天癸的至竭、生殖功能的维持息息相关。《傅青主女科·年未老经水断》一章中指出："经原非血也，乃天一之水，出自肾中，是至阴之精而有至阳之气，故其色赤红似血，而实非血，所以谓之天癸。"经本出于肾，而生殖功能的障碍与肾之元阴元阳的损伤密切相关，肾虚为POI的根本病机。肾阴虚则癸水不充、血海空虚；肾阳虚则血脉失于温通，血行不畅。而阴阳俱虚者，往往以肾精不足为主，兼见阳虚。

2. 病久必瘀

肾为冲任之本，胞脉之所系，肾之元阴元阳虚损，一方面肾阴不足，胞脉失于濡润；另一方面肾阳虚衰，胞脉气血运行乏力，皆可因肾虚而致胞脉瘀滞。《陈素庵妇科补解》指出"妇人月水不通，属瘀血凝滞者，十之七、八"。POI之为病，早期肾虚为因，又往往病程日久，因虚致瘀，故临床上常常可见肾虚与血瘀相兼的病证。瘀血在POI的病程中既是病理产物又是致病因素。

3. 或夹脾虚

脾为后天之本，运化水谷精微，以化生气血，而肾为先天之本，血海有赖于脾所化生的后天之精与肾所藏之先天之精，两者交互融汇，方可充盈。脾虚则生化乏源，冲任不盈，血海空虚，乃至经少、经闭。《万氏女科》指出"妇人女子，闭经不行，其候有三：乃脾胃损伤，饮食减少，气耗血枯而不行者，法当补其脾胃，养其血气，以待气充血生，经自行矣"。

4. 或夹肝郁

肝藏血，主疏泄，司血海，是调节人体气血的重要枢纽。经血虽以肾精为本，亦有赖于肝之疏泄功能顺畅，而 POI 病程中常常夹杂情志失调。肝气郁结，气机不畅，则血为气滞，经行不畅；或化火伤阴，暗耗精血，肾精不充，月水难生。《万氏女科·经闭不行》指出"一则忧愁思虑，恼怒怨恨，气郁血滞，而经不行者，法当开郁气，行滞血而经自行"。

三、诊 断 要 点

1. 诊断标准

年龄<40 岁，除外妊娠，出现停经或月经稀发至少 4 个月，并连续 2 次间隔 4 周以上的 FSH>25U/L 可诊断为 POI。

2. 分期

根据患者的月经情况、基础 FSH 水平和生育能力，POI 可分为三期：隐匿期、生化异常期、临床异常期。

隐匿期：患者月经规律、基础 FSH 水平正常，但生育能力下降。

生化异常期：患者月经仍规律，但基础 FSH 水平升高、生育能力下降。

临床异常期：患者月经紊乱、稀发，甚至闭经，伴基础 FSH 水平升高、生育能力下降。

3. 症状

POI 患者可无任何症状，或出现以下症状：

1）月经异常：POI 患者月经异常情况不一，大部分表现为月经稀发或子宫不规则出血，部分患者会出现突发性闭经，极少数患者为原发性闭经，如 Turner 综合征。

2）低雌激素症状：部分患者会出现低雌激素症状，如潮热盗汗、阴道干涩、情绪改变、性欲低下、感觉异常、皮肤干燥等。

3）不孕：部分患者因欲孕未果而就诊才发现患有 POI，不孕往往为 POI 患者最主要的就诊原因。

4）其他：伴有自身免疫系统疾病的患者可出现原发疾病的症状，如系统性红斑狼疮的皮疹、类风湿关节炎的关节疼痛等。

4. 体征

大部分患者无明显体征，遗传学异常的患者如 Turner 综合征患者，会出现第二性征发育不全的体征；伴有自身免疫系统疾病的患者存在原发疾病的体征，如 Addison's 病患者伴有色素沉着，系统性红斑狼疮患者伴有蝶形红斑，类风湿关节炎患者伴有关节畸形等。

5. 辅助检查

（1）性激素水平测定

基础 FSH 水平的测定最好在月经的第 2～4 天检测，连续 2 次间隔 4 周以上的 FSH>25U/L 可协助诊断；若 10U/L<基础 FSH 水平<25U/L，则有可能处于卵巢功能减退的隐匿期。患者的基础 E_2 水平可下降或不下降，卵巢功能进一步衰减的表现为基础 FSH 水平

进一步升高、基础 E_2 水平进一步下降。

（2）抗米勒管激素（AMH）和抑制素 B（INHB）水平测定

AMH 由窦状卵泡产生，超声检测不到的小卵泡同样可以产生 AMH，其水平随年龄的增长而下降，且不随月经周期而变化，而 INHB 来源于小窦状卵泡，AMH 及 INHB 均可反映卵巢的功能，其水平下降可协助诊断 POI。

（3）窦卵泡计数（AFC）

阴道超声检测卵巢 AFC，双侧卵巢 AFC＜5 个提示卵巢储备下降，可协助诊断 POI。

（4）染色体核型及基因分析

部分 POI 患者具有家族史，可进行染色体核型及基因分析，与 POI 相关的染色体异常多见于 X 染色体的结构缺失、易位或重复，以及其数量异常。近年来，研究显示与 POI 相关的常染色体异常包括 FSHR、LHR、INHA、GDF9、BMP15、FOXL2、FOXO3、ERA、SF1、ERB、CYP19A1 等。

（5）自身免疫性指标

合并有自身免疫性疾病的患者可检测体内的抗卵巢抗体及抗透明带抗体，抗体阳性提示自身免疫性卵巢炎，可协助诊断 POI。

四、治　疗

POI 的治疗根据患者的目的而有所不同，大部分的患者均有延缓衰老的愿望，希望尽可能地维持卵巢功能，一部分患者为低雌激素症状所困扰，这类患者临床上可使用中医药治疗或激素序贯疗法。一部分患者有孕育的需求，临床上常常需要中西医结合治疗，现代医学可选用辅助生殖技术、生育力保存技术，以及一些新技术如基因治疗、干细胞治疗等，中医药治疗在以上各个环节中亦可起到辅助作用。一部分患者同时合并有自身免疫系统疾病，需要积极治疗原发疾病，同时注重卵巢功能的维护。

（一）西医治疗

1. 激素补充治疗（HRT）

部分 POI 患者伴有明显的雌激素下降，出现潮热盗汗、阴道干涩、焦虑抑郁、性欲低下、感觉异常、脱发、关节痛、指端刺痛等症状，严重影响患者的工作和生活，并且长期缺乏雌激素会对机体的心血管系统、骨骼系统等产生远期的负面影响，因此，无禁忌证的情况下，HRT 是有必要的，尤其对于因遗传性或医源性等因素导致的青春期 POI，HRT 除了可以改善低雌激素症状外，同时可以帮助生长发育及第二性征、性器官的发育。另外，HRT 可以为需要进行胚胎移植的患者做好前期准备。但是，需要注意的是，长期的激素替代治疗会增加乳腺癌、子宫内膜癌等疾病的潜在风险，因此，需根据个体情况权衡利弊以明确治疗方案，并且用药期间应定期监测子宫内膜厚度、定期行乳腺检查。

POI 患者的 HRT 一般多采用雌激素、孕激素序贯疗法，为避免长期应用带来的不良反应，建议使用接近天然的雌激素、孕激素，目前常用的 HRT 方案有以下几种。

1）停经的患者任意时间开始用药，未停经的患者在自然月经的第 5 天开始用药，戊酸雌二醇片（补佳乐，2mg，口服，每日 1 次），连续服用 21 天（即月经的第 5~25 天），服用雌激素第 12 天时加用地屈孕酮片（达芙通，10mg，口服，每日 2 次），连续用药 10 天（即月经的第 16~25 天），停药 3~5 天后，若患者出现撤退性出血，表示 HRT 治疗有效，月经来潮第 5 天即可开始下一周期用药。

2）使用雌孕激素复合制剂：①雌二醇片/雌二醇地屈孕酮片复合包装（芬吗通，前 14 片每片含 2mg 17β-雌二醇，后 14 片每片含 2mg 17β-雌二醇和 10mg 地屈孕酮），连续用药，每日 1 片，用完一盒后直接开始下一盒，中间不停药。②戊酸雌二醇片/戊酸雌二醇环丙孕酮片复合包装（克龄蒙，前 11 片每片含 2mg 戊酸雌二醇，后 10 片每片含 2mg 戊酸雌二醇和 1mg 醋酸环丙孕酮），连续用药，每日 1 片，用完一盒后停药 7 日再开始服用下一盒。

2. 助孕治疗

POI 患者的生育能力明显下降，不孕往往是 POI 患者就诊的最主要原因，然而，目前临床上尚无明确有效可以提高 POI 患者妊娠率的治疗方法，以下方案可供选择：

（1）辅助生殖技术

1）赠卵移植：使用捐赠的正常卵子进行 IVF-ET，目前，赠卵移植仍被认为是 POI 患者获得妊娠的最有效方式。患者在 IVF-ET 之前，进行 HRT，可以增加子宫内膜厚度，为移植做好准备。需要注意的是，对于 Turner 综合征患者，妊娠期内发生高血压、心脏病等的风险较高，因此，Turner 综合征患者需严格评估赠卵移植指征。目前赠卵移植仍存在不少困境，如卵源少、费用高、法律法规严格，以及涉及的伦理问题等，临床上实施较为困难。

2）促排卵：POI 患者可以选用促排卵的方式帮助妊娠，常用的促排卵药物有来曲唑、氯米芬、尿促性腺激素、绒毛膜促性腺激素等，需要注意的是，有研究表明，促排卵有可能加速 POI 患者的卵巢功能衰退，并且，POI 患者使用促排卵治疗存在高排卵率、低受孕率的现象。

（2）生育力保存技术

对于具有 POI 高危因素的女性，如有家族史，或需要进行放化疗等情况下，可以选择在进展至 POI 之前或放化疗前进行生育力保存，目前有卵子冻存、胚胎冻存、卵巢冻存移植等方式。生育力保存的技术在国内尚未得到广泛应用，实际操作中也存在许多技术难点，但相关研究仍在不断深入，有希望随着技术的不断成熟使 POI 患者获益。

（3）其他新技术

1）卵泡体外激活：有研究报道，将患者自体卵巢组织在体外切成小块，通过激活 AKT 信号通路，在体外将休眠的卵泡激活，此方法适用于体内仍存在原始卵泡但发育异常的 POI 患者。

2）基因治疗：主要针对因基因缺陷引起 POI 的患者，将外源性基因片段引入靶细胞，纠正缺陷基因，以达到治疗 POI 的目的。相关技术目前仍处于动物实验阶段，尚需要更多的研究以明确其安全性和有效性。

3）干细胞治疗：间充质干细胞（MSC）是一类具有多向分化潜能的细胞，可以修复和重建受损组织，目前，越来越多的研究关注 MSC 移植对卵巢早衰的治疗作用。MSC 来源较为广泛，包括骨髓、羊水、羊膜、脐血、卵巢皮质等，MSC 移植入机体后在受损卵巢局部发挥修复作用，从而改善卵巢储备。干细胞治疗因其来源的广泛性及其具备的多向分化潜能，已成为研究的热点领域，有希望随着研究和技术的不断成熟在未来使 POI 患者获益。

3. 免疫治疗

免疫治疗适用于合并有自身免疫系统疾病的 POI 患者，积极治疗原发的自身免疫系统疾病可使部分患者恢复卵巢功能，临床上主要是应用糖皮质激素，常用药物为地塞米松、泼尼松等。

（二）中医治疗

POI 的中医辨证分型以肾虚为本，或因病久致瘀，或夹脾虚，或夹肝郁。肾阴虚、肾阳虚、肝肾阴虚、肾虚肝郁、脾肾两虚、肾虚血瘀是 POI 在临床上的常见证型。

1. 辨证论治

（1）肾阴虚型

主要证候　月经量少色淡，或月经后期，或闭经，或婚久不孕，头晕耳鸣，腰膝酸软，小便频数，性欲淡漠，或伴烘热汗出，五心烦热，舌淡红，苔少，脉沉细。

治疗　滋肾益阴，养血调经。

方药　左归丸加减。

处方　熟地、山茱萸、山药、枸杞子、牛膝、菟丝子、鹿角胶、龟甲胶。

加减　烘热汗出甚者，酌加青蒿、鳖甲、地骨皮；心烦不寐者，酌加柏子仁、珍珠母、酸枣仁。

（2）肾阳虚型

主要证候　月经量少色淡，或月经后期，或闭经，或婚久不孕，头晕耳鸣，腰痛如折，腹冷阴坠，形寒肢冷，小便清长，性欲淡漠，舌淡，苔白滑，脉沉细而迟。

治疗　温肾助阳，填精养血。

方药　右归丸加减。

处方　熟地、山药、山茱萸、枸杞子、杜仲、菟丝子、附子、肉桂、当归、鹿角胶。

加减　小便频数者，酌加益智仁、桑螵蛸；若阳虚寒盛、形寒肢冷甚者，酌加淫羊藿、补骨脂。

（3）肝肾阴虚型

主要证候　月经量少色淡，或月经后期，或闭经，或婚久不孕，头晕耳鸣，两胁胀痛，口苦吞酸，外阴瘙痒，舌红而干，脉弦细。

治疗　滋肾养肝，益精养血。

方药　养精种玉汤加减。

处方　熟地、白芍、当归、山茱萸、菟丝子、炒白术、川牛膝、醋香附。

加减　若肝肾阴虚甚，以致肝阳上亢者，症见眩晕头痛，耳鸣耳聋，急躁易怒，酌加龙骨、牡蛎。

（4）肾虚肝郁型

主要证候　月经量多少不定，或月经先后不定期，或闭经，或婚久不孕，头晕耳鸣，腰膝酸软、乳房胀痛、胸胁不舒、少腹胀痛、精神抑郁或烦躁易怒，舌暗红，苔薄，脉弦细。

治疗　补肾填精，疏肝解郁。

方药　定经汤加减。

处方　熟地、菟丝子、柴胡、白芍、当归、山药、茯苓、荆芥穗。

加减　腰骶酸痛者，酌加杜仲、巴戟天；乳房胀痛甚者，酌加川楝子、郁金；若兼心烦口苦，舌红苔黄，经色紫暗质稠，为肝郁化热之象，加栀子、夏枯草、益母草。

（5）脾肾两虚型

主要证候　月经量多少不定，或月经先后不定期，或闭经，或婚久不孕，头晕耳鸣，腰膝酸软，肢倦神疲，纳少便溏，脘腹胀满，面色萎黄，舌淡胖有齿痕，苔白腻，脉缓弱。

治疗　滋阴补肾，益气健脾。

方药　并提汤加减。

处方　熟地、山茱萸、枸杞子、白术、人参、柴胡、黄芪、巴戟天。

加减　大便稀溏者，酌加白扁豆、薏苡仁、莲子肉、山药；食欲不振者，酌加砂仁、炒麦芽、炒谷芽。

（6）肾虚血瘀型

主要证候　月经先后无定期，量少，色紫暗有块，或闭经，或婚久不孕，下腹积块，痛引腰骶，头晕耳鸣，腰膝酸软，舌紫暗，或有瘀斑瘀点，苔薄白，脉沉细而涩。

治疗　滋阴补肾，养血活血。

方药　黄光英教授卵巢早衰经验方加减。

处方　熟地、山茱萸、山药、菟丝子、茯苓、当归、白芍、川芎、黄芪、牡丹皮。

加减　若少腹冷痛，酌加肉桂、吴茱萸、干姜；腹痛甚者，酌加延胡索、香附；瘀久化热、口渴便秘者，加大黄、黄芩。

2. 中医特色疗法

对于 POI 患者，针灸治疗是可以选用的中医特色疗法，黄光英教授团队治疗 POI 常用的针灸取穴配伍方案包括：

1）气海、关元、双侧归来（中极、大赫、归来、子宫、卵巢四穴可交替使用）、三阴交、足三里、百会。

2）双侧肾俞、次髎、太溪、内关。

根据辨证分型，穴位加减可参照以下方案：肝郁型，可加百会、内关、太冲；肾虚型，可加肾俞、太溪、大赫；血虚型，可加肾俞、膈俞、脾俞；血瘀型，可加太冲、膈俞、血海；脾气虚，可加中脘、脾俞、胃俞；痰湿型，可加丰隆、阴陵泉、中极、水道、水分。

具体取穴及针刺操作方法见本章第十八节"体现补肾益气活血的针灸疗法"。

（三）中西医结合治疗

1. 中西医结合改善 POI 患者低雌激素症状

部分 POI 患者伴有明显的雌激素下降，出现潮热盗汗、阴道干涩、焦虑抑郁、性欲低下、感觉异常、脱发、关节痛、指端刺痛等症状，严重影响患者的工作和生活。对于这一部分患者，临床上西医常用的治疗方法为激素补充治疗（HRT），但是，需要注意的是，长期的激素替代治疗会增加乳腺癌、子宫内膜癌等疾病的潜在风险。因此，对于受低雌激素症状困扰的患者而言，可根据其严重程度选择单用中药或在 HRT 基础上辅助使用中药治疗，可以减少长期应用激素的不良风险。

研究表明，中医在改善 POI 患者的低雌激素症状上有优势，尤其是以补肾、益气、活血为法则的处方多见。滕秀香等临床研究指出，健脾补肾活血方（组成：太子参、菟丝子、熟地、炒白术、茯苓、蛇床子、女贞子、旱莲草、杜仲、黄精、红花、当归）可改善脾肾阳虚型 POI 患者的中医证候积分（主症：闭经，神疲气短，腰膝酸软；次症：不孕或不育，足跟痛，心悸，失眠，精神萎靡，食欲不振，便溏，面色萎黄或黧黑，耳鸣或听力下降，夜尿多，小便清长，性欲淡漠，阴道干涩），并可降低血清 FSH、LH 水平，升高血清 E_2 水平。张会仙等对补肾活血中药治疗 POI 的文献进行 Meta 分析，结果显示，补肾活血中药在升高 AMH、降低 FSH、增加窦卵泡数和改善中医证候方面具有一定优势。李存存等对坤泰胶囊和 HRT 治疗更年期综合征的有效性和安全性进行 Meta 分析，结果显示，坤泰胶囊在改善激素水平方面不及 HRT，但也能一定程度上改善更年期症状，并且在改善乳房胀痛、降低阴道出血发生率及减少总体不适感上存在优势。

2. 中西医结合帮助 POI 患者达成孕育需求

POI 患者的生育能力明显下降，不孕往往是其就诊的最主要原因，但是，POI 患者的助孕治疗却相对棘手，目前临床上尚无明确有效可以提高 POI 患者妊娠率的治疗方法，对于有孕育需求的 POI 患者而言，临床上常常需要中西医结合治疗。

现代医学的辅助生殖技术应用于 POI 仍存在着诸多困境，如赠卵移植存在卵源少、费用高、法律法规严格等现状，以及涉及相关的伦理问题，临床上实施较为困难；有研究指出促排卵技术有可能加速 POI 患者的卵巢功能衰退，并且，POI 患者使用促排卵治疗存在高排卵率、低受孕率的现象；卵子冻存、胚胎冻存、卵巢冻存移植等生育力保存的技术在国内尚未得到广泛的应用，实际操作中也存在许多技术难点；卵泡体外激活技术、基因治疗技术、干细胞治疗手段等目前仍处于动物实验阶段，尚需要更多的研究以明确其安全性和有效性。

中医对于 POI 患者的助孕治疗多为个案报道，因 POI 患者中存在间断稀发的自发性排卵者，故个案报道并未能提示明确的有效性，但这些个案是否代表中医治疗可以增加这种自发性排卵的概率仍值得进一步研究，无论如何，一些中医名家治疗 POI 患者最终使其足月妊娠的例子仍然极具参考价值。如夏桂成国医大师从心肾论治，兼顾运脾和胃，使 POI 患者妊娠并足月产子验案多例。柴嵩岩国医大师以滋肾阴养血为主，佐以疏肝解郁，使 POI 患者足月妊娠的验案。黄光英教授以补肾活血为主，兼顾健脾疏肝，使 POI 患者最终成功怀孕的验案。另外，越来越多的研究显示中药在现代医学辅助生殖技术中可以起到良好的协同作用，梁莹等选取肾虚型不孕症患者，使用补肾调经方联合控制性超促排卵，较单纯控制性超促排卵而言，联合补肾调经方可以提高优质胚胎率，并提高卵母细胞质量，调节卵泡液中 FSH、LH 水平，增加卵泡对外源性促性腺激素的敏感性。张争等对接受 IVF-ET

治疗的 POI 患者在控制性超促排卵的基础上辅助使用疏肝补肾中药，患者的获卵数、优质胚胎数、可移植胚胎数、HCG 注射日及取卵日的血清 E_2 水平均有所提高，表明疏肝补肾中药可以改善 POI 患者在 IVF-ET 治疗过程中的卵巢低反应性。

总的来说，对于有孕育需求的 POI 患者而言，因治疗相对棘手，临床上实际需要中西医结合治疗，并且早期干预和抓住可能的时机非常重要，中西医结合进行规范化的治疗可以使一部分 POI 患者成功妊娠产子。

五、补肾益气活血法则在 POI 中的运用及机制研究

黄光英教授认为，POI 的总体病因病机是以肾虚为本，并且往往病久致瘀，亦常兼夹脾虚或肝郁。在临床诊治 POI 患者的过程中，常常可以见到肾虚血瘀证型贯穿整个病程，因此，黄光英教授治疗 POI 的患者，侧重于补肾活血，而对于兼夹脾虚或肝郁的患者，则会兼顾健脾益气或疏肝解郁。黄光英教授在方药方面侧重于选用卵巢早衰经验方或定经汤加减。

黄光英教授团队研究发现，卵巢早衰经验方可以增加卵巢早衰模型小鼠的原始卵泡计数，降低血清 FSH 水平，升高血清 E_2 水平，调节小鼠动情周期，表明该方可良好地改善卵巢功能。究其作用机制，研究显示，中药干预组小鼠脾脏中 $CD4^+T$ 细胞、Th1、Th17、Treg 细胞亚群的比例升高，血清中 IFN-γ、TNF-α、IL-17A、IL-6 和 IL-10 的水平升高，骨髓、卵巢及外周血中生殖干细胞标志物 MVH 的 mRNA 和蛋白表达得到调控，表明卵巢早衰经验方改善卵巢功能的作用可能与调整机体的免疫微环境和潜在的卵巢修复潜力有关。

补肾益气活血的治疗法则在 POI 的临床应用中居于非常重要的地位，综合相关的基础研究显示其机制主要与以下几个方面有关：

1. 植物雌激素作用

由于长期应用性激素存在一定的潜在风险，临床上常常辅助使用中药或单独使用中药以改善 POI 患者的低雌激素症状。低雌激素症状在中医证候中多归属于肾虚类型，现代研究表明，许多补肾活血类的中药实质是一种植物雌激素。植物雌激素广泛存在于植物性食品中，是一种雌激素的结构类似物，具有弱活性的雌激素样效应，可作为雌激素的代用品；因其结构与雌激素类似，也可以与雌激素受体相结合，竞争性地抑制靶细胞对雌激素的应答，从而对雌激素依赖性疾病如乳腺癌等具有预防和保护的作用。长期的激素替代治疗会增加乳腺癌、子宫内膜癌等疾病的潜在风险，对于受低雌激素症状困扰的患者而言，亦可根据其严重程度选择单用中药或在 HRT 基础上辅助使用中药治疗，可以减少长期应用激素的不良风险。

2. 对下丘脑-垂体-卵巢（HPO）轴的调节作用

中医理论对于 HPO 轴有类似的阐述，即"肾-天癸-冲任-胞宫轴"，肾中蕴藏先天之精，肾中精气充盈到一定程度产生维持生殖功能的物质即天癸，而冲任二脉则暗含了性腺的功

能。吴瑕等发现淫羊藿总黄酮可以调节去垂体大鼠的 GnRH 水平、血清 E_2 水平和子宫脏器指数。罗克燕等指出菟丝子提取物可以纠正排卵障碍模型大鼠的低 FSH、LH、E_2 水平。从现代医学的角度来讲，补肾类中药或直接作用于 HPO 轴，或通过其类雌激素样作用进而对 HPO 轴的功能进行调节，从而调节卵巢功能。

3. 对卵巢血流动力学的影响

骆欢欢等研究活血化瘀法则治疗血瘀证模型大鼠的作用机制，得出结论，其改善妇科血瘀证与改善子宫及卵巢的微循环、调节凝血系统及纤溶系统、保护血管内皮细胞及其功能等相关。而气为血之帅，气行则血行，益气活血则更能发挥对机体血液流变学的作用。李冰冰等发现益气活血类的中药对人脐静脉血管内皮细胞的增殖能力有显著的影响，表现为明显的促进或者抑制作用，从而影响血管的形成。补肾活血类的中药可以升高 POF 患者卵巢动脉的收缩期峰值流速、降低阻力指数，改善 POF 患者的卵巢血流动力学可能是补肾活血中药改善卵巢功能的机制之一。

4. 对干细胞的影响

干细胞治疗因其来源的广泛性及其具备的多向分化潜能，已成为 POI 治疗研究的热点领域，有希望随着研究和技术的不断成熟在未来使 POI 患者获益。张金生等对国内外数据库中的干细胞、微环境、活血化瘀中药相关的文献进行检索并分析综述，得出结论：活血化瘀的方药可通过促进血管新生、抗凝、抗纤溶、降低血液黏稠度和改善血流动力学等作用于受损局部组织的微环境，从而对干细胞向受损局部组织归巢过程中的多个靶点、多个环节进行调节。沈自尹等发现，温肾阳的药物可以激活局部组织中休眠状态下的干细胞，并促进其增殖分化。补肾活血的法则在干细胞治疗 POI 的应用中可起到协同、优化的作用。

六、总　　结

POI 是复杂性疾病，病因复杂，起病又较隐匿，因此，在临床应用中需要注意以下几点：①应根据患者不同的就诊目的（改善低雌激素症状为主的临床不适感，或有孕育需求，或因全身性免疫系统疾病而希望维持卵巢功能等）而选择不同的治疗策略；②应尽可能地做到早诊断、早治疗，越早期进行干预，卵巢功能的维持越好；③对于有孕育需求的 POI 患者而言，抓住可能的时机尤其重要，而中西医结合治疗可以增加患者的临床获益。

中医在治疗 POI 时，因其多有肾虚、气阴两虚、血瘀的特点，临床多遵从补肾、益气养阴、养血活血的治疗法则，黄光英教授认为，将补肾益气活血法则贯穿于 POI 的临床应用中，具有重要的意义，而研究显示补肾、益气、活血治疗法则多与改善患者的内分泌紊乱、改善卵巢局部的血供和微环境等有关，在辨证基础上灵活地运用补肾益气活血的治疗法则，往往能起到更好的治疗效果。

（龚　萍　宋坤琨）

第十节　子宫内膜异位症

子宫内膜异位症简称内异症，指子宫内膜组织（腺体和间质）在子宫腔被覆内膜及子宫以外的部位出现、生长、浸润，反复出血，继而引发疼痛、不孕及结节或包块等。据报道，子宫内膜异位症的发病率为5%～10%，属于妇科常见多发病，并且近年来呈现上升趋势。其中70%～80%的患者合并盆腔疼痛，近50%患者合并不孕，17%～44%的患者合并盆腔包块，是导致不孕的主要原因之一。

中医古籍中并无子宫内膜异位症的病名，根据其临床表现及体征，可归属于祖国医学中"痛经""月经不调""不孕""癥瘕"等范畴。

一、现代医学发病机制

对于子宫内膜异位症的发病机制的研究，近年来取得了一定进展，但其具体作用机制尚未完全阐明。具有代表性的学说为Sampson提出的种植学说，该学说认为经期脱落的子宫内膜碎片可通过输卵管逆流至盆腔，经黏附、侵袭、血管性形成等过程种植于卵巢和腹膜。而我国学者发现子宫内膜异位症妇女相对于非子宫内膜异位症妇女的在位内膜黏附、侵袭和血管形成能力更强，子宫内膜相关基因或蛋白表达存在差异，并在此研究基础上提出"在位内膜决定论"学说，即认为子宫在位内膜的生物学特质在子宫内膜异位症发病中起重要甚至决定作用。伴随着免疫学领域的发展，免疫功能紊乱与子宫内膜异位症发病机制研究取得了较大进展，已经证实了子宫内膜异位症与细胞免疫和体液免疫有关，表现为内膜组织淋巴细胞和浆细胞浸润，NK细胞毒性和细胞毒性T淋巴细胞毒性降低，还发现了抗子宫内膜抗体和抗卵巢组织抗体，但是其具体关系尚待进一步验证，其他学说包括体腔上皮化生、淋巴及血行转移以及遗传因素等。

子宫内膜异位症的基本病理变化是异位种植的子宫内膜受卵巢激素变化的影响而周期性出血，由此诱发局部炎症反应，伴纤维细胞增生及纤维化，形成瘢痕性硬结，或与邻近器官紧密粘连。临床病理分型可分为腹膜型子宫内膜异位症或腹膜子宫内膜异位症，卵巢型子宫内膜异位症或卵巢子宫内膜异位囊肿，深部浸润型子宫内膜异位症以及其他部位的子宫内膜异位症。

子宫内膜异位症虽然是良性病变，极少数可发生恶变，恶变率小于1%，但卵巢部位囊肿，发展为卵巢癌相对危险度为普通人群的1.3～1.9倍。

二、中医病因病机

中医学认为子宫内膜异位症的发生与血瘀密切相关。子宫内膜异位症的基本病理变化在于异位内膜组织的周期性出血，中医称为"离经之血"，即为血瘀，如唐容川在《血证论》中就有描述"既然是离经之血，虽清血、鲜血，亦是瘀血"。月经产生的余血流于子宫冲任之外，久之积聚于体内形成瘀血，不通则痛，故子宫内膜异位症患者常常表现为痛经。瘀滞日久，气血凝滞经脉，则成癥瘕积聚，类似于现代医学的盆腔包块。而瘀血内停，阻滞冲任胞宫，不能摄精成孕，故婚久不孕，明代王肯堂《证治准绳》就指出"血瘕之聚……腰痛不可俯仰……小腹里急苦痛，背膂疼，深达腰腹……此病令人无子"。现代研究也发现子宫内膜异位症患者血中存在血凝——纤溶亢进现象，这与中医血瘀证理论相吻合，证实了本病血瘀的本质。因此可以说血瘀既是子宫内膜异位症最基本的病理基础，又是子宫内膜异位症发生发展过程中的中心环节。

血瘀的产生受多种因素影响，如先天禀赋不足，气血虚弱，或由于情志内伤，气机郁滞，血运不畅，或由于经期产后摄生不慎，外感邪气，或金刃手术损伤冲任、胞宫、恶血停滞等，其形成又与寒凝、气滞、湿热、痰湿、气虚、肾虚等相关。黄光英教授在参考前人治疗经验的基础上，认为子宫内膜异位症最主要的原因在于肾气虚弱，离经之血郁结而成血瘀。肾为先天之本，气血之根。气为血之帅，气行则血行，气机通畅则血液运行无阻，气机不畅则血液凝滞，运行不畅。若肾气不足，精血乏源，则致血虚血瘀；若肾气虚则推动血行无力，停滞成瘀；而肾阳不足，血失温煦运行迟滞，脉络瘀阻；肾阴亏虚，阴虚则阳亢，内生虚热煎熬津血，血液黏稠成瘀，因而肾虚可致血瘀，正如《医林改错》所说"元气既虚，必不能达于血管，血管无气，必停留而为瘀"。故认为肾虚血瘀是子宫内膜异位症的发病基础。

三、诊断要点

1. 临床表现

子宫内膜异位症的临床症状变现多样，最典型的三联征包括痛经、性交痛和排便困难，但仍有部分患者无明显症状。临床症状可因侵犯器官的不同而表现各异，比较典型的临床症状表现为盆腔疼痛，子宫内膜异位症患者中 60%～70%有痛经，继发性痛经伴进行性加重。若病灶倾及子宫骶韧带、直肠子宫陷凹和直肠阴道隔，则会出现性交痛；病变累及直肠阴道隔、直肠或乙状结肠，可出现周期性排便痛、便秘；累及膀胱和输尿管，可出现尿频、尿急和周期性血尿；若卵巢内膜样囊肿破裂，囊内容物流入腹腔，可出现急性剧烈腹痛，严重者可出现休克。而子宫内膜异位症另一个主要症状就是不孕，据报道有 40%～50%的子宫内膜异位症患者合并不孕。目前认为子宫内膜异位症能够影响排卵、受精、着床、胚胎发育等过程，通过对生育过程的"全方位"干扰，从而引起不孕或自然流产。

2. 体格检查

典型体征为妇科检查发现宫骶韧带和（或）宫颈后上方，直肠子宫陷凹等处有 1 个或数个质地较硬，绿豆至黄豆大小的小结节，常伴压痛。子宫内膜异位症典型病例可以通过病史和体征做出诊断，但由于有些患者缺乏典型症状和体征，需通过辅助检查协助诊断。

3. 辅助检查

腹腔镜检查仍然是目前诊断子宫内膜异位症的金标准，彩超检查主要用于卵巢子宫内膜异位囊肿的诊断，CT 及 MRI 检查对浸润直肠或直肠阴道隔的深部病变的诊断和评估有一定意义。血清 CA125 在子宫内膜异位症患者中常升高，但由于缺乏特异性，目前认为其用于诊断子宫内膜异位症的价值不大，仍需结合临床表现及检查做出诊断。同时对于血清 CA125 明显升高者，需警惕恶变可能。

4. 临床分期及生育指数评价

ASRM（American Society for Reproductive Medicine）分期是目前国际上最普遍使用的子宫内膜异位症临床分期方法，其主要根据腹腔镜检查或手术发现的病灶部位、数目、大小及粘连程度等情况进行评分，其主要缺陷是对患者的妊娠结局、疼痛症状、复发没有很好的预测性。对于子宫内膜异位症相关不孕症患者则推荐采用子宫内膜异位症生育指数（endometriosis fertility index，EFI）进行评价，以对患者的生育能力进行预测，并提出治疗建议。

5. 中医诊断

由于"血瘀"在子宫内膜异位症发生发展中占据着主要作用，目前子宫内膜异位症的中医诊断标准主要根据中国中西医结合学会活血化瘀委员会 2016 年制定的《实用血瘀证诊断标准》，并结合子宫内膜异位症的临床表现而制定。主要标准包括：①舌质紫暗或有瘀斑、瘀点；②离经之血；③腹部压痛，有抵抗感；④闭经或经血紫暗有块。次要标准包括：①固定性疼痛，或刺痛、绞痛；②痛经；③脉涩；④附件囊肿。符合主要标准 1 条或次要标准 2 条即可诊断血瘀证。按主要标准每条 2 分，次要标准每条 1 分，可作为血瘀证量化诊断标准。

当然，随着现代科学技术的进步，强调采用辨病与辨证相结合的方式进行中西医结合的诊断，即根据子宫内膜异位症的西医诊断标准进行诊断，同时运用中医辨证，能够更好地对子宫内膜异位症的治疗提供方向。

四、治　疗

（一）中西医结合治疗

子宫内膜异位症所引起的不孕和盆腔疼痛既是影响患者健康及生活质量的基本问题，又是临床治疗的重点、难点。迄今为止，对于子宫内膜异位症尚未有根治方法。其治疗目的主要是减灭和清除病灶，减轻和消除疼痛，改善和促进生育，减少和避免复发。但是强调要根据患者年龄、生育要求、症状、病变部位及范围，以及有无并发症等综合考虑，给予个体化治疗。

子宫内膜异位症的治疗方式大体可分为手术治疗、药物治疗、介入治疗、中药治疗及辅助治疗（如辅助生殖技术治疗）等。药物治疗包括非甾体抗炎药（NSAID）、口服避孕药、高效孕激素、雄激素衍生物以及促性腺激素释放激素激动剂（GnRH-a）。虽然药物治疗对于缓解盆腔疼痛、阻止子宫内膜异位症发展起到一定作用，但是目前其对于子宫内膜异位症相关不孕是无效的，常常需要配合手术治疗。目前认为以腹腔镜确诊、手术及药物联合为子宫内膜异位症治疗的金标准。国内外相关指南建议对于子宫内膜异位症相关不孕的患者，首先应按照不孕症的诊疗路径进行全面的不孕症检查。对于卵巢储备功能低下者，应首选 IVF/ICSI 治疗；对于丈夫精液差及复发型子宫内膜异位症、深部浸润型子宫内膜异位症（疼痛不明显）者，其自然妊娠概率很低，应选择 3～6 个月 GnRH-a 治疗后行 IVF-ET 助孕；对于 ASRM 分期为 I 期及 II 期的轻度患者，首选手术治疗，术后试孕半年，试孕过程中，可以辅助 3～4 个治疗周期的诱发排卵治疗加人工授精技术助孕，若未妊娠或发现子宫内膜异位症复发，则应积极给予 IVF-ET 助孕。

中医药治疗子宫内膜异位症对于改善子宫内膜异位症患者临床症状、缓解疼痛方面具有独特疗效。相关研究已经证实与单用西药治疗相比，中西医结合治疗在一定程度上能够改善血清性激素水平、降低炎症因子水平、提高妊娠成功率和临床总有效率。对于子宫内膜异位症合并痛经或囊肿的患者可考虑中药口服或灌肠治疗联合西药治疗，这样能够提高异位囊肿和盆腔结节缓解率，同时降低复发率。在应用 GnRH-a 治疗的过程中也可考虑联合使用中药以缓解围绝经期症状。对于痛经症状药物治疗持续不能缓解或卵巢子宫内膜异位囊肿直径≥4cm 需要手术治疗者，术后也可应用中药或中西医结合治疗预防复发。对于子宫内膜异位症合并不孕症患者用促排卵药物治疗的同时可考虑联合应用中医药以提高促排卵药物的敏感性。特别对于行 IVF-ET 治疗的患者，建议在常规西药治疗基础上加用中医辨证用药治疗以提高促排卵药物的敏感性，增加获卵数量，提高优质胚胎率和妊娠率。因此，中西医结合治疗应贯穿于子宫内膜异位症管理的始终。

1. 针对子宫内膜异位症相关疼痛的治疗

以痛经为主，临床主要表现为经前或经期小腹胀痛拒按，经血量少不畅、紫暗有块，血块排出则痛减，情志抑郁，乳房胀痛，舌质紫暗或有瘀斑、瘀点，脉弦者，多由气机阻滞，气血运行不畅，瘀血阻络，不通则痛所致，辨证为气滞血瘀证，当行气活血、化瘀止痛，临床可选用膈下逐瘀汤（《医林改错》）加减。也可以选择中成药如丹莪妇康煎膏、血府逐瘀胶囊。

如以经前或经期小腹冷痛拒按，得热痛减，月经或见延后，量少，色暗或夹血块，畏寒肢冷，舌暗，脉沉紧为主要临床表现，多由于寒客胞宫，气血凝滞，瘀血阻络，"不通则痛"，辨证为寒凝血瘀，当温经散寒、化瘀止痛，临床可选用少腹逐瘀汤加减，或艾附暖宫丸或少腹逐瘀颗粒等中成药治疗。

2. 针对卵巢子宫内膜异位囊肿的治疗

卵巢子宫内膜异位囊肿，在中医学属"癥瘕"范畴，目前认为其主要病机为"离经之血"蓄积，瘀血阻滞于胞宫，血瘀日久而成癥。治疗当以活血化瘀、散结消癥为主，多采用桂枝茯苓丸加减。若疼痛剧烈者，酌加延胡索、姜黄以行气活血止痛；畏寒怕冷、四肢不温者，酌加艾叶、炮姜以温经散寒；若脾胃虚弱者，酌加黄芪、党参；如非经期小腹时痛、带下黄稠者加连翘、败酱草、土茯苓等。也可采用散结镇痛胶囊、大黄䗪虫丸治疗。

3. 针对子宫内膜异位症性不孕症的治疗

现代医学研究显示，子宫内膜异位症从多角度、多层面影响孕育，这些因素包括盆腔解剖结构改变、盆腔内微环境紊乱、卵巢功能异常及子宫内膜容受性缺陷等。针对子宫内膜异位症性不孕症的治疗，首先仍应按照不孕的诊疗路径进行全面的不孕症检查，排除其他不孕因素。中医治疗尽管有一定特色，但腹腔镜手术仍是子宫内膜异位症性不孕症首选的治疗方式，可以评估子宫内膜异位症的类型、分期及生育指数评分，并给予患者生育指导。对于年轻、ASRM 分期Ⅰ～Ⅱ期、EFI 评分≥5 分者，手术能增加术后妊娠率，术后可期待自然妊娠 6 个月，期待治疗无效者可行促排卵及宫腔内人工授精治疗 3～4 个周期。对于高龄、ASRM 分期Ⅲ～Ⅳ期、EFI 评分＜4 分的重度子宫内膜异位症性不孕症患者应该使用 IVF-ET 技术，助孕前可使用 GnRH-a 预处理 3～6 个月。在腹腔镜术后期待治疗、促排卵药物治疗或行 IVF-ET 治疗的同时可考虑联合应用中医药治疗。中医学认为子宫内膜异位症的本质仍是血瘀。瘀血内停，阻滞冲任、胞宫，不能摄精成孕，故婚久不孕。肾主生殖，肾阴不足，精血乏源，卵泡生长缺乏物质基础，不能发育成熟；阴损及阳，肾阳虚弱，排卵缺乏内在动力，因此，子宫内膜异位症性不孕症治则为补肾活血。治疗当以逐瘀荡胞、补肾助孕为法。可选用养精种玉汤合血府逐瘀汤加减。药用当归、熟地、白芍、山茱萸、桃仁、红花、生地、牛膝、川芎、赤芍、枳壳、柴胡、甘草。如神疲乏力，少气懒言者加黄芪、党参；如经前烦躁易怒，胸胁乳房胀痛者加香附、柴胡、青皮；如非经期小腹时痛、肛门坠胀、带下黄稠者加红藤、败酱草；如畏寒肢冷、大便溏薄者加肉桂、干姜。也可根据月经周期进行药物调整，如卵泡期滋肾养血，酌加熟地、女贞子、旱莲草、枸杞子、黄精等；排卵期重阴转阳，宜活血化瘀，并酌用激发肾阳之药，可酌加丹参、鹿角霜、巴戟天等；黄体期阴充阳长，治宜阴中求阳、温肾暖宫，可加补骨脂、巴戟天、淫羊藿等，去除桃仁、红花、牛膝、赤芍、川芎，酌加少量丹参（6～9g）；经期用少腹逐瘀汤加减。

（二）中医特色疗法

1. 中药保留灌肠

一项 Meta 分析认为中药保留灌肠治疗子宫内膜异位症的疗效优于口服药物，可能是因为中药灌肠可通过肠壁直接渗透吸收药液，避免了肝的首过效应，使药力直达病灶，直接改善盆腔内的微循环。常用灌肠药物包括化瘀散结灌肠液，由熟地、川芎、白芍、当归、桃仁、红花、丹参、三棱、莪术、川牛膝、金银花、连翘、龟甲、鳖甲组成。用法用量：将灌肠液加热至 37～43℃，以药液滴到手背上不烫为度。患者排空大小便，取右侧卧位将肛管插入直肠 12～14cm，缓慢推入药液，以每分钟 30～40 滴为佳，时间约为 15 分钟，以下腹部感觉温暖、舒适、无便意为宜，拔出肛管后卧床 30 分钟以上。每次 50ml，每日 1 次，经期停用。

2. 中药热敷

中药热敷能够在一定程度上缓解子宫内膜异位症相关疼痛，但是多以临床观察报道为主，尚缺乏大样本随机对照研究证实。但由于其操作简单方便、不良反应少，临床中还是可以考虑应用。多选用具有温阳散寒、疏肝理气、活血通络功效的药物，常用药物如薄荷、莪术、香附、姜黄、三棱、桂枝、丹参等。

3. 针刺艾灸

针灸对子宫内膜异位症有一定的改善作用，其作用机制主要通过调节前列腺素、β-内啡肽等物质分泌达到镇痛作用，还可以通过改善 ICAM-1、PPAR-γ、MMP 及各种血管生成调节因子促进血液循环和抑制异位子宫内膜生长。常用的穴位包括血海、子宫、三阴交、关元等。

五、补肾益气活血法则在子宫内膜异位症中的运用及机制研究

全国名老中医夏桂成教授认为子宫内膜异位症病机乃肾虚血瘀，肾气虚弱，正气不足，经产余血浊液流注于胞脉胞络之中，泛溢于子宫之外。辨证上以肾虚瘀结为主，分为偏于瘀结和偏于肾阳虚两种。偏于瘀结者，临床表现为经行不畅，色紫暗，有小血块，或经量过多，有大血块，小腹胀痛拒按，痛甚则恶心呕吐，四肢厥冷，面色苍白，舌质暗，边有瘀点，苔薄，脉弦。治法当活血化瘀，消癥止痛。采用琥珀散加减，方中琥珀、当归、赤芍活血化瘀；肉桂、川续断温通化瘀，配合延胡索、三棱、莪术、乳香、没药、陈皮理气行滞止痛。偏于肾阳虚者，临床表现为经行量或多或少，色紫暗，有大小不等之血块，或夹烂肉状血块，小腹坠痛，疼痛较剧，大便溏泄，腰酸明显，腰腹冷痛，面色无华，四肢亦冷，舌质紫，边有瘀点，苔薄白，脉细弦。治法当补肾助阳，化瘀止痛。方用助阳消癥汤加减，方中川续断、杜仲、肉桂、紫石英温肾助阳，丹参、赤芍、石打穿、延胡索、五灵脂、生山楂活血化瘀止痛。

俞瑾教授在子宫内膜异位症的诊治方面积累了丰富的临床经验。俞教授认为子宫内膜异位症的病机是气虚血瘀，采用以益气化瘀补肾为主的俞氏内异方及灌肠方配合中药外敷治疗，疗效确切。俞氏内异方由黄芪 12g，蒲黄 15g，桃仁 12g，水蛭 9g，淫羊藿 12g 等组成，临床观察显示其能够明显改善患者临床症状，降低血清 LH、PRL 水平，说明益气化瘀补肾不仅可以明显减轻痛经程度和缩小卵巢内膜囊肿，而且在一定程度上可恢复患者的卵巢功能。

黄光英教授认为子宫内膜异位症者因肾气虚弱，正气不足，离经之血溢于胞脉胞宫之外，导致痛经、卵巢囊肿，甚至不孕。正如《景岳全书·妇人规》所载："经行腹痛，证有虚实。实者或因寒滞，或因血滞，或因气滞，或因热滞；虚者有因血虚，有因气虚。"针对子宫内膜异位症多瘀、多虚、虚实夹杂的特点，强调将补肾益气活血法运用于子宫内膜异位症的治疗，在长期治疗基础上逐渐形成经验方：黄芪 30g，当归 15g，川芎 10g，醋三棱 15g，醋莪术 15g，土鳖虫 10g，丹参 15g，醋延胡索 15g，制鳖甲 15g，熟地 20g，炒白芍 15g，甘草 10g 等。方中黄芪益气补虚、健脾益胃；当归、熟地、炒白芍、丹参补血活血、调经止痛；三棱、莪术破血逐瘀止痛；土鳖虫破血逐瘀，制鳖甲软坚散结；川芎、醋延胡索行气活血、理气止痛，甘草调和诸药。偏于肾阳虚者，可加淫羊藿、巴戟天、鹿角霜、杜仲、菟丝子；偏于肾阴虚者，可加女贞子、墨旱莲、枸杞子、生地；脾气虚者，可加党参、白术、茯苓；血虚甚者，可加阿胶；肝郁气滞者，可加郁金、柴胡、香附；阴虚火旺者，可加知母、牡丹皮。

龙江韩氏妇科主要传人韩延华教授认为子宫内膜异位症的病因复杂，其产生及发展根本病因是瘀血。在治疗上以活血化瘀为基本治疗原则，自拟韩氏内异止痛汤，临床疗效肯定。方中以三棱、莪术为君，行气活血祛瘀；五灵脂、丹参为臣，破积调经，当归、桃仁合用以活血化瘀止痛；鳖甲软坚散结，以助化瘀消癥；白芍和甘草柔肝缓急止痛；桂枝可温经止痛；延胡索、香附疏肝理气止痛。相关研究表明内异止痛汤镇痛的主要机制在于能够有效降低血清 CA125 水平，并能通过降低血中 $PGF_{2\alpha}$ 的浓度减轻血管收缩，上调 PGE_2 的浓度调节血管舒张，减轻子宫平滑肌及血管收缩，改善因缺血而致痉挛性疼痛。另外，内异止痛汤通过抑制 EMs 大鼠芳香化酶 P450 在异位内膜上的高表达来减少 E_2 的合成和分泌，降低 EMs 大鼠异位组织中 NF-κB p65 和 VEGF 蛋白的表达，进而抑制异位内膜的增殖。

俞超芹教授在继承俞瑾教授临床经验基础上创制具有化瘀通腑、软坚散结功效的内异方，主要药物包括生大黄、桃仁、桂枝、三棱、莪术、鳖甲、夏枯草等。实验研究证实，内异方具有免疫调节、抑制血管生长、抗内膜增殖等作用。其免疫调节作用可能是通过提高血清 β-内啡肽水平及 IL-2 活性，间接地增强 NK 细胞的活性来发挥作用；还能够降低 EMs 腹腔液巨噬细胞数量，抑制巨噬细胞 IL-6 合成并促进 IL-10 分泌，从而阻止了异位内膜组织的生长。内异方还具有抗内膜血管生成作用，可以显著抑制异位内膜 VEGF mRNA 的过度表达，减少其新生血管生成；还能够抑制 EMs 在位内膜、异位内膜组织移植灶中 MMP-9 的表达，说明其还具有一定的抗异位内膜侵袭和增殖作用。

曹保利教授根据子宫内膜异位症"肾虚血瘀"的病机同时结合临床实践创制复方莪术散。药物组成为三棱、莪术、淫羊藿、黄芪、延胡索。现代研究表明其具有抗血管生成，抗内膜侵袭、黏附和增殖作用。复方莪术散抗血管生成作用主要是通过抑制 EMs 异位和在位内膜中 VEGF 的表达，从而抑制内膜组织新生血管的形成来实现的。其抗内膜侵袭、黏附和增殖的能力主要体现在复方莪术散还可以明显抑制异位内膜组织中基质细胞衍生因子1（stromal cell derived factor-1，SDF-1）和受体趋化因子受体-4（chemokine receptor-4，CX-CR4）的表达，还能够通过降低 MMP-2 的表达，提高 TIMP-2 的表达来抑制内膜组织的黏附和侵袭能力。

桂枝茯苓丸首载于东汉张仲景所著的《金匮要略》中。此方是由桂枝、茯苓、牡丹皮、白芍、桃仁五味中药组成的，具有活血化瘀、缓消癥块的功效。临床上桂枝茯苓丸常运用于 EMs 的治疗，现代研究表明其具有抗炎、免疫调节、抗血管生成和抗内膜增殖作用。它的抗炎作用主要通过降低 EMs 患者血清中 IL-2、IL-6、IL-8、IL-10 和 IL-17 的含量，减少其体内的炎症反应而实现的。其免疫调节作用表现在能够降低 EMs 模型大鼠血清中 IgG、IgA、IgM 水平。抗新生血管生成作用主要是通过抑制异位内膜中增殖细胞核抗原（proliferating cell nuclear antigen，PCNA）和血小板内皮细胞黏附分子（platelet-endothelial cell adhesion molecule-1，PECAM-1/CD31）的表达，下调缺氧诱导因子-1α（hypoxia inducible factor-1，HIF-1α）的表达，降低腹腔液和异位内膜的 VEGF 水平而完成的。子宫内膜异位症患者在使用桂枝茯苓丸连续治疗 1 个月后，异位和在位内膜组织 HIF-1α 和 VEGF 蛋白水平均明显下降，可能是桂枝茯苓丸治疗子宫内膜异位症的作用之一。

散结镇痛胶囊由三七、薏苡仁、龙血竭、浙贝母 4 味药物组成，具有化瘀镇痛、软坚散结功效，主要用于治疗辨证为痰瘀互结兼气滞证 EMs。现代研究认为散结镇痛胶囊具有镇痛、抗炎作用，同时还能够改善盆腔微循环，促进血肿、包块吸收，抑制异位内膜增生等作用。就其解痉镇痛作用来说，其机制可能与改善经期血浆 PG $F_{2\alpha}$ 水平有关，并且还可以抑制异位内膜 VEGF 及 TNF-α 的表达。EMs 患者腹腔镜术后给予散结镇痛胶囊，子宫动脉搏动指数、阻力指数降低，说明其具有改善子宫血液循环的作用。

丹莪妇康煎膏由紫丹参、莪术、三棱、香附、延胡索等药物组成，具有活血化瘀、疏肝理气、调经止痛、软坚化积之功。相关研究显示其具有镇痛、解痉、抗炎、抗血管生成、抑制异位内膜增生等作用。其解痉镇痛作用表现为对于 TXA_2 和 PGI_2 的调节上。抗炎作用在于其能够降低 TNF-α、CA125 和 IL-6、IL-17、IL-23 等炎症因子的释放，并通过抑制异位内膜 CD31 的表达，提高在位内膜 CD31 的表达，降低其 VEGF 表达，发挥抗内膜血管生成作用。丹莪妇康煎膏还能够抑制 EMs 大鼠内膜 MMP-9 mRNA 的表达，升高 TIMP-1 mRNA 的表达，进而抑制细胞外基质的降解和新生血管的形成。此外，在给予 EMs 大鼠丹莪妇康煎膏治疗后，TGF-β 的表达明显降低，说明丹莪妇康煎膏还具有一定免疫调节作用。

六、总　　结

基于 EMs 肾虚血瘀病机，补肾益气活血方剂一直是治疗 EMs 的主要药物，临床上已证实其对 EMs 合并疼痛患者效果明显，也能在一定程度上改善 EMs 合并不孕患者生殖功能，与手术和辅助生殖技术结合以提高治疗效果。补肾益气活血法治疗 EMs 的主要作用机制为：通过调节炎症因子或前列腺素、血栓素释放等发挥解痉镇痛作用，通过抑制内膜细胞黏附、侵袭、增殖或新生血管形成防止病情进一步发展，对于生殖功能有一定改善作用，但需要更深入研究；可以说运用补肾益气活血中药对 EMs 发病的各个环节都能产生积极影响。尽管如此，我们在检索、收集、阅读相关资料的过程中发现，文献报道的治疗 EMs 的方剂众多，多以临床观察为主，缺乏高质量随机对照试验。其次，对于这些方剂的机制研究少，或不够深入，或比较零散，缺乏系统性。这些都需要今后继续深入研究，为中医药治疗 EMs 提供更有力依据。此外，当前对于中药治疗 EMs 的作用机制研究，不仅应体现在预防和治疗方面，还应该着眼于其全程干预效果的研究；同时对于其在腹腔镜手术前后、辅助生殖前后的运用，也是值得关注的地方。除了对于抗黏附、抗侵袭、抗血管生成这些传统治疗作用的挖掘，免疫因素在 EMs 发生发展中的作用越来越受到重视，而中药的免疫调节能力相对于其他药物或手术治疗方法有独特之处，可以为阐明其治疗 EMs 的原理提供帮助。

（许啸虎　郑翠红）

第十一节　子宫肌瘤

由子宫平滑肌细胞和少量纤维结缔组织增生形成的肿块，称为子宫平滑肌瘤，简称子宫肌瘤。子宫肌瘤是女性生殖系统中常见的良性肿瘤，病情轻者一般无症状，病情严重者常可引起月经紊乱、经量过多及继发性贫血，增大的肌瘤可引起压迫症状、尿急、便秘、疼痛，肌瘤的退行性变化也可引起急腹症、不孕症。子宫肌瘤多发生于生育年龄妇女，很多患者无症状或症状不明显而未就诊，或因肌瘤很小临床不易发现，加上各医疗保健机构的检查手段不同，使得各地报道的子宫肌瘤患病率有较大差别，国内报道住院患者中子宫肌瘤患病率为 3.30%～20.45%。绝大多数子宫肌瘤属于良性疾病，但也有少数可以恶变，文献报道恶变率为 0.13%～1.39%，更有介于良性与恶性之间的交界性病变。

中医古籍中并无子宫肌瘤的病名，根据其临床表现及体征，可归属于祖国医学"癥瘕"、"石瘕"等范畴。本病始见于《黄帝内经》，《素问·骨空论》曰："任脉为病，男子内结七疝，女子带下瘕聚。"《灵枢·水胀》曰："气不得通，恶血当泻不泻，衃以留止，日以益大，状如怀子，月事不以时下，皆生于女子，可导而下。""癥瘕"病名见于《金匮要略》及《神农本草经》。其后巢元方《诸病源候论》全面阐述了癥瘕的病因病机及证候特点，为后世《千金方》、《外台秘要》所遵循。

一、现代医学发病机制

子宫肌瘤发生过程中，从子宫肌层细胞到肌瘤形成的转化可能涉及正常子宫肌层细胞的体细胞突变和性激素及局部生长因子间复杂的相互作用。但是发病具体因素至今尚未清楚，饮食习惯、肥胖、种族与遗传、月经周期和生殖因素、吸烟是研究较多的与子宫肌瘤发病有关的危险因素。

子宫肌瘤的发生是多因素、多环节的生物学过程。子宫肌瘤是多源性克隆性肿瘤，同一子宫上的肌瘤起源并不相同，并非由单一的染色体突变细胞引起。目前认为从子宫肌层细胞到肌瘤形成的转化过程涉及正常子宫肌层细胞突变与性激素及局部生长因子等多因素之间复杂的相互作用。

（一）性激素及其受体

子宫肌瘤多见于育龄期妇女，妊娠期肌瘤体积增大，绝经后逐渐萎缩甚至消失。应用促性腺激素释放激素激动剂治疗后，肌瘤体积缩小，停药后肌瘤会重新增大，提示子宫肌瘤是性激素依赖性肿瘤。研究发现子宫肌瘤并非是在外周血高水平雌激素作用下发生的，而是局部组织高雌激素水平刺激的结果。肌瘤组织中雌激素受体（ER）、孕激素受体（PR）含量均高于正常子宫肌组织，雌激素对肌瘤的促生长作用是通过 ER 完成的，同一激素水平下，生物效应的强弱取决于靶细胞中受体的含量。雌激素是研究最早并得出较多研究结果的甾体激素，尽管文献报道不尽一致，且 E_2、ER 并不能解释肌瘤发生的一切，但其在子宫肌瘤发病中的作用仍不可否认。孕激素在肌瘤发生中的抑制或促进作用，报道却不一致。一种观点认为，孕激素通过拮抗雌激素而抑制肌瘤生长；另一种观点则认为，孕激素可促进肌瘤生长，黄体期、妊娠期肌瘤增大，有丝分裂增多都是孕激素促进肌瘤生长的结果，并且肌瘤组织中 PR 的含量也升高。

（二）生长因子及其受体

已发现的与子宫肌瘤发生发展相关的生长因子主要有表皮生长因子，血管内皮生长因子，血小板源性生长因子，转化生长因子 α、β，碱性成纤维生长因子，胰岛素样生长因子等。这些生长因子由肌瘤组织产生并释放，影响瘤体内部及其周围正常子宫肌层组织，并且多种生长因子的产生与雌激素刺激有关。

此外，研究发现，与子宫肌瘤发病相关的机制还包括遗传因素、细胞凋亡、癌基因与抑癌基因、细胞免疫、端粒与端粒酶、微量元素等。

二、中医病因病机

子宫肌瘤属有形之实邪，病位在胞宫，基本病机为瘀血内阻，古代医家多结合女性生理特点从"瘀滞"论述。张仲景《金匮要略·妇人杂病脉证并治》曰："妇人少腹满如敦状，小便微难而不渴，生后者，此为水与血俱结在血室也。"结合其发生之病因，若先天肾气不足或后天伤肾，或瘀血久积，化精乏源，则气血瘀滞而为肾虚血瘀，阻滞冲任胞宫，日久渐成癥瘕；若忧思恚怒，情志内伤，肝气郁结，阻滞经脉，血行受阻，气滞血瘀，积而成块；若机体正气不足，脾阳不振，饮食不节，或产后内伤，胞脉空虚，风寒湿热之邪内侵，脏腑功能失调，气机阻滞，痰湿或湿热瘀阻不化，滞留于冲任胞宫，久而渐生癥瘕。《诸病源候论》指出"癥瘕者，皆由寒温不调，饮食不化，与脏气相搏结所生……诸脏受邪，初未能成积聚，留滞不去，乃成积聚"。《济阴纲目》曰："盖痞气之中未尝无饮，而血症之内未尝无痰，则痰、食、血又未有不先因气病而后形病也……女子癥瘕，多因产后恶露未净，凝结于冲任之中，而流走之新血，又凝滞其上以附益之，遂渐积而为癥瘕也。"《景岳全书·妇人规》云："瘀血留滞作痛，惟妇人有之。其证则由经期，或由产后，凡内伤生冷，或外受风寒，或恚怒伤肝，气逆而血留，或忧思伤脾，气虚而血滞，或积劳积弱，气弱而不行。总由血动之时，余血未净，而一有所逆，则留滞日积，而渐以成癥矣。"由于病程日久，正气亏虚，肾虚、气滞、痰湿、湿热与瘀血互相影响，多相互兼夹而有所偏重。

黄光英教授总结前人经验，认为血瘀证是本病的基本证型，主要证型为气滞血瘀、痰湿阻滞、湿热瘀阻及肾虚血瘀，其中又以气滞血瘀为主。气为血之帅，血为气之母，气行则血行。血液的正常运行，有赖于气的推动作用，若气机运行不畅，无法推动血液正常运行，则血停而瘀生。女子以肝为先天，肝藏血，主疏泄，肝气条达则气机顺畅；如肝失条达，肝气郁滞，日久则容易导致气机不顺，血行不畅，瘀血积聚于胞宫，而致癥瘕。因此活血化瘀为基本治疗大法，且女性有其独特的"经带胎产"生理特点，以血为先天，内伤、外感、情志多易伤血，对于久病且有月事异常的患者应注重化瘀。

《中藏经》曰："五脏六腑真气失而邪气并。"认识到癥瘕除了与"邪气盛"有关，还与"真气失"有关。这和现代医学认为子宫肌瘤是由肌瘤病灶组织激素水平升高（邪气并）与脏腑功能低下（真气失）所致相符。《景岳全书·积聚》提出体质因素在癥瘕形成过程中的重要性，先后天不足，加之摄生不调多数会患有积聚类疾病。黄光英教授认为疾病发生过程中，常有脏腑功能失调，尤以肝、脾、肾功能失常多见。肝脏以气滞血瘀实证为主，脾肾以虚证为多。从病性而言，子宫肌瘤是虚实错杂、虚中夹实之证。虚是脏腑功能减退，正气不足，实是瘀结之瘤块。肾为先天之本，"肾主生殖"、"经水出诸肾"。肾阴为一身之阴的基础，形成经血；肾阳为一身之阳的基础，促进卵泡发育并排卵。肾-天癸-冲任-胞宫生殖轴的正常需要肾阴肾阳共同作用，肾阴为物质基础，肾阳为功能发挥的动力。黄光英教授认为补肾对于先天肾气不足、房劳多产伤肾、绝经后子宫肌瘤患者或高龄且有生育要求的女性来说，孕前调理更有助于形成良好的妊娠条件以及环境。

三、诊断要点

1. 病史

患者可有月经病、带下病、不孕不育等病史，或高热量饮食史。

2. 临床表现

1）发病年龄：子宫肌瘤的发病多见于 30～50 岁的中年妇女，平均 40.2 岁。

2）月经异常：发病率约占 30%。月经异常以黏膜下肌瘤患者多见，其次为肌壁间肌瘤。表现为月经量过多、经期过长和不规则子宫出血。由于失血过多，一些患者伴有失血性贫血。浆膜下肌瘤不引起月经异常。

3）腹痛：肌瘤患者一般无腹痛，但也有报道，出现盆腔疼痛的患者约占 30%，带蒂肌瘤扭转时可出现急性腹部绞痛；肌瘤发生退行性变时可出现腹部钝痛，其中肌瘤红色变性时腹痛严重。

4）压迫症状：子宫前壁肌瘤过大（直径超过 10cm）时可引起膀胱压迫症状，出现尿频、尿急。子宫后壁肌瘤，尤其是子宫下段肌瘤过大时可引起疼痛或排便困难等压迫症状。

5）白带增多：白带增多的发生率约为 41.9%。如果黏膜下肌瘤的表面或宫腔内肌瘤的瘤体发生溃疡、坏死、感染、出血，可见脓性或血性白带，并有臭气。

6）不孕：子宫肌瘤引起的不孕发生率为 25%～30%。

7）子宫肌瘤合并妊娠：黏膜下肌瘤阻碍受精卵着床导致不孕或早期流产；较大的肌壁间肌瘤由于机械性阻碍或宫腔畸形也易流产；妊娠期子宫充血，组织水肿，平滑肌细胞肥大，肌瘤明显增大，分娩后逐渐缩小；妊娠期肌瘤迅速增大可发生红色变性，出现剧烈腹痛伴恶心、呕吐，发热，白细胞计数增高；浆膜下肌瘤可发生慢性或急性蒂扭转，导致肌瘤坏死、感染、化脓等；较大肌瘤于妊娠期可使胎位异常，并发生胎儿生长受限、胎盘低置或前置等；在分娩过程中可发生产道阻塞、胎先露部下降困难造成难产，又可引起子宫收缩乏力而致产程延长、产后出血等。

3. 体格检查

妇科检查时扪及增大的子宫，质地较硬，或者子宫表面出现不规则隆突。黏膜下肌瘤脱出宫口或阴道口时，可见紫红色光滑的息肉样组织，维系肿块瘤蒂的基底部在宫腔而无法触及。肌瘤变性则质地变软。随着子宫肌瘤的增大，子宫超过 3 个月妊娠大小时，可在下腹部触及肿块。

4. 辅助检查

影像学检查：超声检查是诊断子宫肌瘤的常用方法，具有较高的敏感性和特异性，能够区分肌壁间肌瘤、黏膜下肌瘤和浆膜下肌瘤，并为肌瘤的数目以及大小提供数据，但对于多发性小肌瘤（如直径 0.5cm 以下）的准确定位及计数还存在一定的误差。MRI 检查能发现直径 0.3cm 的肌瘤，对于肌瘤的大小、数量及位置能准确辨别，是超声检查的重要补充手段，但费用高，如果有宫内节育器时会影响对黏膜下肌瘤的诊断。CT 对软组织的分辨能力相对较差，对肌瘤的大小、数目及部位特异性鉴别略差，一般不用于子宫肌瘤的常规检查，但能显示有无肿大的淋巴结及肿瘤转移等。

宫腔镜检查：可以在直视下发现黏膜下肌瘤和宫腔内的带蒂肌瘤，并确定其位置、数目和大小。

四、治　疗

（一）现代医学治疗

1. 药物治疗

（1）促性腺激素释放激素激动剂（GnRH-a）

GnRH-a 为 GnRH 的类似物，可竞争性地阻断 GnRH 受体，从而抑制垂体性腺轴，降低 FSH 及 LH 的血浆浓度，影响雌激素的分泌；还可通过直接抑制子宫肌瘤组织中多种活化生长因子的表达，从而抑制肌瘤的生长。近年来 GnRH-a 应用较多，因给药方式和疗程长短的不同而对下丘脑-垂体-性腺轴起双向调节作用，适用于治疗小肌瘤、经量增多或周期缩短、绝经过渡期患者。副作用为围绝经期综合征症状，如潮热、出汗、阴道干燥等。在部分围绝经期妇女及术前选择性使用，有助于肌瘤萎缩、改善贫血和一般情况。West 等的研究发现，在 GnRH-a 用药结束后的 3～6 个月内，患者子宫肌瘤逐渐恢复至用药前大小，停药后反弹效应明显。不仅如此，van Leusden 等证实长期使用 GnRH-a 后，患者在用药 6 个月内出现可逆性的骨密度减少，当使用超过 6 个月后，患者出现不可逆性骨密度缺失。因此，后续研究将 GnRH-a 用于子宫肌瘤手术前 3～6 个月辅助治疗，取得较好的辅助治疗效果。但由于大部分患者在治疗期间容易出现潮热、睡眠障碍、阴道干燥等围绝经期症状，严重影响 GnRH-a 的用药持续性，以结合雌激素、甲地孕酮、雷洛昔芬、依普黄酮、替勃龙作为反向添加剂的联合治疗方案被广泛研究。Moroni 等通过纳入 14 项随机对照研究，证实 GnRH-a 联合反向添加剂治疗（替勃龙、雷洛昔芬、结合雌激素、依普黄酮）有助于减少骨密度的丢失和改善潮热的绝经症状，而不影响子宫肌瘤的疗效。但甲地孕酮、替勃龙和结合雌激素可能会导致子宫体积明显增大。虽然目前 GnRH-a 联合反向添加剂的用药方案用于围绝经期子宫肌瘤及子宫内膜异位症治疗效果已得到广泛认可，但用药时间长短及具体反向添加药物尚未得到明确推荐。

（2）促性腺激素释放激素拮抗剂（GnRH 拮抗剂）

其竞争性地阻断 GnRH 受体，抑制 FSH 和 LH 产生，降低雌激素、孕激素水平，从而发挥治疗作用。目前新一代口服 GnRH 拮抗剂 Elagolix 治疗子宫肌瘤Ⅲ期临床试验结果显示，Elagolix 反向添加少量雌激素可明显减少子宫肌瘤相关月经过多，并对改善潮热及骨密度减少有帮助。其他口服 GnRH 拮抗剂如 Relugolix、OBE-2109 表现出相似的疗效，仍在进一步临床试验中。

（3）选择性孕激素受体调节剂（SPRM）

孕酮在子宫肌瘤的发生和发展中起关键作用。体内雌激素主要通过上调孕激素受体（PR），增强其对 PR 的反应性，激活 PI3K/Akt 等信号通路，促进转化生长因子（TGF-β1）、血小板衍生生长因子（PDGF）等细胞生长因子及受体表达，诱导子宫肌瘤细胞及基质的增殖，同时孕激素可以抑制子宫肌瘤凋亡。

1）米非司酮：是最早开发合成并运用于临床的 SPRM，属于 PR 竞争性拮抗剂，对 PR 的配体结合结构域具有更高的亲和性。Esteve 等采用 5mg 或 10mg 的小剂量米非司酮持续 6 个月口服，发现两者在缩小子宫肌瘤体积方面具有相似的效果，但治疗后 12 个月，患者子宫肌瘤恢复至用药前大小。米非司酮对子宫肌瘤治疗效果与 GnRH-a 类似，但潮热及骨密度丢失发生率更低，持续性及耐受性较 GnRH-a 有明显提高，虽然其有轻度抗糖皮质激素的作用，但低剂量服用不会影响糖皮质激素水平。目前尚无足够的证据表明米非司酮治疗会导致不典型子宫内膜增生，但长期服用米非司酮发生子宫内膜不典型增生的潜在风险尚不能排除。

2）乌利司他：被誉为第 2 代 SPRM，是一种口服有效的选择性孕酮受体调节剂，对 PR-A 和 PR-B 具有高度亲和力，能在靶组织（包括垂体、子宫肌瘤、子宫内膜）中选择性地抑制孕激素的作用，并且其抗糖皮质激素的作用明显低于米非司酮。2012 年欧盟委员会已批准乌利司他 5mg/d，连续最长服用 3 个月用于育龄女性中重度症状子宫肌瘤的术前治疗；2015 年又新增获批用于育龄期妇女中重度症状性子宫肌瘤的间歇治疗。由于欧洲药品监督管理局药物警戒风险评估委员会（PRAC）陆续收到醋酸乌利司他导致严重肝损伤的 8 例报告，其中 4 例可能需肝移植，经 PRAC 综合评估后，不建议有肝脏问题的妇女服用该药，但其他患者如能定期进行肝功能检查可以继续服用。PEARL 系列试验主导者认为，对于治疗前有肝功能损害患者应慎重评估利弊，但基于临床试验数据，正常人群服用并不增加肝功能损害的风险，安全可靠。但目前还需要更多的临床数据支持这一结论。

3）阿索立尼（Asoprisnil）：是第一种在治疗子宫肌瘤及子宫内膜异位症方面达到较高临床发展阶段的选择性孕酮受体调节剂，对孕激素受体高度亲和、对糖皮质激素受体中度亲和、对雄激素受体轻度亲和并且不结合雌激素和盐皮质激素受体。Wilkens 等研究发现予以 Asoprisnil 10mg/d 或 25mg/d，持续治疗 12 周，对子宫肌瘤经期出血增多的效果较好，无严重不良反应。

4）Telapristone 与 Vilaprisan：是近年来新合成的 SPRM，均可显著减小子宫肌瘤体积，但具体临床疗效及不良反应尚有待大样本的随机对照研究。

（4）其他

维生素 D、芳香化酶抑制剂、卡麦角林、他莫昔芬、丙酸睾酮等药物均有用于子宫肌瘤治疗的报道，但目前仍缺乏大样本的随机对照研究，因此尚处于探索阶段。

2. 手术治疗

子宫肌瘤的大小不是手术唯一的指征。手术指征是临床症状明显影响到生活或生育，经中西医药物治疗无效；或肌瘤迅速生长，尤其是绝经后肌瘤继续生长，考虑有恶变可能时需手术治疗。妊娠合并肌瘤者多数能自然分娩，不急于干预，但要预防产后出血。若肌瘤阻碍胎儿下降应行剖宫产手术。

（1）期待疗法

子宫肌瘤是性激素依赖性肿瘤，且恶变率低。于绝经后随着体内雌激素的降低，肌瘤将自然萎缩变小，少数甚至消失。若子宫小于妊娠 10 周大小且无症状，通常不需要治疗；尤其近绝经年龄患者，出血量不多，无恶变可能的患者，每 3~6 个月随访一次。

（2）肌瘤切除术

本法适用于 35 岁以下、未婚或已婚未生育、希望保留生育功能的患者；多经腹或经腹腔镜下切除肌瘤、突出宫颈口或阴道内的黏膜下肌瘤经阴道或宫腔镜切除，在蒂根部用血管钳夹 24~48 小时后或直接切除后肠线缝扎。

（3）子宫切除术

肌瘤较大，症状明显、经药物治疗无效、不需保留生育功能或疑有恶变者，行子宫次全切除术或子宫全切除术。50 岁以下、卵巢外观正常者保留卵巢。

（4）子宫动脉栓塞术（uterine artery embolization，UAE）

目前全世界每年有近 25 000 例 UAE 治疗病例，微创治疗仍是目前保守治疗子宫肌瘤的重要方法之一。通过选择单侧或双侧股动脉进行穿刺，经导管推注栓塞剂将子宫肌瘤供血血管及正常子宫动脉部分分支末梢血管栓塞，使子宫肌瘤缺血坏死，以达到抑制子宫肌瘤生长的目的。UAE 术后患者常见的副作用包括短期腹痛、轻微发热及少许阴道流血，副作用轻微。回顾性研究认为，UAE 可能会增加流产及其他不良妊娠结局的风险，但近期的研究未发现子宫肌瘤剔除术与 UAE 治疗后妊娠结局存在差异，目前缺乏高质量的随机对照研究进一步论证。因此，对于有生育要求的女性，行 UAE 治疗前应慎重考虑潜在不良妊娠结局风险。

（5）高强度聚焦超声（high intensity focused ultrasound，HIFU）

HIFU 作为另一种新兴的微创治疗方式，在临床上已广泛运用于实体肿瘤的治疗，其主要机制是在磁共振或超声的引导下，利用超声热效应使实体肿瘤发生局灶凝固性坏死。2004年 FDA 批准磁共振引导下的高强度聚焦超声（MRgFUS）用于子宫肌瘤的治疗。目前，关于超声引导下的高强度聚焦超声（USgHIFU）依据靶区的回声变化是否能准确预测消融效果尚未达成一致共识，因此，在一定程度上限制了 USgHIFU 的应用。对于育龄女性是否可以接受 HIFU 治疗目前尚未明确，2009 年 FDA 将有生育要求的女性列为该治疗的相对禁忌证，近年来的回顾性研究及系统综述均表明，HIFU 治疗对育龄女性的妊娠结局并无明显影响，但术后最佳妊娠时间目前缺乏相关研究，因此，仍需要更多的大样本、前瞻性研究来进一步论证 HIFU 术后妊娠相关风险及对女性生育能力的影响。

3. 左炔诺孕酮宫内缓释系统

左炔诺孕酮宫内缓释系统（levonorgestrel-releasing intrauterine system，LNG-IUS）于20 世纪 90 年代被研发使用，在过去的 20 年中，证明其在治疗月经过多、子宫内膜异位症以及避孕等方面具有显著的疗效。LNG-IUS 含左炔诺孕酮 52mg，在子宫内以 20μg/24h 的速度释放，抑制子宫内膜增生，使月经出血持续时间缩短及出血量减少，但对于子宫肌瘤本身没有直接的抑制作用，因此可作为围绝经期女性过渡阶段的非手术治疗选择之一。在 LNG-IUS 的使用过程中，最常见的副作用是不规则阴道流血，3 个月内的发生率为 9%～67.3%，大部分在口服少量雌激素后会得到改善。当子宫肌瘤直径大于 3cm 时应慎重选用该治疗方案，因为 LNG-IUS 的脱落率会明显增高。

（二）中医治疗

本病的治疗始见于《金匮要略》，其曰："漏下不止，为癥痼害……所以血不止者，其癥不去故也，当下其癥，桂枝茯苓丸主之。"提出了治疗癥瘕的第一个方剂，化瘀消癥为基本治则。辨证上以瘀血内阻胞宫为主，分为偏于肾虚血瘀、气滞血瘀、痰湿瘀结、湿热瘀结四种。

1. 肾虚血瘀

证候　先天肾气不足或房劳多产伤肾，肾虚血瘀，胞脉阻滞，则经来腹痛，经色紫暗有块，婚久不孕或流产，下腹结块，触痛；腰酸膝软，头晕耳鸣，舌暗，脉弦细，均为肾虚血瘀之征。

治法　补肾活血，消癥散结。

方药　补肾祛瘀方或益肾调经汤。

补肾祛瘀方（李祥云经验方）：淫羊藿、仙茅、熟地、怀山药、香附、鸡血藤、三棱、莪术、丹参。

益肾调经汤（《中医妇科治疗学》）：巴戟天、杜仲、续断、乌药、艾叶、当归、熟地、白芍、益母草。

2. 气滞血瘀

证候　气虚瘀结，滞于胞宫冲任，积结日久，导致下腹部结块，触之有形。经脉气血循行受阻，气机紊乱，则小腹胀满，月经先后不定。经期凝血下行，经血量多有块，色暗，经行难净；精神抑郁，胸闷不舒，面色晦暗，肌肤甲错，舌质紫暗，或有瘀斑，脉沉弦涩皆为气滞血瘀之征。

治法　行气活血，化瘀消癥。

方药　香棱丸或大黄䗪虫丸。

香棱丸（《济生方》）：木香、丁香、京三棱、枳壳、青皮、川楝子、茴香、莪术。

上药共研细末，面糊为丸，如梧桐子大，朱砂为衣。

大黄䗪虫丸（《金匮要略》）：大黄、䗪虫、桃仁、干漆、水蛭、虻虫、蛴螬、甘草、杏仁、芍药、干地、黄芩。蜜和丸，酒饮服。

3. 痰湿瘀结

证候 痰湿内结，阻滞冲任胞宫，血行受阻，痰湿瘀血结于下腹，日久成块，痰湿内聚则结块不坚，聚于胞宫则固定难移。瘀血阻碍气机，血失统摄，则经行量多，淋漓难净。经间湿邪下注则带下量多。痰湿瘀血阻滞，经脉气血循行不利，则胸脘痞闷，腰腹疼痛，舌体胖大，紫暗，有瘀斑瘀点，苔白厚腻，脉弦滑或沉涩皆为痰湿瘀结之征。

治法 化痰除湿，活血消癥。

方药 苍附导痰丸合桂枝茯苓丸。

苍附导痰丸（《叶天士女科诊治秘方》）：茯苓、法半夏、陈皮、甘草、苍术、香附、胆南星、枳壳、生姜、神曲。

桂枝茯苓丸（《金匮要略》）：桂枝、茯苓、芍药、牡丹皮、桃仁、菟丝子、桑寄生、续断、阿胶。

4. 湿热瘀阻

证候 湿热之邪与余血相搏结，瘀阻胞宫冲任，久则为癥瘕，正邪交争，病势进退，则热痛起伏。经脉阻滞，触之剧痛，痛连腰骶。邪热内炽，血失统摄，则经行量多，经期延长。湿热下注，邪热熏灼，损伤带脉，则带下量多，色黄或赤白混杂。邪热留恋伤津，则身热、口渴、心烦、便结、溲黄。舌暗红、有瘀斑、苔黄、脉弦滑数为湿热瘀结之象。

治法 清热利湿，化瘀消癥。

方药 大黄牡丹皮汤加木通、茯苓。

大黄牡丹皮汤（《金匮要略》）：大黄、牡丹皮、桃仁、冬瓜仁、芒硝。

（三）补肾益气活血法则在子宫肌瘤中的应用

黄光英教授强调活血化瘀法作为子宫肌瘤的基本治法，在治疗中应贯穿始终。同时对于先天肾气不足，房劳多产伤肾，绝经后子宫肌瘤患者或高龄且有生育要求的女性来说，孕前调理更有助于形成良好的妊娠条件以及环境。

现代研究表明活血化瘀治疗可降低血清血管生成素-2（Ang-2）、血管内皮生长因子（VEGF）和子宫内膜微血管密度（MVD）表达，减少肌瘤血液供应，有效缩小子宫和瘤体体积。另一项研究报道了活血化瘀法降低血清黄体生成激素（LH）、卵泡生成激素（FSH）、雌二醇（E_2）、孕酮（P）、Bcl-2 蛋白、雌激素受体（ER）、孕激素受体（PR）水平，提高 Bax 水平。

活血化瘀代表药物芍药、牡丹皮等的主要有效化学成分为芍药苷，其能够扩张血管，舒张平滑肌，缓解痉挛性疼痛，能够明显减轻缩宫素所致的小鼠扭体反应。益母草可以对抗缩宫素诱发的多种条件下子宫平滑肌的痉挛，发挥治疗痛经的临床功效。桂枝茯苓丸及三棱、莪术能够明显抑制大鼠子宫肌层中 c-myc、wnt5b 基因蛋白产物的表达；水蛭中的水蛭素是目前发现最强的凝血酶特异性抑制剂，同时含有多种氨基酸和微量元素，具有抗凝血、抗血栓、保护细胞、抗炎等作用，作为传统的活血祛瘀药，其多种药理作用被广泛应用于预防和治疗临床多种疾病。牡丹皮中的主要化学成分丹皮酚具有较好的活血化瘀作用。

此外，既往研究证实了血瘀证型子宫肌瘤与血液流变学、甲皱微循环、盆腔血流图、血小板功能等的关系，为活血法治疗子宫肌瘤提供了现代理论依据。

五、总　结

子宫肌瘤是妇科临床常见病，其引发的子宫出血、腹痛、不孕、流产、贫血、邻近器官压迫症状等严重影响妇女身心健康。饮食习惯、肥胖、种族与遗传、月经周期和生殖系统问题、吸烟等因素与子宫肌瘤发病相关。其发病机制涉及正常子宫肌层细胞突变与性激素及局部生长因子等多因素之间复杂的相互作用。中医病因主要责之于瘀血内阻，或气滞血瘀，或肾虚血瘀，或痰湿瘀结，或湿热瘀阻。疾病发生过程中，常有脏腑功能失调，尤以肝、脾、肾功能失常多见。肝脏以气滞血瘀实证为主，脾肾以虚证为多。从病性而言，子宫肌瘤是虚实错杂、虚中夹实之证。虚是脏腑功能减退，正气不足，实是瘀结之瘤块。中医治疗上以活血消癥为原则，注重活血补肾法的应用。

（王　琪　李　婧）

第十二节　外阴、阴道炎

外阴、阴道炎指发生于外阴及阴道的炎性疾病，临床多表现为带下量的明显增多或减少，色、质发生异常，或有异味，或阴部瘙痒等症状，属中医学"带下病"、"阴痒"范畴。西医妇科学所称的"女性生殖系统炎症"中，如阴道炎、宫颈炎及性传播感染等，表现以带下异常、阴痒为主要症状者；或由非炎性因素，如内分泌失调、盆腔充血、外阴营养不良、情绪因素等导致白带分泌异常及阴部瘙痒者，可参照《中医妇科学》按带下病、阴痒病辨证论治。外阴、阴道炎可单独存在，也可两者同时存在。

一、现代医学发病机制

女性阴道是由黏膜、肌层和外膜组成的肌性管道，连接子宫和外生殖器，是女性的性交器官，也是排出月经和娩出胎儿的管道。生理情况下，女性阴道中共存有 200 余种微生物，包括乳杆菌、棒状杆菌和肠球菌等革兰氏阳性需氧菌，加德纳菌、大肠埃希菌等革兰氏阴性需氧菌，消化球菌、类杆菌和梭杆菌等专性厌氧菌，以及支原体、假丝酵母菌等。其中兼性厌氧乳杆菌为优势菌，占 50%～80%。乳杆菌、雌激素及 pH 共同作用保持阴道微生态平衡而不致病，即阴道自净作用。当人体免疫力低下、内分泌激素发生变化，或外来因素如频繁性交、组织损伤、不恰当阴道冲洗或滥用抗生素时，阴道天然屏障受损，外源性病原体入侵或阴道微生态平衡遭到破坏，乳酸杆菌生长受抑，使致病菌成为阴道优势菌，黏附细菌的阴道表层细胞脱落，导致阴道分泌物增多，形成阴道炎。阴道分泌物、汗液、尿液、粪便、月经、不透气卫生巾、内裤等长期刺激外阴皮肤，或外阴营养不良造成外阴瘙痒、疼痛、灼热、红肿、皮肤增厚、粗糙、皲裂等，导致外阴炎。

白带是在雌激素作用下随月经周期发生质与量改变的阴道分泌物。生理性白带呈白色或蛋清样，质稠，无腥臭味，可湿润阴道，减少摩擦损伤。生殖道炎症或发生癌变时，白带质与量发生改变，称为病理性白带。感染性疾病如细菌、真菌、病毒、原虫、支原体等感染均可导致带下病。外阴、阴道炎症逆行传播，可导致盆腔炎性疾病。某些性传播疾病如淋病、梅毒、生殖器疱疹，不仅在阴道局部诱发病变，引起带下异常，也可播散全身甚至危及生命。

内分泌失调也可使黏膜中腺体细胞分泌增多而导致白带增多。盆腔回流障碍亦可使组织液渗出增多而引起白带增多。绝经、卵巢功能早衰、卵巢切除、盆腔放疗、药物副作用等，可导致卵巢功能衰退或抑制，雌激素水平下降，致黏膜中腺体细胞分泌减少导致白带量减少，也属于中医学"带下病"范畴。

二、中医病因病机

中医理论认为，带下病包括带下过多与带下过少两大类。带下过多主要与湿邪相关。湿邪致病有内外之分。外湿指外感湿邪，如经期涉水淋雨，寒湿侵袭；或房事不禁，湿毒内侵；或产后胞脉空虚，摄生不洁，胞宫外感湿毒，以致任脉不固，带脉失约，引起带下病。内湿的产生与脾、肾、肝三脏气血功能失调密不可分：脾虚则运化失职，湿浊内盛，下注任带；脾虚湿盛，郁久化热，湿热下注，损及任带；情志不畅，肝热乘脾，湿热互结，流注下焦；肾阳不足，气化失常，水湿内停，下注冲任；肾阳虚衰，精关不固，精液滑脱；素体阴虚，感受湿热之邪，伤及任带。总之，带下过多系湿邪为患，而肝、脾、肾功能失常又是发病的内在条件；病位主要在前阴、胞宫；任脉不固，带脉失约是带下过多的核心病机。

带下过少的病机着重于虚与滞，亦与肝、脾、肾三脏功能失调相关。虚者多由先天禀赋不足，后天房劳多产，或久病体虚，肝肾阴精亏损，天癸衰少所致。滞者则以七情内伤为因，肾精亏虚为本。肝郁日久耗血，肝血不足难以补肾填精，胞脉失于濡养；肝木克脾，脾土不足，气血生化乏源，冲任带脉失养。综上所述，肾精不足，肝血亏虚，天癸乏源，精血枯槁，则致带下过少。

同时，带下病与瘀血关系密切。因湿与瘀俱为阴邪，具有黏腻缠绵的性质；且湿与瘀同为有形之物的特点，使得两者更易相聚而结合致病。瘀血一旦形成，则恶血不去，新血不生，阻塞脉络，气机不畅，使水不化气而化湿，湿与瘀合，更为胶浊滞腻。湿瘀有形之物盘结交错，不仅湿邪可以加重脉络原有的瘀血，且瘀血又可加重原有的湿滞。因湿致瘀，因瘀致湿，使得病情缠绵难解，日久不愈，增加了愈后的复发率及治疗的难度。

女子外阴或阴道内瘙痒，甚至痒痛难忍，或伴带下量多者，称为"阴痒"，亦称"阴门痒"等，中医辨证分虚实两大类，病机多因湿热下注，或虫蚀作痒，或脏虚而虫蚀，或精血虚阴户失养而作痒，临床以肝经湿热和阴虚血燥为多见。

带下病、阴痒病属虚证、瘀证，可采用补肾益气活血法治疗。

三、诊断要点

（一）西医诊断要点

1. 病史

带下量多者多伴有不注意外阴卫生，不安全性生活，不正规的妇科检查、手术（放置宫内节育器、人工流产等操作）或机体免疫力下降等病史，导致外源性感染。大量应用抗生素时，阴道内菌群失调，则可引发内源性感染。

萎缩性阴道炎常见于早发性卵巢功能不全，或围绝经期卵巢功能下降、手术切除卵巢后、盆腔放疗后、严重卵巢炎、垂体前叶功能减退症、长期服用某些药物者，如曾服用抗高血压药、抗甲状腺功能亢进药、抗癫痫药、安眠药、镇静药等。

2. 症状（以疾病分）

1）需氧菌性阴道炎（AV）：可见阴道分泌物增多，质稀薄，呈淡黄色，严重者呈脓血性，多伴外阴瘙痒、灼热感。阴道黏膜萎缩可伴性交痛。检查见阴道黏膜及宫颈表现出侵蚀、充血、散在出血点以及溃疡。

2）滴虫性阴道炎（TV）：可见阴道分泌物增多，稀薄脓性、黄绿色、泡沫状、有臭味，伴外阴及阴道口瘙痒，间或有灼热、疼痛、性交痛等。尿道口感染者可伴尿频、尿痛、血尿。阴道毛滴虫能吞噬精子，阻碍乳酸生成，影响精子在阴道内存活而致不孕。检查见阴道黏膜甚至宫颈充血伴散在出血点，形成"草莓样"宫颈。后穹隆有大量泡沫状灰黄色、黄白色稀薄液体或黄绿色脓性分泌物。

3）细菌性阴道炎（BV）：10%～40%患者无临床症状，有症状者可见阴道分泌物增多，有鱼腥臭味，性交后加重，伴轻度外阴瘙痒或烧灼感。分泌物稀薄，呈灰白色，常黏附于阴道壁，黏度低，易拭去。

4）外阴阴道假丝酵母菌病（VVC）：可见外阴瘙痒、灼痛、性交痛及尿痛，可伴尿频，部分患者阴道凝乳或豆腐渣样分泌物增多。外阴瘙痒严重，程度居各种阴道炎症之首。检查见外阴地图样红斑、水肿，常伴有抓痕，严重者可见皮肤皲裂，表皮脱落。若为阴道炎，阴道黏膜充血、水肿，小阴唇内侧及阴道黏膜上附有白色块状物，擦除后露出红肿黏膜面，少部分患者急性期可见到糜烂及浅表溃疡。

5）支原体阴道炎（mycoplasma vaginitis）：可出现无症状感染，即缺乏自觉症状。病原体是人型支原体（MH）、解脲支原体（UU）和生殖支原体（MG）。多数无明显自觉症状，少数重症患者有阴道下坠感，当感染扩及尿道时可出现尿频、尿急、尿道刺痛等症状。白带增多，浑浊。检查见宫颈水肿、充血或表面糜烂。感染扩及尿道表现为尿道口潮红、充血，挤压尿道可有少量分泌物外溢，但很少有压痛出现。

6）衣原体阴道炎（chlamydia vaginitis）：多出现无症状感染，即缺乏自觉症状。阴道有脓性分泌物，量较多，为黏液性或浆液性。稍有臭味。下腹部可有轻微疼痛，一般体温不高。检查见阴道黏膜为正常颜色。伴发宫颈炎时可出现宫颈发红，阴道内糜烂，易出血。

7）婴幼儿阴道炎（infantile vaginitis）：可见阴道脓性分泌物增多。大量分泌物刺激引起外阴痛痒，患儿哭闹、烦躁不安或用手搔抓外阴。部分患儿可见尿急、尿频、尿痛。若有小阴唇粘连，排尿时尿流变细或分道。检查可见外阴、阴蒂、尿道口、阴道口黏膜充血、水肿。

8）萎缩性阴道炎（atrophic vaginitis）：可见阴道分泌物过少或过多，淡黄色，质稀薄，严重者呈脓血性。外阴瘙痒、灼热，可伴有性交痛。检查见阴道呈老年性改变，上皮萎缩、平滑、菲薄，皱襞消失。阴道黏膜充血伴小出血点，偶见浅表溃疡。

9）过敏或刺激性阴道炎：阴道分泌物增多，多为脓性白带，并有烂肉样组织排出，有腥臭味。检查见阴道黏膜糜烂，严重者可形成阴道溃疡样改变，长时间处于过敏原刺激下，阴道会形成瘢痕，造成阴道僵硬，严重者可造成阴道狭窄甚至闭锁；更为严重者可导致子宫积血、积脓或出现全身症状。

10）溶细胞性阴道炎：也称为 Doderlein's 细胞溶解病或乳酸杆菌过度增生综合征。阴道分泌物增多，白色，质浓稠或稀薄，黄体期高发，阴道 pH 大于 3.8。分泌物的湿载玻片检测发现大量的乳酸杆菌、碎屑状的上皮细胞，未发现念珠菌及其他致病菌。

11）脱皮性阴道炎：围绝经期女性多发。脓性黄绿色白带，有阴道烧灼感，性交疼痛，瘙痒和异味少见。检查见阴道口有瘀斑，其相应的分泌物 pH 有所升高（通常为 4.6～6.0）。湿载玻片检测未发现有阴道毛滴虫和假丝酵母菌。

12）霉菌性外阴炎：外阴瘙痒严重、坐卧不宁、灼痛，还可伴有尿频、尿痛及性交痛。部分阴道分泌物增多，阴道检查可见小阴唇及阴道壁黏膜上附有白色块状物，擦拭后可见白色黏膜面。

13）前庭大腺炎：起病急，多为单侧。初发时局部皮肤有肿胀、疼痛、灼热感。感染进一步加重时，脓肿形成，患者疼痛剧烈，行走不便，局部可触及波动感。少数患者可能出现发热等全身症状，腹股沟淋巴结有不同程度的增大。

14）外阴白色病变：外阴奇痒难忍，由于经常搔抓或摩擦，大阴唇、阴唇间沟、阴蒂包皮处的皮肤明显隆起增厚，有较粗糙的皱襞，也可出现局部表皮角化伴有鳞屑或湿疹样改变。病变部位颜色多呈暗红色或粉红色，部分皮肤或黏膜呈白色斑块状改变，一般无萎缩或粘连。如搔抓过度，病变区常见抓痕及上皮缺损，若合并感染可能出现疼痛或溃疡。

15）非特异性外阴炎：症见外阴皮肤瘙痒、疼痛、有烧灼感，于活动、性交、排尿及排便时加重。检查见外阴局部充血、肿胀、糜烂，常有抓痕，严重者形成溃疡或湿疹。慢性炎症可使皮肤增厚、粗糙、皲裂，甚至出现苔藓样变。

16）其他：宫颈炎症主要表现为阴道黏液脓性分泌物增多，刺激外阴引起瘙痒及灼热感。此外，可出现经间期、性交后出血等症状。其他女性生殖系统炎症或肿瘤亦可导致带下异常。

3. 检查

（1）白带常规

白带常规包括 pH、白带清洁度、病原微生物检查、胺臭味试验、线索细胞等检测内容，用于常见阴道炎的诊断。特点是取材方便，在基层医院可以普遍开展。

（2）宫颈分泌物培养

宫颈分泌物是由子宫内膜腺体产生的一种浓厚、透明、黏稠的蛋清样分泌物，通常为碱性，它的黏度与分泌量也是随着体内雌激素水平的高低而改变。在排卵期雌激素水平高，宫颈分泌物量多而稀薄，这样有利于精子通过。宫颈分泌物培养是采集宫颈分泌物，标本采集时应先擦去宫颈口多余黏液，再用另一个拭子在宫颈管内 1～2cm 处取宫颈分泌物。取材时，要在宫颈内同一方向旋转 3 圈或至少停留 20 秒，以便获得较多的细胞。正常值为无菌生长。阳性为细菌或支原体等感染，常见于霉菌感染、滴虫病、淋病等。若为阳性感染，可配合药敏试验报告以指导选药。其可弥补白带常规的不足，一般 3～5 天出报告。

（3）阴道微生态

阴道微生态评价体系包括形态学检测和功能学评价。其形态学检测指标包括阴道菌群密集度、阴道菌群多样性、优势菌、机体炎症反应病原菌。其功能学评价指标包括 pH、乳杆菌功能标志物、微生物代谢产物和机体炎症反应标志物。结合形态学及功能学指标，阴道微生态主要通过 5 个方面进行评价，即阴道菌群密集度、多样性、优势菌、机体炎症反应、病原体形态学。阴道菌群密集度指标本中细菌分布及排列的密集程度；多样性指菌群中所有细菌种类的多少；优势菌指某一菌群中生物量或种群密集度最大的细菌，对宿主有生理或病理的影响。特点是将白带常规检测指标和菌群量化分析相结合，并加上菌群代谢指标进行功能学评价，更加客观地评价阴道微生态状态。1～3 小时出报告，需在有条件的医院进行。

（4）TCT 检查与 HPV 检测

TCT 检查：是液基薄层细胞学检查的简称，采用液基薄层细胞检测系统检测宫颈细胞并进行细胞学分类诊断，对宫颈癌细胞的检出率为 100%，同时还能发现部分癌前病变、微生物感染，如霉菌、滴虫、病毒、衣原体等感染。

HPV 检测：即人乳头状瘤病毒检测，可一次检测所有致宫颈癌的 13 个高危型 HPV 病毒。这种方法简便易行、无创伤、无痛苦。主要包含 HPV 抗原的检测、HPV 抗体的检测和 HPV-DNA 检测。不仅可以判断有无 HPV 病毒感染，尤其对持续 HPV 感染患者的监控与干预，以及对治疗 HPV、预防宫颈癌的发生和早期诊断有重要价值。

（5）阴道镜检

阴道镜检是在强光源照射下通过阴道镜直接观察阴道、宫颈的上皮病变，放大 6～20 倍以观察肉眼看不到的微小病变，在可疑部分行定位活检，可提高确诊率。

（6）外阴组织学检查

病理组织学检查是外阴白色病变确诊的依据，活检应该在外阴色素减退区、皲裂、溃疡、隆起、硬化或粗糙处进行取材，并注意选择不同部位多点取材。

（二）中医诊断要点

中医学认为带下病常以湿、痰、风寒外感，或七情内伤、房室劳伤、五脏内损及体质虚损等，任脉不固，带脉失约为总病机。其分为湿热下注、湿毒蕴结、肝郁化火、中气不足、肝肾亏损、阴虚夹湿、肾阳不足、血枯瘀阻等型。健固任带为总治则。

四、治　疗

白带异常者根据临床症状、妇科检查，结合白带常规或阴道微生态检查，进行宫颈分泌物培养，针对不同致病微生物选用敏感抗生素进行治疗。多采用阴道局部用药，必要时配合口服抗生素治疗。其中因虚、因瘀所致带下异常者，适合采用中医"补肾益气活血"法则，并结合西药治疗的疾病如萎缩性阴道炎、内分泌异常阴道炎、外阴白色病变。

萎缩性阴道炎因自然绝经及卵巢去势后，或产后闭经，药物假绝经治疗的患者，雌激素水平降低，阴道壁萎缩，黏膜变薄，上皮细胞内糖原含量减少而致病。西医治疗原则为全身或局部用药补充雌激素，妊马雌酮软膏局部涂抹，每日 2 次。全身用药可口服尼尔雌醇，首次 4mg，以后每 2～4 周 1 次，每次 2mg，维持 2～3 个月，对同时需要性激素替代治疗的患者，可每日给予结合雌激素 0.625mg 和甲羟孕酮 2mg，增强阴道抵抗力。非特异性阴道炎应积极寻找病因治疗。注意个人卫生，穿纯棉内裤并经常更换，保持外阴清洁、干燥。

中医学认为萎缩性阴道炎是年老妇女肝肾阴虚、脾虚血亏所致。治疗予滋补肝肾、益气健脾养血以治其本，中西医结合治疗萎缩性阴道炎，在提高治疗效果、缩短治疗时间的同时，还可降低疾病复发率。

内分泌异常性阴道炎是因快速青春发育期女性雌激素分泌处于较高水平，阴道分泌物分泌旺盛而导致的带下过多，西医治疗原则：周期性孕激素补充或性激素治疗以拮抗雌激素过多；保持外阴清洁、干燥，减少摩擦，注意个人卫生，穿纯棉内裤并经常更换；内裤及洗涤用的毛巾，应煮沸 5～10 分钟以消灭病原体；规律作息，适当运动以增强体质。中医辨证多为脾虚中气不足，采用中药补中益气治疗。

绝经后妇女出现一过性阴道水样分泌物增多，在排除恶性肿瘤或生殖道感染疾病后，原因不明者，可选择性使用抗感染治疗并结合中医辨证用药治疗。

外阴白色病变的发生与外阴局部潮湿刺激、自身免疫性疾病、性激素缺乏、基因遗传疾病及局部自由基作用等有关。西医治疗可选用糖皮质激素联合免疫抑制剂局部涂抹缓解瘙痒，口服维生素改善全身营养状况，用药前温水坐浴使皮肤软化、促进药物吸收，以缓解瘙痒症状。中医学认为本病病机以肝肾不足、精血虚少、血虚风燥、脉络瘀阻为主，可采用滋阴补肾、祛风活血类中药治疗。

1. 中医治疗

（1）中气不足型

证候：带下量多，清水样，或色淡黄，或盆腔术后，或绝经后带下量少或无带下。症见带下色白或淡黄，质黏稠，无臭气，绵绵不断。面色㿠白或萎黄，四肢不温，精神倦怠，纳差便溏，两足跗肿，舌淡苔白或腻，脉缓弱。

治则：健脾益气，升阳除湿。

代表方剂：完带汤（《傅青主女科》）。组成：白术、山药、人参、白芍、车前子、苍术、甘草、陈皮、黑芥穗、柴胡。

本方专为脾虚中阳不振，湿盛肝郁之白带而设，为治脾虚型带下病常用方。脾损及肾，腰酸痛者，加杜仲、巴戟天补肾强腰。胞宫失温，小腹冷痛者，加艾叶、香附暖宫理气止痛。兼肾阳亏虚，见带久质稀者，加鹿角霜、补骨脂温肾固下。任带失固，滑脱不止者，加金樱子、乌贼骨收涩止带。中气不足，失于升举，气短下坠者，加黄芪、升麻补气升提。脾虚失运，湿渗大肠，大便稀溏，加芡实、薏苡仁、炒扁豆利湿实大便。营血化源不足，心神失养，睡眠不佳，头晕心慌，加酸枣仁、煅龙骨、煅牡蛎安神敛带。兼气滞腹胀者，加橘核、小茴香理气消胀。脘闷纳呆，呕痰多，带下黏腻，形体肥胖，属湿盛生痰，痰湿相合者，加半夏、白芥子、石菖蒲化湿祛痰。若湿蕴有化热之象，见带下色黄质黏稠，或有臭气，但热不甚者，加鸡冠花、椿白皮清热利湿，或改用易黄汤（《傅青主女科》）。

白带偏于湿重者，可用渗湿消痰饮加减（《中医妇科临床手册》）。组成：苍术、白术、制半夏、薏苡仁、茯苓、白芷、泽泻、制香附、炙甘草、乌贼骨、扁豆花、六一散（包煎）。

（2）肝肾亏损型

证候：多见于中年以上或多产之妇女。带下过少，甚至全无，阴部干涩灼痛，或伴阴痒，阴部萎缩，性交疼痛；头晕耳鸣，腰膝酸软，烘热汗出，烦热胸闷，夜寐不安，小便黄，大便干结；舌红少苔，脉细数或沉弦细。

治则：滋补肝肾，养精益血。

代表方剂：左归丸加减（《景岳全书》）。组成：熟地、山药、枸杞子、山萸肉、川牛膝、菟丝子、鹿角胶、龟甲胶、知母、肉苁蓉、紫河车、麦冬。

本方原治肾阴不足，腰酸遗泄，口燥盗汗等症，系六味地黄丸去牡丹皮、泽泻两味泻火药，增加枸杞子、甘草滋阴养肝血而成。加制何首乌、龟甲、五味子、紫河车大补肝肾之精血，可用于虚损劳伤所致带下量少。

如阴亏火旺，水不涵木，虚阳上越，头痛甚者，加天麻、钩藤、石决明；肝火亢盛，阴中干涩疼痛，口苦咽干者，加玄参、黄芩、夏枯草、栀子；带下量少伴外阴皮肤瘙痒者，加蝉蜕、防风、白蒺藜。

肾阴亏虚、血燥精枯型带下过少，宜用六味地黄丸加减（《小儿药证直诀》）。组成：熟地、山萸肉、怀山药、泽泻、生地、枸杞子、龟甲、白芍、当归。

本方是治疗肾阴不足的常用方，方中"三补药"：熟地补血益精，滋肾阴，山茱萸敛肝涩精固肾，山药补脾益阴涩精，再加养血润燥滋阴之品，以达精血充足，带液泌淖，恢复女性的生理性带下。

若带下量少、阴部灼热、性交疼痛、烦躁失眠、月经量少，或行经时间延长，则为阴虚有内热，可在上方基础上加黄柏、地骨皮、苦参以滋阴清热。若伴大便干燥，寐少心烦，加滋阴养血、安神除烦的生何首乌、知母、生枣仁。

虚劳阴阳两虚、遗精阳痿、腰脊酸痛、瘦弱无力、目视昏花等症，宜用龟鹿二仙胶加减（《兰台轨范》）。组成：龟甲胶、鹿角胶、人参、枸杞子、熟地、山茱萸。该方具有滋阴补血、益精补髓的功效。临床常用于虚劳阴阳两虚、遗精阳痿、腰脊酸痛、瘦弱无力、目视昏花等症。

（3）阴虚夹湿型

证候：见辨证分型。

治则：滋阴益肾，清热利湿。

代表方剂：知柏地黄汤（《医宗金鉴》）。组成：熟地、山茱萸、干山药、泽泻、茯苓、牡丹皮、知母、黄柏。

失眠多梦者加柏子仁、酸枣仁；咽干口燥甚者加沙参、麦冬；五心烦热甚者，加地骨皮、银柴胡；头晕目眩者加女贞子、旱莲草、白菊花、钩藤；舌苔厚腻者，加薏苡仁、扁豆、车前草。

（4）肾阳不足型

证候：带下量多，色白清冷，稀薄如水，淋漓不断，头晕耳鸣，腰痛如折，畏寒肢冷，小腹冷感，小便频数，夜间尤甚，大便溏薄，面色晦暗，舌淡润，苔薄白，脉沉细而迟。

治则：温肾培土，固涩止带。

代表方剂：内补丸（《女科切要》）。组成：鹿茸、菟丝子、沙苑子、黄芪、肉桂、桑螵蛸、肉苁蓉、制附子、白蒺藜、紫菀茸。

本方多用补益肾精、温煦真阳之品，振衰起废，配益气收涩之药以固任带，原治命门火衰，肾气虚弱，失于温煦，不能封藏，任带失调，精液滑脱之重症。借用于治病机相同的本病本证也属相宜。

如大便稀溏去肉苁蓉之滑利，加炒白术、肉豆蔻以温肠止泻；小便频数加缩泉丸（包煎）9g以缩溺；阳虚阴寒内盛，小腹冷痛加炒艾叶、乌药暖宫行气止痛；腰肢寒冷，腰酸困明显加续断、狗脊壮肾强腰脊；形寒肢冷痛甚加桂枝以温经通阳；滑脱带下加人参、紫河车、龙骨、牡蛎大补元气，收涩固脱。

肾阳虚较轻，兼有脾虚者，宜用补宫丸（《医钞类编》）。组成：鹿角霜、茯苓、白术、白芍、白芷、牡蛎、怀山药、龙骨、赤石脂、干姜。

全方温肾健脾化湿，收涩止带，为脾肾同治之方，但温肾作用较和缓，宜用于肾阳虚较轻，兼有脾虚者。

阳虚不能封藏，精液滑脱之"白崩"重症，宜用右归丸（《景岳全书》）改汤剂，组成：熟地、山茱萸、怀山药、枸杞子、菟丝子、杜仲、当归、鹿角胶、制附子、肉桂。

原方治元阳不足或劳伤过度致命门火衰，速以益火之源以培补肾之元阳，故用于阳虚不能封藏，精液滑脱之"白崩"重症。

若兼见气脱则加黄芪、党参、炒升麻固脱升提止带。肾阳亏损严重者可再加蛇床子、炮姜暖宫涩带。

（5）血枯瘀阻型

证候：多为带下量少，阴中干涩，或腰腹疼痛，喜温拒按，或痛引腰骶，或小腹有包块，经色紫暗，夹有血块。舌淡暗或紫，舌苔白，脉弦或细涩。

治则：活血化瘀，利湿止带。

代表方剂：桃核承气汤加减（《伤寒论》）。组成：桃仁、桂枝、酒大黄、炙甘草、车前子、茯苓。

血瘀湿停之带下伴气滞腹痛者，宜用少腹逐瘀汤加减（《医林改错》）。组成：当归、川芎、赤芍、肉桂、干姜、小茴香、蒲黄、五灵脂、延胡索、没药、苍术、茯苓、乌药。

《医林改错》云："少腹积块疼痛，或有积块不疼痛，或疼痛而无积块，或少腹胀满，或经血见时，先腰酸少腹胀，或经血一月见三五次，接连不断，断而又来，其色或紫、或黑、或块、或崩漏，兼少腹疼痛，或粉红兼白带，皆能治之，效不可尽述。"本方以活血化瘀为主，配温经行气止痛之品，加入苍术、茯苓燥湿化湿，乌药宣下焦之滞气。全方具有活血化瘀、行气止痛、祛湿除湿之功，可用于治疗血瘀湿停之带下。

血虚瘀阻带下量少者，宜用小营煎加减（《景岳全书》）。组成：当归、白芍、熟地、山药、枸杞子、炙甘草、牛膝、丹参、桃仁。

兼脾运不佳纳差、大便稀溏者，加炒白术、茯苓、砂仁以健脾生血；白带极少合并闭经且大便干结者，加肉苁蓉、生首乌、制大黄养血润燥祛瘀；小腹疼痛明显有结块者，加三棱、莪术、五灵脂、延胡索化瘀消癥止痛。

寒凝血瘀所致带下量少者，宜用温经汤（《校注妇人良方》）。组成：人参、当归、川芎、白芍、肉桂、莪术、牡丹皮、甘草、牛膝。

原方用于寒凝血瘀之痛经，方中人参、当归、川芎、白芍益气养血和血，肉桂温经散寒化瘀，莪术、牛膝活血化瘀，牡丹皮温而不燥，甘草调和诸药；也适用于寒凝血瘀所致带下量少者。

若血枯精衰，精神疲惫，加菟丝子、制何首乌、紫河车大补精血；瘀而化热，津不上承，加黄柏、地骨皮、山栀子；血瘀偏于气滞，加红花、泽兰、香附理气化瘀。

2. 补肾益气活血法则在带下病中的运用及机制研究

用补肾益气活血法治疗带下病，有学者分析了用药规律发现，明清时期治疗带下病的方药以健脾去湿药物最为常用，其中又配伍一些专属度比较高的特色药物，如收涩止带药、补肾药、清热燥湿药等。隋氏选取120例带下病患者作为研究对象，随机分成对照组和观察组，分别用健脾益肾化浊汤和活血化瘀法治疗，结果表明活血化瘀法治疗带下病的方法优于健脾益肾化浊汤治疗法，其总有效率高于对照组。岳光丽等研究发现采用健脾渗湿、活血化瘀之法治疗带下病，在抗菌、抗炎、杀虫止痒的同时，还改善了局部和全身的免疫功能状态，使需氧菌阴道炎患者的临床症状得到明显改善。李莉等采用补肾温阳、化瘀利湿之法治疗后，患者阴道 pH 降低，乳杆菌数量评分增高，阴道灌洗液中 IL-6、IL-8 水平降低，提示补肾益气活血法可通过调节阴道酸碱度、改善阴道内环境、恢复乳杆菌的优势地位和阴道微生态平衡来治疗细菌性阴道炎。张莉等使用具有清热利湿、除湿止痒、健脾益气、固精止带之功的萆薢渗湿汤加味联合氟康唑治疗复杂型 VVC，发现补肾益气之法可以明显改善 VVC 患者阴道微生态异常，且具有疗效高、安全、复发率低的优势。张媛媛等研究了知柏地黄汤治疗萎缩性阴道炎的作用及机制，发现采用滋肝补肾、益气健脾之法可改善萎缩性阴道炎大鼠内分泌情况，降低大鼠血清丙二醛、活性氧簇水平的同时升高超氧化物歧化酶的水平，改善大鼠生殖道衰老情况，从而缓解因萎缩性阴道炎所致的外阴瘙痒、带下增多等症状。任爱玲在对完带汤治疗脾虚湿盛型带下病的临床疗效研究中发现，补肾益气治法可改善带下病患者临床症状，提高抑菌效果，改善白带清洁度。熊贻海采用清热化瘀汤治疗盆腔炎性疾病所致带下，发现采用清热解毒、活血化瘀法治疗的带下病患者，其血清雌二醇及癌胚抗原 125 水平降低，血液流变学各项指标均有改善，带下明显减少。

五、总　结

带下属阴液，带下过多病机乃"任脉不固，带脉失约"，带下过少病机为"任带失养，肝肾亏虚，血枯瘀阻"，主要与肝、肾、脾关系密切。现代医学认为白带异常可分为感染性和非感染性两大类，西药对感染性带下异常疗效较好，对非感染性原因致带下异常则治疗手段有限。针对感染性原因所致带下异常，西医治疗主要为针对特定病原体予口服抗生素、阴道给药及必要的阴道冲洗等。抗生素往往起效快，但对复合感染、耐药病原体或阴道菌群失调所致的顽固性带下异常，则疗效难尽人意，且部分患者因未婚或其他原因难以接受外用方法给药。

感染性带下患者占总带下患者 70%~80%。以中医湿热下注、湿毒蕴结、肝郁化火等实证为多见，治宜清热利湿、解毒杀虫、清肝泻火。针对不同病原体感染所致的属于中医虚证、瘀证型带下，在消除诱因、局部或全身采用针对病原体的药物抗菌杀虫、益生菌改善阴道微生态的同时，可配合补肾益气活血中药口服、熏洗、坐浴等，可有效缓解患者临床症状，改善阴道内环境，减少复发，并减轻西药毒副作用。

早发性卵巢功能不全或围绝经期因雌激素水平下降，阴道分泌物减少伴外阴瘙痒、灼热者为萎缩性阴道炎，属中医"带下过少"范畴，乃肝肾亏损、脾气亏虚、精血匮乏、冲脉虚弱、任脉不固、带脉失约所致。治疗萎缩性阴道炎，除采用雌激素替代疗法外，亦可结合补肾益气活血中药，滋补肝肾、益气健脾而治其本，提高治疗效果，减少雌激素应用引发的机体代谢紊乱，缩短治疗时间并降低复发率。

非特异性阴道炎是由物理、化学因素或一般病原菌（厌氧菌为主）引起的阴道炎。若属肝肾阴亏证型，可在西医治疗的基础上联合补肾益气活血中药滋阴降火、养血活血，减轻临床症状的同时增强机体免疫力，减少复发率，且无毒副作用。

综上所述：带下病属中医理论之虚证、瘀证，因脾肾阳虚、肝失和调、气虚血瘀、冲任督带损伤等所致者，可根据其辨证分型运用补肾益气活血法，注重健脾益气、升阳除湿、温肾固下、收涩止带，或以滋阴润燥、清热泌淖、理气通滞，辅以活血化瘀以恢复女性生理性带下。此法配合西医治疗，可在提高疗效的同时减轻副作用，缓解症状并增强患者免疫力，改善阴道微生态环境，真正达到标本兼治，扶正祛邪，在临床取得了良好的效果。

（陈　琢）

第十三节　盆腔炎症

盆腔炎症（pelvic inflammatory disease，PID）指女性内生殖器及其周围结缔组织、盆腔腹膜发生的感染性炎症病变，可局限于一个部位，也可同时累及几个部位。主要包括子宫内膜炎（endometritis）、输卵管炎（salpingitis）、输卵管卵巢炎、输卵管卵巢囊肿（tubo-ovarian cyst）、盆腔腹膜炎（peritonitis），其中输卵管炎、输卵管卵巢炎最为常见。PID多发生于性活跃期、有月经的妇女，初潮前、绝经后和无性生活者少见，即使发生，也往往是由邻近器官炎症的扩散而致。既往将PID分为急性盆腔炎和慢性盆腔炎，认为盆腔炎症若未能在急性期及时、彻底治愈，则往往经久不愈、反复发作，称为"慢性盆腔炎"。目前普遍认为"慢性盆腔炎"术语并不恰当：①慢性盆腔炎概念比较模糊；②慢性盆腔炎组织中常常找不到病原体，而为组织增生、粘连、瘢痕形成的后遗改变；③过去认为的慢性盆腔炎再次发作，病灶的细菌培养结果显示，实质是又一次的盆腔感染。2008年人民卫生出版社第七版《妇产科学》教材取消"慢性盆腔炎"概念，代之以"盆腔炎后遗症（sequelae of pelvic inflammatory disease，SPID）"，将其定义为：若PID未得到及时正确的治疗，可能会发生一系列后遗症，即过去对慢性盆腔炎的描述大致相当于现在所称的SPID。

PID在世界各地的发病率因地区不同，差异较大。流行病学研究显示，在英国16~46岁妇女中，PID的患病率为1.7%，美国为8%，瑞典为15%，美国每年有将近一百万的妇女因PID接受治疗，而我国盆腔炎的患病率约为5.10%。1985年曾有学者做过一项针对140名PID疾病妇女为期37个月（平均）的回顾性队列研究，结果发现，24%的病例并发了6个月以上的慢性盆腔疼痛，43%盆腔炎症复发。SPID常因急性PID未彻底治疗造成，在患者体质较差的情况下，急性PID的病程可迁延及反复发作，造成PID的遗留病变；但是某些隐匿性感染亦可无急性PID病史过程，如沙眼衣原体感染所致输卵管炎。若PID未能得到及时正确的治疗，则可因盆腔粘连、输卵管阻塞导致不孕，也可导致月经紊乱、白带增多、腰腹疼痛等。SPID是临床常见病，并发不孕发生率为20%~30%，异位妊娠发生率是正常妇女的8~10倍，SPID大都有频频发作的慢性盆腔痛。

中医学无盆腔炎后遗症之病名，根据其临床特点可归属中医学"妇人腹痛"、"月经失调"、"带下病"、"癥瘕"、"不孕"等范畴。

一、现代医学发病机制

（一）病因

本病常为PID未得到及时正确的彻底治疗，或患者免疫状况不佳病程迁延所致，但亦可无明显PID病史，如沙眼衣原体、解脲支原体感染所致输卵管炎。本病病情较顽固，当机体抵抗力较差时，可有急性发作。

（二）病理

主要病理改变为组织破坏、广泛粘连、增生及瘢痕形成，可有以下几种情况。

1）子宫内膜炎、内膜粘连：产后、流产后、剖宫产后，或绝经后老年妇女，易受细菌感染，子宫内膜充血、水肿。

2）输卵管炎与输卵管积水：炎症大多为双侧性，输卵管管腔因黏膜粘连而阻塞，管壁增厚变硬，常与周围组织粘连。如伞部及峡部粘连闭塞，浆液性渗出物聚集，形成输卵管积水或输卵管积脓，或输卵管、卵巢囊肿的脓液吸收，被浆液性渗出物代替，形成输卵管积水或输卵管卵巢囊肿。

3）输卵管卵巢炎与输卵管囊肿：输卵管炎常可累及卵巢并发生粘连形成炎性肿块，若输卵管积液穿通卵巢，则可形成输卵管卵巢囊肿。

4）盆腔结缔组织炎：炎症蔓延至子宫骶骨韧带处，使纤维组织增生，变硬，导致子宫固定，宫颈旁组织增厚变硬，向外呈扇形扩散，直达盆壁，形成所谓的冰冻骨盆。

二、中医病因病机

中医理论认为，女子以血为本，妇女一生要经历经、孕、产、乳等生理过程，均耗血伤气。经行产后，胞门未闭，外感风寒湿热之邪或虫毒乘虚内侵，或因七情所伤，以致气机不利，血行不畅，而瘀阻胞宫；或不洁性交、急性盆腔炎未能及时彻底治疗，湿浊邪热余毒残留，与冲任气血相搏结，蕴结胞宫，阻滞气血。本病早期多为湿热与气血搏结，以邪实为主，湿热瘀滞为其常见证型。

本病具有病程长、反复发作、缠绵难愈的特点，人体正邪交争日久，正气虚耗，正气不可胜邪而又致病邪长期留恋，导致正虚邪伏；同时病程迁延日久，耗伤气血，致脏腑功能失调，气血阻滞。因此本病常出现湿、热、瘀、毒、虚并见，虚实夹杂的证候。有学者提出"正虚邪恋"为本病关键病机，"正虚"为发病基础，"邪恋"为其缠绵难愈之根，"瘀血阻滞"为其病理结局。傅淑清提出本病病机在于"瘀、滞、湿、热、虚"，虚多与脾肾有关，多伴有畏寒肢冷、神疲体倦、腰腹冷感等正气虚弱之象。此外，在 SPID 急性发作期或者在慢性期大量使用抗菌药物或清热解毒中药，所用药物均为苦寒之品，易损伤人体阳气，尤易损伤脾阳，阳虚则寒，寒凝血瘀，从而使瘀血加重，增加了治疗的难度。且苦寒之品仅祛其表邪，达不到表里之邪尽祛之效，寒主收引，反致关门留寇，使得伏邪（湿、热）隐匿更深，而久病体虚者，更令伏邪（湿、热）存于虚处，伺机而发，并可在一定诱因作用下（如劳累、感寒、情绪波动等因素）死灰复燃，导致疾病的复发。

中医学素有"久病成瘀"、"久病必虚"之说，久病气虚运血无力，血流不畅，必滞而为瘀；瘀血形成后，又反过来影响全身或局部气血的运行，加剧疾病的发展。《景岳全书》云："五脏之伤，穷必及肾"、"四脏相移，必归脾肾"。SPID 初起多损及胞宫，迁延日久，气血阻滞，则损及脏腑，日久必累及于脾肾，导致脾肾阴阳失调。脾为气血运行之枢纽，气机瘀血阻滞中焦，可致脾虚；肾中精气的充盛，有赖于血液的滋养，若血液停积，不能正常循行，形成瘀血，失去了正常血液的滋润濡养作用，化精乏源，则致肾虚。

同时，水谷精微运化有赖于脾，血的生化有赖于肾中精气的气化，血的循行有赖于肾中元气的推动，故脾肾虚必血瘀，病因和结果互相影响，增加了疾病的复杂性，加重了瘀滞的发展，以致癥积形成。临床上 SPID 患者多见下腹坠痛或刺痛，经行腹痛加重，经血色暗有块，舌质暗或有瘀斑瘀点，脉涩的血瘀证，兼见腰骶酸痛，神疲乏力，带下量多，脉沉的气虚、肾虚表现。

因此，黄光英教授认为：SPID 乃本虚标实之证，本虚为久病气血不足，脾肾亏虚，标实为瘀血痹阻冲任胞宫。病机核心是血瘀，临床以湿热瘀结证最常见，其次为寒湿瘀滞证、气滞血瘀证。病程日久，正气受损，致病虚实夹杂而见肾虚血瘀、气虚血瘀证。

三、诊 断 要 点

1. 病史

SPID 患者既往可有分娩、流产、经期及宫腔内手术期间盆腔急性感染病史，或有急性阑尾炎、慢性肠炎等病史，部分患者常伴有甲状腺功能减退、糖尿病或免疫缺陷等基础疾病。

2. 症状

1）全身症状：多不明显，有时可有低热，易感疲乏。如病程较长，部分患者可出现一系列神经衰弱症状，如精神不振、失眠、头痛等。当抵抗力差时，易有急性或亚急性发作。

2）慢性盆腔痛：由于慢性炎症形成的瘢痕粘连以及盆腔充血，常引起下腹部坠胀、疼痛及腰骶部酸痛，有时伴肛门坠感，常在劳累、性交后、排便时及月经前后加剧。文献报道约 20%急性 PID 发生后遗留慢性盆腔痛。慢性盆腔痛常发生在 PID 急性发作后的 4～8 周。

3）PID 反复发作：由于 PID 造成输卵管组织结构的破坏，局部防御功能减退，若患者仍有相同高危因素，可造成 PID 的再次感染导致反复发作。有 PID 病史，约 25%将再次发生。

4）不孕：慢性炎症不仅可影响输卵管的形态和功能，使管壁肌肉收缩功能减弱、上皮纤毛蠕动减退，而且可导致输卵管通畅欠佳、粘连、积水或阻塞，最终导致异位妊娠或不孕。盆腔炎后异位妊娠发病率是正常妇女的 8～10 倍，子宫内膜粘连，内膜薄也是盆腔炎后遗症的常见并发症，也是目前不孕患者和人工辅助生殖技术亟待解决的问题。

5）其他：由于盆腔瘀血，患者可有月经过多或紊乱，痛经，带下增多。

3. 体征

若为子宫内膜炎，子宫增大、有压痛；如为输卵管炎，则在子宫一侧或双侧触及增粗的输卵管，呈条索状，有轻压痛；如有输卵管积水或输卵管卵巢囊肿，则可在盆腔的一侧或双侧扪及囊性肿块；盆腔有结缔组织炎时，子宫常呈后倾后屈，活动受限或粘连固定，子宫一侧或双侧有片状增厚，压痛，宫骶韧带常常增粗，变硬，有压痛。宫腔粘连患者可无明显体征或双合诊有轻度腹部压痛。

4. 检查

1）实验室检查：宫颈分泌物培养常可找到致病的病原体。阴道微生态检测可发现菌群分布比例异常。

2）辅助检查：B 型超声检查提示盆腔内可有炎性渗出液，或有炎性包块；或提示宫腔粘连，内膜厚度与生理周期不符。或子宫输卵管碘油造影提示输卵管部分或完全堵塞，或呈滴状集聚；宫腔镜可直接观察宫颈管、双侧输卵管口的形态及输卵管通畅度，发现宫腔粘连、息肉等；或腹腔镜检查见有明显炎症粘连。

四、治　疗

西医对本病的治疗主要包括药物治疗和手术治疗，对局部压痛明显、急性或亚急性发作者，依据病原微生物培养药敏结果选择敏感抗生素规范治疗。若培养阴性可选用四代氟喹诺酮、四环素，或大环内酯，或头孢类抗生素。对于经长期非手术治疗无效而症状明显或反复急性发作者，或已形成较大积水、炎性包块者，则可采用手术治疗。

然而，SPID 患者往往存在机体局部循环障碍或组织粘连的情况，单纯使用抗菌药物的临床治疗效果并不理想。中医药在 SPID 的治疗中具有明显的特色和优势，不仅针对患者的体质特点、疾病证型和阶段进行辨证论治，而且还包含多种特色的中医外治法。黄光英教授认为，对本病的治疗应中医与西医相结合，内治与外治相结合，充分发挥中医治疗的优势，在西医辨病与中医辨证论治的原则指导下内外同治，多途径给药，多管齐下，以达到缓解盆腔疼痛、改善盆腔炎性粘连、消散盆腔炎性包块的目的，从而降低不孕症、异位妊娠等的发生概率。治疗过程中不仅可予抗生素治疗，而且可进行中医辨证予中药口服配合保留灌肠、外敷、理疗、离子导入等外治法以提高疗效。

本病病程长，易反复，较难根治，严重影响了妇女的日常生活，甚至可导致不孕，因其治疗周期较长，治疗的同时应进行一定心理疏导，以解除患者思想顾虑，增强治疗的信心，劝导患者坚持治疗，必要时主张夫妻双方同时检查，排除性传播感染性疾病。从某一角度来说，盆腔器官感染炎症与其免疫力的降低有一定联系，增强营养，长期保持适量的运动，劳逸结合，有助于提高机体免疫力，有益疾病的治疗。

（一）中医常用选方举例

1. 湿热瘀阻证

证候　下腹隐痛或疼痛拒按，痛连腰骶，低热起伏，经行或劳累时加重，带下量多，色黄，质黏稠，胸闷纳呆，口干不欲饮，大便溏或秘结，小便黄赤；舌红，苔黄腻，脉滑数。

治法　清热除湿，化瘀止痛。

方药　银蒲四逆散（《伤寒论》）合四妙丸（《成方便读》）合失笑散（《太平惠民和剂局方》）加减。组成：银花藤、蒲公英、柴胡、赤芍、枳壳、黄柏、薏苡仁、苍术、茯苓、川牛膝、生蒲黄、炒五灵脂、丹参。

2. 气滞血瘀证

证候　少腹胀痛或刺痛，经期或劳累后加重，经血量多有块，瘀块排出则痛减，带下量多，婚久不孕，经前情志抑郁，乳房胀痛；舌紫暗，有瘀斑瘀点，苔薄，脉弦涩。

治法　疏肝解郁，化瘀止痛。

方药　膈下逐瘀汤（《医林改错》）合四逆散加减。组成：炒五灵脂、当归、川芎、桃仁、牡丹皮、赤芍、乌药、延胡索、甘草、香附、红花、枳壳、柴胡、白芍。

若有积块者，加皂角刺、三棱、莪术活血化瘀消癥；乳房胀痛甚者，加青皮、郁金、川楝子、香附以疏肝理气。

3. 寒湿瘀阻证

证候　下腹冷痛或坠胀疼痛，经行腹痛加重，得温痛缓，经行延后，量少色暗，带下淋沥，婚久不孕；舌质暗，苔白腻，脉沉迟。

治法　温经散寒，活血化瘀。

方药　少腹逐瘀汤（《医林改错》）加减。组成：小茴香、干姜、延胡索、没药、当归、川芎、官桂、赤芍、蒲黄、炒五灵脂。

若白带增多者，酌加党参、白术、薏苡仁、椿根皮以益气除湿止带；有炎性包块者，酌加皂角刺、三棱、莪术以化瘀消癥。

4. 气虚血瘀证

证候　下腹部疼痛或结块，缠绵日久，痛连腰骶，经行加重，经血量多有块，带下量多，精神不振，疲乏无力，食少纳呆；舌淡暗，有瘀点瘀斑，苔白，脉弦涩无力。

治法　益气健脾，化瘀散结。

方药　理冲汤（《医学衷中参西录》）加减。组成：生黄芪、党参、白术、山药、天花粉、知母、三棱、莪术、生鸡内金。

5. 血瘀肾虚证

证候　下腹坠痛或刺痛，腰骶酸痛，经行腰腹疼痛加重，带下量多，色白或黄，经血色暗有块，神疲乏力，面色晦暗；舌质暗或有瘀斑瘀点，脉沉涩。

治法　理气化瘀，补肾培元。

方药　膈下逐瘀汤（《医林改错》）加党参、连翘、续断、桑寄生。组成：炒五灵脂、当归、川芎、桃仁、牡丹皮、赤芍、乌药、延胡索、甘草、香附、红花、枳壳、党参、连翘、续断、桑寄生。

若肾虚血瘀以肾虚为主者，症见少腹疼痛，绵绵不休，腰脊酸楚，膝软乏力，白带量多，质稀，神疲，头晕目眩，神疲乏力，性欲淡漠，舌暗苔白，脉细弱。治宜补肾强腰，方选宽带汤（《傅青主女科》）。

（二）中医外治法

1）中药保留灌肠：保留灌肠给药可避免口服药物对胃部刺激，利用药物通过肠道黏膜弥散透入直达病所，局部药物浓度较高，直接发挥药效，进而减轻炎性反应，加速炎症吸收，促进血液循环，改善周围组织营养供给及局部微循环。可根据本病的不同证型辨证选用清热除湿、化瘀止痛、疏肝行气或祛寒除湿等中药保留灌肠，可予丹参、连翘、赤芍、制乳香、制没药、皂角刺、桂枝、路路通、透骨草，浓煎 50ml 左右，每晚睡前保留灌肠，每日 1 次，14 日为一个疗程，经期停用。

2）中药外敷：根据本病证型辨证选用不同作用方剂，选方消癥散：乌头、艾叶、鸡血藤、防风、五加皮、红花、白芷、川椒、羌活、独活、皂角刺、透骨草、千年健。上药研细末，布包温水浸湿后隔水蒸，暴露治疗部位，局部垫 1～2 层毛巾将药袋置于上面，趁热外敷小腹、少腹或腰骶部，每次 30 分钟，每疗程 14 天，经期停用。

3）康妇消炎栓：每次 1 粒，每日 1 次，纳肛内，适用于湿热瘀结证。

4）中药离子导入：根据本病证型辨证选用不同作用方剂，将药物浓煎备用，每次取药液 50～100ml 浸入治疗垫，置于治疗部位，通过中药离子导入治疗仪导入，使药物通过局部皮肤直接渗透和吸收，每次 30 分钟，每个月经周期连续治疗 14 天，经期停用。

5）物理疗法：温热的良性刺激可促进盆腔局部血液循环，改善组织的营养状态，提高新陈代谢，以利于炎症的吸收和消退。常用的有短波、超声波、微波、艾灸等，主要是应用电、热、磁、微波、超声、光子等各种物理治疗方法。

五、补肾益气活血法则在盆腔炎后遗症中的运用和机制研究

SPID 无论哪个阶段和哪种证型，瘀血阻滞冲任胞宫是其贯穿始终的病机，《血证论》谓："一切不治之证，总由不善去瘀之故。"《素问·至真要大论》记载"疏其血气，令其调达"，故本病治法应以活血化瘀为主。

实证由寒、湿、热邪与血搏结，或气机阻滞经脉，瘀阻胞宫所致，故其治法除活血外，还有清热解毒、温经散寒、利湿止痛等的不同。SPID 急性发作时，高热阶段属实属热，急性期为湿热瘀阻胞宫，与气血相搏，引起冲任失调，邪毒郁滞，腐肉酿脓而成，当"急则治其标"，以清热解毒利湿、凉血活血、行气止痛为主；合并脓肿者，又当消肿祛瘀排脓；热减或热退后，当以清热除湿、行气活血、消癥散结为主。朱南孙教授认为其病因以寒、热、湿为主，治疗本病根据"冲任以通畅为贵"的理论，以清热利湿、活血化瘀、疏利冲任为主要治法。邹瑾用银蒲四逆散合四妙散合失笑散加减结合中药灌肠治疗湿热瘀结型 SPID 获得良好临床疗效。王氏采用少腹逐瘀汤治疗寒湿凝滞型慢性盆腔炎，总有效率达到 93.88%。

黄光英教授认为，本病病程长、反复发作、缠绵难愈，正邪交争日久，易导致正气虚耗，病程迁延日久，则损及脏腑，累及脾肾，致气虚血瘀、肾虚血瘀。其证候通常虚实夹杂，故"正虚"为本病发病基础，"瘀血阻滞"为其病理结局，故在治疗中，要考虑到固护正气，治疗还应"扶正祛瘀"，气虚者应健脾益气活血，肾虚者应补肾培元化瘀。补肾益气活血法通过扶正益气、补肾培元、温经通络达到推动血行、消瘀散结的目的，为治疗 SPID 的重要大法，且在临床取得了良好的疗效。杨晓娜亦运用补肾祛瘀法治疗 SPID，她认为补肾培元可使正气旺盛，抗邪力强，则病邪难以侵入，正气能奋力驱邪外出，及时消除其病理影响。肾气盛则胞宫胞络有所养，并能推动血液的正常循行。夏桂成提出病虽发作在下焦盆腔内，但是和肾、心有关，其以"调周论治、调心脾、补养肝肾"为治则，"调心"始终贯穿其中。王秀霞认为"肾虚血瘀是慢性盆腔炎的根本"，提出"祛邪与补虚同施"，从而自拟调经方以补肾活血法治疗此病。武宏燕、石莉莉运用补肾活血法联合中药保留灌肠治疗 SPID，取得了良好的临床疗效。陈学奇以温通补肾活血法治疗 SPID，对其所致腹痛和月经不调症状具有显著疗效。王佩娟教授总结多年的临床经验，认为本病以肾虚为本，血瘀为标，以补肾活血为大法治疗本病能取得较好的临床疗效。因此，综合本病病理特点和各医家的治疗经验，补肾益气活血法在 SPID 的治疗中是值得推崇和借鉴

的重要治则。

杨氏和刘氏对比了血瘀肾虚型慢性盆腔炎患者服用盆腔炎颗粒前后免疫学指标的变化，发现治疗后患者外周血 CD4$^+$T 细胞、CD4$^+$/CD8$^+$、血清 IL-2 较治疗前上升，CD8$^+$和血清 TNF-α 较治疗前下降，得出补肾活血法可显著提高血瘀肾虚型慢性盆腔炎患者的免疫功能，减轻炎症的结论。同时，杨氏通过建立慢性盆腔炎模型大鼠，发现活血化瘀法、清热解毒法均可通过对大鼠血清、子宫组织的炎症细胞因子和粘连相关免疫分子的调节，有效消除盆腔炎模型大鼠盆腔炎症，缓解盆腔粘连，改善机体免疫功能，且活血化瘀法对粘连相关免疫分子表达的调节作用明显优于清热解毒法，其在改善慢性盆腔炎粘连的免疫调节方面表现出优势。宗氏研究了活血补肾法治疗慢性盆腔炎的抗炎抗粘连的免疫调节机制，发现补肾活血法调节机体免疫平衡的可能机制之一是通过抑制核因子的活化继而抑制其启动的多种细胞因子与免疫分子的转录及表达。而张登山的研究则发现补肾活血法可通过对慢性盆腔炎模型大鼠血清炎症细胞因子、抗氧化相关指标的调节，使机体恢复免疫平衡，有效抑制慢性盆腔炎模型大鼠炎症反应，加快清除自由基，减少脂质类物质的堆积，从而减轻盆腔内组织器官的慢性损伤。尹氏探讨益气清湿化瘀法治疗盆腔炎反复发作的药效学作用及机制，发现益气清湿化瘀综合方案治疗急性盆腔炎反复发作的疗效机制可能与其下调外周血单核细胞中 TLR2、TLR4 及外周血 MyD88 的表达有关。张氏应用桂枝茯苓胶囊为代表的活血化瘀法对慢性盆腔炎模型大鼠进行实验研究，发现慢性盆腔炎模型大鼠存在免疫功能的紊乱或低下，以活血化瘀法为主的方剂通过调控 T 细胞亚群和红细胞的免疫功能可能是治疗慢性盆腔炎的机制之一。高氏用活血祛瘀方治疗慢性盆腔炎性继发不孕症患者，其 CRP、IL-6、TNF-α、IL-8 等炎症分子水平均较治疗前显著降低，且效果优于西药治疗组。金氏研究发现，血府逐瘀汤可改善慢性盆腔炎患者全身炎症应激反应，提升血流动力学，提高免疫功能和疗效。从现代医学角度来讲，盆腔炎后遗症是盆腔炎的遗留病变，其主要病理变化为组织破坏、广泛粘连、增生及瘢痕形成，组织中常无阳性致病菌，对抗生素敏感性差。由于盆腔内静脉丰富，与相应器官形成静脉丛，并与直肠静脉丛吻合，因此中药灌肠治疗盆腔炎可使药液通过肠黏膜吸收、渗透到盆腔血液循环，使局部炎症消退。曲氏通过长期临床实践证实，外用活血化瘀药能起到调节改善局部炎症和局部微循环障碍的作用，使血液流通加快，降低血细胞黏稠性，起到增加毛细血管张力、降低其通透性、减轻水肿、吸收出血等作用，因而能加快代谢产物的排泄，有利于促进炎症消散，减轻疼痛，此外，局部用药可以减轻肝脏负担，通过直接吸收药物发挥作用，从而达到良好的临床疗效，值得借鉴和推广。

六、总　结

盆腔炎是妇科常见病，根据炎症累及范围、程度的不同，其临床表现亦不同。疾病初起时常为下腹疼痛，严重者可伴高热，寒战，带下量多，常呈脓性、秽臭；伴发腹膜炎时可见恶心呕吐，腹胀腹泻；如有脓肿形成，下腹可有包块或局部刺激症状。西医在 SPID 急性期多使用病原体敏感的抗生素快速控制病情进展，必要时配合手术治疗，每获良效，若在急性期缺乏规范有效的治疗，极易遗留一系列 SPID，具体表现为长期慢性盆腔痛，疼痛可连及腰骶部，遇劳即发，反复出现阴道分泌物增多，月经不调，不孕症等；当病程较长时，亦有部分患者出现低热、疲乏、精神不振等全身症状。由于 SPID 患者致病微生物培养往往呈现阴性，病变部位表现以增生、纤维化或瘢痕形成、局部粘连等为特点，抗感染治疗难以奏效，手术粘连分离术治疗宫腔粘连又易复发，故临床西医治疗 SPID 疗效亟待提高。

盆腔炎后遗症属中医"带下病"、"不孕"、"腹痛"、"癥瘕"范畴，该病病程较长，易反复发作，给妇女身心健康带来极大痛苦，严重影响生活质量。患者常因急性盆腔炎未能彻底治愈遗留慢性盆腔痛就诊，或因月经紊乱、不孕、带下异常等其他症状就诊从而诊断该病。

中医诊疗多为分证论治，针对不同证型治法各有异同，伴有高热阶段以清热解毒为主；热减或热退后，则消癥散结化湿。总体遵循"急则治标，缓则治本"原则，本病的关键病因病机为"正虚邪恋，湿热毒邪蕴结下焦、瘀血阻滞冲任"，属于虚实夹杂之证。"久病成瘀"，本病无论是急性发作期还是慢性迁延期，无论哪一证型，均有瘀滞存在，而久瘀致肾虚，且正气不足亦为本病根本病机，因此补肾益气活血法则为重要治则。内服中药与中医外治法（如中药热奄包外敷、中药保留灌肠、经腹中药离子导入等）并举在本病治疗过程中具有明显特色和优势，是目前西医有限治疗手段的有利补充，再辅以心理疏导治疗，中西医结合多管齐下，方能取得良好的疗效。

（陈 琢 黄 聪）

第十四节 恶 露 不 尽

恶露指胎儿、胎盘娩出后，胞宫中遗留的余血浊液，随胞宫缩复而逐渐排出。正常的恶露有血腥味，但无臭味，一般持续 4～6 周。因其颜色、内容物及时间不同，恶露分为血性恶露、浆液恶露、白色恶露。血性恶露因含大量血液得名，色鲜红，量多，有时有小血块，显微镜下可见大量红细胞、坏死蜕膜及少量胎膜。浆液恶露因含大量浆液得名，色淡红，镜下可见较多坏死蜕膜组织、宫腔渗出液、宫颈黏液，少量红细胞及白细胞，且有细菌。白色恶露因含大量白细胞，色泽较白得名，质黏稠，镜下可见大量白细胞、坏死蜕膜组织、表皮细胞及细菌等。

产后血性恶露持续 3 周以上者称为"产后恶露不绝"，又称"产后恶露不止"、"恶露不尽"。西医学的晚期产后出血以及人工流产、药物流产后阴道流血淋漓不尽者，均可参照本节治疗和处理。

一、现代医学发病机制

1. 胎盘、胎膜残留

胎盘、胎膜残留为阴道分娩最常见的原因，多发生于产后 10 日左右，黏附在宫腔内的残留胎盘组织发生变性、坏死、机化，形成胎盘息肉，当坏死组织脱落时，暴露基底部血管，引起大量出血。临床表现为血性恶露持续时间延长，以后反复出血或突然大量流血。检查发现子宫复旧不全，宫口松弛，有时可见残留组织。

2. 蜕膜残留

蜕膜多在产后一周内脱落，并随恶露排出。若蜕膜剥离不全长时间残留，影响子宫复旧，继发子宫内膜炎症，则引起晚期产后出血。临床表现与胎盘残留不易鉴别，宫腔刮出物病理检查可见坏死蜕膜，混以纤维素、玻璃样变的蜕膜细胞和红细胞，但不见绒毛。

3. 子宫胎盘附着面复旧不全

胎盘娩出后其附着面即刻缩小，附着部位血管即有血栓形成，继而血栓机化，出现玻璃样变，血管上皮增厚，管腔变窄、堵塞。胎盘附着部边缘有内膜向内生长，底蜕膜深层残留腺体和内膜重新生长，子宫内膜修复，此过程需6~8周。若胎盘附着面复旧不全可引起血栓脱落，血窦重新开放，导致子宫出血。多发生在产后2周左右，表现为突然大量阴道流血，检查发现子宫大而软，宫口松弛，阴道及宫口有血块堵塞。

4. 感染

感染以子宫内膜炎症多见。感染引起胎盘附着面复旧不良和子宫收缩欠佳，血窦关闭不全导致子宫出血。

5. 剖宫产术后子宫切口裂开

切口愈合不良造成出血的原因主要有以下几点。

1）子宫下段横切口两端切断子宫动脉向下斜行分支，造成局部供血不足。术中止血不良，形成局部血肿或局部感染组织坏死，致使切口不愈合。多次剖宫产切口处菲薄，瘢痕组织多造成局部供血不好，影响切口愈合。因胎头位置过低，取胎头时造成切口向下延伸撕裂，出现伤口对合不好而影响愈合。

2）横切口选择过低或过高：①横切口过低，宫颈侧以结缔组织为主，血供较差，组织愈合能力差，且靠近阴道，增加感染机会。②横切口过高，切口上缘宫体肌组织与切口下缘子宫下段肌组织厚薄相差大，缝合时不易对齐，愈合不良。

3）缝合技术不当：组织对位不佳；手术操作粗暴；出血血管缝扎不紧；切口两侧角部未将回缩血管缝扎形成血肿；缝扎组织过多过密，切口血液循环供应不良等，切口均可愈合不良。

4）切口感染：因子宫下段横切口与阴道靠近，术前有胎膜早破、产程延长、多次阴道检查、前置胎盘、术中出血多或贫血，易发生切口感染。

若产后子宫复旧不全，或宫腔内残留胎盘、胎膜或合并感染时，恶露的时间会延长。

二、中医病因病机

本病的主要病机是胞宫藏泻失度，冲任不固，气血运行失常。

1. 气虚

素体虚弱，正气不足，或产时气随血耗，或产后过劳，劳倦伤脾，气虚下陷，冲任不固，则恶露不绝。

2. 血热

素体阴虚，产时失血伤津，营阴更亏而虚火妄动；或素体阳盛，产后过于热补，或产时操作不洁，感染邪毒，或因情志不畅，五志化火，致热扰冲任，迫血妄行，而致恶露不绝。

3. 血瘀

产后胞宫胞脉空虚，寒邪乘虚而入，寒凝血瘀；或七情内伤，气滞血瘀；或素有癥瘕，瘀阻冲任，使新血不得归经，而致恶露不绝。

三、诊 断 要 点

1. 病史

素体虚弱，或气虚或阴虚，或素有癥瘕；或产时操作不洁，或产后情志不遂，或有多产、滞产及流产病史，或有胎盘胎膜残留、宫内感染、子宫复旧不全史。

2. 症状

产后或人工终止妊娠后，血性恶露持续 3 周以上为临床主要症状，并可伴有量、色、质、气味的异常；或伴有腹痛，出血多时，可合并贫血，重者可致虚脱血晕。

3. 检查

1）妇科检查：子宫复旧不良者，子宫较同期正常产褥期子宫大而软，或有压痛，宫口松弛，有时可见血块或残留胎物堵塞子宫口。同时应注意有无软产道损伤。

2）实验室检查：血常规、凝血功能等检测常规了解感染或贫血情况，除外凝血机制障碍。血 HCG、血人胎盘生乳素（HPL）检测，有助于诊断胎盘残留、胎盘部位滋养细胞肿瘤。

3）B 超检查：了解子宫大小及宫腔内是否有残留组织，有无子宫黏膜下肌瘤，了解子宫切口愈合情况。

4）诊断性刮宫：必要时可行诊断性刮宫，刮出物送病理检查，以确诊有无胎盘、胎膜残留，胎盘部位滋养细胞肿瘤。

四、鉴 别 诊 断

1. 产后外伤出血

产后外伤出血患者多有产褥期性交或外伤史，妇科检查可见阴道或宫颈有裂伤。

2. 子宫肌瘤

妊娠后肌瘤可明显增大，分娩时可使子宫收缩乏力导致产程延长、产后出血，可通过盆腔 B 超辅助诊断。

3. 绒毛膜癌

绒毛膜癌多继发于足月产或流产 2～3 个月后，表现为不规则的阴道出血，常伴贫血、水肿，有时可见咳血等转移症状，妇科检查子宫均匀增大或不规则增大，或见阴道紫蓝色结节。血 HCG、HPL 升高。盆腔 B 超、诊断性刮宫有助于确诊。

4. 凝血功能障碍

凝血功能障碍者多在妊娠前即有血小板减少症、再生障碍性贫血、白血病、重症肝炎等病史，可通过血液检查明确诊断。

五、治　疗

（一）西医治疗

对于少量或中等量出血，应给予广谱抗生素、宫缩剂及支持疗法。胎盘、胎膜、蜕膜残留者，可行刮宫术；合并子宫内膜炎者，合理使用抗生素；疑剖宫产切口裂开者，应给予广谱抗生素及支持疗法，密切关注病情变化，若出血量多，需剖腹探查或腹腔镜检查；产道损伤者，彻底止血并按解剖层次缝合。

（二）中医治疗

本病的辨证，应从恶露的量、色、质、气味等来辨其寒、热、虚、实。若恶露量多，色淡红，质清稀，无臭气者，多为气虚证；若量多、色红或红绛，质黏稠或有臭味者，多为血热证；若恶露量时多时少，色紫暗，时有血块，多为血瘀证。

治疗应遵循虚者补之、热者清之、瘀者化之的原则，根据证型分别采用补气摄血、清热止血和化瘀止血之法，随证加用相应的止血药，同时应注意产后多虚多瘀的特点，补虚勿碍邪，祛邪勿伤正。

1. 气虚证

主要证候　产后恶露过期不止，量多，色淡，质稀，无臭气，面色㿠白，神疲乏力，气短懒言，小腹空坠，舌淡，苔薄白，脉缓弱。

治法　补气摄血固冲。

方药　补中益气汤加减。组成：黄芪 15g，人参（或党参）15g，白术 10g，炙甘草 15g，当归 10g，陈皮 6g，升麻 6g，柴胡 12g，生姜 9 片，大枣 6 枚。若腰酸肢软，头晕耳鸣者，可加杜仲炭 10g，炒续断 15g 以补肝肾，固冲任。

2. 血热证

主要证候　恶露过期不止，量多色红或深红，或色如败酱，质稠，有臭气；面色潮红，口燥咽干，或兼五心烦热；舌红，苔燥或少苔，脉细数。

　　治法　养阴清热，凉血止血。

　　方药　保阴煎加减。组成：生地 15g，白芍 15g，山药 15g，川续断 15g，黄芩 6g，黄柏 6g，生甘草 6g。

　　若肝郁化热，症见恶露量或多或少，色深红，有血块，心烦，口苦咽干，两胁胀痛，舌红，苔黄，脉弦数者，治宜疏肝解郁，清热凉血，方用丹栀逍遥散加减。

3. 血瘀证

　　主要证候　恶露过期不尽，量时多时少，淋漓涩滞，色紫暗有块；小腹疼痛拒按，块下痛减；舌紫暗，边尖有瘀斑瘀点，脉沉弦涩。

　　治法　活血化瘀止血。

　　方药　生化汤加减。组成：黄芪 20g，当归 10g，川芎 10g，桃仁 6g，红花 6g，炮姜 5g，益母草 15g，炙甘草 6g。

　　若气虚者，加党参 15g 以益气；若气滞腹胀痛者，加香附 10g，延胡索 15g 以行气止痛。

六、补肾益气活血法则在产后恶露不尽中的运用及机制研究

　　中医学认为产后多虚多瘀，尤以气虚、阳虚、血瘀为主。黄光英教授认为治疗当以益气、健脾、温肾、活血化瘀为治疗大法，方药组成主要为黄芪 20g，党参 10g，炒白术 15g，当归 15g，炙甘草 10g，艾叶 10g，血余炭 10g，炮姜 5g，益母草 15g，桑寄生 30g，制首乌 30g 等；若兼有切口损伤，伴有热象者可适当加入野菊花、生地黄炭、黑地榆等凉血止血。

　　傅金英教授认为本病的基本病机为冲任受损，重在治本以调冲任，辅以祛瘀，临证再加清热，或温阳，或活血行气，因此治疗时以补气健脾、调冲止血为原则，选用黄芪、党参、白术、茯苓、益母草、当归、川芎、延胡索、木香为基本方随证加减，同时重视恶露量、色、质、气味等。四诊合参，若感染邪毒，恶露臭秽者，可加野菊花、蒲公英、金银花，若恶露清稀，量少，腰膝酸软无力者，可辅以杜仲、菟丝子、淫羊藿；若瘀阻宫内，恶露夹有大量血块，小腹刺痛明显，瘀血下而痛减，舌质暗淡有瘀点者，可加用炒蒲黄、五灵脂、三棱、莪术。国家级名医张良英教授认为本病的治疗应遵循"虚者补之，瘀者化之，热者清之"的治疗原则，将产后恶露不绝分为气虚型、血瘀型和热毒型，常用补中益气汤加味：黄芪、党参、白术、陈皮、升麻、女贞子、旱莲草、芡实、海螵蛸、炙甘草等。

　　国医大师李振华教授认为气虚血瘀是产后恶露不绝发病之本，主要病因病机为产后亡血伤津、元气受损、瘀血内阻而形成气虚血瘀，故治疗以补益气血扶正为主，佐以化瘀，使补虚不留瘀、活血而不伤正，方用补中益气汤加减：黄芪 20g，党参 15g，白术 10g，茯苓 15g，当归 10g，白芍 12g，生地炭 15g，黑地榆 15g，乌药 10g，丹参 15g，黑柏叶 12g，阿胶 10g，酸枣仁 15g，甘草 3g。除此以外，李老还强调治疗产后病"勿拘于产后，亦勿忘于产后"。

　　临床研究发现，以补肾益气活血方药为主要药物治疗产后恶露不绝者，可减少血性恶

露持续时间，促使患者子宫复旧，且不对凝血功能造成影响，也不引起贫血发生。动物实验发现，补肾益气活血方有以下作用：①可以明显促进子宫蜕膜细胞凋亡，加快蜕膜脱落，从而达到止血的目的；②诱导母胎界面 Th1/Th2 向 Th1 亚群漂移，进而介导母胎免疫排斥；③影响药流后微循环血流状态，促进血管再生，降低血小板聚集率，调节 PGI_2/TXA_2 值，从而调控正常止血机制；④下调 LPA-Rho/ROCK-PAI-1 通路相关蛋白的表达水平，降低炎症因子水平，从而减轻子宫炎性反应，并促进胶原修复。因此，补肾益气活血方可促进产后子宫复旧，改善炎症状态，从而改善产后出血状态。

现代药理学研究表明，补肾益气活血方中，当归的水溶性非挥发物质能兴奋子宫肌，使收缩加强，其挥发性成分则能抑制子宫，减少其节律性收缩，使子宫弛缓；川芎有镇静镇痛作用；黄芪可延长细胞寿命，增强细胞代谢；益母草中含有水苏碱和益母草碱等多种有效成分，益母草碱能兴奋离体、在体子宫平滑肌，增加紧张度及持续时间，使子宫不规则自发性收缩变成有规律的收缩，促进残留胎盘、胎膜、蜕膜等物质的排出。

病案：李某，女，33岁，已婚。于2019年4月6日行剖宫产术，产一女活婴。生产时出血约500ml，产后哺乳1月余，乳汁不多。2019年5月7日初诊：产后31天，恶露淋漓不止，量时少时多，色淡红质地清，无臭气，小腹隐痛且胀满，面色㿠白，神疲懒言，自汗，偶伴眩晕，舌淡暗有瘀点，苔薄白，脉微弱。四诊合参，辨证为气虚证。拟黄光英教授补肾益气活血方：黄芪20g，党参15g，炒白术15g，炙甘草10g，当归10g，艾叶10g，血余炭10g，益母草15g，桑寄生30g，制首乌30g。每日1剂，水煎服，共7剂。

2019年5月14日二诊，患者自诉服药3日后恶露增多，色淡暗，偶夹血块，现恶露量较之前略减少，小腹坠胀，精神状态略有改善，舌质淡，苔薄白，脉缓弱。原方加桃仁6g，红花6g。每日1剂，水煎服，共7剂。

2019年5月19日三诊，恶露无，精神佳，偶见汗出，气短乏力。舌淡白，脉沉细。原方去艾叶、血余炭、益母草，加北沙参15g，麦冬15g。每日1剂，水煎服，共7剂。

按　产后恶露一般3周左右完全排出为正常，《医宗金鉴》认为"产后恶露乃裹儿污血，产时当随胎而下。若日久不断，时时淋漓者，或因冲任虚损，血不收摄，或因瘀行不尽，停留腹内"，可见恶露乃胎儿余血、杂浊、浆水，应去尽。然患者剖宫术后，出血多，致使气血大虚，元气大损，气血运行不畅，残留之物阻于胞宫，故患者少腹隐痛胀满；失血过多，气血大虚，则面色㿠白，神疲懒言，舌淡苔白脉微；元气大损，气不摄津，则自汗出。此时患者正合产后多虚多瘀之特点，以虚为主。朱丹溪曰："凡产后病，先固正气。"诚然产后以补为前提，此为主要治疗关键，但此患者有虚有瘀，瘀血不去，变证丛生，治疗上既要补虚不留瘀，又要祛瘀不忘虚。根据辨证和治疗原则，予黄光英教授的补肾益气活血方，方中以桑寄生、制首乌补肾固冲任；黄芪、党参、炒白术补气健脾、益正固表；艾叶温经止血，配合血余炭、益母草化瘀止血，三者共奏活血止血之效；炙甘草补气兼调和诸药。诸药连用，以扶正为主，使补虚不留瘀、活血不伤正。二诊时患者在服药期间，恶露增多，偶夹血块，在原方基础上，加桃仁、红花以活血祛瘀，加大祛瘀之效。三诊时，患者恶露绝，精神佳，但偶有汗出，在原方基础上去掉活血化瘀止血之品，加以北沙参、麦冬养阴生津，以善其后，促使子宫复旧。

七、总 结

产后恶露不绝是胞宫藏泻失度，冲任不固，气血运行失常所致；由于冲任损伤，余血未尽，新血不得归经而出血不止，故治疗应以排瘀为主。基于产后多虚的基本病理特点，治疗上应补肾、益气、养血以扶正。总以虚者补之、热者清之、瘀者化之为治疗总则。气虚者，四君子汤加黄芪、杜仲炭、炒续断、桑寄生等补肾益气；血虚者，应补血活血，加四物汤，若出血日久，可相应加用清热解毒之品，以防感染邪毒。对于出血时间长，或由于人工流产、药物流产所致的出血不止，应该严密观察，及时行相应检查，如 HCG、超声检查等，若存在胎盘、胎膜残留者，可酌情考虑手术治疗。

（郑翠红　许啸虎）

第十五节　产后抑郁症

产后抑郁症（postpartum depression，PPD）为最常见的生育并发症，其发病率在高收入国家为 6.9%～12.9%，低中等收入国家达到 20%以上。临床症状多表现为产妇出现不明原因、难以控制的沮丧、焦虑、易怒、哭泣、睡眠障碍（不包括与照顾婴儿相关的睡眠障碍），或对婴儿健康和喂养的过度关注，严重者产妇可出现自杀念头。该病多在产后 2 周内出现症状，平均持续 6～8 周，甚则长达数年，给产妇、家庭及社会带来沉重心理及经济负担。

产后抑郁症为现代病名，因在产后发病，归于产后诸证，属中医学"郁病"范畴。

一、现代医学发病机制

现代医学认为，产后抑郁症病因尚不明确，多数学者认为，其发病可能涉及遗传、神经内分泌、免疫、社会心理等因素。简单概述如下。

1. 遗传因素

遗传因素是产后抑郁症发生的危险因素之一。有家族抑郁症病史的产妇患产后抑郁症的概率较高，主要因为家族某些基因的遗传多态性增加了产后抑郁的易感性。与重度抑郁症相关的基因多态性，包括血清素、儿茶酚胺、脑源性神经营养因子和色氨酸的代谢最常被研究，其中一些也与产后抑郁症相关。这些研究都提示产后抑郁症的发病与家族遗传因素相关。因此，对于家族中有精神性疾病病史的孕妇，要更加重视对其患产后抑郁症的预防。

2. 神经内分泌因素

围产期孕产妇体内的神经内分泌系统发生正常适应性改变，该变化是产后抑郁症发生的关键生物学基础之一，尤其是产后 24 小时之内，产妇体内的激素，如类固醇和肽激素，包括雌二醇、皮质甾酮、促肾上腺皮质激素释放激素（CRH）和催产素等水平发生剧烈变化。研究表明具有抑郁症状的产妇其雌二醇及孕酮水平较无抑郁症状者显著降低，雌激素通过对脑中单胺类和神经肽类介质的作用而对情绪、精神状态和记忆产生影响。除了类固醇激素外，非肽类催产素也可能参与产后抑郁症的发病过程。有一项研究表明，在母乳喂养的两组人群中，患有产后抑郁症的母亲相比情绪稳定的母亲体内催产素的释放减少，尽管这两组人群在喂养时间和强度上没有区别。此外，下丘脑-垂体-肾上腺（HPA）轴的失调、甲状腺功能异常也对产后抑郁症的发生有潜在影响。

3. 免疫因素

近年来研究表明，抑郁症与免疫系统相关，重度抑郁症、双相情感障碍均伴有神经免疫通路的激活。妊娠导致的应激开启了潜在于易感体质人群患病的阀门，但由于妊娠本身的保护和屏障作用，使抑郁多发生在妊娠后期和产后。产后抑郁症相关的炎症指标研究主要包括 IL-6、IL-1β、白血病抑制因子受体（LIF-R）、干扰素-γ（IFN-γ）、肿瘤坏死因子-α（TNF-α）或其中一些指标的比值。甲状腺过氧化物酶（TPO）也被称为产后抑郁症的预测因子。

4. 社会心理因素

社会因素主要包括产妇心理因素、社会支持、家庭因素、产科因素等。心理因素方面主要包括产妇的性格、受教育程度、职业、精神病史以及近期的生活事件等。若产妇性格倾向以自我为中心、易敏感、情绪不稳定、固执、保守、偏内向性格，则易发生产后抑郁。受教育程度在产后抑郁中的作用颇有争议，最新研究表明高学历、有职业的产妇，产后抑郁发生的风险较小。

社会支持的减少是抑郁症发生的最重要环境因素，主要包括情感支持、经济支持、智力支持和情感关系。拥有家庭决策力和伴侣的支持是促进妇女生殖健康的最重要手段。产妇家庭是否和睦、能否得到家庭成员的关注，尤其来自配偶的关心与支持，也是诱发产后抑郁症的重要因素。如果一个家庭中，丈夫可以帮助产妇一起照顾孩子，则可降低产后抑郁症的发病率。另外，一些家庭对婴儿性别的过度关注，也极易诱发产后抑郁症。

产科因素主要包括负性分娩方式、妊娠并发症、分娩后子宫复旧情况、不良妊娠结局等。紧急非选择性剖宫产是产后抑郁症的高危因素。妊娠合并症产妇精神压力大，大部分孕产妇由于病情需要不能继续妊娠，受到严重的精神打击，使产后抑郁的发生率升高。早产、流产、死产及胎儿畸形等不良妊娠结局也是产后抑郁症发生的诱因之一。

5. 其他因素

其他因素主要包括产妇的饮食习惯、睡眠状况、锻炼和体育活动等。据观察，充分食用蔬菜、水果、豆类、海产品、牛奶和乳制品、橄榄油和各种营养物质可使产后抑郁症的发生概率降低 50%。产妇分娩后的疲劳以及因照顾婴儿而导致的睡眠不足与产后抑郁症之间存在一定的关系。睡眠剥夺会影响免疫系统，增加炎症标志物，如 IL-6 和 TNF-α，而这些炎症因子在产后抑郁症患者中更常见。运动和体育活动在减轻抑郁症状方面有显著的效果，这与药物的疗效不相上下。

二、中医病因病机

产后抑郁症在中医古籍中多次提及,《诸病源候论》较早论述了类似的病症。《妇人良方》分列有"产后癫狂、产后狂言谵语如有神灵、产后不语、产后乍见鬼神"等方论。《陈素庵妇科补解》载有"常症惊悸,虽属心血虚衰,不过忧思郁结所致"。《万氏妇人》提到"心主血,血去太多,心神恍惚,睡眠不安,言语失多"。《医宗金鉴·妇科心法要诀》载有"产后血虚,心气不守,神志怯懦,故令人惊悸,恍惚不宁也"。《经效产宝》曰:"产后心虚,怔悸不定,乱语谬误,精神恍惚不主,当由心虚所致。"《陈素庵妇科补解》曰:"产后恍惚,由心血虚而惶惶无定也。心在方寸之中,有神守焉,失血则神不守舍,故恍惚无主,似惊非惊,似悸非悸,故安而忽烦,欲静而反忧,甚或头旋目眩,坐卧不安,夜则更加,饥则尤剧……"《证治准绳》中亦有"产后心神恍惚,言事失度,睡卧不安"的描述。

本病的发生与产褥期生理和病理相关。中医学认为产后女性的生理特征为"阴血骤虚,阳气易浮"、"多虚多瘀",产后抑郁的主要发病原因为产后精血亏虚,五脏失于濡养乃至于五志之火内动扰乱神明,进而肝气郁结,导致情绪低落,郁郁寡欢。病因归纳起来主要有心脾两虚、肝气郁结、瘀血内阻、胆虚痰扰。

1. 心脾两虚

产后思虑太过,所思不遂,心血暗耗,脾气受损,气血生化不足,气血亏虚,血不养心,心神失养,而致产后郁证。

2. 肝气郁结

素性忧郁,胆怯心虚,气机不畅,产后复因情志所伤,或突受惊恐,魂不守舍,而致产后郁证。

3. 瘀血内阻

产后元气虚损,或复因劳倦耗气,气虚无力运血,血滞成瘀,或产后胞宫瘀血停滞,败血上攻,闭于心窍,神明失常,而致产后郁证。

4. 胆虚痰扰

素来胆虚,气机不畅,气郁则酿痰,形成痰郁,产后元气虚损,痰气上扰,郁结咽喉,而致产后郁证。

三、诊 断 要 点

现阶段产后抑郁症的诊断缺乏统一标准。目前主要依据各种自评量表的评分结果来判定产后抑郁症,主要有爱丁堡产后抑郁量表(EPSD)、贝克抑郁量表第二版(BDI-II)、9项患者健康问卷(PHQ-9)、流行病学研究中心抑郁量表(CES-D)、汉密尔顿抑郁量表

（HAMD）等。

英国国家卫生与临床优化研究所（NICE）建议对所有产后女性提出两个问题：①在过去的一个月里，你是否经常被情绪低落、沮丧或绝望所困扰?②在过去的一个月里，你是否经常做事不感兴趣或因为不感兴趣而烦恼。若有一个答案为肯定，则建议使用 EPSD 或 PHQ-9 健康问卷进一步筛查。对可能患有产后抑郁症的妇女需要仔细记录病史，以确定诊断、确认并存的精神障碍以及处理相关的医疗和心理社会问题。

常用于诊断产后抑郁症的工具与诊断重度抑郁症（MDD）的手段：美国《精神疾病诊断与统计手册第四版》轴 I 精神障碍临床定式访谈（DSM-IV-TR）和国际神经精神访谈（MINI）。在美国《精神疾病诊断与统计手册第四版》中，抑郁发作的时间限制在产后 4 周内。在第 5 版中，该说明改为"围产期发病"，如果情绪症状出现在怀孕期间或分娩后 4 周内，可用于诊断当前或最近的重度抑郁症发作。最新的诊断包括在怀孕期间已经出现的重度抑郁症，但标准不延长至产后 4 周以上。

此外，应向产妇详细询问有关社会支持以及涉及伴侣的药物滥用和家庭暴力的情况。应进行精神状态的评估，如果症状表明有器质性医学原因，还应进行体格检查，且按症状提示进行实验室检查，一般建议测量血红蛋白和促甲状腺激素水平。

对于何时进行量表测试也尚未形成共识。最常见的诊断时期是产后 3 个月；也有产后 12 个月仍诊断为产后抑郁症者。

四、鉴 别 诊 断

与其他精神障碍一样，产后抑郁症的诊断必须排除未经治疗的、与其他身体疾病有关的抑郁症状，或酗酒，或其他药物滥用导致的精神症状。在产后妇女中常见的会导致抑郁和焦虑症状的疾病主要包括甲状腺功能异常和贫血。

1. 产后抑郁综合征

约 70%的首次分娩妈妈都有轻度抑郁症状，称为"产后忧郁（baby blues）"，在分娩后第 2 天和第 5 天达到高峰，症状通常为哭泣、悲伤、情绪不稳定、易怒和焦虑等。一般情况下，这些症状会在 2 周内自行缓解，但是有些病例会发展为产后抑郁症。产后忧郁和产后抑郁难以区分，但是在多个时间点对情绪和症状的严重程度进行评估可有助于区分。在记录病史的过程中，应特别注意产妇抑郁、产后精神病或双相情感障碍的既往病史或家族史，尤其是抑郁或双相情感障碍与怀孕有关时。

2. 产后抑郁性精神病

产后抑郁性精神病在诊断上可与原发性精神病、躁狂发作或具有精神病特征的抑郁发作相关，通常在分娩后的前几天或几周内开始，表现为妄想、幻觉、怪异行为、意识混乱或思维混乱，并伴有抑郁或情绪高涨。据估计，产后抑郁性精神病的发病率为每 1000 个生产中有 1～2 例，通常为双相情感障碍的表现。产后抑郁性精神病是一种精神病学紧急情况，通常需要住院治疗，因为其病情变化迅速，而且有自杀或伤害婴儿的风险。

五、治　疗

（一）现代医学治疗

产后抑郁对母亲和孩子的成长发展均有不利影响，因此，尽早发现和治疗产后抑郁症以避免不良后果显得尤为重要。

1. 预防

怀孕期间抑郁未得到治疗的妇女患产后抑郁的风险是没有产前抑郁症状妇女的 7 倍以上，因此，产前抑郁的治疗对预防产后抑郁具有重要意义。在妊娠期即诊断为抑郁症的女性应积极接受心理干预或药物治疗，以预防产后抑郁症的发生。对于那些有抑郁症状但不足以达到产后抑郁症诊断标准者，或者具有显著的产后抑郁临床风险因素的女性，同样应给予充分的心理干预或医学护理。此外，健康均衡的饮食营养、充足的睡眠、定期体育锻炼也被推荐用于预防产后抑郁症的发生。

2. 社会心理支持

社会心理支持是治疗产后抑郁最有效的干预手段。对于症状轻微的女性，加强社会心理支持，如伴侣支持和由受过专业训练的卫生专业人员提供的指导咨询，被认为是一线干预。对于有中度症状或对普通心理支持无效的女性，建议进行专业的心理干预，以应对向为人父母过渡的挑战。主要为在 12～16 周内以小组或个人形式进行的心理干预疗法，包括认知行为疗法和人际关系疗法。轻度或中度症状可在初级护理机构得到控制，但当初始心理干预治疗无效，并且在严重疾病的病例中出现紧急症状时，特别是当出现伤害自己或他人想法、躁狂或伴有其他精神疾病时，则需向精神科转诊，寻求治疗。

3. 药物治疗

当产后抑郁症状不能通过单独心理治疗缓解时，或当症状严重需要快速治疗时，或当患者主动选择抗抑郁药物治疗时，建议使用抗抑郁药物。

在推荐药物治疗时，必须考虑婴儿在哺乳期的暴露风险。大多数抗抑郁药在母乳喂养期间并不禁忌。虽然关于抗抑郁药物对儿童长期发育影响的数据有限，但在大多数情况下，对于正在服用抗抑郁药物的妇女来说，母乳喂养不应被禁止。然而，当哺乳过程中的困难或睡眠不足导致抑郁症状持续或加重时，临床医生应该支持妇女放弃母乳喂养。

选择性 5-羟色胺再摄取抑制剂（SSRI）类药物进入母乳的剂量小于母亲体内剂量的10%，因此推荐作为治疗产后抑郁的一线抗抑郁药物。对于新发的产后抑郁症，舍曲林经常被推荐为一线治疗药物，因为它通过母乳的途径分泌量最少。此外，氟西汀或西酞普兰对新生儿的副作用极小，故这些药物也被视为首选药物。需要注意的是，治疗过程中不推荐随意改变药物，因为更换药物可能会增加复发风险。

当 SSRI 药物无效或耐受性较差时，可选择其他抗抑郁药物。一般来说，5-羟色胺和去甲肾上腺素再摄取抑制剂（SNRI）和米塔扎平因其极少进入母乳分泌可被推荐使用。而因为一些婴儿癫痫的病例报告，安非他酮则尽可能避免使用。

此外，三环类抗抑郁药比 SSRI 类药物进入母乳的浓度更大，因此应尽可能避免使用。但如果使用三环类药物，阿米替林被认为是较安全的，多塞平则被禁止使用。

在严重抑郁的情况下，可能需要额外的药物治疗。苯二氮䓬类药物可暂时用于治疗严重焦虑、失眠，或与抗抑郁药物同时使用，直到抗抑郁药物生效。对于有精神病特征的抑郁症女性，可能需要使用辅助的抗精神病药物。

4. 其他疗法

其他疗法主要包括激素治疗、电休克疗法、重复经颅磁刺激疗法等。此外，其他一些补充和替代药物治疗，如脂肪酸、叶酸、腺苷蛋氨酸、强光疗法、运动、按摩和针灸都已被使用。对于那些心理治疗或药物治疗都不能缓解的女性，或者那些在哺乳期间不愿使用抗抑郁药物的女性，这些疗法可能成为她们的优先选择。

（二）中医治疗

中医对本病的治疗重在辨虚实及辨在气在血，分而治之。临证须细心观察早期情志异常的改变，以防病情加重。《陈素庵妇科补解》指出"产后发狂，其故有三：有因气虚心神失守，有因败血冲心，有因惊恐，遂致心神颠倒……因血虚者，辰砂石菖蒲散。败血冲心者，蒲黄黑荆芥散。因惊者，枣仁温胆汤。总以安神养血为主"。明代《万氏女科》曰："心主血，血去太多，心神恍如见鬼神，俗医不知以为邪祟，误人多矣，茯神散主之。"又云："产后虚弱，败血停积，闭于心窍，神志不能明了，故多昏愦。又心气通于舌，心气闭则舌强不语也。七珍散主之。" 清代《医宗金鉴·妇科心法要诀》指出"产后血虚，心气不守，神志怯弱，故令惊悸，恍惚不宁也。宜用伏神散……若因忧愁思虑，伤心脾者，宜归脾汤加朱砂、龙齿治之"。

1. 心脾两虚证

主要证候 产后焦虑，忧郁，心神不宁，精神萎靡，情绪低落，常悲伤欲哭，失眠健忘，失眠多梦；伴神疲乏力，面色萎黄，纳少便溏，脘闷腹胀；舌淡，苔薄白，脉细弱。

证候分析 产后失血过多，思虑太过，所思不遂，心血暗耗，心失所养，神明不守，故产后焦虑，忧郁，心神不宁；血虚不能养神，故情绪低落，常悲伤欲哭，健忘，失眠多梦，精神萎靡；脾胃虚弱，气血不足，故神疲乏力，面色萎黄；气结于中，脾失运化，故纳少便溏，脘闷腹胀；舌、脉均为心脾两虚之证。

治法 健脾益气，养心安神。

方药 归脾汤或养心汤或茯神散加减。

方义 方中以人参、黄芪、白术、甘草大量甘温之品补脾益气以生血，使气旺则血生；当归、龙眼肉甘温补血养心；茯苓（多用茯神）、酸枣仁、远志宁心安神；木香辛香而散，理气醒脾，与大量益气健脾药配伍，复中焦运化之功，又能防大量益气补血药滋腻，生姜、大枣调和脾胃，以滋化源，共奏健脾益气、养心安神之功。

2. 肝气郁结证

主要证候　产后心情抑郁，心神不安，夜不入寐，或噩梦纷纭，惊恐易醒；恶露量或多或少，色紫暗有块，胸闷纳呆，善太息；苔薄，脉弦。

证候分析　素性忧郁，产后复因情志所伤，肝郁胆虚，魂不归藏，故心神不安，夜不入寐，或噩梦纷纭，惊恐易醒；肝郁气滞，气机失畅，故胸闷纳呆，善太息；肝气郁结，疏泄失常，故恶露量或多或少，色紫暗有块；脉弦为肝郁之象。

治法　疏肝解郁，镇惊安神。

方药　逍遥散加夜交藤、合欢皮、磁石。

方义　方中柴胡疏肝解郁为君，当归、芍药养阴柔肝为臣；白术、茯苓、甘草健脾益气，共为佐药。夜交藤、合欢皮、磁石养心、解郁、镇惊安神；诸药合用，使肝郁得舒，血虚得养，脾弱得复，神志得安。

3. 瘀血内阻证

主要证候　产后抑郁寡欢，默默不语，失眠多梦，神志恍惚；恶露淋漓日久，色紫暗有块，面色晦暗；舌暗有瘀斑，苔白，脉弦或数。

证候分析　产后气血虚弱，或劳倦过度，气血运行无力，血滞成瘀，或情志所伤，气滞血瘀，或胞宫内瘀血停滞，败血上攻，闭于心窍，神明失常，故产后抑郁寡欢，默默不语，失眠多梦，神志恍惚；恶血不去，新血不生，故恶露淋漓日久，色紫暗有块；面色晦暗及舌脉均为血瘀之症。

治法　活血祛瘀，镇惊安神。

方药　调经散（《太平惠民和剂局方》）或芎归泻心汤（《普济方》）加减。

方义　调经散方组成：当归、肉桂、没药、琥珀、赤芍、细辛、麝香。方中当归补血活血，没药、麝香加强活血之力；再加赤芍、肉桂活血化瘀，散寒止痛；辅以琥珀镇惊安神，专治产后败血上攻于心，闭于心窍，致心烦躁，卧起不安，如见鬼神，言语颠倒。

4. 胆虚痰扰证

主要证候　素性心虚胆怯，产后精神抑郁，胸部满闷，胁肋胀满，咽中不适，如有异物梗阻，咽之不下，咯之不出，但吞咽食物自如，喉中异物感常随情志变化而轻重。舌苔白腻，脉弦滑。

证候分析　此证亦称为"梅核气"。情志所伤，肝气郁滞，故精神抑郁，胸部满闷，胁肋胀满；肝气乘脾，脾失健运，郁而生痰，痰气郁结咽中，则咽中不适，如有异物梗阻，咽之不下，咯之不出。

治法　行气开郁，化痰散结。

方药　半夏厚朴汤加减。

方义　半夏、茯苓、生姜化痰散结；健脾和胃；厚朴、紫苏理气降逆，宣通郁气，以助气化痰。

临床上除了中药治疗外，针刺作为一种安全有效、副作用小的干预方式，在产后抑郁治疗中也应用广泛。如陈新英等采用平补平泻手法针刺合谷、太冲、三阴交、足三里、内关、百会、四神聪等穴治疗产后抑郁，对照组予以盐酸氟西汀分散片口服，提示针灸治疗产后抑郁的临床效果显著，能够使其抑郁状态得到改善。苏苇等运用调任通督针刺法治疗轻、中度产后抑郁障碍患者，发现患者焦虑抑郁状态和生存质量得到明显改善，疗效显著。于树静等针刺孙氏十三鬼穴治疗产后抑郁症患者，对照组予口服氟西汀胶囊，结果显示不管是在改善患者抑郁状态方面还是在改善患者生活质量方面，治疗组均优于对照组，初步证实针刺孙氏十三鬼穴能有效改善产后抑郁患者的抑郁状态，提高患者生活质量。

六、补肾益气活血法则在产后抑郁症中的机制研究

根据历来医家专著记载，总结产后抑郁症病因病机为，心脾两虚（心血不足），肝气郁结，瘀血内阻，特点为"多虚多瘀"。病位与脾、肝、肾关系密切。

产时失血，气血亏虚，心血不足，心神失养，神明失守；素性忧郁，心虚胆怯，气机不畅，复因产后血虚，肝血不足，肝失疏泄，肝不藏魂，魂不守舍；脾阳不足则气血化生之源失司，使得肝血化生不足，可致心神失养；肝的疏泄功能和脾的运化功能相互为用，肝藏血与脾统血相互协调，影响着女性的生理功能。肝肾同源，藏泄互用。肾阳为一身阳气之根，抑郁症以抑郁、功能低下、"不动"为主要表现，其发病与肾阳虚亦密切相关。有研究认为肾阳虚可导致 HPA 轴功能紊乱和单胺类递质含量变化，从而引起抑郁症。此外，产后"多瘀"亦应重视。产后元气亏虚，哺育幼孩，劳倦耗气，气虚无以行血，血行迟缓，气滞则血行涩滞，血滞成瘀，瘀血停滞，上攻于心，心神不宁，产后气虚无力运血，致瘀血停滞胞宫，败血上攻，扰乱心神，神明失常，故见产后情志异常。

虽产后抑郁症的病因病机与脾、肝、肾关系密切，补肾法在产后抑郁中应用无充分证据，但益气养血、活血化瘀法应用广泛。如李秀玲采用益气养血安神方联合耳穴治疗心脾两虚型产后抑郁，取得良好疗效。如银萍采用参归仁和剂治疗产后抑郁，可有效改善产后抑郁症患者的抑郁情绪，且安全有效，参归仁和剂由人参、当归、酸枣仁组方，具有大补元气、养血活血、宁心安神的作用，体现益气活血法则的运用。补气类中药具有大量苷类及多种微量元素，这些苷类及微量元素能够明显改变肠内益生菌结构，促进肠黏膜损伤的修复，改善抑郁行为。胡思荣应用柴胡加龙骨牡蛎汤、桃核承气汤治疗初产妇产后抑郁，体现活血化瘀治则。黄光英教授擅长运用补肾益气活血与疏肝安神治则治疗产后郁病，常用方药为黄芪、党参、地黄、山药、当归、白芍、川芎、丹参、白术、茯苓、柴胡、酸枣仁等，方中地黄补肾填精为君药，黄芪、党参、茯苓、白术，健脾益气，助地黄补肾填精，君臣配伍，补肾益气相得益彰，川芎、丹参清胞宫瘀血，柴胡、酸枣仁疏肝安神，各药合用，共奏补肾益气、疏肝通络、养血安神之功效。

七、总　　结

产后抑郁症属于产后诸证，归于中医学"郁病"范畴。病因病机为气机郁滞，脏腑功能失调：常见证型为心脾两虚（心血不足）、肝气郁结、瘀血内阻，胆虚痰扰。治疗以疏肝理气解郁为主，临证应辨明虚实，或虚实夹杂，以"养心安神、疏肝解郁、活血化瘀、化

痰散结"为常用方法。本病对产妇以及婴儿的健康带来严重危害，临床应重视预防以及治疗。目前临床上对产后抑郁症的主要治疗方法为心理干预、西药治疗，心理干预疗效往往与接诊医师的专业素养水平有关，且因传统思想的影响，很多产妇往往羞于寻求心理治疗。而西药在治疗过程中，常常因为母乳喂养导致婴儿有药物暴露的风险，以及药物不良反应，故西医治疗往往不是患者第一选择，因此，临床上应发挥中西医各自优势，取长补短。中西医结合，优势互补。对于轻、中度产后抑郁患者，建议先采用中医辨证施治，以观疗效，重度产后抑郁者采用抗抑郁药物治疗的同时，加用中药，中西医结合治疗比单独西医治疗有许多优势，如减少抗抑郁化学药物的剂量，缩短治疗周期，减少停药后症状反复，减少化学药物的肝肾损害等。中西医结合优势互补，对患者的治疗和康复起到了积极作用，促使患者尽快康复，回归正常的生活，造福患者及其家庭。此外，临证应高度重视围产期及产褥期心理保健和心理护理，产前检查时应注意产妇的个性特征，有无精神病家族史和抑郁症表现至关重要，发现具有发生抑郁症高危因素的产妇应予以足够重视，尽早干预，未病先防。此外，心理治疗也是本病的重要治疗手段，规范的心理干预治疗可防止疾病的进一步进展，即病防变先医其心，并同时根据病情轻重程度配合药物调整，方能取得良好疗效。

（陈　琢　吴　笑）

第十六节　产后便秘

妇女产后饮食正常而大便排便周期延长，数日1次；或周期不长，但粪质干结，排便艰难；或粪质不硬，但便出不畅，称为"产后便秘"，又称"产后大便难"、"产后大便不通"、"产后大便秘涩"，属新产三病之一。

本病最早见于汉代《金匮要略·妇人产后病脉证治》，其曰："新产妇人有三病，一者病痉，二者病郁冒，三者大便难。"尔后，隋代《诸病源候论》、宋代《产育宝庆集》、宋代《三因极一病证方论》等书中，又有相关病因病机及治法之论述。

西医学产后便秘可参照本病辨证治疗。

一、现代医学发病机制

便秘是产妇生产后较为常见的不良情况之一，造成产妇产后便秘的原因主要有：

1）产妇长时间卧床以及生产会导致产妇腹壁肌及盆底肌肉松弛、功能减退，增加粪便的滞留，诱发便秘。

2）产妇生产后激素水平会出现较为明显的变化。同时，生活规律打破等因素与激素水平变化协同影响产妇的心理状态，导致自主神经功能紊乱，胃肠功能降低，进而诱发便秘。

3）分娩压迫。分娩时，胎儿直接压迫产妇肛管、直肠末端，导致产妇局部淋巴回流、静脉回流受阻，局部血管淤积大量血液，引发血管受损，通透性降低，体液泄漏到组织间隙，形成瘀血性水肿，并导致产妇出现出口梗阻型便秘。

4）进食。部分产妇饮食以富含蛋白质的食物为主食，蔬菜、水果等含有植物纤维的食物摄入量严重不足，导致肠蠕动功能不佳，进而诱发便秘。

5）巨大胎儿。随着人们生活水平的提升，巨大胎儿出现得越来越频繁。这种变化增加了产妇产时会阴损伤的风险，增加痔疮及会阴侧切的发生率。这类产妇因过分担忧排便诱发切口疼痛，导致大便久留肠内，诱发便秘。

二、中医病因病机

本病中医病因病机多为产后血虚津亏、阴虚火旺或气虚失运。

1. 血虚津亏

孕妇素体阴血亏虚，加之分娩失血出汗过多，肠道失于润泽，犹如无水行舟，大便不得畅通，燥结难解。

2. 阴虚火旺

素体阴虚，产时失血更加伤阴，无以制火，火灼阴津，津液更亏，大便结于肠腑。

3. 气虚失运

素体气虚，分娩失血，气随血伤，气虚升提无力，肃降失司，大肠传导无力，大便无以运行。

三、诊 断 要 点

1. 病史

滞产或难产，分娩时出血、出汗偏多，或素体血虚、气虚、阴虚，有大便困难史。

2. 症状

产后数日，饮食如故，但大便排便周期延长，或粪质坚硬，排便艰涩困难，或大便不坚，排出无力。

3. 检查

腹软，无压痛，肛门局部无异常，或可触及肠型。

四、鉴 别 诊 断

内、外科疾病所致便秘者，多伴腹痛、呕吐、纳差或发热等，与本病单纯之大便艰涩不畅有别。

急性肠梗阻可发生于剖宫产后，表现为大便不行，伴呕吐，腹部胀满，查体腹部听诊可闻及气过水声或金属音，立位腹部 X 线片可明确诊断。

五、治　疗

（一）西医治疗

西医学针对产妇大便秘结的症状，应用开塞露纳肛、肥皂水灌肠，或口服液体石蜡、补充液体量等方法协助排便。

（二）中医治疗

产后大便数日不行，兼见面色萎黄、心悸失眠者，为血虚津亏证；伴颧红咽干、五心烦热者，多为阴虚火旺证；伴气短懒言、神疲乏力者，属气虚失运证。针对产后体虚津亏的特点，以养血润肠为主，不宜妄行苦寒通下，徒伤中气。

1. 血虚津亏证

主要证候　产后大便秘结，艰涩难解，但无腹胀、腹痛；饮食正常，可伴心悸失眠，面色不华，肌肤干燥；舌淡，脉细涩。

证候分析　血虚津少，不能下濡肠腑，故大便秘结，艰涩难解；证非腑气实结，故无疼痛，饮食正常；血虚不能滋养脏腑、肌肤，故心悸失眠，面色不华，皮肤不润；舌淡，脉细涩均为血虚津亏之征。

治法　养血滋阴，润肠通便。

方药　四物汤加减。组成：熟地 15g，当归 15g，川芎 10g，白芍 15g，黑芝麻 10g，肉苁蓉 10g。

若有气短乏力，精神倦怠者，可加黄芪 20g，炒白术 10g 以益气；口干咽燥者，酌加麦冬 15g，玄参 15g 以养阴生津。

2. 阴虚火旺证

主要证候　产后大便干结，数日不解；伴颧红咽干，五心烦热；舌红，少苔或苔薄黄，脉细数。

证候分析　阴虚火盛，灼伤津液，肠道干涩，故产后大便干结，数日大便不解；虚火上炎，故颧红咽干；火扰心神，故五心烦热；舌红，少苔或苔薄黄，脉细数亦为阴虚火旺之象。

治法　滋阴清热，润肠通便。

方药　两地汤加减。组成：生地 30g，地骨皮 10g，麦冬 15g，白芍 15g，阿胶 10g，玄参 30g，火麻仁 10g，柏子仁 10g。

若五心烦热甚者，可酌加白薇 10g，生龟甲 15g 以育阴潜阳、清虚热；口燥咽干者，可加石斛 15g，玉竹 15g，或麦冬 15g、玄参 15g 以润燥生津。

3. 气虚失运证

主要证候　产后大便数日不解；伴乏力自汗，气短懒言；舌淡，苔薄白，脉虚缓。

证候分析　素体虚弱，分娩耗气，气虚则大肠传导无力，故产后大便数日不解；气虚卫外不固，故汗出；中气不足，故气短懒言；舌淡，苔薄白，脉虚缓均为气虚之征。

治法　益气养血，润肠通便。

方药　圣愈汤加减。组成：黄芪 20g，党参 15g，白术 10g，当归 10g，白芍 15g，川芎 6g，熟地 15g，枳壳 10g，火麻仁 10g，肉苁蓉 10g。

（三）其他疗法

1. 针刺

选择大肠俞、足三里等穴。

2. 耳针

埋穴大肠区。

3. 按摩

按揉中脘、关元、天枢、大横，每穴 1 分钟，再于右下腹部顺结肠方向以向上、向左、向下的顺序进行推揉。

六、总　结

产后大便难为产后常见病之一，多为营血津液亏虚，肠燥失润，或气虚传导无力所致，故临证治疗时血虚津亏者，宜以养血生津、润肠通便为主；气虚失运者，宜益气养血、润肠导便。不可妄用苦寒通下，以免更伤阴血。所以在治疗上，无论是内服中药汤剂、中成药，还是穴位贴敷、中药灌肠等中医外治法，以及内外合治疗法，多以滋阴养血为基本治法。但同时须注意产后妇人的特点是多虚多瘀，因此可适当兼顾补肾、益气，养血活血。黄光英教授常在四物汤、增液汤的基础上加用黄芪、党参等补气，肉苁蓉等补肾温阳，从而达到补肾益气、养血活血、通便的目的。

同时，配合饮食调养，忌食辛辣之品，提倡均衡饮食：适当增加膳食纤维、多饮水，少食多餐，增加补充流质等易消化食物，补充酸奶等直接增加肠道益生菌，帮助消化，增加胃肠动力；吃饭时可"细嚼慢咽"，更有效地刺激消化道的蠕动和消化腺分泌。除此之外，让产妇适当活动，这样一方面可提高产妇的身体恢复速度；另一方面可消除身体不适及减轻产妇的精神压力。并嘱其养成定时排便的良好习惯，有便意时需及时排便，避免抑制排便，长期、反复抑制排便可导致排便反射阈值升高、便意消失，导致便秘。

（郑翠红）

第十七节　围绝经期综合征

围绝经期综合征（perimenopausal syndrome，PMS）指妇女在绝经前后由于卵巢功能衰竭引起神经内分泌的变化，出现月经紊乱或者绝经、阴道干涩、烘热、汗出、失眠、烦躁、易怒、焦虑等一系列生理及精神心理症状和体征。围绝经期综合征出现的根本原因是生理性或病理性或手术而引起的卵巢功能衰竭，卵巢功能一旦衰竭，卵巢分泌的雌激素就会减少，女性全身有 400 多种雌激素受体，几乎女性全身所有的组织和器官都接受雌激素的控制和支配，雌激素减少，就会引发器官和组织的退行性变化，出现一系列症状。这些症状往往参差出现，轻重不一，持续时间或长或短，短者仅数月，长者迁延数年。病情轻者可不治而愈，重者可影响生活和工作。

围绝经期指妇女绝经前后的一段时期（从 45 岁左右开始至停经后 12 个月内的时期），包括从接近绝经出现与绝经有关的内分泌、生物学和临床特征起至最后 1 次月经的后 1 年，由于卵巢功能的减退，会带来一系列生理和心理困扰，并增加某些疾病的发生率。40 岁以上的妇女在 10 个月之内发生两次相邻月经周期长度的变化≥7 日，就标志进入绝经过渡期；月经周期长度超过原月经周期 2 倍以上标志进入绝经过渡期晚期。我国目前有 1.67 亿更年期女性，每年进入 50 岁的女性将近 1000 万，到 2030 年可能达到 2.8 亿。

围绝经期综合征中医称为绝经前后诸证，亦称"经断前后诸证"，见于"年老血崩"、"脏躁"、"百合病"、"心悸"、"眩晕"等记载中。

一、现代医学发病机制

绝经前后最明显的变化是卵巢功能减退，随后表现为下丘脑-垂体功能退化和神经内分泌变化。

（一）卵巢及性激素的改变

进入围绝经期，女性的卵巢卵泡数目出现不可逆性减少，卵巢开始萎缩，卵泡储备功能不断衰竭，从而出现女性激素的不稳定变化，最显著的变化包括抑制素-B、抗米勒管激素（AMH）水平的降低以及促卵泡激素（FSH）水平的升高。抑制素-B 及 AMH 都是由卵泡颗粒细胞产生，围绝经期卵泡数目及功能的减弱，致抑制素-B 及 AMH 水平降低。促卵泡激素水平的升高是围绝经期最敏感指标，其可伴随着抑制素-B 水平的降低和颗粒细胞对促卵泡激素敏感性的降低而升高，而随着促卵泡激素水平的升高及抑制素-B 水平的降低，雌激素水平可保持相对不变或随着卵泡完全停止发育后出现雌激素水平的迅速降低。

（二）神经内分泌的改变

卵巢功能衰退，出现雌激素水平过度降低，从而引起下丘脑-垂体-卵巢轴神经内分泌功能失衡，使与之相关的神经递质、激素、细胞因子等代谢失衡，而出现围绝经期相关症状。血清中单胺类递质，如去甲肾上腺激素、5-羟色胺（5-HT）下降是更年期综合征出现焦虑抑郁的病理生理基础；围绝经期综合征潮热严重程度与血浆 β-内啡肽水平呈明显正相关。由激素水平变化引起的围绝经期症状为一系列以自主神经功能失调及泌尿生殖系统、心血管系统、骨和感觉系统障碍为主的表现。

二、中医病因病机

围绝经期综合征的发病归因于肾精亏虚，肾虚所致肾之阴阳失衡，进一步影响心、肝、脾等诸脏功能，从而发生一系列病理变化，并由于诸多因素常可兼夹气郁、瘀血、痰湿等复杂病机。

1. 肾虚为本

肾为冲任之本、天癸之源，内藏先天之精，主宰女性的发育、月经、生殖和衰老的过程。古人已认识到妇人七七之年会出现绝经和生殖功能衰减的生理现象，《素问·上古天真论》云："女子……七七任脉虚，太冲脉衰少，天癸竭，地道不通，故形坏而无子也。"可知妇人在绝经前后，肾气由盛渐衰，天癸由少渐至衰竭，冲任二脉也由之衰少，月经逐渐减少至停闭，生殖功能衰退至消失，为生理转折期。更年期肾精日趋不足，肾精化肾气，肾气化元阴元阳，若精气亏虚，阴阳化源不足，易见阴阳相对失衡，导致肾阴阳偏盛偏衰，脏腑功能紊乱而出现更年期症状。故更年期综合征以肾虚立论，有肾阴虚、肾阳虚和肾阴阳两虚之分，更年期女性历经"经、孕、产、乳"数伤于血，"年四十而阴气自半"，处于"阴常不足，阳常有余"的状态，故临床以肾阴虚为多见。

2. 心、肝、脾功能失调

"肾为先天之本"，故肾阴阳失调易波及其他脏腑；"五脏之伤，穷必及肾"，其他脏腑病变，久则必累及于肾。绝经前后，肾阴匮乏，不能上济于心，心火偏旺，扰乱心神；或阴精不足，不能化生心血，而致心神失养；而心又主血脉，反过来影响肾阴而加重阴阳失衡的状态。肾藏精，肝藏血，肝血有赖于肾精的化生，保证肝体阴血充足，以制肝阳之亢；肾精有赖于肝血濡养，维持阴阳协调。若肾水匮乏无以滋养肝木，则肝肾阴虚，肝阳上亢；子盗母气，肝病及肾，肝阴不足，阳失潜藏，下劫肾阴，则加重肾阴亏虚，故而肝肾两脏同盛同衰，共同影响更年期女性的发病与病机。脾为后天之本，肾精、肾气有赖于脾胃化生之水谷精微的补充，若脾胃虚弱，气血生化不足，肝血肾精无以充养，易导致天癸衰竭，引起更年期女性各种病变。

3. 瘀血内停

女性七七之年，肾精亏虚，精血互损，无以化血，血虚而脉涩不畅；或肾阳不足，无力行血，气血不畅；肝失疏泄，气机不畅，气滞血瘀。"老年多瘀"，瘀血的形成必然加重脏腑功能失调。

三、诊 断 要 点

1. 病史

发病年龄多在 40～55 岁；或曾手术，或接受过放射性治疗、化疗，或有其他因素损害卵巢的病史。

2. 症状

1）月经紊乱：是围绝经期最早出现的症状，由于稀发排卵或无排卵，表现为月经周期不规则、经期持续时间长及经量增多或减少。

2）与雌激素下降有关的症状：①血管舒缩症状，表现为潮热，其特点是反复出现短暂的面部和颈部及胸部皮肤阵阵发红，伴烘热、出汗，夜间或应激状态易促发，一般持续 1～3 分钟。轻症每日发作数次，严重者十余次或更多，该症状可持续 1～2 年，有时长达 5 年或更长。②自主神经功能失调症状，常出现心悸、眩晕、头痛、失眠、耳鸣等症状。③精神神经症状，表现为注意力不易集中，并且情绪波动大，如激动易怒、焦虑不安或情绪低落、抑郁、不能自我控制等情绪症状。远期可表现为泌尿生殖功能异常、骨质疏松及心血管系统疾病。

3. 检查

绝经过渡早期的特点是血清 FSH 水平升高以及雌二醇（E_2）水平正常或升高。绝经过渡期晚期的特点是血中 E_2 下降或始终处于卵泡早期水平，FSII、LII 升高。测定基础激素 FSH>10U/L，提示卵巢储备下降；FSH>40U/L，且 E_2 为 10～20pg/ml 提示卵巢功能衰竭。

四、治　疗

（一）西医治疗

西医治疗中，维持围绝经期和绝经后妇女健康主要采用激素替代疗法（HRT）与饮食、运动、戒烟、限酒等生活方式的调节，其中 HRT 是缓解绝经综合征最重要的组成部分。

1. 一般治疗

对围绝经期女性进行生活方式（饮食、运动、戒烟、限酒等）的调节，对心理焦虑者给予心理疏导。精神状态不稳定者，可服用适量的镇静药物，如阿普唑仑、谷维素等；为缓解骨质疏松症状，可坚持适度的有氧锻炼，增加日晒时间，吃含钙丰富的食物，必要时补充钙剂。

2. 激素替代疗法（HRT）

HRT 主要通过补充外源激素替代自身机体激素分泌的不足，提高更年期妇女的生活质量，延缓女性衰老，是绝经及绝经后期女性保健的有效措施。

（1）适应证

1）绝经相关症状：月经紊乱，潮热，多汗，睡眠障碍，疲倦，情绪障碍如易激动、烦躁、焦虑、紧张或情绪低落等。

2）泌尿生殖道萎缩相关的问题：阴道干涩、疼痛、排尿困难、性交痛、反复发作的阴道炎、反复泌尿系感染、夜尿多、尿频和尿急。

3）低骨量及骨质疏松症：包括有骨质疏松症的危险因素及绝经后骨质疏松症。

（2）禁忌证

已知或怀疑妊娠；原因不明的阴道出血；已知或可疑患有乳腺癌；已知或可疑患有性激素依赖性恶性肿瘤；患有活动性静脉或动脉血栓栓塞性疾病（最近 6 个月内）；严重肝肾功能障碍；血卟啉病、耳硬化症；已知患有脑膜瘤（禁用孕激素）。

（3）慎用情况

慎用情况并非禁忌证，但是在应用之前和应用过程中，应该咨询相应专业的医生，共同确定应用 HRT 的时机和方式。慎用情况包括：子宫肌瘤；子宫内膜异位症；有子宫内膜增生史；尚未控制的糖尿病及严重高血压；有血栓形成倾向；胆囊疾病、癫痫、偏头痛、哮喘、高催乳素血症；系统性红斑狼疮；乳腺良性疾病；有乳腺癌家族史等。

3. HRT 具体治疗方案

（1）单纯孕激素补充治疗

此法适用于绝经过渡期，调整卵巢功能衰退过程中出现的月经问题。地屈孕酮 10～20mg/d，或微粒化黄体酮胶丸或胶囊 200～300mg/d，或醋酸甲羟孕酮 4～6mg/d，周期使用 10～14 日。

（2）单纯雌激素补充治疗

此法适用于已切除子宫的妇女。结合雌激素 0.3～0.625mg/d，或戊酸雌二醇片 0.5～2mg/d，或半水合雌二醇贴每 7 日 1/2～1 贴，连续应用。

（3）雌激素、孕激素序贯用药

此法适用于有完整子宫、围绝经期或绝经后期仍希望有月经样出血的妇女。雌激素多采用：戊酸雌二醇 1～2mg/d，或结合雌激素 0.3～0.625mg/d，或半水合雌二醇贴每 7 日 1/2～1 贴，或雌二醇凝胶 1.25g/d 经皮涂抹；孕激素多采用：地屈孕酮 10mg/d，微粒化黄体酮胶丸 100～300mg/d，或醋酸甲羟孕酮 4～6mg/d。也可采用复方制剂，周期序贯方案可采用戊酸雌二醇/雌二醇环丙孕酮片复合包装，按序每日 1 片，用完 1 盒后停 7 天再开始下一盒；连续序贯方案可采用雌二醇/雌二醇地屈孕酮片（1/10 或 2/10），按序每日 1 片，用完 1 盒后直接开始下一盒，中间不停药。

（4）雌激素、孕激素连续联合用药

此法适用于有完整子宫、绝经后期不希望有月经样出血的妇女。该法每日均联合应用雌激素、孕激素，一般为连续性（连续用药不停顿）。雌激素多采用：戊酸雌二醇 0.5～1.5mg/d，或结合雌激素 0.3～0.45mg/d，或半水合雌二醇贴每 7 日 1/2～1 贴，或雌二醇凝胶 1.25g/d 经皮涂抹，孕激素多采用：地屈孕酮 5mg/d，或微粒化黄体酮胶丸 100mg/d，或醋酸甲羟孕酮 1～3mg/d。

（5）连续应用替勃龙

替勃龙推荐剂量为 1.25～2.5mg/d，此法适用于绝经后不希望来月经的妇女。

（6）阴道局部雌激素的应用

绝经后期妇女阴道干燥、疼痛、性交困难、尿频、尿急等泌尿生殖道萎缩的症状十分常见，12%～15%的 50 岁以上妇女有上述症状。阴道局部应用雌激素能明显改善泌尿生殖道萎缩的症状。

1）局部用药适应证：仅为改善泌尿生殖道萎缩症状时，以及对肿瘤手术、盆腔放疗、盆腔化疗及其他一些局部治疗后引起的症状性阴道萎缩和阴道狭窄者，推荐阴道局部用药。

2）局部用药方法：阴道用药，每日 1 次，连续使用 2 周，症状缓解后，改为每周用药2～3 次。

3）局部用药注意事项：使用不经阴道黏膜吸收的雌激素，如普罗雌烯阴道片和乳膏，理论上无须加用孕激素。现有证据表明，短期（3 个月内）局部应用低剂量可经阴道黏膜吸收的雌激素——结合雌激素软膏（活性成分：0.625mg/g）和雌三醇乳膏（活性成分：1mg/g）治疗泌尿生殖道萎缩时，通常不需要加用孕激素。但尚无资料提示上述各种药物长期（＞1 年）局部应用的全身安全性。长期使用者应监测子宫内膜。

（二）中医治疗

中医学认为肾虚天癸衰竭是绝经前后诸证的基础，因此补肾为治疗的根本大法。肾虚可累及肝、心、脾的功能，治疗以补肾填精为本，同时兼以调肝养血、养心健脾。大量研究表明，中医药在治疗围绝经期综合征尤其是在改善围绝经期综合征症状，提高围绝经期女性的生活质量方面取得了显著的疗效，且患者接受程度高，药物不良反应少，用药安全性大，体现出中医治疗的优势和特色。

1. 辨证论治

本病以肾虚为本，病理变化以肾阴阳平衡失调为主，临床辨证关键在于辨阴阳属性，是否累及心、肝、脾。围绝经期综合征治疗关键在于平调肾中阴阳。

（1）肾阴虚

主要证候　经断前后，头晕耳鸣，阵发性烘热汗出，五心烦热，腰膝酸痛，足跟疼痛，月经紊乱，量或多或少，经色鲜红，或皮肤干燥、瘙痒，口干，大便干结，小便短赤。舌红、少苔，脉细数。

治法　滋养肾阴，佐以潜阳。

方药　左归饮（《景岳全书》）合二至丸（《证治准绳》）。组成：熟地、山药、枸杞子、山茱萸、川牛膝、菟丝子、鹿角胶、龟甲胶、炙甘草、女贞子、墨旱莲。

若烘热汗出明显，五心烦热，阴虚内热，可用知柏地黄丸，或加五味子、浮小麦收涩止汗；皮肤瘙痒者，酌加蝉蜕、防风、海桐皮、玉竹以润燥疏风；若头痛、眩晕较甚者，加天麻、钩藤、珍珠母以增平肝息风镇潜之效；若头晕目眩、耳鸣严重，加何首乌、黄精、肉苁蓉滋肾填精益髓。

（2）肾阳虚

主要证候　经断前后，腰膝酸冷，面色晦暗，神疲乏力，形寒肢冷，大便溏薄，或经行量多，经色淡暗，或崩中漏下，或面浮肢肿，或夜尿多，小便频数或失禁，或带下清稀。舌淡或胖嫩，边有齿印、苔薄白，脉沉迟无力。

治法　温肾扶阳。

方药　右归丸（《景岳全书》）。组成：肉桂、山药、枸杞子、熟地、杜仲、山茱萸、鹿角胶、菟丝子。

若兼月经量多或崩中漏下者，加鹿角霜、赤石脂、补骨脂以温肾固冲止崩；若胸闷痰多，加瓜蒌、丹参、法半夏以化痰祛湿；若肌肤面目浮肿，酌加茯苓、泽泻、冬瓜皮健脾利水；若兼见纳呆便溏，或泄泻日久，甚或五更泄泻，完谷不化等脾肾阳虚证时，方用理中丸温肾健脾。

（3）肾阴阳两虚

主要证候 绝经前后，月经紊乱，量或多或少，腰背冷痛，头晕耳鸣，健忘，乍寒乍热，烘热汗出，汗出恶风。舌淡、苔薄白，脉沉细。

治法 阴阳双补。

方药 二至丸（《医方集解》）合二仙汤（《中医方剂临床手册》）。组成：旱莲草、女贞子、仙茅、淫羊藿、巴戟天、知母、黄柏。

若便溏者，加茯苓、炒白术、薏苡仁以健脾止泻；若腰背冷痛较重者，加川椒、桑寄生、续断、杜仲以补肾强骨。

（4）肾虚肝郁

主要证候 绝经前后烘热汗出，神志异常（烦躁易怒，或易于激动，或精神紧张，或郁郁寡欢），腰膝酸软，头晕失眠，乳房胀痛，或胁肋疼痛，口苦咽干，或月经紊乱，量或多或少。舌红、苔薄白，脉细数。

治法 滋肾养阴，疏肝解郁。

方药 滋水清肝饮（《医宗己任编》）。组成：熟地、山药、山茱萸、白芍、茯苓、丹皮、泽泻、柴胡、当归、枣仁、山栀子。

若双目干涩、视力减退，加枸杞子、菊花；若失眠多梦明显，加合欢皮、百合、首乌藤；若神疲乏力，纳差腹胀，加党参、白术、木香、砂仁。

（5）心肾不交

主要证候 绝经前后烘热汗出，心悸怔忡，腰膝酸软，头晕耳鸣，心烦不宁，失眠多梦，甚至情志异常，或月经紊乱，量少色红。舌红、苔薄白，脉细数。

治法 滋阴降火，补肾宁心。

方药 天王补心丹（《摄生秘剖》）去人参、朱砂，加太子参、桑椹。组成：人参、朱砂、玄参、当归、天冬、麦冬、丹参、茯苓、五味子、远志、桔梗、酸枣仁、生地、柏子仁。

烘热汗出明显，可加煅牡蛎、浮小麦、白术止汗；若腰酸明显，加杜仲、续断补肾强腰。

2. 其他疗法

（1）中成药

治疗本病可予中成药，如六味地黄丸、杞菊地黄丸、坤泰胶囊等。

（2）针灸

1）针刺：主穴有肾俞、足三里、三阴交；配穴有太冲、百会、膻中。以补肝肾，强筋骨。腰痛甚配委中以止腰背疼痛；烦躁易怒、失眠不寐，配内关、神门以镇惊安神；体倦乏力、食少纳呆、食后腹胀，配脾俞、关元以补脾益气。

2）灸法：阳虚型患者可隔姜片艾灸神门、足三里、三阴交。

3）耳针：取子宫、内分泌、交感、神门、肝、皮质下等穴进行耳针，可达到补肝肾、镇惊安神的目的。

五、补肾益气活血法则在绝经前后诸证的运用和机制研究

肾气虚衰、天癸耗竭是绝经前后诸证的基础，因此补肾为治疗的根本大法。肾虚或偏阴或偏阳，甚至肾阴阳皆虚，根据不同证型当采取补肾阴、补肾阳、阴阳双补。肾虚可累及肝、心、脾，治疗本病应以补肾填精为本，同时兼以调肝养血、养心健脾。无论补肾填精、调肝养血，抑或养心健脾皆属于补益治法，所以补法为"经断前后诸证"的基本治法。更年期女性肾虚累及他脏的同时，往往伴随血瘀，治疗的同时应注意是否伴随血瘀，重视活血法的应用。

（一）绝经前后诸证补肾为总纲

中医各家广泛认为"肾虚"是绝经前后诸证的主要发病病机。《素问·六节藏象论》言："肾者，主蛰，封藏之本，精之处也。"肾藏先天之精，寓元阴元阳，肾是精气化生的本源，精是构成人体和维持人体生命活动，促进人体生长发育和生殖的最基本物质。人体生、长、壮、老、已的生命过程，以及在生命活动过程中的生殖能力，都取决于肾精所化之气的盛衰。《素问·上古天真论》云："女子七七任脉虚，太冲脉衰少，天癸竭。"肾藏先天之精，寓元阴元阳，为人体生长、发育、生殖之源，为人体生命之根，故称肾为"先天之本"。清代傅青主认为天癸出于肾中，为肾中阴精，《傅青主女科》云："且经原非血也，乃天一之水，出自肾中，是至阴之精而有至阳之气。故其色赤红似血，而实非血，所以谓之天癸。"绝经前后，肾气渐衰，天癸将竭，冲任子宫功能减退，阴精不足，月经紊乱而绝经，生殖能力下降直至消失。

诸多学者认为肾虚为该病的病机之本，可因偏于肾阴虚或肾阳虚，或肾阴阳两虚的不同，而出现不同的证候。《傅青主女科》曰："经水出诸肾，肾中水足则经水多，肾中水亏则经水少。"说明肾虚尤其是肾阴虚可引起月经不调，甚则闭经；《素问·阴阳应象大论》亦云："年四十而阴气自半。"指出女性四十岁之后肾阴渐衰。妇女的各个阶段均以肾气的盛衰为主导，在七七之年，肾气虚衰，肾中阴津日亏，冲任衰少，天癸竭，经血无源而闭止，阴阳平衡失调，脏腑功能紊乱，从而引发本病。因此，夏桂成认为更年期综合征的发生以肾虚为主，尤以肾阴虚癸水过少为根本原因，心火偏旺、心神不宁为病发所在。罗元恺临床观察围绝经期综合征228例，统计发现：肾阴虚者占75%，肾阴阳两虚者占25%，认为本病以肾虚为本，阴阳俱虚而以肾阴虚为主，治疗原则应遵循阴中求阳、阳中求阴的原则，滋阴忌寒凉，温阳勿刚燥。黄启祥等临床统计142例，调查研究发现肾阴虚证型出现频次最多，占比53.53%，但随着年龄的增长，肾阴阳两虚和肾阳虚证型所占比例有所上升。唐苾芯等发现滋阴补肾方能明显提高血清雌激素水平，并影响雌激素受体，可能通过影响雌激素效应的发挥而产生治疗作用。周惠芳认为肾阴亏虚是更年期综合征的发病之本，心肾不交是本病的病机关键，同时与肝郁密切相关。在治疗上从心、肝、肾三脏着手，强

调滋阴益肾的同时，注重清心宁心，疏肝养肝，临床常用生地、熟地、龟甲、枸杞子、山茱萸、山药等滋补肾阴，益精填髓；养心清心、疏肝安神，常用浮小麦、五味子、钩藤、莲子心、龙骨、牡蛎、龙齿、酸枣仁、夜交藤、柴胡、郁金、香附等。

许润三认为围绝经期综合征患者常诉某一症状为著，或失眠，或心烦，或出汗等，许老认为在此种情况下，肾虚仍为本，因脏腑之间联系密切，且患者体质不同，则有或肝、或脾、或心等脏腑气血失调，从而表现为临床以某一脏或某些脏之间失去协调为主，最终导致患者以某种突出的临床表现为主诉，治疗主要以补益脾肾、调理冲任、平衡阴阳为主，肾阴虚型，治宜滋肾养阴，兼顾肾阳，二仙汤加减。

李建生等总结了 8 位知名老中医的 72 首治疗绝经前后诸证的验方，发现 50% 以上是古方化裁而来，这些方多以补肾为主兼以四脏同治，如地黄丸类（六味地黄丸、知柏地黄丸、杞菊地黄丸、左归饮等）、肾气丸类（金匮肾气丸、济生肾气丸）等以及逍遥散、甘麦大枣汤、酸枣仁汤、四君子汤、四物汤、百合固金丸、清心莲子饮等，确为临床治本的常用之剂，亦为以补肾为本研究围绝经期综合征提供了佐证。

1. 潮热汗出治以补肾调阴阳

潮热汗出是围绝经期综合征的常见症状，发病率高，持续时间长，严重影响围绝经期综合征患者的生活质量。围绝经期综合征患者潮热汗出的特点为烘热汗出，以前胸部和头面部为主，可微微有汗，也可汗出湿衣；可每天数次，也可多达数十次；发作时间长短不一，短时可以 3～5 秒即过，但有时也会长达十几二十分钟。

对于更年期潮热的病机，多数学者归结为肾阴虚。黄笑芝认为肾气亏虚为根本，阴阳失调是主因。夏桂成认为本病根本在于肾阴癸水不足，心肾水火失于交济。王少玲整理蔡连香临床经验认为，更年期烘热汗出的主要病机是肝肾阴虚、阴阳失调。黄绳武认为病在心、肝、肾，肝肾不足，君相火旺。

也有学者提出温补肾阳法是治疗更年期潮热盗汗的方法之一。《黄帝内经》始终贯穿"人以阳气为本"的思想。"阳气者若天与日，失其所则折寿而不彰，故天运当以日光明"，"阳生阴长，阳杀阴藏"，"阳动阴应"，阳气生发促进阴气生长，阳气的运动变化决定阴气变化趋向。"女子七岁，肾气盛，齿更发长……五七阳明脉衰，面始焦，发始堕"，说明整个生长发育过程中阳气起主宰作用。《脾胃论》指出脾胃气衰，元气不足，会导致阴火内生，肾气虚可引起阴火转化不及而发热，表现为发热而又有肾阳（气）虚。《素问·上古天真论》中的七七八八之数，贯穿其中的是肾气的盛衰，此论所指之肾气，应为肾阳推动的作用。更年期潮热汗出是由于阳气虚衰或阳气不固，导致体表卫气不足所致腠理开合失常，认为对于更年期潮热应从顾护阳气入手，采用温肾秘阳法治疗潮热以达到"阴平阳秘，精神乃治"。

刘宏奇认为围绝经期综合征患者潮热汗出以肾虚为本，涉及心、肝、脾，总属阴阳失调，治疗注重调和阴阳，达到"阴阳合则汗自止"。《傅青主女科》云："盖以肾水之生，原不由于心肝脾，而肾水之化，实关心肝脾。"《素问·阴阳应象大论》中指出"阴在内，阳之守也；阳在外，阴之使也"，表明阴阳之间存在着平衡与制约的关系。《素问·阴阳别论》言："阳加于阴，谓之汗。"指出阳气作用于阴精，向外宣发则为汗液，阴阳失衡则致汗出。

加之妇人"年四十，而阴气自半也，起居衰矣"的生理状态，"阴虚则阳必凑，故发热、自汗"，故围绝经期综合征的女性汗证多因阴阳虚损失调引起。由于女性绝经前后这一特殊时期的生理变化，极易出现肾阴阳俱虚且阴阳不平衡的变化，或偏于阴虚，或偏于阳虚，或阴阳不相维系。当肾中阴阳不平衡时，阴不敛阳导致阳气外浮，阳不敛阴导致阴气外泄，或阴阳不相维系导致潮热汗出与怕冷交替出现、上半身热与下半身寒同时出现。在对绝经综合征潮热汗出的治疗中，应分辨脏腑阴阳关系，辨证用药，达到阴阳重新趋于平衡的目的，则更年期汗证自除。

西医对潮热的发病机制目前尚未完全明确。有学说认为与雌激素水平波动有直接或间接的关系，也有学说认为可能由于雌激素水平下降引起神经递质改变，进而致下丘脑体温调定点改变所致。补充雌激素可治疗潮热说明潮热和雌激素水平下降有高度的相关性。西医治疗更年期潮热最有效的方法为HRT。研究发现补肾阳中药大多具有雌激素样作用，如补骨脂显示出了很好的雌激素样作用并具有受体亚型选择性，补骨脂可引起去卵巢雌鼠动情周期变化，使子宫重量明显增加，有较强的雌激素样作用。菟丝子黄酮促进下丘脑-垂体-性腺轴功能，提高垂体对促性腺激素释放激素的反应性，促进卵泡发育，提高应激大鼠雌二醇、孕酮的水平，同时也能提高垂体促黄体生成素以及下丘脑 β-内啡肽的水平。淫羊藿水提液可以提高绝经后妇女雌激素水平并改善更年期症状等。

2. 绝经后骨质疏松症——补肾是关键

绝经后骨质疏松症是妇女因雌激素下降，骨量下降，导致骨脆性增加，以易发生骨折为特征的全身性骨病。研究表明，妇女40岁以后每年丢失骨量1%，绝经前3年骨量每年下降率为2.4%～10.5%，绝经15年后骨密度相当于绝经前妇女的61.7%～65.9%。《素问·六节藏象论》曰："肾者，主蛰，封藏之本……精之处也，其华在发，其充在骨。"肾主骨，骨藏髓，肾精足则骨髓化生有源，骨得其养则坚固有力。绝经后肾气衰，肾精亏虚，则骨髓化生乏源，致髓枯骨脆。

在骨骼生长发育过程中肾、骨、髓之间关系密切，青壮年时期，肾精充盛达到鼎盛时期，因而骨髓化源充足，骨骼得以充分滋养而骨质坚硬致密，此时达到峰值骨量；中老年时期，肾精渐趋亏虚，骨髓化源不足，骨骼失其濡养而不能发挥正常的支撑和活动功能，因而出现腰背痛，胫膝酸软，骨质脆弱而易于骨折等骨质疏松症状，所以中老年人群是骨质疏松的高发人群，肾精亏虚是其发病的主要原因。女性步入绝经期后，天癸竭，肾中精气渐衰，不能维持骨骼的正常功能，因而也容易出现腰背酸痛等骨质疏松症状，故肾中精气对于女性而言，除了主生殖外，还是女性骨骼强健的根本保障。因此肾虚是骨质疏松症发病的根本原因，从"肾主骨"理论出发，补肾当为治疗骨质疏松症的基本大法。

有学者收集补肾中成药单用或联合西药治疗绝经后骨质疏松症的随机对照试验和临床对照试验发现，补肾中成药能够抑制绝经后骨质疏松症的骨吸收，对骨形成的影响尚不确定。补肾中成药对骨形成的影响可能与具体使用的药物相关，淫羊藿、刺五加能促进骨形成，其他药物的影响不明显，但由于纳入的文献质量较低，仍需要更严谨的研究加以证实。补肾填精中药复方和补肾活血中药复方能激活 Hedgehog 信号转导通路相关因子 Shh、Gli1 的蛋白表达，促进骨形成，抑制骨吸收，起到防止骨质疏松症的作用。

（二）兼顾益气健脾

中医对更年期综合征的辨证多从肾虚着眼，而脾胃在本病中的影响却未得到足够的重视，脾乃"后天之本，气血生化之源"，肾精、肾气有赖于脾胃化生之水谷精微的补充，若脾胃虚弱，气血生化不足，肝血肾精无以充养，易导致天癸衰竭，引起更年期女性各种病变。脾胃受损，气血生化不及是本病的重要病机。

中焦脾胃与更年期综合征的发病有着密切关系，更年期综合征的烘热汗出，头昏耳鸣，烦躁不安，心情忧郁，心悸失眠，神疲乏力等症状，与脾胃虚弱、升清不足、阴火上冲有关。夏桂成认为 45 岁以后特别是 50 岁以后的更年期患者，应着重脾胃，兼顾心肝。如脾胃失和，脘腹痞满，便溏者，应加入煨木香、砂仁、炒白术、陈皮、佛手片、娑罗子、玫瑰花等；夹有痰浊，胸闷者，应加入制半夏、陈皮、藿香、石菖蒲等。因脾胃属于中焦，是升降之枢纽，脾的运化有赖于肝的疏泄，肝气疏泄亦有赖于脾胃之畅达。正如李东垣在《脾胃论》中说："治肝、心、肺、肾，有余不足，或补或泻，惟益脾胃之药为切。"围绝经期综合征常表现为阴虚、阳虚及兼夹郁热、瘀滞、痰浊、湿热等。若寒热错杂，发作较重时，治宜清心宁神，滋阴降火，待症状稍微缓解后，仍当从调补脾胃论治，涵养五脏六腑，协调阴阳气血间的平衡，这正符合妇科"青春期重在补肾，生育期重在调肝，绝经期重在健脾"的一般治疗规律。更年期综合征患者除烘热汗出、烦躁易怒、失眠多梦等热象之外，又有神疲乏力、纳差腹胀等症，根据"虚则补之，实则泻之"的原则，可用滋阴清火、健脾和胃之法治疗。故治疗更年期综合征，除滋阴清火之外，还应注重补气升阳，健脾益胃。

（三）重视活血

围绝经期综合征妇女虽肾虚为发病之本，然其或因虚而滞，或因七情刺激、肝气郁结致诸多瘀血之象，如舌暗、肢麻、周身痛、胸闷塞等。肾之阳气虚，则温运气血乏力，肾阴虚，阴虚内热煎灼血液，瘀血乃成；肾虚及脾、气虚阳衰，虚寒无以温化水液，水湿内停，阻滞气机而致血瘀；所遇不遂，情志不节，肝郁气滞，气滞血瘀。围绝经期综合征以肾虚为本，涉及心、肝、脾，瘀血为标。血瘀本于肾虚，为虚中夹瘀，肾虚有肾阴虚与肾阳虚之分，因此，治疗时应在调整阴阳平衡的基础上，予以一些活血化瘀药，消除瘀血这一病理因素。研究发现，绝经前后诸证妇女除性激素水平明显降低外，还伴有血液流变学的改变，血液常呈不同程度的"稠、黏、聚、凝"状态，致使血液运行不畅，出现微循环障碍。罗元恺在补肾的同时酌加活血药，选用鸡血藤且大其量，取其养血活血通络之用，或酌情选用丹参，取效甚佳。血瘀被认为在更年期高血压的发病及病程发展、转归等过程中都有不同程度的表现，故活血化瘀法应贯穿治疗始终。

六、总　　结

本病以肾虚为主，临床上又以肾阴虚居多，病理变化以肾阴阳平衡失调为主，有偏于阴虚，或偏于阳虚，或阴阳两虚的差别，并可累及心、肝、脾等脏腑而发病。围绝经期综合征首当补肾，根据阴阳虚衰的不同，或滋肾养阴，或补肾扶阳，或肾阴阳双补，使其在新的基础上达到平衡。肾中精气逐渐衰少引起脏器的功能虚减，导致有害病理产物停留，不仅瘀象加重，而且痰湿停留，甚至痰瘀互结，出现虚实夹杂之证，故应补肾的同时予以活血治疗。脾胃受损，气血生化不及也是本病的重要病机，治疗时也要重视补脾益气。

（龚　萍　宋坤琨）

第十八节　体现补肾益气活血的针灸疗法

针灸疗法作为祖国传统医学的重要组成部分，具有经济安全、疗效显著、操作简单以及无明显副作用等优势。针灸疗法具有疏通经络、调理气血、调和阴阳、扶正祛邪的功效。针刺不同的穴位及经络，可调节人体阴阳，推动阴阳正常转化，还可疏通经络，促进经络中气血流通，从而使得胞宫定期藏泻，卵巢功能得以恢复。故针灸近年来被国内外广泛用于妇产科疾病，如反复胚胎种植失败、痛经、多囊卵巢综合征（PCOS）、不孕症、早发性卵巢功能不全（premature ovarian insufficiency，POI）等的治疗中。

补肾、益气、活血是临床治疗法则的总体概括，三种治疗法则被黄光英教授灵活运用于妇产科常见疾病的治疗中，取得了较好的临床疗效。补肾、益气、活血的治疗法则不仅体现在方药治疗中，也同样体现在针灸等外治疗法中。腧穴的作用与中药有着异曲同工之妙，通过不同的腧穴配伍及补泻手法，完全可以实现补肾、益气、活血法则在妇产科领域的灵活运用。

一、体现补肾益气活血法的常用腧穴配伍

（一）具有补肾作用的腧穴配伍

肾俞为足太阳膀胱经腧穴，乃肾的背俞穴，具有温肾壮阳、补肾填精之功效。关元为任脉腧穴，乃任脉与足三阴经交会穴，具有培元固本、补益下焦、益肾调经之功效。肾俞配关元可温肾壮阳、补益元阳。气海为任脉腧穴，具有益气、调理冲任、益肾调经之功效。肾俞配气海可补益肾气。太溪为足少阴肾经腧穴，具有补肾阴、益肾精、滋肾水之功效。肾俞配太溪可滋补肾阴肾精。肝俞为足太阳膀胱经腧穴，肝的背俞穴，具有疏肝养肝、柔肝止痉之功效。肾俞配肝俞补益肝肾精血、调固冲任。

（二）具有益气作用的腧穴配伍

足三里为足阳明胃经腧穴，也是胃的合穴和下合穴，具有健脾益胃、补益气血、鼓舞正气、安神定志之功效。脾俞为足太阳膀胱经腧穴，乃脾的背俞穴，具有健脾益气、祛痰化湿之功效。中脘为任脉腧穴，也是胃的募穴、八会穴之腑会，具有健脾和胃、宁心安神

之功效。足三里配脾俞、中脘可健脾益胃，补益"后天之本"，从而使气血生化有源，而达到补益气血的作用。神阙为任脉腧穴，具有固本培元、回阳救脱、健脾和胃、益气补虚之功效。神阙（灸）配脾俞、足三里可温补脾阳，健脾益胃，益气补虚。

（三）具有活血作用的腧穴配伍

血海为足太阴脾经腧穴，具有活血调经、清热凉血之功效。三阴交亦为足太阴脾经腧穴，足三阴经的交会穴，具有健脾助运、调经促产、宁心安神、调和肝脾肾之功效。血海配三阴交可调理肝脾肾之气，养阴活血，调经止痛。地机为足太阴脾经腧穴，脾经的郄穴，具有调经止崩、健脾利湿、疏通经络之功效。血海配地机，血海善治血病，地机为脾经郄穴，郄穴善治血症，两穴配伍可行气活血，调经止痛，故《百症赋》曰："妇人经事常改，自有地机、血海。"子宫穴为经外奇穴，有调节子宫功能之用，而大赫、中极穴下当子宫位置，中医所谓"腧穴所在，主治所在"，子宫穴配中极、大赫穴，可调理胞宫气血，对胞宫诸疾均有较好的治疗作用。

二、体现补肾益气活血的针灸疗法在妇产科中的应用

（一）反复胚胎着床失败

反复胚胎着床失败指在 IVF-ET 过程中，连续移植 3 次或 3 次以上优质胚胎，或累计移植 10 个或 10 个以上优质胚胎后仍未着床。

1. 病机

以肾虚为主，兼痰湿、血瘀、血虚。肾中所藏先天之精与脾胃化生的后天之精决定了胚胎的质量。脾肾虚衰，冲任和胞脉失于濡养；或痰凝血瘀，冲任和胞脉阻滞不畅，均可致反复着床失败。

临床表现及辨证分型见前述章节。

2. 治疗

治法　补肾健脾、益气养血、活血化瘀、调理冲任。
主穴　肾俞、气海、血海、子宫、三阴交。
配穴　肾阳虚配关元（针加灸）、神阙（灸）；肾阴虚配太溪；兼有脾胃气虚则配以足三里、中脘；兼有痰湿则配以丰隆、阴陵泉；若兼有血瘀，则配太冲、地机、膈俞。
操作　常规针刺，实证泻之，虚证补之，阳虚者加灸。

（二）痛经

痛经，指女性经期或经行前后出现的周期性小腹疼痛，常伴腰酸或其他不适，又称"经行腹痛"。西医学中分为原发性痛经和继发性痛经。原发性痛经指生殖器官无器质性病变；继发性痛经指疼痛是由生殖器官的器质性病变引起，如子宫内膜异位症、子宫肌瘤等。

1. 病机

痛经病机有虚、实两端。实证多因肝郁气滞，或经期多食寒凉，或冒雨涉水，气滞寒凝血瘀，气血运行不畅，致冲任瘀阻，胞宫经血流通受阻，不通则痛。虚证多为肝肾不足，精血亏虚，或脾胃虚弱，气血不足，胞宫失于濡养，不荣则痛。

2. 临床表现

经期或经行前后出现的周期性小腹疼痛；实证则为疼痛剧烈并拒按，血色紫暗，带有血块；虚证则为隐隐作痛，喜揉喜按，月经量少色淡。

3. 辨证分型

气滞血瘀　胀痛或刺痛，伴乳房胀痛，经色紫暗，有血块，血块流出后疼痛缓解。舌有瘀点瘀斑，脉弦涩。

寒凝血瘀　冷痛或刺痛，疼痛得热则减，遇寒加重，经量少色紫暗或伴血块。舌淡苔白，脉沉紧。

气血虚弱　少腹隐隐作痛，喜按喜揉，经血量少色淡，伴有头晕、乏力等症状。舌淡，脉细弱。

肾气不足　小腹疼痛绵绵，喜按喜揉，经血量少质稀色暗，伴有腰膝酸软，头晕耳鸣等。舌淡，脉沉细。

4. 治疗

治法　调理冲任气血，调经止痛。

主穴　三阴交、中极、子宫、地机、次髎。

配穴　气滞血瘀配太冲、血海；寒凝血瘀配关元（针加灸）、神阙（灸）；气血虚弱配气海、血海、足三里；肾气不足配肾俞、太溪。

操作　常规针刺。虚证行补法，实证行泻法，寒凝血瘀、气血虚弱、肾气不足加灸法。

（三）多囊卵巢综合征

多囊卵巢综合征为影响女性生殖健康的常见妇科内分泌疾病之一。以卵巢多囊样改变、排卵障碍、高雄激素血症和胰岛素抵抗为特征。临床常表现为月经稀发或闭经，多数患者伴有肥胖及不孕。

1. 病机

气血运行不畅，冲任不调。先天禀赋不足或后天失养，导致肾气不盛，冲任失于濡养，精血无从以生，血海难以充盈；或素体肥胖或过食膏粱厚味，脾胃损伤，运化失司，痰湿内生，阻碍气血运行；或情志不畅，肝气郁结，郁久化火，肝气犯脾，脾虚湿生，湿热交阻致冲任不调，气血不畅。

临床表现及辨证分型见前述章节。

2. 治疗

治法　调理冲任。

主穴　肾俞、关元、中极、子宫、三阴交。

配穴　肾虚者配太溪、大赫；痰湿阻滞配阴陵泉、中脘、丰隆；气滞血瘀配合谷、太冲、血海。

操作　大赫穴 45°角向下斜刺，使针感传至会阴部；关元透中极，针刺时从关元进针透向中极，以局部有酸胀感为度。虚证行补法，可加灸法。实证行泻法。

（四）不孕症

不孕症分为原发性不孕和继发性不孕。原发性不孕指配偶生殖功能正常，女子婚后正常性生活，未避孕，连续 1 年以上未孕者，古称"全不产"；继发性不孕指有过孕育史，之后未避孕，连续 1 年未再受孕者，古称"断续"。

1. 病机

肾气不足，冲任气血失调等导致气血失和，冲任失调而不孕。《素问·上古天真论》中"肾气盛……天癸至，任脉通，太冲脉盛，月事以时下，故有子"指出了怀孕的机制，表明肾及冲任在"种子"中的重要作用。肾藏精，主生殖，肾中所藏精气主宰着人体的生殖发育。若先天禀赋不足、房事不节、大悲大喜、饮食不调或外伤等各种原因损伤肾中精气，则肾气虚不足以摄精成孕；或素体肾阳虚，或肾气虚久致阳虚，若肾阳虚衰，则不能温养胞宫，阻碍胚胎发育，肾阳虚，则脾缺乏温养，运化失司，水湿内生，或湿聚成痰阻碍气机，冲任不调则不孕；或素体肾阴虚，或各种原因耗损肾阴，则天癸乏源，血海空虚，无精成孕。

临床表现及辨证分型见前述章节。

2. 治疗

治法　补益肝肾，益气养血，调经助孕。

主穴　肾俞、肝俞、关元、中极、归来、三阴交、足三里。

配穴　肾阳虚配命门（灸）；肾阴虚配太溪；脾虚配中脘、神阙（灸）；肝气郁结者配太冲、期门；痰湿阻滞者配阴陵泉、丰隆；瘀阻胞宫者配子宫、血海。

操作　下腹部的腧穴需在膀胱排空后行针刺。中极、大赫穴向下斜刺，使针感传至会阴部。虚证行补法，可加灸法。实证行泻法。

（五）早发性卵巢功能不全

早发性卵巢功能不全（POI），是影响女性不孕的常见疾病之一，指女性在 40 岁之前出现性腺功能的减退，主要以卵巢功能提前减退为主要特征。该病的发生被认为与遗传、自身免疫及生活习惯有关，但具体发病机制尚不明确。中医学属"闭经"、"血枯"、"月经过少"、"月水不通"、"不孕症"、"年未老经水断"以及"产后虚羸"等范畴。

1. 病机

冲任失调，以阴精亏虚为主，虚多实少。先天禀赋不足、七情内伤、房事不节及产伤、手术创伤等，导致脏腑功能失调，冲任虚损，肾-天癸-冲任-胞宫轴失调。

临床表现及辨证分型见前述章节。

2. 治疗

治法　养肝肾，健脾肺，调冲任，补气血。

主穴　百会、三阴交、足三里、肾俞、肝俞、气海、关元、子宫。

配穴　气血虚弱者配中脘、膈俞、脾俞；肾虚肝郁者配太溪、太冲；脾肾阳虚者配脾俞（针加灸）、神阙（灸）、命门（灸）；心肾不交者配神门、太溪；气滞血瘀者配合谷、太冲、血海。

操作　百会平刺；脾俞、肝俞、膈俞斜刺；关元向前下方斜刺，以针感向会阴部传导为佳；其他腧穴直刺。虚证行补法，可加灸。实证行泻法。下腹部的腧穴需在膀胱排空后行针刺。

（黄冬梅）

参 考 文 献

班胜. 2018. 班秀文教授治疗带下病经验总结[J]. 云南中医中药杂志，39（3）：1-3.

贝剑宏，刘昱磊，刘新玉，等. 2017. 针刺对冷冻胚胎移植术后早期先兆流产患者生存质量的临床评价[J]. 内蒙古中医药，36（7）：55-56.

曹娟. 2013. 丹参注射液对高血压合并左心衰患者心功能的影响[J]. 世界中医药，8（6）：623-625.

曹蕾，罗颂平，欧汝强. 2011. 补肾健脾中药复方对肾虚模型大鼠子宫内膜容受性的影响[J]. 中华中医药杂志，26（5）：1057-1061.

曹泽毅. 2014. 妇产科学[M]. 2版. 北京：人民卫生出版社：286.

陈可冀，张之南. 1988. 血瘀证及活血化瘀治法研究[J]. 中西医结合杂志，（10）：584.

陈乐君，项宝玉，王娟，等. 2017. 重症肌无力中西医结合治疗研究进展[J]. 中西医结合心脑血管病杂志，15（22）：2840-2841.

陈莉莉. 2016. 补肾育胎方联合西药治疗体外受精—胚胎移植术后早期先兆流产的临床研究[D]. 南宁：广西中医药大学.

陈梅，谭福红，刘换霞，等. 2016. 妇科围手术期中医药干预的研究进展[J].陕西中医，37（12）：1694-1695.

陈勤，葛蓓芬，陈学奇. 2015. 陈学奇温通补肾活血法治疗盆腔炎性疾病后遗症经验[J]. 浙江中医杂志，50（10）：721-722.

陈双东. 2019. 自拟宫外孕汤治疗输卵管异位妊娠的临床疗效研究[J]. 环球中医药，12（8）：1262-1264.

陈新英，张勇. 2019. 针灸治疗产后抑郁的临床效果观察[J]. 继续医学教育，33（10）：165-167.

陈学忠，舒沪英，钱振坤，等. 1986. 活血化瘀方防治子宫内膜粘连的实验研究[J]. 中西医结合杂志，（12）：740-742.

陈赟，钱菁，卢苏，等. 2012. 初探夏桂成教授治疗卵巢储备功能低下性不孕症临证经验[J]. 辽宁中医药大学学报，14（11）：66-68.

崔小可，牟淑敏. 2016. 牟淑敏副教授运用补肾健脾调更汤治疗更年期综合征经验[J]. 光明中医，31（4）：496-498.

戴钟英. 1996. 异位妊娠的保守治疗[J]. 实用妇产科杂志，12（4）：179-181.

邓高丕，宋阳，何燕萍. 2007. 输卵管妊娠辨病分期辨证分型治疗方案的研究[J]. 辽宁中医杂志，34（11）：1576-1578.

邓海燕，曾晶，查亚萍，等. 2011. 益气化瘀方对产后子宫复旧不全模型大鼠 TNF-α、IL-1、6-K-PGF1α、TXB2 的影响[J]. 中国实验方剂学杂志，17（10）：196-198.

第二届全国活血化瘀研究学术会议修订. 1987. 传统活血化瘀药物范围[J]. 临床荟萃，（7）：301.

丁超，卢苏. 2011. 从脾胃论治更年期综合征[J]. 吉林中医药，31（2）：137-138.

丁嘉慧. 2018. 超促排卵小鼠模型观察及补肾活血方改善其早期妊娠丢失的机制研究[D]. 武汉：华中科技大学.

丁楠，周惠芳. 2018. 周惠芳治疗更年期综合征经验[J]. 中华中医药杂志，33（8）：3426-3428.

丁青，李洁雅，徐杰，等. 2012. 丹参注射液对中重度 IUA 患者宫内膜 αvβ3、PDGF 及 TIMP-1 的影响[J]. 湖南中医药大学学报，32（10）：52-54.

杜冠华，李军. 2013. 益气化瘀中药治疗高凝状态自身免疫型复发性自然流产临床研究[J]. 新中医，45（1）：92-94.

冯晓玲，李娜，时思毛，等. 2015. 补肾活血方对抗心磷脂抗体阳性复发性流产的临床研究[J]. 中医药信息，32（2）：34-36.

冯兴忠，张娅南，姜欣，等. 2008. 加味补中益气汤促进肠道益生菌生长的实验研究[J]. 中国微生态学杂志，20（2）：159-160.

冯延红. 2019. 补肾活血方联合宫腔灌注对重度宫腔粘连患者子宫内膜容受性及妊娠的影响[J]. 新中医, 51 (5): 219-222.

付丽莎. 2020. 补肾疏肝宁心法治疗早期先兆流产伴焦虑状态的临床观察[D]. 太原: 山西中医药大学.

傅淑平, 张荣华, 蔡宇, 等. 2005. 从肾虚血瘀论治更年期综合征[J]. 陕西中医, 26 (5): 435-436.

傅译漫, 叶秀英, 吕君, 等. 2017. 体外受精胚胎移植失败后成功妊娠临证思路分析[J]. 中医杂志, 58 (12): 1065-1067.

高慧. 1996. 中药益炎康对实验性大鼠慢性子宫内膜炎及炎性粘连模型的影响[J]. 承德医学院学报, 13 (3): 187-192.

高嘉, 张滢丹, 宋珂, 等. 2018. 刘宏奇论治绝经综合征潮热汗出经验[J]. 中医药临床杂志, 30 (11): 2021-2023.

高金金, 侯丽辉, 李妍. 2016. 多囊卵巢综合征的病理机制和针刺治疗机制的研究进展[J]. 中华中医药学刊, 34 (2): 320-323.

高伟娜. 2013. 针刺对胚胎着床障碍大鼠趋化因子和免疫细胞的影响[D]. 武汉: 华中科技大学.

高艳, 肖金焕. 2020. 活血祛瘀方加减对慢性盆腔炎性继发不孕症患者受孕率及炎症因子水平的影响[J]. 临床医学研究与实践, 5 (3): 132-133.

郜洁, 罗颂平. 2011. 寿胎丸不同提取部位对肾虚流产模型孕鼠补肾安胎的药效学筛选[J]. 中药材, 34 (8): 1251-1255.

龚文婧. 2016. 补肾活血法治疗多囊卵巢综合征致不孕症 35 例临床观察[J]. 湖南中医杂志, 32 (9): 64-66.

龚小健, 吴知行, 陈真, 等. 1995. 川续断对离体子宫的作用[J]. 中国药科大学学报, (2): 115-119.

贡欣. 2014. 补肾活血法改善子宫内膜容受性的分子作用机制研究[D]. 北京: 北京中医药大学.

关怀, 管滔, 管金珠, 等. 2019. 微生态对女性生殖健康的影响[J]. 人民军医, 62 (1): 86-89.

桂香玲, 陆启滨. 2019. 补肾活血中药治疗血栓前状态复发性流产的研究进展[J]. 南京中医药大学学报, 35 (1): 116-120.

郭超峰, 施学丽. 2012. 古代主要妇科医籍中带下病相关方药的数据挖掘分析[J]. 江苏中医药, 44 (1): 64-65.

郭磊, 徐蓉娟, 葛芳芳, 等. 2016. 桥本甲状腺炎的中西医治疗进展[J]. 现代中西医结合杂志, 25 (3): 333-335.

哈孝贤. 2003. 漫谈宫腔粘连及中医的治疗[J]. 开卷有益 (求医问药), (10): 40-41.

韩凤娟, 张清, 王秀霞. 2015. 王秀霞治疗肾虚血瘀型盆腔炎性疾病不孕经验[J]. 中国中医药现代远程教育, 13 (23): 24-25.

韩慧. 2002. 助孕 3 号方对大鼠子宫收缩活动的影响[J]. 广州中医药大学学报, 19 (1): 33-35.

韩洁, 雷玲, 张丹英, 等. 2011. 补肾活血化痰组方治疗多囊卵巢综合征的临床疗效[J]. 吉林中医药, 31 (2): 141-143.

何晓彤, 孟祥雯, 张雪娇, 等. 2017. 多囊卵巢综合征病因与发病机制的研究进展[J]. 中国妇幼保健, 32 (7): 1588-1591.

贺晓霞, 王若光. 2016. 补肾化瘀方治疗孕早期复发性流产前血栓状态的临床研究[J]. 中药药理与临床, 32 (6): 209-211.

胡陈, 陈发胜, 杨思为, 等. 2019. 中西医结合治疗甲亢的临床疗效[J]. 内蒙古中医药, 38 (10): 19-21.

胡俊攀, 薛晓丹, 杨琦. 2015. 傅金英教授治疗产后恶露不绝经验介绍[J]. 中医临床研究, 7 (1): 88, 90.

胡荣魁, 谈勇. 2015. 夏桂成国医大师调治卵巢早衰经验探赜[J]. 江苏中医药, 47 (5): 1-4.

胡莎, 李亚, 孟维杰, 等. 2013. 妇康口服液对大鼠实验性宫腔粘连预防效果及对宫内膜组织 TGF-β1、PAI-1 和 MMP-9 表达影响的实验研究[J]. 四川大学学报 (医学), 44 (4): 540-544.

胡微, 蒋颖, 王欣, 等. 2019. 王佩娟教授治疗盆腔炎性疾病后遗症经验采撷[J]. 贵阳中医学院学报, 41 (5): 4-7.

黄冬梅, 黄光英, 陆付耳. 2004. 补肾益气和血方对胚泡着床障碍小鼠子宫内膜周期蛋白 D3 表达的影响[J]. 生殖医学杂志, 13 (4): 213-217.

黄冬梅, 黄光英, 陆付耳. 2005. 补肾益气和血方对胚泡着床障碍小鼠子宫内膜腺体凋亡的影响[J]. 中国中西医结合杂志, (S1): 139-142.

黄冬梅, 黄光英, 徐丽君, 等. 2007. 补肾益气和血方对胚泡着床障碍小鼠子宫内膜 P21 表达的影响[J]. 中国中药杂志, 32 (20): 2152-2155.

黄冬梅, 黄光英, 张明敏. 2007. 排卵后单次剂量米非司酮对小鼠着床窗期子宫内膜表面胞饮突表达的影响[J]. 中国医院药学杂志, 27 (10): 1359-1363.

黄光英, 舒益民, 吴云霞, 等. 2007. 补肾益气活血法改善子宫内膜微环境和促进胎儿生长的应用与基础研究[J]. 中国中西医结合杂志, 27 (2): 189.

黄光英, 舒益民, 叶望云, 等. 1999. 补肾益气活血中药治疗胎儿宫内生长迟缓的临床研究[J]. 中国中西医结合杂志, 19 (8): 466-469.

黄启祥, 蒋会芹, 吴佩纯, 等. 2018. 潮汕地区围绝经期综合征中医证型的调查分析[J]. 中医临床研究, 10 (22): 7-10.

黄笑芝. 1999. 论经断前后汗症证治[J]. 山东中医杂志, 18 (7): 293-294.

黄一涛. 2011. 活血化瘀法对输卵管妊娠保守手术远期疗效的观察[D]. 广州: 广州中医药大学.

黄月婷, 张建平. 2016. 妊娠合并症及并发症与血液指标异常的观察与处理[J]. 实用妇产科杂志, 32 (9): 655-658.

季霖. 2019. 补肾活血法治疗多囊卵巢综合征的 Meta 分析及方药特点[D]. 广州: 广州中医药大学.

贾雪. 2015. 化瘀消癥汤配合中药外敷治疗陈旧性宫外孕的临床研究[D]. 济南: 山东中医药大学.

江泳, 江瑞云, 陈建杉. 2009. 论肾阳虚与抑郁症发病的关联性[J]. 四川中医, 27 (8): 30-31.

姜奥，金成日，杨芳. 2017. 补肾、健脾、活血法对绝经后骨质疏松症大鼠骨骼、骨骼肌印第安刺猬蛋白（Ihh）含量影响的比较研究[J]. 中华中医药学刊，35（9）：52-54.

姜娟，乔爱玲，赵玉清. 2015. 益母草分散片联合中药穴位敷贴促进产后子宫复旧 58 例[J]. 中国药业，24（20）：129-131.

姜丽娟. 2015. 国家级名医张良英教授诊治妇科疾病学术经验（十）——产后恶露不绝[J]. 中国中医药现代远程教育，13（4）：26-27.

金美善. 2016. 寿胎丸加味中西医结合治疗胎漏、胎动不安（气血虚弱证）的临床观察[D]. 长春：长春中医药大学.

金秀萍，马英兰. 2020. 血府逐瘀汤加减治疗慢性盆腔炎疗效及部分疗效机制研究[J]. 世界中医药，15（3）：421-425.

金炫廷，马堃，单婧. 2014. 补肾活血中药治疗多囊卵巢综合征导致排卵障碍性不孕的临床研究[J]. 中国中药杂志，39（1）：140-143.

卡咪拉，杨学智，李海燕，等. 2012. 自身免疫性甲状腺炎的针刺干预作用和四诊特征[J]. 中华中医药杂志，27（7）：1938-1940.

康志媛，李真. 2016. 国医大师李振华教授论治妇科病经验[J]. 中医学报，31（12）：1904-1907.

郎景和. 2006. 子宫内膜异位症研究的任务与展望（之一）[J]. 中华妇产科杂志，41（5）：289-290.

郎景和. 2006. 子宫内膜异位症研究的任务与展望（之二）[J]. 中华妇产科杂志，41（10）：649-651.

乐杰. 2008. 妇产科学[M]. 7 版. 北京：人民卫生出版社.

雷载权. 1995. 中药学[M]. 5 版. 上海：上海科学技术出版社.

黎玲. 2016. 输卵管妊娠不同保守方案治疗后生育结局的比较[D]. 广州：广州中医药大学.

李爱青，林海波，周士源. 2005. 滋阴活血中药配合宫腔内人工授精治疗肝肾阴虚型 AsAb 阳性不孕[J]. 中国中医药信息杂志，12（4）：76-77.

李白坤，朱继民，梁杰，等. 2014. 桃红四物汤对产后血瘀证大鼠 Rho/ROCK 通路 RhoA、p-RhoA 及 PAI-1 蛋白表达的影响[J]. 安徽中医药大学学报，33（1）：60-63.

李宝华，李志焕，马园春. 2016. 胡思荣应用经方治初产妇产后抑郁经验[J]. 河南中医，36（11）：1883-1884.

李冰冰，唐德才，臧文华. 2014. 补气活血类中药对血管内皮细胞增殖的影响[J]. 世界科学技术-中医药现代化，16（3）：572-577.

李存存，王晶晶，陈潮，等. 2013. 坤泰胶囊与激素替代疗法治疗更年期综合征有效性和安全性比较的 Meta 分析[J]. 中国中西医结合杂志，33（9）：1183-1190.

李海仙，马文敏，高修安，等. 2012. 补肾化痰中药对多囊卵巢综合征内分泌环境的影响[J]. 中华中医药学刊，30（3）：554-555.

李建生，刘洪. 1997. 现代名老中医治疗女性更年期综合征名验方整理分析[J]. 河南中医药学刊，12（1）：11-14.

李健美，夏桂成. 2016. 夏桂成教授治疗卵巢储备功能低下病案举隅[J]. 辽宁中医药大学学报，18（5）：16-19.

李洁雅. 2014. 丹参注射液对中度 IUA 患者宫内膜 αvβ3、PDGF 及 TIMP-1 的影响[D]. 长沙：湖南中医药大学.

李莉，孙建芳. 2019. 中药外洗方 I 联合温阳祛湿化瘀汤对细菌性阴道病患者阴道灌洗液中炎性因子的影响[J]. 中国微生态学杂志，31（9）：1038-1042.

李莉，张蓓，张丽美，等. 2014. 补肾活血调周法对卵泡黄素化不孕患者的卵子质量影响[J]. 中医临床研究，6（21）：104-106.

李珊珊，佟庆，柴嵩岩. 2018. 国医大师柴嵩岩论治卵巢储备功能低下经验[J]. 湖南中医药大学学报，38（7）：725-727.

李巍. 2015. 益气化瘀汤治疗产后恶露不尽疗效观察[J]. 新中医，47（8）：135-136.

李霞，王永红，王丽，等. 2012. 宫清方诱导 Th1/Th2 亚群漂移减轻药物流产后子宫出血动物研究[J]. 中国计划生育学杂志，20（12）：805-808.

李晓荣. 2014. 化瘀消癥杀胚中药诱导输卵管妊娠滋养细胞凋亡的分子机制及临床研究[D]. 广州：广州中医药大学.

李晓彤，孙红丽，张海燕. 2016. 中医药配合腹腔镜治疗不孕症临床效果分析[J]. 中医临床研究，8（11）：85-86.

李新玲，连方，孙振高，等. 2009. 祛瘀解毒中药联合宫腔内人工授精治疗子宫内膜异位症的临床研究[J]. 世界中西医结合杂志，4（7）：496-498.

李秀玲. 2017. 益气养血安神方联合耳穴治疗心脾两虚型产后抑郁临床观察[J]. 陕西中医，38（2）：230-231.

梁瑞宁，刘娟，王慧民，等. 2007. 补肾活血法对管性不孕生殖道感染并免疫紊乱的干预作用[J]. 上海中医药杂志，41（12）：34-36.

梁昕，赵可宁. 2016. 夏桂成教授运用补肾调周法治疗卵巢储备功能下降性不孕症的经验[J]. 河北中医药学报，31（3）：54-57.

梁莹，杜惠兰，常秀峰，等. 2014. 补肾调经方对 IVF-ET 患者卵母细胞质量及卵泡液生殖激素的影响[J]. 中国中西医结合杂志，34（8）：911-916.

梁玉莲. 2016. 中药综合治疗输卵管妊娠腹腔镜剖管取胚术后的临床研究[D]. 广州：广州中医药大学.

廖丹，王立秋，王海龙. 2007. 参麦注射液治疗各型休克的疗效观察[J]. 中国中医药科技，14（4）：285-286.

刘华，韦炳华，马红霞，等. 2011. 菟丝子黄酮对流产大鼠模型对母胎免疫平衡因子的影响[J]. 世界中西医结合杂志，6（10）：837-841.

刘丽文，杨超兰，尤昭玲. 2016. 中药滋肾养膜方对宫腔粘连内膜修复的临床研究[J]. 湖南中医药大学学报，36（12）：37-41.

刘玲，邓高丕. 2013. 化瘀消癥杀胚复方含药血清对输卵管妊娠滋养细胞 ER、PR、MMPs2 的影响[J]. 中华中医药杂志，28（12）：3701-3704.

刘瑞芬，杨晓娜. 2007. 盆腔炎颗粒对血瘀兼肾虚型慢性盆腔炎患者免疫学指标的影响[J]. 中国中西医结合杂志，27（9）：841-843.

刘伟. 2015. 补肾活血法对肾虚血瘀型无精子症患者行 ICSI 治疗结局的影响[D]. 成都：成都中医药大学.

刘亚文. 2018. 带下病中医治疗之探讨[J]. 光明中医，33（2）：263-264.

刘艳娟，杨明炜，张明敏，等. 2018. 补肾益气活血法在复发性流产血栓前状态的运用探析[J]. 中西医结合研究，10（5）：267-270.

刘艳娟，杨明炜，张明敏，等. 2018. 黄光英教授"三步固胎法"论治滑胎经验撷析[J]. 中西医结合研究，10（4）：213-216.

刘艳娟. 2017. 补肾益气活血方对着床障碍小鼠围着床期子宫内膜 Th1/Th2 型细胞因子表达的影响[C]. 中国中西医结合学会妇产科专业委员会. 第 9 届中国中西医结合学会妇产科专业委员会第二次学术会议论文集. 中国中西医结合学会妇产科专业委员会：中国中西医结合学会，278-279.

刘艳巧，刘润侠. 2004. 补肾活血方对大鼠子宫内膜异位症血管生长因子等影响的研究[J]. 湖南中医学院学报，24（1）：16-18.

刘艺，刘敏，谈勇. 2014. 肿瘤坏死因子 α 在多囊卵巢综合征发病中的作用与补肾活血中药的干预作用[J]. 中国妇幼保健，29（14）：2257-2259.

卢晓宁，党慧敏，席稳燕，等. 2018. 补肾活血方联合宫腔灌注改善子宫内膜容受性的临床应用[J]. 河北医学，24（5）：854-858.

陆尤. 2013. 独参汤治疗产后血崩的物质基础和作用机制研究[D]. 长春：吉林大学.

罗丹峰，汪锦飘，吴少煜. 2009. 活血滋肾法治疗血栓前状态所致复发性流产临床研究[J]. 中国中医急症，18（9）：1426-1428.

罗辉，杨国彦，刘建平. 2012. 应用活血化瘀法治疗复发性流产文献评价[J]. 中医杂志，53（16）：1382-1386.

罗克燕，杨丹莉，徐敏. 2013. 菟丝子总黄酮对排卵障碍大鼠下丘脑-垂体-卵巢轴性激素水平的影响[J]. 中国实验方剂学杂志，19（13）：258-260.

罗颂平，梁国珍，张玉珍，等. 2003. 助孕 3 号方防治大鼠自然流产的机理研究[J]. 中国中西医结合杂志，23（7）：522-525.

罗颂平. 2006. 封藏之本，静以制动：论罗元恺教授安胎的思路与方法[J]. 广州中医药大学学报，5（23）：363-365.

罗晓梅，谢守珍，陈亚琼，等. 2008. 围绝经期潮热发病机制[J]. 生殖医学杂志，17（6）：495-498.

罗元恺. 1990. 以补肾为主治疗更年期综合征临床研究[J]. 中国医药学报，13（2）：23.

骆春，谢正华，徐慧婷. 2016. 易君化瘀补肾安胎汤治疗先兆流产的临床观察[J]. 世界临床药学，37（5）：328-331.

骆欢欢. 2005. 妇科血瘀证的研究进展及活血化瘀对血瘀证模型大鼠影响的实验研究[D]. 广州：广州中医药大学.

马红霞，尤昭玲，王若光. 2008. 菟丝子总黄酮对大鼠流产模型血清 P、PR、Th1/Th2 细胞因子表达的影响[J]. 中药材，32（8）：1201-1204.

马堃，陈燕霞，李敏. 2019. 补肾活血法治疗子宫内膜异位症不孕的临床经验[J]. 中国中药杂志，44（6）：1094-1098.

马媛园. 2016. 盆腔炎性疾病后遗症慢性盆腔痛中医体质分布研究[D]. 北京：北京中医药大学.

马云珍. 2005. 补气养血活血法治疗胎萎不长[J]. 现代中西医结合杂志，14（5）：563.

梅乾茵. 2004. 黄绳武妇科经验集[M]. 北京：人民卫生出版社：207.

孟萍，高晓静，傅淑清. 2014. 旴江医家傅淑清"和法"辨治慢性盆腔炎经验介绍[J]. 光明中医，29（11）：2266-2267.

孟媛，李军. 2019. 从"邪之所凑，其气必虚"论盆腔炎性疾病后遗症的因证论治—学经典、做临床心得体会[J]. 内蒙古中医药，38（2）：96-97.

聂广宁，王小云，杨洪艳. 2013. 1714 名城市更年期女性生存质量现状分析[J]. 中国妇幼保健，28（9）：1480-1383.

聂娟，谢丽华，马港圆，等. 2018. 中药黄芪的化学成分及药理作用研究进展[J]. 湖南中医杂志，34（7）：228-231.

聂晓伟，谈勇，钱云. 2012. 盆腔炎、乳腺增生症、子宫肌瘤、卵巢囊肿临床流行病学现状分析[J]. 辽宁中医药大学学报，14（7）：108-110.

宁东红. 2014. 补肾活血法治疗排卵障碍性不孕症 60 例临床观察[J]. 中医药导报，20（16）：77-79.

齐丹. 2017. 中西医结合治疗不明原因复发性流产患者 40 例临床观察[J]. 江苏中医药，49（10）：43-45.

祁芳. 2019. 红藤汤加减灌肠在预防妇科微创及开腹术后盆腔粘连的临床应用[J]. 临床合理用药杂志，12（22）：77-78.

丘维钰，郜洁，高飞霞，等. 2017. "肾—天癸—冲任—胞宫"生殖轴的研究进展[J]. 广州中医药大学学报，34（6）：945-947.

曲如玫，范杰先. 2005. 外用活血化瘀法治疗慢性盆腔炎临床观察[J]. 实用医技杂志，12（24）：3707.

任爱玲. 2018. 经方完带汤治疗脾虚湿盛型带下病的临床疗效[J]. 实用中西医结合临床，18（8）：46-48.

任美，何俐，王珏辉，等. 2020. 中医活血化瘀法治疗子宫肌瘤疗效及对 ER、Bcl-2 蛋白变化的研究[J]. 中华中医药学刊，38（7）：73-75.

邵丽黎，贾彩凤. 2000. 女病诊疗全书[M]. 北京：中国医药科技出版社：112.

邵美华，蒋袁园，汤建利. 2016. 米非司酮联合中药内服外敷治疗陈旧性宫外孕临床观察[J]. 新中医，48（10）：122-124.

申小静. 2011. 活血化瘀法联合人工授精术治疗子宫内膜异位症不孕临床研究[J]. 中医学报，26（8）：1013-1014.

沈含章，张乐. 2019. 自身免疫性肝炎及其中西医结合治疗的研究进展[J]. 上海医药，40（5）：6-9，70.

沈自尹，黄建华. 2010. 从淫羊藿激活内源性干细胞探讨"肾藏精"的科学涵义[J]. 中医杂志，51（1）：8-10.

石莉莉. 2009. 补肾活血法联合中药保留灌肠治疗盆腔炎性疾病后遗症临床研究[J]. 世界中西医结合杂志，4（12）：884-885.

石少琦，卫爱武. 2015. 卫爱武教授中药干预体外受精-胚胎移植的经验[J]. 中国中医药现代远程教育，13（24）：29-30.

石中华，丁虹娟. 2016. 妊娠合并血小板减少的病因及诊疗策略[J]. 实用妇产科杂志，32（9）：649-652.

史红杰，张兴伟，马二梅，等. 2019. 活血化瘀法治疗子宫肌瘤的疗效及对子宫内膜 MVD、血清 Ang-2、VEGF 的影响[J]. 四川中医，37（12）：177-179.

帅永开. 2019. 补肾活血方联合宫腔灌注改善宫腔粘连术后子宫内膜容受性的影响[J]. 实用医院临床杂志，16（4）：127-130.

侣雪平，陈晶晶，刘红. 2014. 中药内外合治非特异性幼女外阴阴道炎 37 例临床观察[J]. 中医药学报，42（1）：133-134.

宋艳华，廖英，夏亦冬，等. 2015. 益肾化痰方联合二甲双胍治疗肥胖型多囊卵巢综合征临床研究[J]. 上海中医药杂志，49（5）：66-69.

苏苇，刘思聪，海英，等. 2019. "调任通督法"针刺对轻中度产后抑郁障碍患者的疗效分析[J]. 时珍国医国药，30（12）：2932-2934.

隋美全. 2015. 活血化瘀法治疗带下病临床疗效观察[J]. 中国继续医学教育，7（32）：177-178.

孙冬莉，邓高丕. 2018. 中西医治疗异位妊娠作用机理的研究进展[J]. 中国中医药现代远程教育，16（12）：155-158.

孙佳琦. 2010. 活血化瘀消癥杀胚中药对输卵管妊娠的作用机理研究[D]. 广州：广州中医药大学.

孙雷. 2019. 中药植物雌激素补肾活血化瘀[J]. 中国老年学杂志，39（19）：4875-4880.

谭展望，雷磊，李慧芳，等. 2013. 寿胎丸对复发性流产小鼠蜕膜组织 Tf 表达的影响[J]. 时珍国医国药，24（8）：1826-1828.

谭展望，雷磊，李慧芳，等. 2013. 寿胎丸对复发性流产小鼠蜕膜组织膜联蛋白 A_2 表达的影响[J]. 北京中医药大学学报，36（10）：680-683，724.

汤伟伟，朱利，黄美华，等. 2018. 补肾活血汤对子宫内膜异位症相关性不孕患者宫腔冲洗液中 IL-6 与 LIF 水平的影响[J]. 吉林中医药，38（11）：1285-1287.

唐苾芯，吴昆仑，都乐亦，等. 2016. 滋阴补肾方对围绝经期综合征患者雌激素及雌激素受体的影响[J]. 上海中医药大学学报，30（2）：27-30.

陶晓倩，李娜，曹亮，等. 2016. 桂枝茯苓胶囊中主要成分对人子宫肌瘤细胞增殖及小鼠离体子宫收缩活动的影响[J]. 中国实验方剂学杂志，22（2）：91-96.

滕秀香，李培培. 2016. 健脾补肾活血方治疗卵巢早衰脾肾阳虚证疗效观察[J]. 中国中西医结合杂志，36（1）：119-122.

田春漫，陈波. 2016. 固肾安胎丸联用黄体酮对先兆流产患者血清 β-HCG、P、E2 和 CA125 水平的影响[J]. 中国中药杂志，41（2）：321-325.

屠庆年，何新芳，张明敏，等. 2011. 补肾、活血组分及其复方制剂对着床障碍小鼠血管内皮生长因子的影响[J]. 中国妇幼保健，26（8）：1207-1210.

汪萍，单腾飞. 2017. 低分子肝素联合硫酸镁治疗胎儿生长受限的临床效果及可行性[J]. 中国妇幼保健，32（17）：4171-4173.

汪诗琪，林洁. 2014. 尤昭玲教授运用中医药对宫腔粘连致不孕症的诊疗特色[J]. 湖南中医药大学学报，34（10）：30-33.

王大龙. 2016. 中医药治疗失血性休克的系统评价[D]. 大连：大连医科大学.

王改梅. 2019. 中西医结合治疗血栓前状态所致复发性流产患者的临床观察[J]. 中国民间疗法，27（7）：54-55.

王会会，常惠. 2013. 从肾虚血瘀论治抗心磷脂抗体阳性复发性自然流产[J]. 山东中医杂志，32（4）：223-224.

王金芳. 2011. 从瘀辨治更年期高血压[J]. 中国民间疗法，19（7）：40-41.

王蕾. 2019. 祛瘀消症汤联合甲氨蝶呤保守治疗异位妊娠[J]. 系统医学，4（15）：25-27.

王莉，张家瑜. 2018. 补肾化瘀法治疗宫腔粘连术后及其对局部 TGF-β1 和 CTGF 表达的影响[J]. 中国中医药现代远程教育，16（24）：45-47.

王青. 2011. 穴位注射配合补肾化瘀法治疗输卵管性不孕的临床观察[D]. 哈尔滨：黑龙江中医药大学.

王清，许润三. 2006. 围绝经期综合征的中医认识述评[J]. 中医杂志，47（2）：151-152.

王庆慧. 2020. 少腹逐瘀汤治疗寒湿凝滞型慢性盆腔炎的临床分析[J]. 中国冶金工业医学杂志，37（2）：206-207.

王少玲. 1999. 更年期烘热汗出的治疗思路[J]. 中国中医药信息杂志，6（12）：72.

王世阆. 2000. 子宫肌瘤[M]. 2 版. 北京：人民卫生出版社：1-4.

王双双，胡静文，孙慧霞. 2014. 活血通络方配合子宫输卵管通液术治疗输卵管性不孕的临床观察[J]. 中国实验方剂学杂志，20（4）：167-170.

王爽，张晓玲. 2017. 桂枝茯苓胶囊与抗菌药物联用对慢性盆腔炎患者的疗效及其对炎症因子指标和复发率的影响[J]. 抗感染药学，14（1）：204-207.

王晓凤，曾军安，刘敬，等. 2013. 胎儿宫内生长受限发生率调查及其对胎儿-新生儿健康危害的研究[J]. 中国儿童保健杂志，

21（10）：1020-1023.

王颖，候丽辉.2010. 肥胖型多囊卵巢综合征与痰湿因素关系中医浅析[J]. 天津中医药, 27（2）：130-132.

王梓，王帆，杨欣莹，等.2018. 血府逐瘀胶囊对流产大鼠血瘀型产后恶露不绝治疗作用研究[J]. 天津中医药, 35（3）：210-213.

卫爱武，张文华，胡晓芳，等.2013. 原因不明复发性流产300例中医证候分布规律研究[J]. 中医学报, 28（180）：712-714.

吴丹，陈晨，刘树民，等.2019. 从"正虚邪恋"理论探讨盆腔炎性疾病后遗症的发病特点[J]. 中国医药导报, 16（34）：138-140, 148.

吴丹，罗健，陈伟志.2017. 补肾活血法对宫腔粘连术后患者子宫内膜及血流参数影响的临床研究[J]. 成都中医药大学学报, 40（1）：26-28.

吴惠梅，袁华，李柳铭，等.2016. 芬吗通不同给药方式对薄型子宫内膜患者冻融胚胎移植子宫内膜容受性的影响[J]. 广西医科大学学报, 33（3）：446-448.

吴慧明.2013. 参麦注射液佐治心源性休克的临床疗效研究[J]. 现代实用医学, 25（5）：507-509.

吴聚文，潘丽贞.2014. 青春期多囊卵巢综合征的中西医研究进展[J]. 中医药临床杂志, 26（10）：1097-1099.

吴茜.2010. 内外合治对输卵管炎性不孕症干预的临床研究[D]. 南京：南京中医药大学.

吴瑕，杨薇，张磊，等.2011. 下丘脑-垂体-性腺轴阻断对淫羊藿促性激素作用的影响[J]. 中国实验方剂学杂志, 17（5）：161-164.

吴云霞，黄光英.2006. 补肾益气活血汤对小鼠血清雌、孕激素浓度及其受体表达的影响[J]. 现代生物医学进展, 6（2）：19-21.

吴忠廉.2019. 暖宫颗粒联合克罗米芬治疗排卵障碍性不孕临床观察[J]. 浙江中医杂志, 54（8）：597.

武宏燕，郑鑫，惠雪莲，等.2014. 观察补肾活血法联合中药保留灌肠治疗盆腔炎性疾病后遗症的临床疗效[J]. 中国实用医药, 9（33）：158-159.

席军花.2017. IVF-ET失败不孕妇女心理压力及生活[J]. 实用妇科内分泌杂志, 4（15）：89-90.

夏桂成.2003. 中医妇科理论与实践[M]. 北京：人民卫生出版社：285-286.

夏桂成.2006. 妇科方药临证心得十五讲[M]. 北京：人民卫生出版社：24-26.

夏桂成.2009. 夏桂成实用中医妇科学[M]. 北京：中国中医药出版社：318.

夏桂成.2009. 夏桂成实用中医妇科学[M]. 北京：中国中医药出版社.

夏叶，高秀梅，付姝菲，等.2011. 更年期潮热从阳论治探微[J]. 上海中医药杂志, 45（5）：13-16.

夏映红，刘洁，张大威，等.2010. 人参二醇组皂苷对失血性休克犬心肌收缩功能和血氧饱和度的影响[J]. 中国老年学杂志, 30（16）：2315-2317.

肖彭莹.2012. 护卵汤对GnRHa超促排卵大鼠子宫内膜容受性的影响[D]. 长沙：湖南中医药大学.

谢芳，李金容，张彩霞.2020. 产后抑郁影响因素的多元Logistic回归分析[J]. 中国计划生育和妇产科, 12（7）：93-96.

谢书华.2016. 血竭安异方治疗子宫内膜异位症临床疗效观察[J]. 中国现代药物应用, 10（15）：6-8.

谢幸，苟文丽.2013. 妇产科学[M]. 8版. 北京：人民卫生出版社：264.

谢幸，苟文丽.2015. 妇产科学[M]. 8版. 北京：人民卫生出版社：49-51.

谢志燕，常惠.2015. 从"肾虚血瘀"论治复发性流产血栓前状态[J]. 西部中医药, 28（2）：99-101.

熊程俏，李伟莉.2013. 反复自然流产小鼠蜕膜VEGF、VEGFR2的表达及中药干预研究[J]. 中医药临床杂志, 25（2）：164-166.

熊贻海.2019. 清热化瘀汤治疗盆腔炎性疾病临床观察[J]. 中国中医药现代远程教育, 17（24）：41-43.

徐萍.2011. 中药人工周期治疗人流术后月经过少39例疗效观察[J]. 福建中医药, 42（5）：25-26.

徐昕.2008. 补肾通络法对输卵管炎性阻塞模型大鼠作用机理的理论及实验研究[D]. 武汉：湖北中医学院.

徐雅怡.2015. 益肾安胎方对早期先兆流产的疗效研究[D]. 南京：南京中医药大学.

许兰荣，刘素银，乔志宏，等.2010. 中药配合宫腔内人工授精治疗男性少精不育症的临床研究[J]. 河北中医, 32（7）：1043-1045.

许小妍.2011. 产褥期抑郁症的治疗探讨[J]. 中医杂志, 52（11）：986-987.

许燕阳，叶敦敏，陈嘉琪，等.2018. 理气活血散结中药辅助宫腹腔镜手术治疗双侧输卵管近端堵塞不孕的临床观察[J]. 山西医药杂志, 47（15）：1836-1838.

杨兵.2016. 生化汤联合补中益气汤加减治疗气虚血瘀型产后恶露不绝42例的临床观察[J]. 陕西中医, 37（2）：213-215.

杨玲，皇甫小梅，张思维，等.2003. 中国20世纪70年代与90年代子宫颈癌死亡率及其变化趋势[J]. 中国医学科学院学报, 25（4）：386-390.

杨瑞玲，杨时鸿，郭黎红，等.2014. 中西医治疗卵巢早衰的超声血流动力学变化规律[J]. 华南国防医学杂志, 28（3）：206-208.

杨树花，程泾.2014. 程泾教授治疗宫腔粘连经验总结[J]. 广西中医药大学学报, 17（4）：36-37.

杨晓娜，刘瑞芬.2008. 补肾祛瘀法论治慢性盆腔炎的理论探析[J]. 光明中医,（10）：1463-1464.

杨颐纹.2017. 多囊卵巢综合征的中医证治文献研究[D]. 广州：广州中医药大学.

杨永琴，尤昭玲.2014. 尤昭玲对宫腔粘连不孕症经验介绍[J]. 辽宁中医杂志, 41（9）：1826-1828.

杨玉婷. 2019. 补肾活血法联合克罗米芬治疗多囊卵巢综合征不孕症的临床研究[J]. 实用妇科内分泌电子杂志, 6（16）: 114, 121.

杨正望, 张曾玲, 文炯. 2009. 补肾化瘀方对 PCOS 大鼠卵巢颗粒细胞 FSHR、LHR 蛋白表达的影响[J]. 湖南中医药大学学报, 29（2）: 17-19.

易师, 匡继林. 2013. 匡继林教授治疗宫腔粘连经验[J]. 湖南中医杂志, 29（5）: 26-27.

银萍. 2014. 参归仁和剂联合心理干预治疗产后抑郁 60 例[J]. 中国药业, 23（18）: 104-105.

尹小兰. 2017. 从 TLRs/MyD88 免疫通路调控 suPAR、hs-CRP 探讨益气清湿化瘀法治疗 PID 反复发作的疗效及机制[D]. 成都: 成都中医药大学.

尹晓丹, 何军琴. 2015. 补肾活血方对多囊卵巢综合征不孕症患者子宫内膜容受性及雌二醇、孕酮影响[J]. 环球中医药, 8（6）: 672-674.

于晨. 2010. 人参皂苷对心血管系统药理作用的研究[J]. 天津药学, 22（4）: 45-47.

于红娟, 夏桂成. 2012. 夏桂成治疗更年期综合征的经验[J]. 中华中医药志, 27（10）: 2573-2575.

于庆云. 2019. 化瘀通络中药联合微创治疗输卵管不孕的临床研究[D]. 南京: 南京中医药大学.

于树静, 李雪青, 冯小明, 等. 2015. 针刺十三鬼穴对产后抑郁患者疗效及生活质量的影响[J]. 四川中医, 33（3）: 163-165.

于燕, 张云竹, 金富锐, 等. 2010. 祛淤生新法对药物流产后大鼠子宫蜕膜超微结构的影响[J]. 时珍国医国药, 21（1）: 58-59.

于燕, 张云竹, 王桂媛, 等. 2009. 祛瘀生新法对药流后大鼠子宫蜕膜孕激素受体 PRmRNA 及凋亡基因 Fas/FaslmRNA 表达的影响[J]. 辽宁中医杂志, 36（7）: 1221-1223.

于英, 李芬, 张巧利, 等. 2010. 更年期妇女潮热与 β-内啡肽、雌二醇及促黄体生成素的相关性[J]. 中国妇幼保健, 25（12）: 1676-1678.

余成浩, 彭腾, 杜洁, 等. 2014. "三棱-莪术"组分配伍对大鼠子宫肌瘤的影响[J]. 中药药理与临床, 30（3）: 104-107.

喻灿, 王凌, 李旭成, 等. 2017. 从重症角度论"邪之所凑, 其气必虚"与"虚不受补"[J]. 中国中医急症, 26（6）: 990-991.

袁琼. 2017. 中西医结合治疗异位妊娠临床观察[J]. 临床医药文献电子杂志, 4（77）: 15134.

原博超, 马堃, 张辰晖, 等. 2019. 补肾活血中药治疗多囊卵巢综合征导致不孕症的 Meta 分析[J]. 中国中药杂志, 44（6）: 1080-1086.

岳光丽. 2014. 加减止带方结合中药坐浴对需氧菌阴道炎的临床疗效观察[D]. 南京: 南京中医药大学.

岳明明, 罗颂平, 谭宇蕙. 2005. 补肾中药对肾虚黄体抑制流产大鼠的实验研究[J]. 中医药学报, 33（1）: 47-49.

曾诚, 岳明明, 罗颂平, 等. 2002. 试论先兆流产的中医证型分布规律[J]. 中国医药信息杂志, 9（8）: 5-7.

曾蕾. 2009. 改良 PCOS-IR 大鼠模型的建立与加味苍附导痰汤及其拆方的研究[D]. 广州: 广州中医药大学.

曾薇薇, 周华, 陆齐天, 等. 2020. 补肾活血方联合地屈孕酮片治疗先兆流产合并宫腔积血的临床观察[J]. 上海中医药大学学报, 34（3）: 26-30.

詹魁骏, 安按军, 牟新. 2019. 补肾中成药对绝经后骨质疏松症骨代谢影响的 Meta 分析[J]. 中国骨质疏松杂志, 25（2）: 202-211.

张百红, 岳红云. 2018. 植物雌激素的激素样作用机制研究进展[J]. 现代肿瘤医学, 26（9）: 1444-1446.

张登山. 2011. 活血补肾法调控慢性盆腔炎模型大鼠抗炎抗氧化及细胞凋亡相关机制的实验研究[D]. 济南: 山东中医药大学.

张菲菲, 刘娅. 2018. 反复着床失败的中西医病因及治疗思路[J]. 世界最新医学信息文摘, 18（51）: 91-92.

张海琴. 2009. 慢性盆腔炎的证候规律调查及活血化瘀法调节 T 细胞亚群和红细胞免疫的实验研究[D]. 济南: 山东中医药大学.

张华, 冉雪梦, 陈芊. 2007. 补肾活血方增强子宫内膜降钙素基因表达的临床研究[J]. 中国计划生育学杂志, 3（3）: 171-173.

张会仙, 马堃, 佟雅婧. 2017. 补肾活血中药治疗卵巢储备功能低下的系统评价[J]. 中国中药杂志, 42（23）: 4464-4473.

张金生, 张宝霞, 朱慧芳, 等. 2016. 干细胞、微环境与活血化瘀[J]. 中国组织工程研究, 20（23）: 3484-3490.

张君探. 2013. 二至天癸颗粒对 IVF 准备周期子宫内膜 Galectin-3 和 T 淋巴细胞的干预[D]. 济南: 山东中医药大学.

张明敏, 黄玉琴, 程亮亮, 等. 2008. 补肾安胎方对胚泡着床障碍小鼠子宫内膜 HB-EGF 及其受体 EGFR 表达的影响[J]. 华中科技大学学报（医学版）, 37（1）: 85-88.

张明敏, 宋坤琨, 刘艳娟. 2019. 黄光英中西医结合治疗早发性卵巢功能不全思路探颐[J]. 中国中西医结合杂志, 39（5）: 621-623.

张明敏, 尹红章. 2008. 补肾安胎方对胚泡着床障碍小鼠子宫 LIF 及其受体表达的影响[J]. 中国妇幼保健, 23（24）: 3436-3439.

张明敏. 2004. 补肾益气活血汤对多次助孕技术失败患者结局的影响[C]. 中国微循环学会. 中国微循环学会第五届中国微循环学术大会论文摘要汇编. 中国微循环学会: 中国微循环学会, 137-138.

张铭, 梁国珍, 罗颂平. 2000. 助孕 3 号方对脾虚黄体抑制动物流产模型的作用[J]. 广州中医药大学学报, 17（1）: 64-68.

张宁. 2011. 补肾活血法对 IVF 周期 PCOS 患者卵泡膜血流的影响[J]. 现代中西医结合杂志, 20（29）: 3641-3643.

张文康. 2000. 中西医结合医学[M]. 北京: 中国中医药出版社.

张秀贤, 田洁, 彭菲. 2013. 益母草对产后子宫内膜炎大鼠内膜止血修复的实验研究[J]. 河北医药, 35（7）: 1023-1024.

张毅, 张敏, 黄宁静. 2014. 外用青黛治疗桥本甲状腺炎疗效及其对甲状腺自身免疫性抗体的影响[J]. 中国中医药信息杂志, 22

（11）：24-27.

张育瑛，夏鸣喆，李艺，等. 2013. 隔附子饼灸对桥本氏甲状腺炎血清特异抗体与甲状腺功能的相关性分析[J]. 上海针灸杂志，32（1）：25-27.

张媛媛，张旋，宋丽华，等. 2019. 知柏地黄汤治疗萎缩性阴道炎的疗效及对调节大鼠内分泌功能、改善生殖道衰老的作用[J]. 河北中医药学报，34（5）：11-14.

张媛媛. 2018. 化痰补肾法联合克罗米芬治疗痰湿型排卵障碍性不孕症的临床观察[D]. 济南：山东中医药大学.

张争，张学红，何天有. 2015. 疏肝补肾法辅助治疗对卵巢储备功能不良患者 IVF-ET 周期低反应的研究[J]. 中国中西医结合杂志，35（10）：1170-1174.

赵彩霞，靳会欣. 2017. 丹参多酚酸盐的药理作用机制及临床应用研究进展[J]. 河北医药，39（2）：294-299.

赵春梅. 2013. 活血杀胚消癥法对早孕大鼠妊娠滋养细胞影响的实验研究[D]. 贵阳：贵阳中医学院.

赵红艳. 2006. 肾虚型自然流产蜕膜黄体效应、TGF-β1 表达及补肾中药对流产大鼠干预的研究[D]. 广州：广州中医药大学.

郑朝恩. 2012. 中西医结合治疗类风湿关节炎临床体会[J]. 中西医结合研究，4（5）：255-256.

郑文兰，张莉，许超，等. 2013. 萆薢渗湿汤加味联合氟康唑治疗复杂型 VVC 的疗效及对阴道微生态的影响[J]. 中国实验方剂学杂志，19（5）：309-312.

中国中西医结合学会妇产科专业委员会. 2019. 子宫内膜异位症中西医结合诊治指南[J]. 中国中西医结合杂志，39（10）：1169-1176.

中国中西医结合学会活血化瘀专业委员会. 2011. 血瘀证中西医结合诊疗共识[J]. 中国中西医结合杂志，31（6）：839-844.

中华医学会妇产科分会绝经学组. 2013. 绝经期管理与激素补充治疗临床应用指南（2012 版）[J]. 中华妇产科杂志，48（10）：795-799.

中华医学会妇产科学分会. 2015. 宫腔粘连临床诊疗中国专家共识[J]. 中华妇产科杂志，50（12）：881-887.

中华医学会妇产科学分会产科学组. 2016. 复发性流产诊治的专家共识[J]. 中华妇产科杂志，51（1）：3-9.

中华医学会妇产科学分会内分泌学组及指南专家组. 2018. 多囊卵巢综合征中国诊疗指南[J]. 中华妇产科杂志，53（1）：2-6.

中华医学会妇产科学分会子宫内膜异位症协作组. 2015. 子宫内膜异位症的诊治指南[J]. 中华妇产科杂志，50（3）：161-169.

周璐，徐彩华，孙一红. 2013. 补肾活血调周法改善反复体外受精-胚胎移植失败患者子宫内膜容受性临床观察[J]. 中华中医药学刊，31（1）：154-156.

周晴晴，王爱敏，廉伟，等. 2019. 口服自拟杀胚消癥汤加灌肠方联合米非司酮、甲氨蝶呤治疗异位妊娠的效果观察[J]. 中国妇幼保健，34（10）：2338-2341.

周英，罗颂平，许丽绵，等. 2008. 助孕 3 号方对肾虚黄体抑制流产大鼠母胎界 Th1/Th2 细胞因子的影响研究[J]. 现代中西医结合杂志，17（1）：12-14.

朱玲，王亚楠，孙旖旎. 2019. 行气活血消癥方联合甲氨蝶呤及米非司酮治疗异位妊娠的临床观察[J]. 现代中医临床，26（4）：52-54.

朱南孙. 2000. 中华名中医治病囊秘[M]. 上海：文汇出版社.

祝守英. 2019. 补肾疏肝方联合克罗米芬治疗黄体功能不全不孕（肝郁肾虚）随机平行对照研究[J]. 实用中医内科杂志，33（4）：56-58.

祝燕莉，王冰玉，逯自强，等. 2018. 补肾调周联合清利通络法治疗输卵管炎性不孕症的疗效及对 TNF-α、ICAM-1 水平影响[J]. 中华中医药学刊，36（8）：1927-1929.

庄庆煊，张嘉男，张庆彬. 2019. 补肾益气方治疗 AIH 术后胎动不安临床观察[J]. 光明中医，34（10）：1570-1572.

宗惠. 2010. 活血补肾法调控慢性盆腔炎大鼠炎症细胞因子及粘连相关指标的实验研究[D]. 济南：山东中医药大学.

邹瑾. 2018. 中西医结合治疗盆腔炎湿热瘀结型疗效观察[J]. 实用中医药杂志，34（10）：1185-1186.

Baterham RL，Cummings DE. 2016. Mechanisms of diabetes improvement following bariatric/metabolic surgery[J]. Diabetes Care，39（6）：893-901.

Bednarska S，Siejka A. 2017. The pathogenesis and treatment of polycystic ovary syndrome：What's new?[J] Adv Clin Exp Med，26（2）：359-367.

Berk M，Williams LJ，Jacka FN，et al. 2013. So depression is an inflammatory disease，but where does the inflammation come from?[J]. BMC Med，11：200.

Betts D，Smith CA，Dahlen HG. 2016. Does acupuncture have a role in the treatment of threatened miscarriage? Findings from a feasibility randomised trial and semi-structured participant interviews [J]. BMC Pregnancy Childbirth，16（1）：298.

Bouet PE，El Hachem H，Monceau E，et al. 2016. Chronic endometritis in women with recurrent pregnancy loss and recurrent implantation failure：prevalence and role of office hysteroscopy and immunohistochemistry in diagnosis[J]. Fertil Steril，105（1）：

106-110.

Chatzi L, Melaki V, Sarri K, et al. 2011. Dietary patterns during pregnancy and the risk of postpartum depression: the mother-child 'Rhea' cohort in Crete, Greece[J]. Public Health Nutr, 14 (9): 1663-1670.

Couto TC, Brancaglion MY, Alvim-Soares A, et al. 2015. Postpartum depression: a systematic review of the genetics involved[J]. World J Psychiatry, 5 (1): 103-111.

Cruz JR, Dubey AN, Patel J, et al. 1999. Is blastocyst transfer useful as an alternative treatment for patients with multiple in vitro fertilizion failuresFertil[J]. Steril, 72 (3): 218-220.

Dinas PC, Koutedakis Y, Flouris AD. 2011. Effects of exercise and physical activity on depression[J]. Ir J Med Sci, 180 (2): 319-325.

D'Uva M, Di Micco P, Strina I, et al. 2008. Etiology of hypercoagulable state in women with recurrent fetal loss without other causes of miscarriage from Southern Italy: new clinical target for antithrombotic therapy[J]. Biologics, 2 (4): 897-902.

Esteve JL, Acosta R, Pérez Y, et al. 2012. Treatment of uterine myoma with 5 or 10mg mifepristone daily during 6 months, post-treatment evolution over 12 months: double-blind randomised clinical trial[J]. Eur J Obstet Gynecol Reprod Biol, 161 (2): 202-208.

Fu JH. 2015. Analysis of the use of cyclosporin A to treat refractory immune recurrent spontaneous abortion [J]. Clin Exp Obstet Gynecol, 42 (6): 739-742.

Gaccioli F, Lager S. 2016. Placental nutrient transport and intrauterine growth restriction[J]. Front Physiol, 7: 40.

Galgani M, Insabato L, Calì G, et al. 2015. Regulatory T cells, inflammation, and endoplasmic reticulum stress in women with defective endometrial receptivity[J]. Fertil Steril, 103 (6): 1579-1586.e1.

Galvao J. 2005. Brazil and access to HIV/AIDS drugs: a question of human rights and public health[J]. Am J Public Health, 95 (7): 1110-1116.

Gautam N, Allahbadia. 2012. Low-molecular-weight heparin (LMWH) in women with repeated implantation failure[J]. J Obstet Gynaecol India, 62 (4): 381-383.

Gkazier MG, Bow man MA. 2001. A review of the evidence for the us e of phytoestrogens as a replacement f or traditional estrogen replacement therapy[J]. Arch Intern Med, 161 (9): 1161-1172.

Gressier F, Rotenberg S, Cazas O, et al. 2015. Postpartum electroconvulsive therapy: a systematic review and case report[J]. Gen Hosp Psychiatry, 37 (4): 310-314.

Haggerty CL, Ness RB. 2007. Newest approaches to treatment of pelvic inflammatory disease: a review of recent randomized clinical trials[J]. Clin Infect Dis, 44 (7): 953-960.

Handono K, Pratama MZ, Endharti AT, et al. 2015. Treatment of low doses curcumin could modulate Th17/Treg balance specifically on $CD4^+$ T cell cultures of systemic lupus erythematosus patients[J]. Cent Eur J Immunol, 40 (4): 461-469.

Howard LM, Molyneaux E, Dennis CL, et al. 2014. Non-psychotic mental disorders in the perinatal period[J]. Lancet, 384 (9956): 1775-1788.

Huang C, Song K, Ma W, et al. 2017. Immunomodulatory mechanism of Bushen Huoxue Recipe alleviates cyclophosphamide-induced diminished ovarian reserve in mouse model[J]. J Ethnopharmacol, 208: 44-56.

Kaur S, Picconi JL, Chadha R, et al. 2008. Biophysical profile in the treatment of intrauterine growth-restricted fetuses who weigh < 1000g[J]. Am J Obstet Gynecol, 199 (3): 264.e1-4.

Kim JJ, Sefton EC. 2012. The role of progesterone signaling in the pathogenesis of uterine leiomyoma[J]. Mol Cell Endocrinol, 358 (2): 223-231.

Kitchlu S, Mehrotra PK, Singh S. 1999. Progesterone potentiating effect of Dipsacus mitis D. Don for its contraceptive action in hamster[J]. Indian J Exp Biol, 37 (4): 402-405.

Koukoura O, Sifakis S, Soufla G, et al. 2011. Loss of imprinting and aberrant methylation of IGF_2 in placentas from pregnancies complicated with fetal growth restriction[J]. Int J Mol Med, 28 (4): 481-487.

Lédée N, Petitbarat M, Chevrier L, et al. 2016. The uterine immune profile may help women with repeated unexplained embryo implantation failure after in vitro fertilization[J]. Am J Reprod Immunol, 75 (3): 388-401.

Luo N, Guan Q, Zheng L, et al. 2014. Estrogen-mediated activation of fibroblasts and its effects on the fibroid cell proliferation[J]. Transl Res, 163 (3): 232-241.

Meltzer-Brody S. 2011. New insights into perinatal depression: pathogenesis and treatment during pregnancy and postpartum[J]. Dialogues Clin Neurosci, 13 (1): 89-100.

Moraes GP, Lorenzo L, Pontes GA, et al. 2017. Screening and diagnosing postpartum depression: when and how?[J] Trends Psychiatry

Psychother, 39（1）: 54-61.

Moroni RM, Martins WP, Ferriani RA, et al. 2015. Add-back therapy with GnRH analogues for uterine fibroids[J]. Cochrane Database Syst Rev, 2015（3）: CD010854.

Morris RK, Say R, Robson SC, et al. 2012. Systematic review and meta-analysis of middle cerebral artery Doppler to predict perinatal wellbeing[J]. Eur J Obstet Gynecol Reprod Biol, 165（2）: 141-155.

Myczkowski ML, Dias AM, Luvisotto T, et al. 2012. Effects of repetitive transcranial magnetic stimulation on clinical, social, and cognitive performance in postpartum depression[J].Neuropsychiatr Dis Treat, 8: 491-500.

Oppelt PG, Mueler A, Jentsch K, et al. 2010. The effect of metformin treatment for 2 years without caloric restriction on endocrine and metabolic parameters in women with polycystic ovary syndrome [J].Exp Clin Endocrinol Diabetes, 118（9）: 633-637.

Osuga Y, Enya K, Kudou K, et al. 2019. Oral gonadotropin-releasing hormone antagonist relugolix compared with leuprorelin injections for uterine leiomyomas: a randomized controlled trial[J]. Obstet Gynecol, 133（3）: 423-433.

Otubu JA, Buttram VC, Besch NF, et al. 1982. Unconjugated steroids in leiomyomas and tumor-bearing myometrium[J]. Am J Obstet Gynecol, 143（2）: 130-133.

Pantham P, Rosario FJ, Weintraub ST, et al. 2016. Down-regulation of placental transport of amino acids precedes the development of intrauterine growth restriction in maternal nutrient restricted baboons[J]. Biol Reprod, 95（5）: 98.

Paulson RJ, Sauer MV, Lobo RA. 1997. Potential enhancement of endometrial receptivity in cycles using controlled ovarian hyperstimulation with antiprogestins: a hypothesis[J]. Fertil Steril, 67（2）: 321-325.

Romo A, Carceller R, Tobajas J. 2009. Intrauterine growth retardation(IUGR): epidemiology and etiology[J]. Pediatr Endocrinol Rev, 3: 332-336.

Saner KJ, Welter BH, Zhang F, et al. 2003. Cloning and expression of a novel, truncated, progesterone receptor[J]. Mol Cell Endocrinol, 200（1-2）: 155-163.

Sayed GH, Zakherah MS, Elnashar SA, et al. 2011. A randomized clinical trial of a levonorgestrel-releasing intrauterine system and a low-dose combined oral contraceptive for fibroid-related menorrhagia[J]. Int J Gynecol Obstet, 112（2）: 126-130.

Schlaff WD, Ackerman RT, Al-Hendy A, et al. 2020. Elagolix for heavy menstrual bleeding in women with uterine fibroids[J]. N Engl J Med, 382（4）: 328-340.

Sheshadri N. 2017. Evolution of anticoagulant therapy: A focus on newer anticoagulants[J]. Journal of Clinical and Laboratory Medicine, 2（1）: 1-4.

Smit M, Dolman KM, Honig A. 2016. Mirtazapine in pregnancy and lactation-A systematic review[J]. Eur Neuropsychopharmacol, 26（1）: 126-135.

So EW, Ng EH, Wong YY, et al. 2009. A randomized double blind comparison of real and placebo acupuncture in IVF treatment [J]. Hum Reprod, 24（2）: 341-348.

Song D, Shi Y. 2014. Immune system modifications and feto-maternal immune tolerance[J]. CHinMed J(Engl), 127(17): 3171-3180.

Song KK, Ma WW, Huang C, et al. 2016. Effect and mechanism of Bushen Huoxue recipe on ovarian reserve in mice with premature ovarian failure[J]. J Huazhong Univ Sci Technolog Med Sci, 36（4）: 571-575.

Sriraman NK, Melvin K, Meltzer-Brody S. 2015. ABM Clinical Protocol #18: Use of antidepressants in breastfeeding mothers[J]. Breastfeed Med, 10（6）: 290-299.

Stewart DE, Vigod S. 2016. Postpartum depression[J]. N Engl J Med, 375（22）: 2177-2186.

Stewart DE, Vigod SN. 2019. Postpartum depression: pathophysiology, treatment, and emerging therapeutics[J]. Annu Rev Med, 70: 183-196.

Stuebe AM, Grewen K, Meltzer-Brody S. 2013. Association between maternal mood and oxytocin response to breastfeeding[J]. J Womens Health（Larchmt）, 22（4）: 352-361.

Taher YA, Ben EH, Tawati AM. 2013. Menopausal age, related factors and climacteric symptoms in Libyan women[J]. Climacteric, 16（1）: 179-184.

van Leusden HA, Dogterom AA. 1988. Rapid reduction of uterine leiomyomas with monthly injections of D-Trp6-GnRH[J]. Gynecol Endocrinol, 2（1）: 45-51.

Vergani P, Roncaglia N, Ghidini A, et al. 2010. Can adverse neonatal outcome be predicted in late preterm or term fetal growth restriction?[J] Ultrasound Obstet Gynecol, 36（2）: 166-170.

West CP, Lumsden MA, Lawson S, et al. 1987. Shrinkage of uterine fibroids during therapy with goserelin（Zoladex）: a luteinizing hormone-releasing hormone agonist administered as a monthly subcutaneous depot[J]. Fertil Steril, 48（1）: 45-51.

Wilkens J，Chwalisz K，Han C，et al. 2008. Effects of the selective progesterone receptor modulator asoprisnil on uterine artery blood flow，ovarian activity，and clinical symptoms in patients with uterine leiomyomata scheduled for hysterectomy[J]. J Clin Endocrinol Metab，3（12）：4664-4671.

Wise J. 2013. Endometrial scratching improves IVF pregnancy rate[J]. BMJ，347：f6007.

Xu H，Ding Y，Ma Y，et al. 2017. Cesarean section and risk of postpartum depression：a meta-analysis[J]. J Psychosom Res，97：118-126.

Yagel S，Kivilevitch Z，Cohen SM，et al. 2010. The fetal venous system，Part II：ultrasound evaluation of the fetus with congenital venous system malformation or developing circulatory compromise[J]. Ultrasound Obstet Gynecol，36（1）：93-111.

Yildiz BO，Bozdag G，Yapici Z，et al. 2012. Prevalence，phenotype and cardiometabolic risk of polycystic ovary syndrome under different diagnostic criteria[J]. Hum Reprod，27（10）：3067-3073.

Zhang X，Wang L，Huang F，et al. 2014. Gene-environment interaction in postpartum depression：a Chinese clinical study[J]. J Affect Disord，165：208-212.

Zhang Y，Yan W，Ge PF，et al. 2016. Study on prevention effect of Zishen Yutai pill combined with progesterone for threatened abortion in rats [J]. Asian Pac J Trop Med，9（6）：577-581.

Zheng CH，Huang GY，Zhang MM，et al. 2012. Effects of acupuncture on pregnancy rates in women undergoing in vitro fertilization：a systematic review and meta-analysis[J]. Fertil Steril，97（3）：599-611.

爱丁堡产后抑郁量表

下面是您可能感觉或行为相关的情况列表，请检查分娩之后至今您的感觉或行为。

项目		分数
1	我能看到事情有趣的一面，并且笑得开心	
	0 同以前一样	
	1 没有以前那么多	
	2 肯定比以前少	
	3 完全不能	
2	我欣然期待未来的一切	
	0 同以前一样	
	1 没有以前那么多	
	2 肯定比以前少	
	3 完全不能	
3	当事情出错时，我会不必要地责备自己	
	0 没有这样	
	1 不经常这样	
	2 有时候这样	
	3 大部分时候这样	
4	我无缘无故感到焦虑和担心	
	0 没有这样	
	1 极少有	
	2 有时候这样	
	3 经常这样	
5	我无缘无故感到害怕和惊慌	
	0 没有这样	
	1 不经常有	
	2 有时候这样	
	3 经常这样	

续表

项目		分数
6	当很多事情冲着我来，使我透不过气来	
	0 一直都能应付的很好	
	1 大部分时候可以应付自如	
	2 有时候不能像平常那样应付的很好	
	3 大多数时候都不能应付	
7	我很不开心以至于失眠	
	0 没有这样	
	1 不经常有	
	2 有时候这样	
	3 经常这样	
8	我感到难过或悲伤	
	0 没有这样	
	1 不经常有	
	2 有时候这样	
	3 经常这样	
9	我不开心到哭	
	0 没有这样	
	1 不经常有	
	2 有时候这样	
	3 经常这样	
10	我想过要伤害自己	
	0 没有这样	
	1 不经常有	
	2 有时候这样	
	3 经常这样	

评分说明

本表共 10 个条目，分别涉及心境、乐趣、自责、抑郁、恐惧、失眠、应付能力、悲伤、哭泣和自伤等。每个条目的描述也分为 4 级，按其所显示的症状严重程度从无到极重，分别赋值 0~3 分，即：0 分（从未）、1 分（偶尔）、2 分（经常）、3 分（总是）。推荐用总分为 9 分作为筛查产后抑郁症患者的临界值，用 12 分作为筛查严重产后抑郁症患者的临界值。

贝克抑郁量表第二版

　　本问卷有 21 组陈述句，请仔细阅读每个句子，然后根据您近两周（包括今天）的感觉，从每一组中选择一条最适合您情况的项目。如果一组句子中有两条以上适合您，请选择最严重的一个。请注意，每组句子只能选择一条。

项目		分数
1	0 我不觉得悲伤	
	1 很多时候我都感到悲伤	
	2 所有时间我感到悲伤	
	3 我太悲伤或太难过，不堪忍受	
2	0 我没有对未来失去信心	
	1 我比以往更加对未来没有信心	
	2 我感到前景黯淡	
	3 我觉得将来毫无希望，且只会变得更糟	
3	0 我不觉得自己是个失败者	
	1 我的失败比较多	
	2 回首往事，我看到一大堆的失败	
	3 我觉得自己是一个彻底的失败者	
4	0 我和过去一样能从喜欢的事情中得到乐趣	
	1 我不能像过去一样从喜欢的事情中得到乐趣	
	2 我从过去喜欢的事情中获得的快乐很少	
	3 我完全不能从过去喜欢的事情中获得快乐	
5	0 我没有特别的内疚感	
	1 我对自己做过或该做但没做的许多事感到内疚	
	2 在大部分时间里我都感到内疚	
	3 我任何时候都感到内疚	
6	0 我没觉得自己在受惩罚	
	1 我觉得自己可能会受到惩罚	
	2 我觉得自己会受到惩罚	
	3 我觉得正在受到惩罚	

续表

项目		分数
7	0 我对自己的感觉同过去一样	
	1 我对自己丧失了信心	
	2 我对自己感到失望	
	3 我讨厌我自己	
8	0 与过去相比,我没有更多地责备或批评自己	
	1 我比过去责备自己更多	
	2 只要我有过失,我就责备自己	
	3 只要发生不好的事情,我就责备自己	
9	0 我没有任何自杀的想法	
	1 我有自杀的想法,但我不会去做	
	2 我想自杀	
	3 如果有机会我会自杀	
10	0 和过去比较,我哭的次数并没有增加	
	1 我比过去哭得多	
	2 现在任何小事都会让我哭	
	3 我想哭,但哭不出来	
11	0 我现在没有比过去更加烦躁	
	1 我现在比过去更容易烦躁	
	2 我非常烦躁或不安,很难保持安静	
	3 我非常烦躁不安,必须不停走动或做事情	
12	0 我对其他人或活动没有失去兴趣	
	1 和过去相比,我对其他人或事的兴趣减少了	
	2 我失去了对其他人或事的大部分兴趣	
	3 任何事情都很难引起我的兴趣	
13	0 我现在能和过去一样做决定	
	1 我现在做决定比以前困难	
	2 我做决定比以前困难了很多	
	3 我做任何决定都很困难	
14	0 我不觉得自己没有价值	
	1 我认为自己不如过去有价值或有用了	
	2 我觉得自己不如别人有价值	
	3 我觉得自己毫无价值	
15	0 我和过去一样有精力	
	1 我不如从前有精力	
	2 我没有精力做很多事情	
	3 我做任何事情都没有足够的精力	

续表

项目		分数
16	0 我没觉得睡眠有什么变化	
	1 我的睡眠比过去略少，或略多	
	2 我的睡眠比以前少了很多，或多了很多	
	3 我根本无法睡觉，或我一直想睡觉	
17	0 我并不比过去容易发火	
	1 与过去相比，我比较容易发火	
	2 与过去相比，我非常容易发火	
	3 我现在随时都很容易发火	
18	0 我没觉得食欲有什么变化	
	1 我的食欲比过去略差，或略好	
	2 我的食欲比过去差了很多，或好很多	
	3 我完全没有食欲，或总是非常渴望吃东西	
19	0 我和过去一样可以集中精神	
	1 我无法像过去一样集中精神	
	2 任何事情都很难让我长时间集中精神	
	3 任何事情都无法让我集中精神	
20	0 我没觉得比过去累或乏力	
	1 我比过去更容易累或乏力	
	2 因为太累或者太乏力，许多过去常做的事情不能做了	
	3 因为太累或者太乏力，大多数过去常做的事情都不能做了	
21	0 我没觉得最近对性的兴趣有什么变化	
	1 我对性的兴趣比过去少了	
	2 现在我对性的兴趣少多了	
	3 我对性的兴趣已经完全丧失	

评分说明

贝克抑郁量表列的 21 个项目分别是：1. 心情；2. 悲观；3. 失败感；4. 不满；5. 罪感；6. 惩罚感；7. 自厌；8. 自责；9. 自杀倾向；10. 痛苦；11. 易激动；12. 社会退缩；13. 犹豫不决；14. 形象歪曲；15. 活动受限制；16. 睡眠障碍；17. 疲劳；18. 食欲下降；19. 体重减轻；20. 有关躯体的健康观念；21. 性欲减退。对每个类别的描述分为四级，从无到极重，分别为 0～3 分。总分 0～13 分为无抑郁，14～19 分为轻度抑郁，20～28 分为中度抑郁，29～63 分为重度抑郁。

9 项患者健康问卷（PHQ-9）

序号	项目	没有	少数几天	大半时间	几乎每天
1	做事时提不起劲或没有兴趣	0	1	2	3
2	感到心情低落、沮丧或绝望	0	1	2	3
3	入睡困难、睡不安稳或睡眠过多	0	1	2	3
4	感觉乏力或没有精力	0	1	2	3
5	食欲不振或吃太多	0	1	2	3
6	觉得自己很糟，或觉得自己很失败，或让自己或家人失望	0	1	2	3
7	对事物专注有困难，如阅读报纸或看电视时不能集中注意力	0	1	2	3
8	动作或说话速度缓慢到别人已经觉察？或正好相反，烦躁或坐立不安、动来动去的情况更胜于平常	0	1	2	3
9	有不如死掉或用某种方式伤害自己的念头	0	1	2	3
		没有困难	有点困难	非常困难	极其困难
10	如果你存在以上任何情况，那么到目前为止，这些情况使得你难以完成工作、照顾家庭或与他人相处的困难程度如何	□	□	□	□

总分及临床意义			
极轻微抑郁	0~4 分	<4 分，患者可能不需要心理干预	评估者：
轻度抑郁	5~9 分	5~14 分，医师根据患者的症状持续时间和功能障碍做出有关治疗的临床判断	
中度抑郁	10~14 分		
中度至重度抑郁	15~19 分	>15 分，可以使用抗抑郁药、心理疗法和（或）多种治疗手段对抑郁症进行治疗	日期：
重度抑郁	20~27 分		

流调中心抑郁量表

下面是您可能感觉或行为相关的情况列表，请检查最近一周您出现这种感受的频度。

每个条目评分如下：0=根本没有（少于 1 天）；1=一点（1～2 天）；2=有时（3～4 天）；3=很多（5～7 天）。

序号	项目	根本没有	一点	有时	很多
1	平时并不困扰我的事让我烦恼	0	1	2	3
2	我不想吃东西，胃口不好	0	1	2	3
3	我高兴不起来，即便是家人或朋友的帮助也无法好转	0	1	2	3
4	我感觉自己和其他人一样好	0	1	2	3
5	对我所做的事情，很难集中注意力	0	1	2	3
6	我感到抑郁	0	1	2	3
7	我感到做任何事情都困难	0	1	2	3
8	我感到未来有希望	0	1	2	3
9	我觉得自己的生活失败	0	1	2	3
10	我感到恐惧	0	1	2	3
11	我的睡眠不宁	0	1	2	3
12	我觉得幸福	0	1	2	3
13	我比平时话少了	0	1	2	3
14	我觉得孤独	0	1	2	3
15	人们对我不友好	0	1	2	3
16	我生活快乐	0	1	2	3
17	我想哭	0	1	2	3
18	我感到悲伤	0	1	2	3
19	我觉得别人不喜欢我	0	1	2	3
20	我"启动"做事困难	0	1	2	3

评分说明

共 20 题，0～3 级评分，请受试者根据最近 1 周内症状出现的频度进行评定，其中 4、8、12 和 16 的内容为正向的。总分为 0～60 分。原作者最初推荐使用 16 分作为可能存在抑郁问题的分界点，对应 80 百分位；后来建议以 28 分作为抑郁状态的分界点，对应 95 百分位。

测量内容包含 4 个因素：抑郁情绪，含第 1、3、6、9、10、14、17、18 题；积极情绪，含第 4、8、12、16 题；躯体症状与活动迟滞，含第 2、5、7、11、13、20 题；人际，含第 15、19 题。

汉密尔顿抑郁量表（HAMD）

汉密尔顿抑郁量表（HAMD）

项目	分值	分数
（1）抑郁情绪	0 分=没有 1 分=只在问到时才诉述 2 分=在访谈中自发地表达 3 分=不用言语也可以从表情、姿势、声音或欲哭中流露出这种情绪 4 分=病人的自发言语和非语言表达（表情、动作）几乎完全表现为这种情绪	
（2）有罪感	0 分=没有 1 分=责备自己，感到自己已连累他人 2 分=认为自己犯了罪，或反复思考以往的过失和错误 3 分=认为目前的疾病是对自己错误的惩罚，或有罪恶妄想 4 分=罪恶妄想伴有指责或威胁性幻觉	
（3）自杀	0 分=没有 1 分=觉得活着没有意义 2 分=希望自己已经死去，或常想与死亡有关的事 3 分=消极观念（自杀念头） 4 分=有严重自杀行为	
（4）入睡困难（初段失眠）	0 分=没有 1 分=主诉入睡困难，上床半小时后仍不能入睡（要注意平时病人入睡的时间） 2 分=主诉每晚均有入睡困难	
（5）睡眠不深（中段失眠）	0 分=没有 1 分=睡眠浅，多噩梦 2 分=半夜（晚 12 点钟以前）曾醒来（不包括上厕所）	
（6）早醒（末段失眠）	0 分=没有 1 分=有早醒，比平时早醒 1 小时，但能重新入睡，应排除平时习惯 2 分=早醒后无法重新入睡	

项目	分值	分数
（7）工作和兴趣	0分=没有 1分=提问时才诉述 2分=自发地直接或间接表达对活动、工作或学习失去兴趣，如感到无精打采，犹豫不决，不能坚持或需强迫自己去工作或劳动 3分=活动时间减少或成效下降，住院患者每天参加病房劳动或娱乐不满3小时 4分=因目前的疾病而停止工作，住院者不参加任何活动或者没有他人帮助便不能完成病室日常事务-注意不能凡住院就打4分	
（8）阻滞（指思维和言语缓慢，注意力难以集中，主动性减退）	0分=没有 1分=精神检查中发现轻度阻滞 2分=精神检查中发现明显阻滞 3分=精神检查进行困难 4分=完全不能回答问题（木僵）	
（9）激越	0分=没有 1分=检查时有些心神不定 2分=明显心神不定或小动作多 3分=不能静坐，检查中曾起立 4分=搓手、咬手指、抓头发、咬嘴唇	
（10）精神性焦虑	0分=没有 1分=问及时诉述 2分=自发地表达 3分=表情和言谈流露出明显忧虑 4分=明显惊恐	
（11）躯体性焦虑（指焦虑的生理症状，包括口干、腹胀、腹泻、打呃、腹绞痛、心悸、头痛、过度换气和叹气，以及尿频和出汗）	0分=没有 1分=轻度 2分=中度，有肯定的上述症状 3分=重度，上述症状严重，影响生活或需要处理 4分=严重影响生活和活动	
（12）胃肠道症状	0分=没有 1分=食欲减退，但不需他人鼓励便自行进食 2分=进食需他人催促或请求和需要应用泻药或助消化药	
（13）全身症状	0分=没有 1分=四肢、背部或颈部有沉重感，背痛、头痛、肌肉疼痛、全身乏力或疲倦 2分=症状明显	
（14）性症状（指性欲减退、月经紊乱等）	0分=没有 1分=轻度 2分=重度 3分=不能肯定，或该项对被评者不适合（不计入总分）	

项目	分值		分数
（15）疑病	0分=没有 1分=对身体过分关注 2分=反复考虑健康问题 3分=有疑病妄想 4分=伴幻觉的疑病妄想		
（16）体重减轻	（1）按病史评定： 0分=没有 1分=患者诉说可能有体重减轻 2分=肯定体重减轻	（2）按体重记录评定： 0分=1周内体重减轻0.5kg以内 1分=1周内体重减轻超过0.5kg 2分=1周内体重减轻超过1kg	
（17）自知力	0分=知道自己有病，表现为忧郁 1分=知道自己有病，但归咎伙食太差、环境问题、工作过忙、病毒感染或需要休息 2分=完全否认有病		
（18）日夜变化（如果症状在早晨或傍晚加重，先指出哪一种，然后按其变化程度评分）	0分=早晚情绪无区别 1分=早晨或傍晚轻度加重 2分=早晨或傍晚严重		
（19）人格解体或现实解体（指非真实感或虚无妄想）	0分=没有 1分=问及时才诉述 2分=自发诉述 3分=有虚无妄想 4分=伴幻觉的虚无妄想		
（20）偏执症状	0分=没有 1分=有猜疑 2分=有牵连观念 3分=有关系妄想或被害妄想 4分=伴有幻觉的关系妄想或被害妄想		
（21）强迫症状（指强迫思维和强迫行为）	0分=没有 1分=问及时才诉述 2分=自发诉述		
（22）能力减退感	0分=没有 1分=仅于提问时方引出主观体验 2分=病人主动表示有能力减退感 3分=需鼓励、指导和安慰才能完成日常事务或个人卫生 4分=穿衣、梳洗、进食、铺床或个人卫生均需要他人协助		

项目	分值	分数
（23）绝望感	0分=没有 1分=有时怀疑"情况是否会好转"，但解释后能接受 2分=持续感到"没有希望"，但解释后能接受 3分=对未来感到灰心、悲观和绝望，解释后不能排除 4分=自动反复诉述"我的病不会好了"或诸如此类的情况	
（24）自卑感	0分=没有 1分=仅在询问时诉述有自卑感不如他人 2分=自动诉述有自卑感 3分=病人主动诉说自己一无是处或低人一等（与评2分者只是程度的差别） 4分=自卑感达妄想的程度，例如"我是废物"或类似情况	
总分		

注：HAMD大部分项目采用0～4分的5级评分法（0：无；1：轻度；2：中度；3：重度；4：很重），少数项目采用0～2分的3级评分法（0：无；1：可疑或轻微；2：有明显症状）

汉密尔顿抑郁量表（HAMD）结果判定	
总分	诊断
<8分	正常
8～20分	可能有抑郁症
21～35分	可确诊抑郁症
>35分	严重抑郁症